Transplantationsmedizin

herausgegeben von
Manfred G. Krukemeyer und Arno E. Lison

Transplantationsmedizin

herausgegeben von
Manfred G. Krukemeyer und Arno E. Lison

Geleitwort

Es ist 25 Jahre her, seit das erste deutschsprachige Lehrbuch über Transplantationschirurgie von dem Pionier der Transplantationsmedizin Rudolf Pichlmayr herausgegeben wurde. Sein Werk reflektierte die ersten 25 Jahre der Organtransplantation, hauptsächlich aber die stürmische Entwicklung der 70er Jahre in Deutschland mit den ersten erfolgreichen Leber-, Herz- und Nierentransplantationen.

Rangen damals noch Transplantationen um ihre Bedeutung und sogar Berechtigung, so liegt nun heute ein Leitfaden für die Praktiker vor, der die Organtransplantation in den Bereich des medizinischen Allgemein- und Grundwissens rückt. Welch eine Entwicklung! Insofern ist es mir eine richtige Freunde, diesem Leitfaden ein herzliches „Glück auf!" zu wünschen. Mehrere tausend Patienten werden jährlich in Deutschland transplantiert. Bleiben sie zunächst angebunden an die jeweilige Transplantationsambulanz ihres Zentrums, so kehren die allermeisten in ihre normalen Lebensabläufe zurück. Der Hinweis beim praktischen Arzt „Ich bin transplantiert!" darf nicht länger eine abschreckende Situation sein und Unsicherheiten beim behandelnden Nichtspezialisten hervorrufen.

Dieser Unsicherheit zu begegnen, ist Ziel dieses Leitfadens. Häufige Probleme, Symptome, zusammengestellt im Kontext der Immunsuppressionen, Medikamentenverträglichkeiten und Nebenwirkungen, bieten dem Praktiker einen Leitfaden für das, was er selber behandeln sollte bzw. was spezifischer Diagnostik bedarf.

Immer noch muss man davon ausgehen, dass die Studierenden und werdenden Praktiker zu wenig Transplantationsmedizin lernen, das ganze Wissensgebiet wegen seiner Komplexität und seines Interaktionsbedarfs zwischen Spezialdisziplinen als problematisch empfinden. Dazu kommt, dass Fragen der Ethik, der Gesundheitsökonomie, der Verteilungsgerechtigkeit, des Lebensendes und der Verhandlungsindikationen immer wieder über die Transplantationsthematik angestoßen werden.

Der Leitfaden soll Normalität vermitteln, Brücken vom Besonderen zum Alltäglichen bauen, denn mittlerweile leben Zehntausende von transplantierten Patienten mitten unter uns. Sie verreisen, wechseln die Wohnorte, gründen Familien und leben ihre Ausbildung und ihre Berufe. Sie wollen als normal gelten und suchen ärztliche Hilfe bei Gelegenheiten. Meist wissen sie selbst über ihre Behandlung, ihre Medikamenteneinnahmen, ihre seelischen und körperlichen Veränderungen mehr als der unvorbereitete Praktiker.

Immer noch aber bleibt es dem praktischen Arzt zu erkennen, ob allgemein behandelbare Symptome vorliegen oder spezielle Erfahrungen angestrebt werden müssen. Der Leitfaden soll eine Hilfe sein, die Erfahrungen der Transplantationsmedizin einer breiten, praktisch orientierten Kollegenschaft zu vermitteln. Es ist immer noch der praktische Arzt, der erkennen muss, in welche Richtung sich Krankheiten entwickeln können.

Sogar neue Aufgaben kommen auf den praktischen Arzt zu: das Erkennen eines Organversagens, dessen Vorboten an den einzelnen Organen. Das rechtzeitige Einschleusen in die Warteschleife auf ein Transplantat, die u. U. jahrelang dauern kann. Dazu gehört der Aufbau eines Netzes mit den entsprechenden Spezialisten, in dem sich der Patient vertrauensvoll bewegen kann.

Und noch eine Aufgabe kommt auf den Praktiker zu: die Information über Organspende und die Bereitstellung eines Spenderausweises! Auch wenn Krankenkassen nach § 2

Transplantationsgesetz dazu verpflichtet sind, in regelmäßigen Abständen Unterlagen zur Verfügung zu stellen, so bleibt die „Arbeit" beim Arzt hängen.

Hoffen wir, dass dieser Leitfaden weite Verbreitung findet unter Ärzten, Studenten, Medizinpersonal – und Patienten.

Essen, November 2006

Christoph Erich Broelsch

Vorwort

Im Jahr 2005 warteten in Deutschland 12.000 Menschen auf eine Transplantation, bei nur ca. 4.500 verfügbaren Organen. Diese erschreckenden Zahlen geben Anlass, über den aktuellen Stand der Transplantationsmedizin zu berichten. Wir wollen mit dem Buch einen Beitrag dazu leisten, die Überlebenszeit der transplantierten Organe und damit das Leben der Organempfänger zu verlängern.

Durch den konsequenten Ausbau der Transplantationszentren in Deutschland gibt es genügend Kliniken und Transplantationschirurgen, die Organtransplantationen vornehmen können. Die Transplantationsmedizin hat in den letzten Jahren so viele Fortschritte gemacht, wie kaum ein anderes Fach in der Medizin. Operative Eingriffe wurden technisch verbessert und die Überlebenszeit der Organe durch neue Pharmaka verlängert. Das Split-Verfahren bei Lebern und das Lebendspende-Verfahren stellen Meilensteine der Weiterentwicklung der Transplantationsmedizin dar. Trotz all dieser Erfolge ist die Organknappheit in Deutschland der limitierende Faktor mit einer leider zunehmenden Tendenz. Die ethischen und psychologischen Probleme bei den Spendern und ihren Familien sowie den Empfängern sind erheblich. Finanzielle Anreize bei Organspenden und Spenderorgane aus dem nichteuropäischen Ausland sind in Deutschland keine Ausnahme mehr und werden kontrovers diskutiert. Das vorliegende Buch aus der Reihe „Ein Leitfaden für den Praktiker" richtet sich an die niedergelassenen Kollegen und die interessierten Laien, die sich schnell und prägnant über den aktuellen Stand der Transplantationen allgemein und über Organtransplantationen im Speziellen informieren wollen. Durch den Erfolg des ersten Bandes in der Reihe „Strahlenmedizin – Ein Leitfaden für den Praktiker" wurden die Herausgeber inspiriert, den nunmehr zweiten Band „Transplantationsmedizin" vorzulegen. Wiederum hat sich der didaktische Aufbau mit Text und Marginalie bewährt und wurde fortgeführt.

Die Herausgeber danken allen Autoren und Mitarbeitern, die an der Verwirklichung dieses Buches mitgewirkt haben. Insbesondere danken die Autoren der Lektorin Dr. Antje Kronenberg sowie dem Verlag de Gruyter für die unzähligen Vorschläge und Korrekturen bei der Gestaltung des Buches.

Münster und Bremen, November 2006

Manfred Georg Krukemeyer, Arno E. Lison

Autorenverzeichnis

Dr. med. Th. Becker
Medizinische Hochschule Hannover
Klinik für Allgemein-, Viszeral- und
Transplantationschirurgie
Carl-Neuberg-Straße 1
30625 Hannover

Dr. med. F. Birnbaum
Universitätsklinikum Freiburg
Universitäts-Augenklinik Freiburg
Killianstraße 5
79106 Freiburg

PD Dr. med. K.-H. Dietl
Klinikum Weiden
Abteilung für Allgemein- und Viszeralchirurgie
Söllner Straße 16
92637 Weiden

Prof. Dr. med. P. Dreger
Ruprecht-Karls-Universität Heidelberg
Abteilung Innere Medizin V
Hämatologie und Onkologie und
Rheumatologie
Im Neuenheimer Feld 410
69120 Heidelberg

Dr. med. O. Drognitz
Universitätsklinikum Freiburg
Klinik für Allgemein- und
Viszeralchirurgie
Hugstetter Straße 55
79106 Freiburg

PD Dr. med. S. Fischer
Medizinische Hochschule Hannover
Abteilung für Thorax-, Herz- und
Gefäßchirurgie
Carl-Neuberg-Straße 1
30625 Hannover

Prof. Dr. med. P. Fornara
Martin-Luther-Universität Halle-
Wittenberg
Klinik und Poliklinik für Urologie
Ernst-Grube-Straße 40
06097 Halle/Saale

Prof. Dr. H. Grosse-Wilde
Universitätsklinikum Essen
Institut für Immunologie
Virchowstraße 171
45147 Essen

Dr. med. A. Hamza
Martin-Luther-Universität Halle-
Wittenberg
Klinik und Poliklinik für Urologie
Ernst-Grube-Straße 40
06097 Halle/Saale

Prof. Dr. med. C. Hardt
Universitätsklinikum Essen
Institut für Immunologie
Virchowstraße 171
45147 Essen

Prof. Dr. med. A. Haverich
Medizinische Hochschule Hannover
Abteilung für Thorax-, Herz- und
Gefäßchirurgie
Carl-Neuberg-Straße 1
30625 Hannover

Prof. Dr. med. Dr. h.c. mult. R. Hetzer
Deutsches Herzzentrum Berlin
Klinik für Herz-, Thorax- und
Gefäßchirurgie
Augustenburger Platz 1
13253 Berlin

Prof. Dr. med. A. D. Ho
Ruprecht-Karls-Universität Heidelberg
Abteilung Innere Medizin V
Hämatologie und Onkologie und
Rheumatologie
Im Neuenheimer Feld 410
69120 Heidelberg

Prof. Dr. med. Dr. rer. nat. G. Hofmann
Friedrich-Schiller-Universität Jena
Klinik für Unfall-, Hand- und
Wiederherstellungschirurgie
Erlanger Allee 101
07747 Jena

Berufsgenossenschaftliche Kliniken
Bergmannstrost
Klinik für Unfall- und
Wiederherstellungschirurgie
Merseburger Straße 165
06112 Halle/Saale

Prof. Dr. Dr. h.c. U. Hopt
Universitätsklinikum Freiburg
Klinik für Allgemein- und
Viszeralchirurgie
Hogstetter Straße 55
79106 Freiburg

Prof. Dr. med. J. Hoyer
Müritz-Klinik
Fachbereich Transplantationsmedizin
Am Seeblick 2
17192 Klink

Prof. Dr. med. G. Kirste
Deutsche Stiftung Organtransplantation
Emil von Behring-Passage
63263 Neu-Isenburg

Prof. Dr. med. J. Klempnauer
Medizinische Hochschule Hannover
Klinik für Allgemein-, Viszeral- und
Transplantationschirurgie
Carl-Neuberg-Straße 1
30625 Hannover

Prof. Dr. mult. N. Knoepffler
Friedrich-Schiller-Universität Jena
Ethikzentrum
Zwätzengasse 3
07743 Jena

PD Dr. H.-G. Koch
Max-Planck-Institut für Ausländisches
und Internationales Strafrecht
Referat Recht und Medizin
Günterstalstraße 73
79100 Freiburg

Dr. med. H. Lehmkuhl
Deutsches Herzzentrum Berlin
Klinik für Herz-, Thorax- und
Gefäßchirurgie
Augustenburger Platz 1
13253 Berlin

Prof. Dr. med. P. Neuhaus
Charité – Universitätsmedizin Berlin
Campus Virchow-Klinikum
Klinik für Allgemein-, Viszeral- und
Transplantationschirurgie
Augustenburgerplatz 1
13353 Berlin

Prof. Dr. med. G. Offner
Medizinische Hochschule Hannover
Kinderklinik
Pädiatrische Nephrologie
Carl-Neuberg-Straße 1
30623 Hannover

Dr. med. D. Palmes
Universitätsklinikum Münster
Klinik und Poliklinik für Allgemeine
Chirurgie
Waldeyerstraße 1
48149 Münster

Dr. A. Pascher
Charité – Universitätsmedizin Berlin
Campus Virchow-Klinikum
Klinik für Allgemein-, Viszeral- und
Transplantationschirurgie
Augustenburgerplatz 1
13353 Berlin

Dr. med. A. Rahmel
Eurotransplant International Foundation
P.O. Box 2304
NL-2301 Leiden

Prof. Dr. med. Th. Reinhard
Universitätsklinikum Freiburg
Universitäts-Augenklinik Freiburg
Killianstraße 5
79106 Freiburg

Dr. med. O. Rettkowski
Martin-Luther-Universität Halle-
Wittenberg
Klinik und Poliklinik für Urologie
Ernst-Grube-Straße 40
06097 Halle/Saale

Dr. med. Dipl. Psych. B. Schlehofer
Medizinische Universitätsklinik
Heidelberg
Psychosomatische Medizin und
Allgemeine Innere Medizin
Im Neuenheimer Feld 410
69120 Heidelberg

Dr. med. H. Schrem
Medizinische Hochschule Hannover
Klinik für Allgemein-, Viszeral- und
Transplantationschirurgie
Carl-Neuberg-Straße 1
30625 Hannover

Prof. Dr. med. Dipl.-Ing. H.-U. Spiegel
Universitätsklinikum Münster
Klinik und Poliklinik für Allgemeine
Chirurgie
Abteilung Chirurgische Forschung
Waldeyerstraße 1
48149 Münster

Prof. Dr. med. S. Zipfel
Medizinische Klinik und Poliklinik der
Universität Tübingen
Psychosomatische Medizin und
Psychotherapie
Osiander Straße 5
72076 Tübingen

Inhalt

18   Rehabilitation nach
         Organtransplantation
         J. Hoyer

19   Anhang

Abkürzungsverzeichnis

6-TGN	6-Thioguaninnukleotid		CIT	kalte Ischämiezeit
ADCC	Antikörper-abhängige zelluläre Zytotoxizität		CK	Kreatinkinase
ADPKD	autosomal dominant polycystic kidney disease		CK-MB	Kreatinkinase Myokardtyp
aGvHR	akute Graft-versus-Host-Reaktion		CLL	chronische lymphatische Leukämie
AHB	Abschlussheilbehandlung		CML	chronisch-myelotische Leukämie
ALAT	Alaninaminotransferase		CMV	Zytomegalievirus
ALL	akute lymphatische Leukämie		CNC	chronisches Nierenversagen
ALT	Alaninaminotransferase (= ALAT)		COPD	chronisch obstruktive Lungenerkrankung
AML	akute myelotische Leukämie		CPM	continuous passive motion
AO	Arbeitsgemeinschaft für Osteosynthese		CrCl	Kreatinin-Clearance
APC	Antigen präsentierende Zellen		CREG	cross reactive groups
ARPKD	autosomal recessive polycystic kidney disease		CRP	C-reaktives Protein
ASAT	Aspartataminotransferase		CsA	Cyclosporin A
AST	Aspartataminotransferase (= ASAT)		CSF	colony stimulating factor
AT	Augentropfen		CTA	composite tissue allografts
ATG	Antithymozytenglobulin		CTLA-4	cytotoxic T-lymphocyte-associated protein 4
ATM	Antitrypsinmangel		CTP-Score	Child-Turcotte-Pugh-Score
AUC	area under the curve		CXCR4	Chemokinrezeptor, an den SDF-1 bindet
AV	atrioventrikulär		d	Tag
BAL	bronchoalveläre Lavage		DC	dendritische Zellen
BCNU	Bichlornitroharnstoff (Carmustin)		DDDR	Zweikammer-Herzschrittmacher
BKV	BK-Virus		DLT	donor lymphocyte transfusion
BMI	Bodymass-Index		DPD	^{99m}Tc-Diacarboxydiphosphonat
BNP	brain natriuretic peptide		DRG	diagnosis related groups
BzgA	Bundeszentrale für gesundheitliche Aufklärung		DSO	Deutsche Stiftung Organtransplantation
C4d	Komplement-Faktor		DSO-G	Gemeinnützige Gesellschaft für Gewebetransplantation
CAN	chronische Allograft-Nephropathie		DTH	delayed type hypersensitivity
CD	cluster of differentiation		DTT	Dithiothreitol
CF	zystische Fibrose		DTx	Dünndarmtransplantation
CHOP-Schema	Chemotherapie mit den Zytostatika Cyclophosphamid, Doxorubicin, Vincristin, Prednisolon		EATB	European Association of Tissue Banks
			EBMT	Europäische Gesellschaft für Blut- und Knochenmarktransplantation

EBV	Ebstein-Barr-Virus
ECMO	extrakorporale Membranoxygenierung
EDC	extended donor criteria
EDHEP	European Donor Hospital Education Program
EDO	Einzeldosis
EEBA	Europ. Eye Banks Association
EFI	European Federation for Immunogenetics
ELISA	enzyme-linked immuno sorbent assay
Em	Myokardgeschwindigkeit der frühdiastolischen Füllung des linken Ventrikels
ESP	Eurotransplant Senior Program
ET	Eurotransplant
FACS	fluorescence activated cell sorter
FAS	Apoptoserezeptor
FAS-L	FAS-Ligand
FCM	fluorescence correlation microscopy
FiO_2	inspiratorische Sauerstoffkonzentration
FK506	Tacrolimus
FKBP-12	FK-bindendes Protein 12
FSGS	fokal-segmentale Glomerulosklerose
G-CSF	granulocyte-colony stimulating factor
GFR	glomeruläre Filtrationsrate
GGT	Gammaglutamyltransferase
GIA	gastrointestinales Anastomosengerät
GOT	Glutamat-Oxalacetat-Transaminase
GPT	Glutamat-Pyruvat-Transaminase
GTS	geführtes Trepanationssystem
GvHR	Graft-versus-Host-Reaktion
GvL	Graft-versus-Leukämie-Reaktion
HAART	hochaktive antiretrovirale Therapie
HbA_{1c}	Glykohämoglobin
HbsAg	Hepatitis-B-surface-Antigen
HBV	Hepatitis-B-Virus
HCC	hepatozelluläres Karzinom
HCV	Hepatitis-C-Virus

HDT	Hochdosistherapie
HHS	Heidelberger Herztransplantationsskala
HHV	humanes Herpesvirus
HIV	human immunodeficiency virus
HK	Hämatokrit
HLA	humane Leukozyten-Antigene
HLA-A, -B, -C, -DR, DQ, -DP	HLA-Haplotypen
HMG-CoA	3-Hydroxy-3-methylglutaryl-Coenzym A
HSC	hämatopoetische Stammzellen
HSCT	Transplantation hämatopoetischer Stammzellen
HSV	Herpes-simplex-Virus
HTK-Lösung	Histidin-Tryptophan-Ketoglutamat-Lösung
HTx	Herztransplantation
HU	high urgency
HUS	hämolytisch-urämisches Syndrom
HvG	Host-versus-Graft-Reaktion
I/R	Ischämie/Reperfusion
IFN-γ	Interferon gamma
IgA, IgM, IgG, IgE	Immunglobulin A, M, G, E
IGeL	individuelle Gesundheitsleistungen
IL-1-β	Interleukin 1 beta
IL-10	Interleukin 10
IL-2	Interleukin 2
IL-2R	Interleukin-2-Rezeptor
IL-4	Interleukin 4
IL-6	Interleukin 6
IMEG	intramyokardiales Elektrokardiogramm
IMPDH	Inosinmonophosphatdehydrogenase
INF	initiale Nichtfunktion (des Transplantats)
INR	international normalized ratio
IPF	idiopathische Lungenfibrose
IPHT	idiopathische pulmonale Hypertonie
IPTR	International Pancreas Transplant Registry
ISHLT	International Society for Heart and Lung Transplantation

ITBL	ischemic-type biliary lesion
IVCT	in vitro contracture test
IVRT	isovolumetrische Relaxationszeit
IVUS	intravaskulärer Ultraschall
JCV	JC-Virus
KDS	Kurzdarmsyndrom
KG	Körpergewicht
KHK	koronare Herzkrankheit
KIR	Killerzell-inhibierende Rezeptoren
KMT	Knochenmarktransplantation
KOF	Körperoberfläche
LASIK	Laser-in-situ-Keratomileusis
LAX	long axis (EKG)
LCT	lymphocytotoxicity test
LDLT	living donor liver transplantation
LVEF	left ventricular ejection fraction
LVH	linksventrikuläre Hypertrophie
MAP	mittlerer arterieller Blutdruck
MCS	mechanical circulatory support
MCU	Miktionszystourethrographie
MELD	model of end-stage liver disease
MHC	major histocompatibility complex
MHH	Medizinische Hochschule Hannover
MMF	Mycophenolat-Mofetil
MP	Methylprednisolon
MPA	Mycophenolsäure
MRCP	Magnetresonanzcholangiographie
MRSA	Methicillin-resistenter Staphylococcus aureus
mTOR	mammalian target of rapamycin
MTX	Methotrexat
MVTx	Multiviszeraltransplantation
NFAT	Transkriptionsfaktor
NHBD	Non-heart-beating-donor
NK-Zellen	natürliche Killerzellen
NSRA	nichtsteroidale Antirheumatika
NT	vorübergehend nicht transplantabel
NTG	Nitroglyzerin
NTproBNP	NT-Pro-B-Typ-natriuretisches Peptid
NTx	Nierentransplantation
ORSA	Oxacillin-resistenter Staphylococcus aureus
PAK	pancreas after kidney

PAO_2	arterieller Sauerstoffpartialdruck
PBC	primär biliäre Zirrhose
PBSC	pheriphere Blutstammzellen
PCP	Pneumocystis-carinii-Pneumonie
PCR	Polymerase-Kettenreaktion
PCWP	pulmonary capillary wedge pressure
PEEP	positiver endexspiratorischer Druck
PHQ-D	patient health questionnaire depression
PI	Pulsatilitäts-Index
PML	progessive multifokale Leukoenzephalopathie
PPMA	Polymethylmethacrylat
PRA	panel reactive antibodies
PSC	primär sklerosierende Cholangitis
PTA	pancreas transplantation alone
PTCA	perkutane transluminäre Koronarangioplastie
PTK	phototherapeutische Keratektomie
PTLD	Posttransplantationslymphom
PTx & NTx	kombinierte Pankreas- und Nierentransplantation
PTx	Pankreastransplantation
PVR	pulmonal-vaskulärer Widerstand
Re-Tx	Retransplantation
RI	Resistenz-Index
RIC-HSCT	reduced-intensity conditioning haematopoetic stem cell transplantation
RVAD	right ventricular assist device
SAX	short axis (EKG)
SBT	auf Sequenzierung basierende Testung
SCID	strukturiertes klinisches Interview
SCT	Stammzelltransplantation
SDF-1	stromal (cell) derived factor 1
SPECT	Single-Photon-Emissions-computertomographie
SPK	simultaneous pancreas-kidney transplant
SSO	sequenzspezifische Oligonukleotid-Hybridisierung

SSP	sequenzspezifische Primer	TNF-α	Tumornekrosefaktor alpha
StGB	Strafgesetzbuch	TPG	Transplantationsgesetz
STIKO	Ständige Impfkommission am Robert-Koch-Institut	TPG	transpulmonaler Gradient
		TPMT	Thiopurin-S-Methyltransferase
SU	special urgency	TPN	total parenterale Ernährung
T1−T4	Dringlichkeitsstufen Eurotransplant	TPZ	Transplantationszentrum
		TSm	extended systolic time
T3	Triiodthyronin	TVP	Transplantatvaskulopathie
TBI	Ganzkörperbestrahlung (total body irradiation)	TxPTSD	translationsbedingte posttraumatische Belastungsstörung
TCD	T-Zell-Depletion	UNOS	United Network for Organ Sharing
TE	Echozeit		
TERS	transplant evaluation rating scale	UW-Lösung	University-of-Wisconsin-Lösung
		VAD	ventrikuläres Unterstützungssystem
TGF-β	transforming growth factor beta		
TH1	inflammatorische Effektorzellen, Helferzellen	VOD	veno-occlusive disease
		WHO	World Health Organization
TH2	T-Helferzellen	WL	Warteliste
TIPS	transjugulärer intrahepatischer portosystemischer Shunt	YMDD	Lamivudin-resistentes HBV
		ZNS	Zentralnervensystem
TLC	totale Lungenkapazität	ZVD	zentraler Venendruck

1 Grundlagen der Transplantationsimmunologie

C. Hardt, H. Grosse-Wilde

1.1 Einleitung

Mitte des 19. Jahrhunderts wurden die ersten erfolgreichen Organtransplantationen beim Menschen durchgeführt. Grundlagen hierfür waren neue Erkenntnisse in der Chirurgie, der Immunologie und die Entdeckung von immunsuppressiven Medikamenten. Alexis Carrel schaffte mit der Organkonservierung und Gefäßanastomosen-Technik die chirurgischen Voraussetzungen (Nobelpreis 1912). Zuvor hatte Karl Landsteiner die Blutgruppen entdeckt (1901), deren Bestimmung sowohl für die Transfusion als auch die Transplantation von Bedeutung sind (Nobelpreis 1930). In den fünfziger Jahren erkannten Sir F. Macfarlane Burnet und Sir Peter B. Medawar die Bedeutung des Immunsystems für die Abwehrreaktion gegenüber körperfremdem Gewebe (Nobelpreis 1960). Burnet vermutete, dass Antikörper produzierende Zellen ausschließlich Rezeptoren einer Spezifität tragen. Kommt eine dieser Zellen mit dem hierzu passenden Antigen in Kontakt, differenziert und vermehrt sich diese Zelle und gibt ihre Rezeptoren als Antikörper in das periphere Blut ab (klonale Selektionstheorie). Medawar zeigte, dass immunreaktive Zellen körpereigenes Gewebe nicht angreifen und eine sog. Toleranz in der frühen Entwicklung von Lymphozyten erworben wird. Die Wissenschaftler Jean Dausset, Baruj Benacerraf und George D. Snell entdeckten 1958 die Transplantationsantigene auf menschlichen Leukozyten (Nobelpreis 1980).

Joseph Murray führte 1954 bei eineiigen Zwillingen die erste erfolgreiche Nierentransplantation durch. Der Patient lebte acht Jahre mit dem funktionierenden Transplantat. Eine Lebendspende bei genetisch nicht identischen Geschwistern gelang Murray 1959, und drei Jahre später transplantierte er die erste Spenderniere eines Verstorbenen. Ausschlaggebend für den Transplantationserfolg war die Therapie mit dem Immunsuppressivum Azathioprin, welches von Hitchings und Elion entwickelt wurde (Nobelpreis 1988).

Die Erfolge ermutigten die Chirurgen, auch andere Organe zu übertragen. James D. Hardy transplantierte 1963 in Jackson (Mississippi) erstmals einen Lungenflügel, leider erfolglos, und D. Starzl in Denver eine Leber, ebenfalls erfolglos. Drei Jahre später übertrugen in Minnesota Richard Lillehei und William Kelly eine Bauchspeicheldrüse und Christiaan Barnard führte im darauf folgenden Jahr am

Erste erfolgreiche Organtransplantationen Mitte des 19. Jh.

Grundlagen für Transplantationen waren neue Erkenntnisse in der Chirurgie, der Immunologie und die Entdeckung von immunsuppressiven Medikamenten.

Erste erfolgreiche Nierentransplantation 1954

Erste Transplantationen von Lunge, Leber, Herz- und Knochenmarkzellen ab 1960

Groote-Schuur-Hospital in Kapstadt die weltweit erste Herztransplantation durch. Die Überlebenszeit der Patienten war aufgrund der immunologischen Abstoßung des fremden Transplantats noch gering. Donall Thomas versuchte 1956 bei einem Leukämiepatienten nach Ganzkörperbestrahlung eine Rekonstitution der Blutbildung mit fremden Knochenmarkzellen.

Die Übertragung hämatopoetischer Stammzellen ist heute ein Standardverfahren in der Behandlung von Leukämien und Lymphomen sowie angeborenen Immundefekten (s. a. Kapitel 16). Im Endstadium der Nieren-, Leber-, Herz-, Lungen- oder Pankreasinsuffizienz ist eine Organtransplantation die Behandlung der Wahl (Kapitel 8−12), zunehmend werden auch Erfolge bei der Dünndarmtransplantation erzielt (Kapitel 13). Gelenkdefizite können mit künstlichen Implantaten ausgeglichen und große Skelettdefekte mit Knochentransplantaten überbrückt werden (Kapitel 14). Das Sehvermögen kann bei Anomalien oder Schädigungen der Cornea mit einer Hornhauttransplantation (Keratoplastik) wiederhergestellt werden (Kapitel 16).

Seit Beginn der Transplantationsmedizin hat die Anzahl der Übertragungen von Geweben und Organen enorm zugenommen. Im Jahr 2005 wurden allein in Deutschland etwa 4.000 Organ- und 5.000 Corneatransplantationen sowie etwa 2.500 autologe und 1.500 allogene hämatopoetische Stammzell-Übertragungen durchgeführt (Abb. 1.1). Es könnten weitaus mehr Patienten transplantiert werden, stünden die benötigten Organe und Gewebe zur Verfügung (s. Kapitel 3). Seit dem 01. 01. 2006 warten in Deutschland 8.853 Patienten auf die Übertragung einer Niere, 1.623 auf eine Leber, 766 auf ein Herz, 492 auf eine Lunge, 148 auf Pankreas und Niere und

2005 transplantiert:

▸ ca. 4.000 Organe

▸ ca. 5.000 Corneas

▸ ca. 2.500 autologe Stammzell-Übertragungen

▸ ca. 1.500 allogene Stammzell-Übertragungen

Am 01.01.2006 auf die Übertragung eines Organs wartende Patienten:

▸ Niere: 8.853

▸ Leber: 1.623

▸ Herz: 766

▸ Lunge: 492

▸ Prankreas und Niere: 148

▸ Herz und Lunge: 53

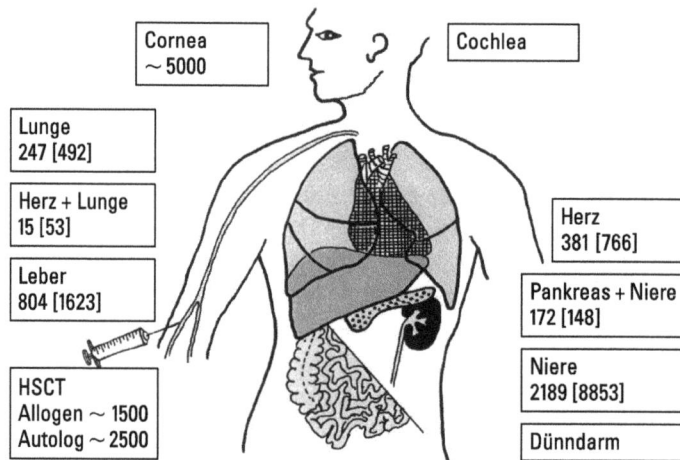

Abb. 1.1: Transplantationen in Deutschland im Jahr 2005. Es wurden etwa 4.000 Organtransplantationen durchgeführt. Die Abbildung gibt die jeweilige Anzahl der transplantierten Organe sowie die Anzahl der Patienten an (in Klammern), die am 1. Januar 2006 auf der Warteliste von Eurotransplant geführt wurden. HSCT = hämatopoetische Stammzelltransplantationen.

53 auf Herz und Lunge (Abb. 1.1). Nahezu jedes Organ oder Gewebe wird ausschließlich – Herz, Lunge, Pankreas, Dünndarm, Cornea – oder vorwiegend – Niere, Leber – von verstorbenen Patienten gespendet. Die gemeinnützige Stiftung Eurotransplant (Leiden, NL), gegründet 1966 von Jon J. van Rood, ist die zentrale Vermittlungs- und Koordinierungsstelle für Organe von hirntoten Spendern aus Deutschland, Österreich, den Benelux-Ländern und Slowenien (Kapitel 4). Bei der Allokation werden Dringlichkeit, immunologische Erfordernisse sowie Wartezeit der Patienten berücksichtigt. Die Lebendspende einer Niere oder eines Teils der Leber organisieren die Transplantationszentren. Die Explantation von Organen verstorbener und lebender Spender sowie der zunehmende Bedarf an transplantierbaren Organen konfrontiert die Bevölkerung der europäischen Länder mit jeweils unterschiedlichen rechtlichen und ethischen Fragen (Kapitel 2, 5, 6).

Während gefäßreiche Organe innerhalb von Stunden transplantiert werden müssen, können Knochengewebe und Cornea konserviert bzw. kultiviert und in Gewebebanken (Kapitel 14, 16) vorrätig gehalten werden. Relativ unproblematisch ist die Gewinnung hämatopoetischer Stammzellen (HSC) aus dem Knochenmark oder, nach vorheriger Mobilisation, aus dem peripheren Blut. In Deutschland regelt das Zentrale Knochenmarkspenderregister, das eng mit den Spenderdateien und den Knochenmarktransplantationseinheiten zusammenarbeitet, die Vermittlung freiwilliger Spender aus dem In- und Ausland. In Deutschland sind etwa 2,5 Mio. und weltweit etwa 10 Mio. Spender erfasst. Derzeit können für über 80 % der deutschen Patienten gewebeverträgliche Stammzelltransplantate gewonnen werden.

Gefäßreiche Organe: Übertragung innerhalb von Stunden notwendig

Knochenmark, Cornea: Konservierung in Gewebebanken möglich

Gewinnung hämatopoetischer Stammzellen aus Knochenmark oder Blut, Vermittlung über Zentrales Knochenmarkspenderregister

1.2 Immungenetische Aspekte der Transplantation

Eine Transplantation ist aus immunologischer Sicht bei genomischer Identität von Spender und Empfänger unproblematisch. Unter autologer und syngener Transplantation versteht man eine Übertragung von körpereigenem Gewebe bzw. Gewebe eines eineiigen (monozygoten) Zwillings. Genomische Differenz besteht bei einer allogenen Transplantation, der Übertragung von Gewebe eines zweieiigen (dizygoten) Zwillings, eines anderen Familienmitglieds oder einer nicht verwandten Person. Differenz besteht auch bei der xenogenen Transplantation, hierbei wird Gewebe von einer Spezies auf eine andere übertragen. Die xenogene Transplantation findet bislang keine klinische Anwendung.

Die Übertragung von allogenen Zellen, Geweben oder Organen eines Familienmitglieds oder einer fremden Person (Fremdspender) ist die häufigste Art der Transplantation beim Menschen. Eine Blutgruppenverträglichkeit ist die Voraussetzung für eine erfolgreiche Organtransplantation. Eine Geweberverträglichkeit (Histokompatibilität) erhöht darüber hinaus die Wahrscheinlichkeit für eine langfristige Funktion des transplantierten Organs.

Autologe und syngene Transplantation: Übertragung körpereigenen Gewebes bzw. Gewebe eines eineiigen Zwillings

Allogene Transplantation: Übertragung fremden Gewebes

Übertragung von allogenen Zellen, Geweben oder Organen ist häufigste Art der Transplantation.

1.2.1 Blutgruppenkompatibilität

Die Erythrozyten des Menschen unterscheiden sich durch spezifische Antigene, die als A, B oder H bezeichnet werden. Sie erlauben die Zuordnung eines Menschen zu den vier Blutgruppen A, B, AB oder 0. Phänotypisch dominieren die Antigene A und B über H, sind aber zueinander kodominant. Fehlen die Antigene A und B, resultiert hieraus das Antigen H bzw. die Blutgruppe 0. Gegen die Blutgruppensubstanzen A und B werden natürliche Antikörper, Isoagglutinine, Anti-A und Anti-B, der Klasse IgM gebildet. Sie sind nur dann im Plasma enthalten, wenn die Erythrozyten das entsprechende Antigen nicht aufweisen. Blutgruppenantigene kommen nicht nur auf den Erythrozyten, sondern auf fast allen Zellen vor und sind deshalb bei der Organtransplantation von Bedeutung. Eine Kompatibilität besteht zwischen einem Empfänger mit der Blutgruppe A oder B und einem Spender mit der Blutgruppe 0 sowie einem Empfänger der Blutgruppe AB und einem Spender der Blutgruppe A, B oder 0. Um eine möglichst gerechte Allokation von Organen zu gewährleisten, werden z. B. bei einer Nierentransplantation Spenderorgane der Blutgruppe 0 (40 %) Empfängern der Blutgruppe 0 und Spenderorgane der Blutgruppe A (37 %) Empfängern der Blutgruppen A oder AB transplantiert. Spenderorgane der Blutgruppe B (10,5 %) werden auf Empfänger der Blutgruppe B oder AB und Spenderorgane der Blutgruppe AB (4,5 %) auf Empfänger der Blutgruppe AB übertragen. Bei der Transplantation anderer Organe werden je nach Dringlichkeit Spenderorgane der Blutgruppe 0 auch auf Empfänger der Blutgruppen 0, A, B oder AB transplantiert. Eine Transplantation bei Blutgruppeninkompatibilität ist in Einzelfällen möglich, z. B. bei dem Blutgruppenmerkmal A2 (7,5 %), welches nur gering exprimiert ist, oder wenn zuvor mittels Plasmapherese Antikörper aus dem Blut des Empfängers entfernt wurden.

1.2.2 Histokompatibilität

Die allogene Transplantation ist mit einer Gewebeunverträglichkeit (Histoinkompatibilität) verbunden. Sie führt zu einer Abstoßung des übertragenen Organs, wenn nicht therapeutisch interveniert wird. Die Zellstrukturen, die hierfür verantwortlich sind, werden Transplantationsantigene genannt. Eine Inkompatibilität von Transplantationsantigenen ist auf genetische Unterschiede zwischen Spender und Empfänger zurückzuführen, die vom Immunsystem nicht toleriert werden. Einige der Antigene rufen stärkere Immunantworten hervor (Haupthistokompatibilitätsantigene) andere geringere Reaktionen (minor Histokompatibilitätsantigene; mHAg). Die Haupthistokompatibilitätsantigene wurden beim Menschen zuerst auf Leukozyten gefunden und humane Leukozyten-Antigene (HLA) genannt. Aufgrund ihrer molekularen Struktur, ihrer Funktion und ihrer Lokalisation im Genom werden sie in zwei Klassen eingeteilt.

Blutgruppenantigene kommen auf fast allen Zellen vor und sind deshalb bei der Organtransplantation von Bedeutung.

Normalerweise Transplantation bei Blutgruppenkompatibilität

Transplantation bei Blutgruppeninkompatibilität in Einzelfällen möglich

Allogene Transplantation ist mit einer Gewebeunverträglichkeit (Histoinkompatibilität) verbunden, die zu einer Abstoßung des übertragenen Organs führt, wenn nicht therapeutisch interveniert wird.

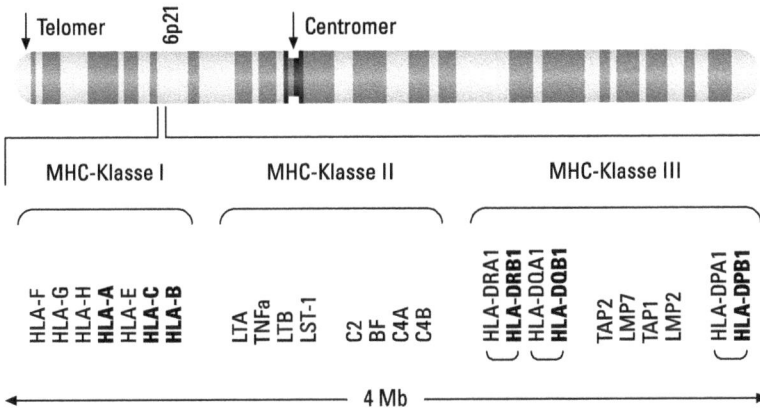

Abb. 1.2: Histokompatibilitätskomplex. Der Haupthistokompatibilitätskomplex (MHC) ist auf dem kurzen Arm des Chromosoms 6 lokalisiert. Die relevanten Transplantationsantigene bilden einen gemeinsamen Haplotyp und sind vom Telomer zum Zentromer in der Reihenfolge HLA-A, -C, -B, -DR, -DQ und -DP angeordnet.

Transplantationsrelevant sind die HLA-Moleküle der Klasse I, HLA-A, -B und -C, sowie die der Klasse II, HLA-DR, -DQ und -DP. HLA-Moleküle der Klasse I sind Heterodimere aus einer α-Kette und einer assoziierten β-Kette, dem β-2-Mikroglobulin. HLA-Moleküle der Klasse II sind ebenfalls Heterodimere und bestehen aus einer α- und einer β-Kette. Die genetischen Informationen (Kodierung) für die Bildung von α-Ketten der Klasse I und der α- und β-Ketten der Klasse II liegen auf dem Chromosom 6p21 in einem Abschnitt, der als Haupthistokompatibilitätskomplex (major histocompatibility complex; MHC) bezeichnet wird (Abb. 1.2).

Der MHC umfasst etwa 4 Mb und ist mit 200 Genen eine der gendichtesten Regionen im menschlichen Genom. Gene der HLA-Klasse I liegen in der MHC-Klasse-I-Region (2 Mb) zum Chromosomenende (Telomer) hin, die der HLA-Klasse II liegen in der MHC-Klasse-II-Region (1 Mb) zur Chromosomenmitte (Zentromer) hin. Zwischen beiden ist die MHC-Klasse-III-Region (1 Mb) lokalisiert (Abb. 1.2). Sie enthält genetische Informationen für Proteine, die unmittelbar an Immunreaktionen beteiligt sind, z.B. die Komplementkomponenten oder Zytokine, wie Tumornekrosefaktor α sowie Lymphotoxin α und β. Bei vielen anderen Genen ist eine Beziehung zum Immunsystem nicht offensichtlich.

Die genetische Information (Sequenz) für die jeweilige α-Kette der HLA-A-, -B- und -C-Gene sowie für die jeweilige β-1-Kette der HLA-DR-, -DQ- und -DP-Gene kann erheblich variieren (Tab. 1.1). Unterschiedliche Sequenzen des gleichen Gens werden als Allele bezeichnet, der unmittelbare Sequenzunterschied, z.B. Nukleotidaustausch, als Polymorphismus. Sequenzen von zwei oder mehr Genen, die benachbart auf einem Chromosom liegen, werden solange als Sequenzblock (Haplotyp) an Nachkommen weitergegeben, bis sie in

Tab. 1.1: HLA-Klasse I und II, Antigene und Allele

H L A - D R B 1* 1 3 0 1 0 2 0 1   (WHO-Nomenklatur)

Genort	Gruppe	spez. Allel der Gruppe	syngene Mutation	Mutation außerhalb der kodierenden Sequenz

MHC/HLA	HLA-Gene*	Allele (n)	Proteine (n)	serologische Antigene (n)
Klasse I	HLA-A	429	341	28
	HLA-C	217	173	10
	HLA-B	748	648	60
Klasse II	HLA-DRB1	511	419	21
	HLA-DQB1	69	54	9
	HLA-DPB1	121	108	6

* Die HLA-Gene sind in der Reihenfolge ihrer chromosomalen Lokalisation vom Telomer zum Zentromer aufgeführt.

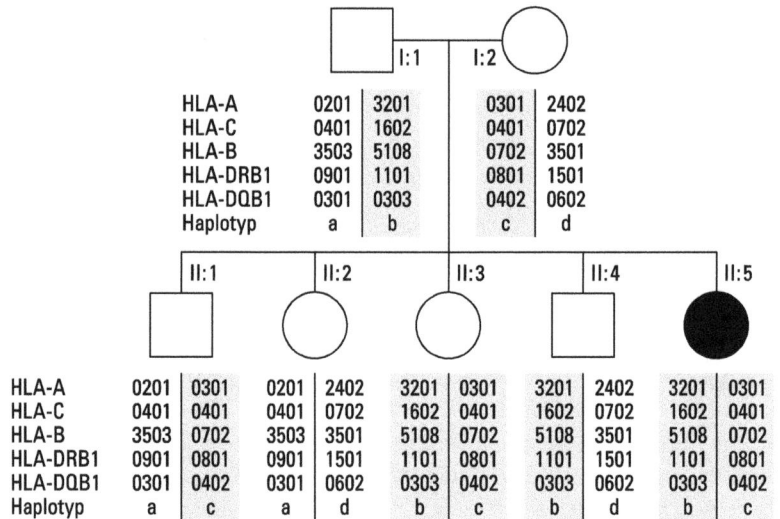

	I:1		I:2	
HLA-A	0201	3201	0301	2402
HLA-C	0401	1602	0401	0702
HLA-B	3503	5108	0702	3501
HLA-DRB1	0901	1101	0801	1501
HLA-DQB1	0301	0303	0402	0602
Haplotyp	a	b	c	d

	II:1		II:2		II:3		II:4		II:5	
HLA-A	0201	0301	0201	2402	3201	0301	3201	2402	3201	0301
HLA-C	0401	0401	0401	0702	1602	0401	1602	0702	1602	0401
HLA-B	3503	0702	3503	3501	5108	0702	5108	3501	5108	0702
HLA-DRB1	0901	0801	0901	1501	1101	0801	1101	1501	1101	0801
HLA-DQB1	0301	0402	0301	0602	0303	0402	0303	0602	0303	0402
Haplotyp	a	c	a	d	b	c	b	d	b	c

Abb. 1.3: Segregation von HLA-Haplotypen. Geschwister erben jeweils einen väterlichen und einen mütterlichen Haplotyp. Die Patientin (schwarzes Symbol) hat mit ihren Geschwistern entweder einen Haplotyp (II:1, II:4), zwei Haplotypen (II:3) oder keinen Haplotyp (II:2) gemeinsam. Gemeinsame Haplotypen sind schattiert dargestellt.

der elterlichen Meiose durch ein Rekombinationsereignis voneinander getrennt werden. Im MHC sind solche Ereignisse relativ selten, so dass HLA-A-, -B-, -C, -DR-, -DQ- und -DP-Haplotypen über viele Generationen bestehen bleiben (Abb. 1.3).

Die Testung von HLA-Allelen kann mit serologischen oder molekulargenetischen Methoden erfolgen; Letztere haben sich in der Diagnostik durchgesetzt. Nach einer Nomenklatur der WHO wird ein serologischer Befund ein- bzw. zweistellig (z. B. HLA-A1, HLA-

Testung von HLA-Allelen mit serologischen oder molekulargenetischen Methoden

A11) beziffert. Das molekulargenetische Ergebnis wird als niedrig auflösende HLA-Testung (low-resolution) mit dem Symbol (*) und einem zweistelligen Zifferncode (HLA-DRB1*01) oder als hoch auflösende HLA-Testung (high-resolution) mit einem vierstelligen Zifferncode (HLA-DRB1*0101) versehen. Die ersten beiden Ziffern geben die Gruppenzugehörigkeit bzw. eine „Antigendifferenz" an, die folgenden beiden Ziffern bezeichnen den Subtyp bzw. eine „Alleldifferenz" (Tab. 1.1). Diese Terminologie berücksichtigt, dass eine HLA-Antigendifferenz zwischen Spender und Empfänger eine stärkere „Antigenität" bzw. Immunantwort erwarten lässt als eine Alleldifferenz. Die hoch auflösende HLA-Testung erfasst nur die kodierenden Sequenzen der Exone 2 und 3. Nach dem heutigen Wissensstand tragen nur diese zur Bildung relevanter antigener Determinanten bei. Sequenzunterschiede, die nicht zu einem Aminosäureaustausch führen, werden mit einem 6- bzw. 8-stelligen Zifferncode belegt.

Jedes HLA-Molekül hat verschiedene antigene Determinanten (Epitope), die in einem fremden Empfänger die Bildung unterschiedlicher Antikörper induzieren können. Epitope, die für ein bestimmtes HLA-Molekül spezifisch sind, werden eigene (private) Determinanten genannt. Epitope, die auf verschiedenen HLA-Molekülen vorkommen, werden als gemeinsame (public) Determinanten oder kreuzreagierende Gruppen (cross reactive groups; CREG) zusammengefasst. So haben z. B. die HLA-Antigene HLA-A1, -A3 und -A11 sowie HLA-A2, -A9, -A28 oder die Antigene HLA-B5, -B15, -B35 und -B7 neben den eigenen auch gemeinsame Determinanten.

1.3 Immunologische Aspekte der Transplantation

In einem immunkompetenten Empfänger induzieren körperfremde Antigene, wie Viren, Bakterien oder das allogene Transplantat, eine spezifische, adaptive Immunantwort. Während bakterielle oder virale Antigene einen physiologischen und, mit der Eliminierung des Erregers, selbstlimitierenden Abwehrmechanismus hervorrufen, ist das allogene Transplantat bis zu seiner Abstoßung oder Akzeptanz ein fortwährender immunogener Stimulus. Ursache sind die HLA-Moleküle und andere Proteine, in denen sich Spender und Empfänger unterscheiden.

Die physiologische Aufgabe der HLA-Moleküle ist es, Antigene zu präsentieren und spezifische Immunantworten zu initiieren. Fremde Antigene werden von T-Lymphozyten nämlich nur erkannt, wenn diese von HLA-Molekülen als Peptide angeboten werden. Dieser Mechanismus der Antigenerkennung durch T-Lymphozyten wird als „IILA- oder MIIC-Restriktion" bezeichnet. T-Lymphozyten sind hoch spezifisch, sie erkennen über ihren T-Zellrezeptor jeweils nur ein bestimmtes Peptid zusammen mit dem eigenen HLA-Molekül. Sie werden als „selbstrestringiert" bezeichnet (Abb. 1.4). Wird das gleiche Peptid von einem fremden (allogenen) HLA-Molekül präsentiert, wird ein anderer T-Zellklon stimuliert. Dieser T-Zellklon ist „allorestringiert" (Abb. 1.4).

Bezifferung des molekulargenetischen Befundes nach Nomenklatur der WHO

Jedes HLA-Molekül hat verschiedene antigene Determinanten (Epitope), die in einem fremden Empfänger die Bildung unterschiedlicher Antikörper induzieren können.

Körperfremde Antigene induzieren in einem immunkompetenten Empfänger eine spezifische, adaptive Immunantwort.

T-Lymphozyten sind hoch spezifisch, sie erkennen über ihren T-Zellrezeptor jeweils nur ein bestimmtes Peptid zusammen mit dem HLA-Molekül.

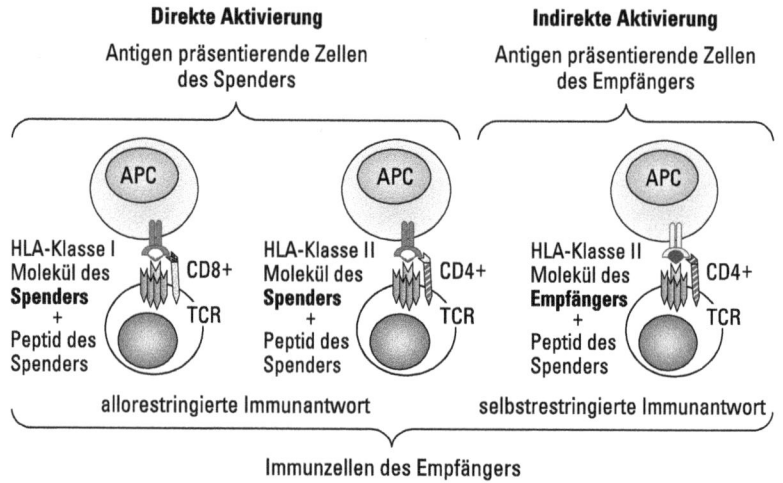

Abb. 1.4: Direkte und indirekte Aktivierung. Antigen präsentierende Zellen (APC) des Spenders präsentieren eigene Peptide und können CD4$^+$- als auch CD8$^+$-Immunzellen des Empfängers direkt stimulieren. APC des Empfängers können Peptide des Spenders präsentieren und CD4$^+$-Immunzellen des Empfängers indirekt gegen Antigene des Spenders aktivieren.

Unterschiedliche funktionelle Eigenschaften der HLA-Moleküle der Klasse I und II:

▸ Klasse I: präsentieren Peptide, die beim Abbau von Proteinen im Zytosol entstehen

▸ Klasse II: präsentieren Peptide, die in intrazellulären Vesikeln abgebaut werden

Im Rahmen einer Transplantation können immunkompetente Zellen des Empfängers Antigene des Spenders direkt oder indirekt erkennen.

HLA-Moleküle der Klasse I und II haben unterschiedliche funktionelle Eigenschaften. Die der Klasse I präsentieren Peptide, die beim Abbau von Proteinen im Zytosol entstehen, z. B. virale Peptide. Diese stimulieren T-Lymphozyten, die das Merkmal CD8 tragen und in zytotoxische Effektorzellen differenzieren. HLA-Moleküle der Klasse II präsentieren Peptide, die in intrazellulären Vesikeln abgebaut werden, z. B. bakterielle Peptide oder Peptide, die aus Proteinen stammen, welche über B-Zellrezeptoren gebunden und internalisiert wurden. Diese stimulieren T-Lymphozyten, die das Merkmal CD4 tragen. CD4-positive T-Lymphozyten differenzieren in T-Helferzellen (TH2) und sezernieren bei Kontakt mit ihrem Antigen die Zytokine Interleukin 4 (IL-4) und IL-5. CD4-positive Lymphozyten können auch in inflammatorische Effektorzellen (T-Helferzellen, TH1) differenzieren und bei Kontakt mit ihrem Antigen die Zytokine Interferon γ (IFN-γ) und Tumornekrosefaktor α (TNF-α) sezernieren (Abb. 1.5). Ihre Funktion ist die Aktivierung von Makrophagen. Einige der CD4-positiven Lymphozyten haben auch zytotoxische Eigenschaften.

Im Rahmen einer Transplantation können immunkompetente Zellen des Empfängers Antigene des Spenders direkt oder indirekt erkennen. Eine direkte Erkennung setzt voraus, dass die T-Lymphozyten einen Rezeptor haben, der spezifisch für das HLA-Molekül des Spenders ist. Hierbei können sowohl CD4-positive (HLA-Klasse-II-Inkompatibilität) als auch CD8-positive (HLA-Klasse-I-Inkompatibilität) Lymphozyten des Empfängers durch Transplantationsantigene des Spenders stimuliert werden (Abb. 1.4). Bei HLA-Inkompa-

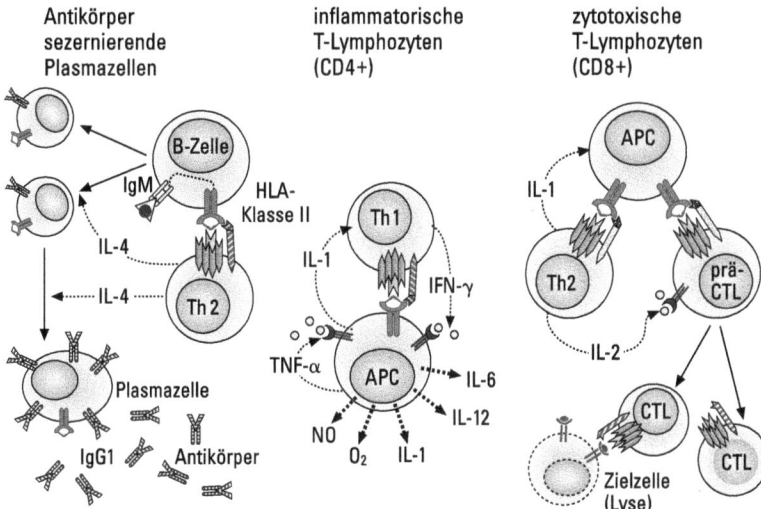

Abb. 1.5: Effektoren der adaptiven Immunantwort. Effektoren der adaptiven Immunantwort gegenüber allogenen Transplantaten sind Antikörper sezernierende Plasmazellen, inflammatorische CD4$^+$- (Th1-) Lymphozyten oder zytotoxische CD8$^+$-T-Lymphozyten. CD4$^+$- (Th2-) Lymphozyten fungieren als T-Helferzellen bei der Differenzierung von B-Lymphozyten sowie CD8$^+$-Lymphozyten in Effektorzellen.

tibilität von Spender und Empfänger reagieren etwa $0,1-10\%$ der Empfänger-Lymphozyten auf allogene HLA-Moleküle. Diese hohe Reaktivität wird darauf zurückgeführt, dass eine Vielzahl von T-Zellklonen aktiviert wird, die spezifisch für unterschiedlichste Peptide sind, welche von fremden HLA-Molekülen präsentiert werden. Eine direkte Antigenerkennung von Transplantationsantigenen entspricht somit einer polyklonalen „allorestringierten" Immunantwort.

Bei der indirekten Erkennung nehmen Antigen präsentierende Zellen (APC) des Empfängers entweder Proteine von zerstörten Zellen oder lösliche HLA-Moleküle des Transplantats auf und präsentieren diese mit eigenen HLA-Molekülen. Jedes Protein, in dem sich der Spender vom Empfänger unterscheidet, ist ein potenzielles Antigen (mHAg), das eine Immunreaktion im Empfänger induzieren kann.

Ein erstmaliger Antigenkontakt von T-Zellrezeptor und HLA-Peptid (Signal 1) reicht nicht aus, um die Differenzierung eines („naiven") T-Lymphozyten in eine Effektorzelle − zytotoxische Zelle, T-Helferzelle oder inflammatorische Zelle − zu induzieren. Hierzu ist die Interaktion von zellgebundenen Kostimulatoren (Rezeptor und Ligand, Signal 2) notwendig. Die Interaktion des Rezeptors CD28 auf den T-Lymphozyten und den Liganden CD80 und CD86 auf den APC (Abb. 1.6) unterstützt in Lymphozyten die IL-2-Produktion sowie die Expression von Interleukin-2-Rezeptoren (IL-2R). Der lösliche Mediator IL-2 bindet an den IL-2R auf aktivierten T-Lymphozyten und stimuliert die Proliferation von Lymphozyten sowie die Induktion von Proteinen, die den programmierten Zelltod (Apoptose)

▶ direkte Erkennung: T-Lymphozyten mit spezifischem Rezeptor für HLA-Molekül des Spenders

▶ indirekte Erkennung: Antigen präsentierende Zellen des Empfängers präsentieren aufgenommene Proteine oder lösliche HLA-Moleküle des Transplantats mit eigenen HLA-Molekülen

Erstmaliger Antigenkontakt von T-Zellrezeptor und HLA-Peptid reicht nicht zur Induktion der Differenzierung eines T-Lymphozyten in eine Effektorzelle. Dazu ist die Interaktion von zellgebundenen Kostimulatoren notwendig.

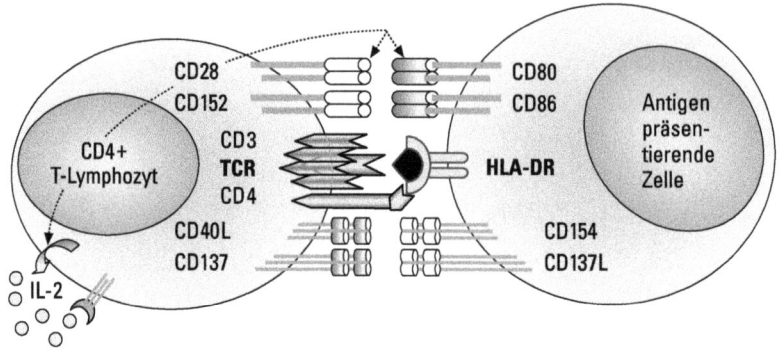

Abb. 1.6: Immunologische Synapse. Der T-Zellrezeptor (TCR), assoziierter CD3-Komplex, CD4-Molekül, Kostimulatoren und Liganden auf dem T-Lymphozyten bilden zusammen mit dem HLA-DR-Peptidkomplex, Kostimulatoren und Liganden auf der Antigen präsentierenden Zelle eine immunologische Synapse zur Aktivierung von naiven T-Lymphozyten.

hemmen können (Signal 3). Eine fortwährende Stimulation von T-Lymphozyten wird u. a. über den Rezeptor CD152 (CTLA-4) reguliert, der auf aktivierten Lymphozyten exprimiert ist. Die Liganden CD80 und CD86 binden mit stärkerer Affinität an den CD152-Rezeptor (inhibierend) als an den konstitutiv exprimierten Rezeptor CD28 (aktivierend). Aktivierte Lymphozyten können über ihren Liganden CD154 mit dem Rezeptor CD40 auf APC interagieren und dabei eine verstärkte Expression von HLA-Klasse-II-Molekülen auf APC sowie die Sekretion von IL-12 induzieren. Auf diese Weise können stimulatorische Eigenschaften von APC verstärkt werden.

Während T-Lymphozyten Peptide erkennen, die von HLA-Molekülen präsentiert werden, können B-Lymphozyten über ihre membranständigen Immunglobuline (B-Zell-Rezeptoren) Antigene direkt binden. Diese werden internalisiert, prozessiert und als Peptide zusammen mit HLA-Klasse-II-Molekülen CD4-positiven Lymphozyten präsentiert. Diese differenzieren in CD4-positive Helferzellen (TH2) und sezernieren u. a. die Zytokine IL-4 und IL-5. Eine Interaktion des Kostimulators CD40 auf dem B-Lymphozyten und dem Liganden CD154 auf dem T-Lymphozyten leitet zusammen mit IL-4 die klonale Expansion von Antikörper sezernierenden Plasmazellen ein. Zunächst werden Antikörper der Immunglobulinklasse M (IgM-Isotyp) sezerniert. Den Wechsel von Antikörpern mit gleicher Spezifität, jedoch anderer Immunglobulinklassen steuern die Zytokine IL-4 (IgG1, IgE), IL-5 (IgA), IFN-γ (IgG2a, IgG3) und TGF-β (Isotypen IgA, IgG2b)

Effektorzellen einer Transplantatabstoßung können Antikörper sezernierende B-Lymphozyten, CD4-positive T-Helferzellen (Th2), inflammatorische CD4-posititive Zellen (Th1) und CD8-positive zytotoxische Zellen sein (Abb. 1.5). Bei der Nierentransplantation sind insbesondere B-Lymphozyten relevant, die spenderspezifische Antikörper gegen HLA-Klasse-I-Antigene sezernieren. Diese Antikörper

B-Lymphozyten können über ihre membranständigen Immunglobuline Antigene direkt binden.

Effektorzellen einer Transplantatabstoßung: Antikörper sezernierende B-Lymphozyten, CD4-positive T-Helferzellen, inflammatorische CD4-

können bereits vor einer Transplantation vorhanden sein, wenn der Empfänger zuvor sensibilisiert wurde. Eine Sensibilisierung ist nach einer Bluttransfusion, einer Schwangerschaft oder einer vorausgegangenen Transplantation möglich.

Eine zellvermittelte Zytotoxizität gegenüber dem Transplantat erfolgt über HLA-Klasse-I-restringierte CD8-positive Lymphozyten. Da auf jeder Zelle HLA-Klasse-I-Moleküle vorkommen, können zytotoxische Lymphozyten im Transplantat über eine Freisetzung von Perforin und Granzym oder eine Interaktion von Fas und Fas-Ligand eine Apoptose induzieren.

CD4-positive Lymphozyten (Th1) vermitteln eine Reaktion vom verzögerten Typ (delayed type hypersensitivity, DTH). Die Freisetzung von sog. proinflammatorischen Zytokinen – Interferon γ, Tumornekrosefaktor α – stimuliert Makrophagen, inflammatorische Zytokine zu sezernieren. Auf diese Weise wird eine direkte Gewebeschädigung verursacht und eine zellvermittelte Immunreaktion verstärkt. Das Zusammenspiel unterschiedlicher Effektorzellen bestimmt den Schweregrad und zeitlichen Verlauf einer Transplantatabstoßung.

1.3.1 Wirt-gegen-Transplantat-Reaktion (Host-versus-Graft-Reaktion; HvG)

Die Abstoßung eines transplantierten Organs (graft) durch das Immunsystem des Empfängers (host) wird als hyperakut, akut oder chronisch klassifiziert.

Hyperakute Anstoßung. Das Risiko einer hyperakuten Abstoßung besteht insbesondere für stark vaskularisierte Organe wie Niere und Herz. Klinisch bedeutend sind hierbei präformierte, spenderspezifische Antikörper. Die Sensibilisierung des Empfängers kann während einer Schwangerschaft, einer Bluttransfusion, einer Transplantation, gelegentlich auch spontan erfolgen. Die Zielantigene der Antikörper befinden sich auf dem Gefäßendothel im transplantierten Organ. Die häufigsten Zielantigene sind die Blutgruppenmerkmale und HLA-Klasse-I-Antigene. Die HLA-Antigene der Klasse II spielen bei der Abstoßung eine geringere Rolle, weil sie weniger stark auf dem Endothel exprimiert sind. Die Antikörper sind Immunglobuline der Klasse IgM oder IgG und Komplement bindend.

Der kritische Schritt einer hyperakuten Abstoßung ist die Aktivierung der Komplementkaskade, gefolgt von einer raschen vaskulären Konstriktion, Ödem und thrombotischem Verschluss. Thrombozyten adhärieren und aggregieren aufgrund einer Aktivierung des Endothels und der Exposition gegenüber subendothelialen Proteinen. Charakteristisch für antikörpervermittelte Abstoßungen sind der Nachweis von Komplement-Faktoren, z. B. C4d, in den Kapillaren des Transplantats sowie der Nachweis von HLA-spezifischen oder anderen spenderspezifischen Antikörpern. Die Abstoßung kann auch als akute vaskuläre Abstoßung mit Zellnekrosen ohne thrombotischen Verschluss ablaufen. Eine hyperakute Abstoßung aufgrund von Blutgruppenantikörpern kommt nur in Ausnahmefällen vor, da ABO-identisch oder -kompatibel transplantiert wird. Mit der Einführung von Antikörper-Screenings bei Patienten, die auf der Warteliste für eine Nieren- und/oder Pankreastransplantation stehen, konnte die Rate hyperakuter Abstoßungen drastisch reduziert werden. Eine zusätzliche Kontrolle ist die obligate lymphozytäre Kreuzprobe vor einer Organtransplantation.

Akute Abstoßung. Die akute Abstoßung wird wenige Tage bis Wochen nach Transplantation induziert und in den Folgemonaten bei nahezu 40 % der Empfänger einer Niere manifest. Bei rechtzeitiger Intervention kann ein Organversagen vermieden werden. Die akute Abstoßung präsentiert sich histologisch als Endothelitis (vaskulär bedingte Abstoßung) und/oder Tubulitis (interstitielle Abstoßung). Aufgrund der initialen Ischämie und nachfolgenden Reperfusion werden Spendermakrophagen aktiviert und proliferieren zunächst lokal. Die Makrophagen verlassen das Transplantat innerhalb der ersten Wochen und wandern in die sekundären Lymphorgane. Dort aktivieren sie naive Alloantigen-spezifische T-Lymphozyten des Patienten, die als Effektorzellen das Transplantat direkt attackieren können. Die frühe Immunreaktivität könnte auf eine direkte Antigenerkennung und die hohe Frequenz von naiven alloreaktiven T-Lymphozyten zurückzuführen sein.

Chronische Abstoßung. Die chronische Abstoßung präsentiert sich Monate bis Jahre nach der Transplantation und ist durch eine progrediente Abnahme der Organfunktion gekennzeichnet. Im Gegensatz zur akuten Abstoßung ist der Verlust des Transplantats auch bei intensiver Immunsuppression meistens unvermeidbar. Histologisch ist die chronische Abstoßung von einer geringen Entzündungsreaktion sowie einer progressiven Obliteration des Gefäßsystems mit atherosklerotischen Veränderungen und verdickter Intima begleitet. Eine Aktivierung von Empfänger-T-Lymphozyten über die indirekte Antigenerkennung könnte zu einer persistierenden Immunantwort führen. Antigene des Spenders werden kontinuierlich von APC des Empfängers angeboten. Hierbei werden T-Lymphozytenklone mit immer wieder anderer Spezifität und niedriger Frequenz aktiviert. Dieser Aktivierungsmechanismus könnte die Erklärung dafür sein, dass auch bei Transplantationen zwischen HLA-identischen Geschwistern nach etwa zehn Jahren 30 % der Transplantate durch Abstoßung verloren gehen. Eine chronische Allograft-Nephropathie (CAN) wird hauptsächlich auf humorale Effektormechanismen zurückgeführt. Bei mehr als 70 % der Patienten sind bei Abstoßung spenderspezifische HLA-Antikörper nachweisbar. Diese Antikörper korrelieren mit dem Vorhandensein von Plasmazellen und Komplement-Faktoren (C4d) im Transplantat.

▸ drastische Reduzierung durch Antikörper-Screenings

Akute Abstoßung

▸ innerhalb von Tagen bis Wochen nach Transplantation

▸ Endothelitis und/oder Tubulitis

▸ Vermeidung eines Organversagens durch rasche Intervention

Chronische Abstoßung

▸ Monate bis Jahre nach Transplantation

▸ progrediente Abnahme der Organfunktion

▸ Verlust des Transplantats meist unvermeidbar

▸ geringe Entzündungsreaktion

▸ progressive Obliteration des Gefäßsystems mit atherosklerotischen Veränderungen und verdickter Intima

1.3.2 Transplantat-gegen-Wirt-Reaktion (Graft-versus-Host-Reaktion; GvHR)

Bei der Transplantation von Organen werden nur wenige passagere immunkompetente Lymphozyten transplantiert. Sie können eine Graft-versus-Host-Komplikation hervorrufen, wenn sie unmittelbar durch APC des Empfängers stimuliert werden. Bei der Lebertransplantation ist die Wahrscheinlichkeit einer GvH erhöht, wenn der Empfänger für seine HLA-Haplotypen heterozygot und der Spender für den übereinstimmenden Haplotyp homozygot ist (one-way-match). Die Empfängerzellen sind in diesem Fall gegenüber dem Transplantat tolerant, die Spenderzellen hingegen werden durch differente HLA-Merkmale stimuliert.

Eine hämatopoetische Stammzelltherapie wird mit einer myeloablativen Konditionierung des Patienten mittels Chemotherapie und/oder Bestrahlung eingeleitet. Ziel ist es, bei Leukämien die Tumorzellen und dabei auch das blutbildende System des Empfängers zu eliminieren. Beim Patienten ist eine zusätzliche Schädigung von Epithelien und Endothelien sowie die reaktive Freisetzung inflammatorischer Zytokine, z. B. TNF-α und Interleukin-1 (IL-1), unvermeidbar. Diese stimulieren die Reifung von professionellen APC (dendritische Zellen, DC) in Haut und Darm des Empfängers sowie eine vermehrte Expression von HLA-Molekülen und Adhäsionsmolekülen. Nach der Übertragung von hämatopoetischen Stammzellen sind die Empfänger bezüglich ihrer APC Chimären. Sie besitzen eigene residuale APC, welche die Konditionierung überlebt haben, sowie Spender-APC vom Transplantat.

Bei HLA-Inkompatibilität werden Alloantigene direkt von den DC des Empfängers präsentiert. HLA-Klasse-I-Differenzen zwischen Spender und Empfänger stimulieren CD8$^+$-T-Lymphozyten, während MHC-Klasse-II-Differenzen CD4$^+$-T-Lymphozyten stimulieren. Die Lokalisation von DC bestimmt das klinische Bild der GvH; so sind intestinale DC des Empfängers verantwortlich für die Schädigung der Mukosa und Langerhans-Zellen die Ursache für die kutane GvHR. Bei HLA-kompatiblen Empfänger/Spenderpaaren werden Spenderlymphozyten durch minor Antigene des Empfängers stimuliert, die von APC des Spenders angeboten werden. Erkennt der Spenderlymphozyt über seinen T-Zellrezeptor das Peptid, wird er aktiviert. Ein zweites, kostimulierendes Signal ist jedoch für die Differenzierung in Effektorzellen erforderlich. Binden die Liganden CD80 und CD86 auf der APC an das CD28-Interaktionsmolekül auf dem T-Lymphozyten, wird der Schwellenwert für eine T-Zellaktvierung herabgesetzt und Überleben und Differenzierung des aktivierten Lymphozyten in eine Effektorzelle gefördert. Zur Vermeidung einer akuten GvH-Reaktion werden Stammzelltransplantate vor einer Übertragung von immunkompetenten, reifen T-Lymphozyten befreit.

1.3.3 Graft-versus-Leukämie-Reaktion (GvL)

Leukämie-Patienten, die nach einer Übertragung von hämatopoetischen Stammzellen (HSCT) eine akute GvHR entwickelten, hatten

Marginalien:

Bei der Transplantation übertragene passagere immunkompetente Lymphozyten können eine Graft-versus-Host-Komplikation hervorrufen, wenn sie durch APC des Empfängers stimuliert werden.

Nach der Übertragung von hämatopoetischen Stammzellen sind die Empfänger bezüglich ihrer Antigen präsentierenden Zellen Chimären.

Bei HLA-Inkompatibilität werden Alloantigene direkt von den dendritischen Zellen des Empfängers präsentiert.

Zur Vermeidung einer akuten GvH-Reaktion Entfernung von immunkompetenten, reifen T-Lymphozyten aus Stammzelltransplantaten

Immunkompetente Zellen des Spenders können Leukämiezellen des Empfängers eliminieren.

Die Eliminierung von Leukämiezellen durch alloimmune Effektor-T-Lymphozyten wird als Graft-versus-Leukämie-(GvL-) Reaktion bezeichnet und ist in der Behandlung von Leukämie-Patienten erwünscht.

Auch natürliche Killerzellen des Spenders können einen GvL-Effekt vermitteln.

seltener ein Tumorrezidiv als Patienten, die keine GvHR zeigten. Eine Depletion von immunkompetenten Spenderzellen aus einem hämatopoetischen Stammzell-Transplantat hingegen erhöhte signifikant das Risiko für ein Leukämierezidiv, während eine Transfusion immunkompetenter T-Lymphozyten des Spenders das Risiko eines Leukämierezidivs senken konnte. Diese Beobachtungen zeigten, dass immunkompetente Zellen des Spenders (graft) Leukämiezellen des Empfängers eliminieren können. Die Eliminierung von Leukämiezellen durch alloimmune Effektor-T-Lymphozyten wird als Graft-versus-Leukämie- (GvL-) Reaktion bezeichnet und ist in der Behandlung von Leukämie-Patienten erwünscht. Die gezielte Transfusion von Spenderlymphozyten (donor lymphocyte transfusion, DLT) ist bei chronisch-myeloischer Leukämie (CML) am effektivsten. Zielstrukturen für eine GvL sind Leukämie-spezifische Antigene oder mHAg auf leukämischen Zellen. Die DLT führt nicht zur Remission bei sog. „immune escape"-Mechanismen der Tumoren. Tumoren können sich über verschiedene Mechanismen einer Erkennung durch das Immunsystem entziehen. Hierzu zählen eine reduzierte Expression von HLA-Klasse-I- und -II-Genen oder Kostimulatoren auf den Tumoren, Defekte in der Prozessierung und Präsentation von Peptiden, Sekretion von Immunmodulatoren (IL-10, TGF-β) sowie die Expression von FAS-L oder nichtfunktionellem FAS.

Neben HLA-Klasse-I-restringierten, CD8-positiven, zytotoxischen T-Lymphozyten können auch natürliche Killerzellen (NK-Zellen) des Spenders einen GvL-Effekt vermitteln. NK-Zellen, CD56$^+$ und CD3$^-$, sind Zellen der angeborenen Immunität. Sie sind nicht HLA-restringiert, zytotoxisch gegenüber virusinfizierten Zellen und Tumorzellen sowie Vermittler der Antikörper-abhängigen zellulären Zytotoxizität (ADCC). Bei einer HLA-inkompatiblen HSCT zeigen NK-Zellen eine starke Alloreaktivität und tragen zur Eliminierung von Leukämiezellen bei. NK-Zellen werden bei der Interaktion mit autologen HLA-Klasse-I-Molekülen durch ihre eigenen Rezeptoren, die Killerzell-inhibierenden Rezeptoren (KIR), inhibiert. Fehlen jedoch die HLA-Klasse-I-Liganden, z. B. auf Tumorzellen, oder passende Liganden auf allogenen Empfängerzellen, werden NK-Zellen nicht gehemmt und können ihre Zielzellen zerstören. Eine NK-Zell-vermittelte Reaktivität ist bei HLA-haploidentischen HSCT möglich, jedoch nicht bei einer Inkompatibilität von KIR-Liganden.

1.4 Immunologische und immungenetische Diagnostik

1.4.1 Organtransplantation

Vor Transplantation Bestimmung der Blutgruppen gem. Richtlinien der Bundesärztekammer v. 23. 09. 2005 (§ 16, Abs. 4)

Vor einer Transplantation ist eine Bestimmung der Blutgruppen gem. den Richtlinien der Bundesärztekammer v. 23. 09. 2005 (§ 16, Abs. 4) durchzuführen. Dazu sind neben der Antigentestung eine Serumgegenprobe sowie ein Antikörpersuchtest erforderlich. Ist die serologische Bestimmung der Blutgruppe aufgrund vorausgegangener Transfusionen nicht möglich, kann eine molekulargenetische Bestimmung erfolgen. Unmittelbar vor der Transplantation ist ein Identitätstest

Tab. 1.2: Immungenetische Spenderauswahl

	Organ	Blutgruppenkompatibilität	HLA-Kompatibilität	HLA-Antikörper-Suchtest	negatives Cross-match
vermittlungspflichtige Organe	Niere	A-B-0	HLA-A, -B, -DRB1	HLA-A, -B, -DRB1	Voraussetzung
	Leber	A-B-0	nein[1]		
	Herz	A-B-0	anzustreben[2]		
	Lunge	A-B-0	anzustreben[2]		
	Pankreas	A-B-0	HLA-A, -B, -DRB1[3]		Voraussetzung
	Dünndarm	A-B-0			Voraussetzung
	hämatopoetische Stammzellen		HLA-A, -B, -C, -DRB1, -DQB1		bei HLA-Inkompatibilität

[1] Wahrscheinlichkeit einer GvH erhöht bei HLA-heterozygotem Spender und HLA-homozygotem Empfänger.

[2] Eine HLA-Übereinstimmung ist anzustreben; ein prospektives HLA-Matching kommt jedoch aufgrund der obligat kurzen Ischämiezeit nicht in Betracht.

[3] Liegt beim Pankreasspender rechtzeitig ein HLA-Testergebnis vor, erfolgt die Allokation entsprechend dem Verfahren bei der Nierentransplantation.

(Testkarte) vorzunehmen, um die ABO-Blutgruppenmerkmale von Spender und Empfänger zu bestätigen. Bei Unstimmigkeit werden das Labor, die Koordinierungsstelle und die Vermittlungsstelle benachrichtigt.

Eine HLA-Typisierung vor einer Nieren-, Pankreas- oder Dünndarmtransplantation wird in Übereinstimmung mit den „Richtlinien zur Organtransplantation gem. § 16, Abs. 4 des Transplantationsgesetzes" (Beschluss der Bundesärztekammer vom 23. 09. 2005) durchgeführt. Bei einer Herz- und/oder Lungentransplantation wird die gleiche Vorgehensweise empfohlen, wenn der Empfänger eine Immunisierung gegen Transplantationsantigene aufweist. Die Untersuchung muss in einem Labor erfolgen, das von der European Federation for Immunogenetics (EFI) akkreditiert ist.

Vor einer Transplantation wird eine Typisierung der Gewebemerkmale (HLA-Merkmale), eine Untersuchung auf zytotoxische Antikörper (HLA-Antikörper) und eine lymphozytäre Kreuzprobe (cross-match) durchgeführt. Die Bestimmung transplantationsrelevanter HLA-Gene und -Antikörper erfolgt, bevor der Patient in die Warteliste aufgenommen wird. Eine Testung der HLA-A- und -B-Allele kann mit dem Standard-Mikrolymphozytotoxizitätstest (lymphocytotoxicity test; LCT) oder mit molekulargenetischen Methoden durchgeführt werden. Zugelassen sind die sequenzspezifische Oligonukleotid-Hybridisierung (SSO), Amplifikation mittels sequenzspezifischer Primer (SSP) und eine auf der Sequenzierung basierende Testung (SBT). Sofern eine Testung für HLA-C erforderlich ist, wird sie molekulargenetisch durchgeführt. Eine Bestimmung von HLA-DRB1-, -DQB1- und -DPB1-Allelen erfolgt molekulargenetisch mit

HLA-Typisierung vor Nieren-, Pankreas- oder Dünndarmtransplantation nach „Richtlinien zur Organtransplantation gem. § 16, Abs. 4 des Transplantationsgesetzes"

Vor Transplantation:
▸ Typisierung der Gewebemerkmale (HLA-Merkmale)
▸ Untersuchung auf zytotoxische Antikörper (HLA-Antikörper)
▸ lymphozytäre Kreuzprobe (cross-match)

Nachweis von Alloanti-
körpern beim Patienten
vor Aufnahme in die
Warteliste, mindestens
quartalsweise Wieder-
holung

niedriger (2-stelliger) Auflösung. Zeigt das serologische Testergebnis für einen Genort nur ein Merkmal, muss eine Homozygotie ausgeschlossen bzw. sicher nachgewiesen werden. Zunächst wird eine niedrig auflösende (2-stellige) molekulargenetische Testung durchgeführt; ergibt sich hierbei ebenfalls eine Homozygotie, wird eine hoch auflösende (4-stellige) molekulargenetische Testung angeschlossen. Alternativ kann eine Homozygotie über eine Segregation der HLA Merkmale innerhalb der Familie bestätigt werden (vgl. Abb. 1.3). Die Befundmitteilung an die Transplantationszentren sowie die Vermittlungsstelle erfolgt gemäß der aktuellen WHO-Nomenklatur.

Ein Nachweis von Alloantikörpern beim Patienten erfolgt vor Aufnahme in die Warteliste und wird mindestens quartalsweise wiederholt. Eine Wiederholung wird auch empfohlen, wenn zwischenzeitlich eine Schwangerschaft, eine Transfusion oder eine Transplantation erfolgte. Das Serum des Patienten wird zum Nachweis von Antikörpern gegen 50–60 unterschiedliche HLA-typisierte Zellen im LCT untersucht. Für das Zellpanel werden mononukleäre Zellen aus dem peripheren Blut und gegebenenfalls T- oder B-Lymphozyten verwendet. Eine Testung auf Dithiothreitol- (DTT)-sensitive Antikörper ist anzuschließen. Alternative Tests, die auf löslichen HLA-Antigenen basieren (Solid-phase-Tests, Luminex, ELISA, FCM), können parallel oder abwechselnd zum LCT eingesetzt werden. Die Panelreaktivität (PRA-Wert) gibt den prozentualen Anteil der Zellen an, mit denen das Serum des Patienten reagiert hat (% PRA). Kann die Antikörperspezifität bestimmt werden, wird das definierte Antigen als „nicht akzeptables Antigen" umgehend an das Transplantationszentrum und Eurotransplant gemeldet. Zuvor nachgewiesene HLA-Antikörper sollen im Antikörperprofil des Empfängers berücksichtigt werden.

Bei Meldung eines Spen-
ders von der DSO an
regionales Labor:

▶ Gewebetypisierung
und lymphozytäre
Kreuzprobe zur
Spender/Empfänger-
Auswahl

Meldet die Deutsche Stiftung Organtransplantation (DSO) als Koordinierungsstelle einen Spender an das regionale Labor, führt dieses bei dem Organspender die Gewebetypisierung und die lymphozytäre Kreuzprobe zur Spender/Empfänger-Auswahl durch. Die HLA-Testung des Spenders erfolgt analog der Typisierung des Empfängers mit serologischen bzw. molekulargenetischen Methoden. Die lymphozytäre Kreuzprobe (cross-match) für den prospektiven Empfänger wird mit seiner Serumprobe aus der letzten Quartalsuntersuchung und mononukleären Zellen aus dem peripheren Blut, den Lymphknoten- oder Milzzellen des Spenders durchgeführt. Liegen beim Patienten Autoantikörper vor, muss die Kreuzprobe unter Zusatz von DTT erfolgen. Bei immunisierten Patienten (PRA > 5%) ist entsprechend ihrem immunologischen Profil eine erweiterte Kreuzprobe mit T- und B-Lymphozyten des Spenders erforderlich. Die Kreuzprobe ist mit einem frischen Serum zu wiederholen, wenn nach der letzten Untersuchung eine Immunisierung stattgefunden hat.

Die Mitteilung einer Immunisierung und die Einsendung von Serumproben an das regionale Labor obliegt dem behandelnden Arzt. Das Kreuzprobenergebnis ist unter Berücksichtigung aller Befunde dem Transplantationszentrum und Eurotransplant mitzuteilen. Eine positive Kreuzprobe mit mononukleären Zellen oder T-Lymphozyten des Spenders ist eine Kontraindikation für eine Transplantation. Eine positive B-Zell-Kreuzprobe – Antikörper gegen HLA-Klasse II – stellt hingegen keine absolute Kontraindikation dar. Unter Berücksichtigung des immunologischen Profils des Patienten ist mit dem behandelnden Arzt das Transplantationsrisiko abzuschätzen.

Eine Allokation unter Berücksichtigung der HLA-Kompatibilität erfolgt hauptsächlich bei der Nierentransplantation. Bei der Wahl des Empfängers wird eine Übereinstimmung in den HLA-Merkmalen mit 40 % gewichtet, die sog. Mismatch-Wahrscheinlichkeit, das ist die Wahrscheinlichkeit, ein weitgehend in den HLA-Merkmalen übereinstimmendes Organ angeboten zu bekommen, mit 10 %, die Wartezeit des Patienten mit 30 % und die voraussichtliche Konservierungszeit des Organs mit 20 %. Eine Allokation unter Berücksichtigung der HLA-Kompatibilität ist bei der Transplantation von Herz, Lunge und Dünndarm durch die noch kürzere Konservierungszeit und die Dringlichkeit einer Transplantation beim Patienten limitiert. Eine HLA-Testung kann jedoch auch nach Transplantation noch wertvolle Hinweise für den postoperativen Verlauf liefern.

1.4.2 Transplantation von hämatopoetischen Stammzellen (HSCT)

Die Spende von hämatopoetischen Stammzellen ist eine Lebendspende. Sie beeinträchtigt die Gesundheit des Spenders nicht oder nicht langfristig. Freiwillige Spender können auf ihre HLA-Merkmale getestet und ihre Testergebnisse elektronisch erfasst werden. Wird ein Spender benötigt, können die HLA-Typisierungsergebnisse des Patienten mit der Datenbank abgeglichen und ein geeigneter Stammzell-Spender ausgewählt werden. Die Auswahl erfolgt gemäß dem „3. Deutschen Konsensus zur immungenetischen Spenderauswahl für die allogene Stammzelltransplantation". Vor einer Transplantation muss ein Bestätigungstest des HLA-Ergebnisses und gegebenenfalls eine lymphozytäre Kreuzprobe durchgeführt werden. Diese Untersuchungen müssen in einem Labor erfolgen, das nach den EFI-Richtlinien akkreditiert ist.

Die Wahrscheinlichkeit, einen HLA-identischen Spender zu finden, ist unter Geschwistern wesentlich höher als in der allgemeinen Bevölkerung bzw. der nationalen (2,5 Mio. Spender) und internationalen (7,5 Mio. Spender) Spenderdatei. Ein Spender ist HLA-identisch, wenn er nach der hoch auflösenden HLA-Testung (4-stellig) mit dem Empfänger an den Genorten HLA-A, -C, -B, -DR, -DQ eine völlige Übereinstimmung zeigt (sog. 10/10-Match). Kinder leiblicher Eltern haben sowohl mit dem Vater als auch mit der Mutter jeweils einen identischen Haplotyp (Abb. 1.3). Hieraus ergeben sich bei Geschwistern die folgenden Wahrscheinlichkeiten für gemeinsame Haplotypen (Abb. 1.3): ein gemeinsamer Haplotyp 50 % (II:1, II:4), kein gemeinsamer Haplotyp 25 % (II:2) und zwei gemeinsame Haplotypen 25 % (II:3).

Positive Kreuzprobe mit mononukleären Zellen oder T-Lymphozyten des Spenders ist Kontraindikation für eine Transplantation.

Allokation unter Berücksichtigung der HLA-Kompatibilität hauptsächlich bei Nierentransplantation

Allokation unter Berücksichtigung der HLA-Kompatibilität bei Transplantation von Herz, Lunge und Dünndarm durch kürzere Konservierungszeit und Dringlichkeit limitiert

Spende von hämatopoetischen Stammzellen ist Lebendspende.

Spenderauswahl erfolgt gemäß dem „3. Deutschen Konsensus zur immungenetischen Spenderauswahl für die allogene Stammzelltransplantation".

Wahrscheinlichkeit für einen HLA-identischen Spender ist unter Geschwistern wesentlich höher als in allgemeiner Bevölkerung bzw. der nationalen und internationalen Spenderdatei.

Zur zweifelsfreien Zuordnung der Haplotypen ist ggf. Testung der Eltern erforderlich.

Um Haplotypen zweifelsfrei zuordnen zu können, ist gegebenenfalls die Testung der Eltern erforderlich. Die Wahrscheinlichkeit gemeinsamer Haplotypen erhöht sich auf 50 %, wenn ein Elter für einen Haplotyp homozygot ist. Aufgrund der sehr hohen Heterozygotierate (> 95 %) von HLA-Haplotypen kommt dies jedoch sehr selten vor. Bei Geschwistern genügt eine niedrig (2-stellig) auflösende molekulargenetische Testung der Genorte HLA-A, -B, -DRB1, -DQB1. Die HLA-Identität muss aufgrund der Merkmalssegregation sichergestellt sein, andernfalls muss eine zusätzliche HLA-C Testung oder eine hoch auflösende (4-stellige) HLA-Testung des fraglichen HLA-Merkmals durchgeführt werden. Die Befundmitteilung der HLA-Ergebnisse erfolgt gemäß der WHO-Nomenklatur.

Befundmitteilung der HLA-Ergebnisse gemäß WHO-Nomenklatur

Bei Einleitung einer Spendersuche in den zentralen Registern muss zunächst das HLA-Ergebnis des Patienten (niedrig auflösend) mit einer hoch auflösenden (4-stelligen) Testung und nachfolgend auch das der prospektiven Spender bestätigt werden. Steht kein HLA-identischer Spender zur Verfügung, dann ist ein Spender mit einer HLA-Alleldifferenz, gegebenenfalls auch mit einer HLA-Antigendifferenz, in GvH-Richtung und/oder HvG-Richtung geeignet. Soweit möglich, sollte eine Differenz der Genorte HLA-A, -B, -DRB1 vermieden und eher eine HLA-C- oder -DQB1-Differenz akzeptiert werden.

Möglichst Vermeidung einer Differenz der Genorte HLA-A, -B, -DRB1, eher Akzeptanz einer HLA-C- oder -DQB1-Differenz

Bei Vorliegen von HLA-A-, -B-, -C-, -DRB1- oder -DQB1-Differenzen zwischen Empfänger und prospektiven Spendern ist eine Kreuzprobe zum Ausschluss spenderspezifischer Antikörper durchzuführen.

Bei Vorliegen von HLA-A-, -B-, -C-, -DRB1- oder -DQB1-Differenzen zwischen Empfänger und prospektiven Spendern ist eine Kreuzprobe zum Ausschluss spenderspezifischer Antikörper durchzuführen. Das Serum des Empfängers wird mit mononukleären peripheren Lymphozyten sowie getrennten T- und B-Lymphozyten des Spenders im LCT untersucht. Eine positive Kreuzprobe ist eine Kontraindikation für eine Transplantation. Stehen zwei oder mehr Spender zur Verfügung, kann die Spenderauswahl nach zusätzlichen klinischen Kriterien erfolgen. So sollte bei männlichen Empfängern eine weibliche Spenderin vermieden werden, junge Spender sollten gegenüber älteren bevorzugt und Zytomegalievirus- (CMV-) negative bzw. CMV-positive Patienten sollten mit einem Spender gleichen Infektionsstatus transplantiert werden.

1.5 Immunsuppression und Immunmodulation

Eine hyperakute Abstoßung von Transplantaten kann weitestgehend vermieden werden, wenn

Vermeidung einer hyperakuten Abstoßung

1. Empfänger und Spender für Blutgruppen- und HLA-Merkmale kompatibel sind und
2. beim Empfänger spenderspezifische HLA-Antiköper ausgeschlossen wurden.

Keine dieser Maßnahmen kann jedoch eine Aktivierung von immunkompetenten Empfänger- bzw. Spenderlymphozyten langfristig verhindern. Eine Immunsuppression wird umso notwendiger, je günstiger die Voraussetzungen einer lokalen Immunstimulation und je

Immunsuppression soll Aktivierung von immunkompetenten Empfänger- bzw. Spenderlymphozyten langfristig verhindern.

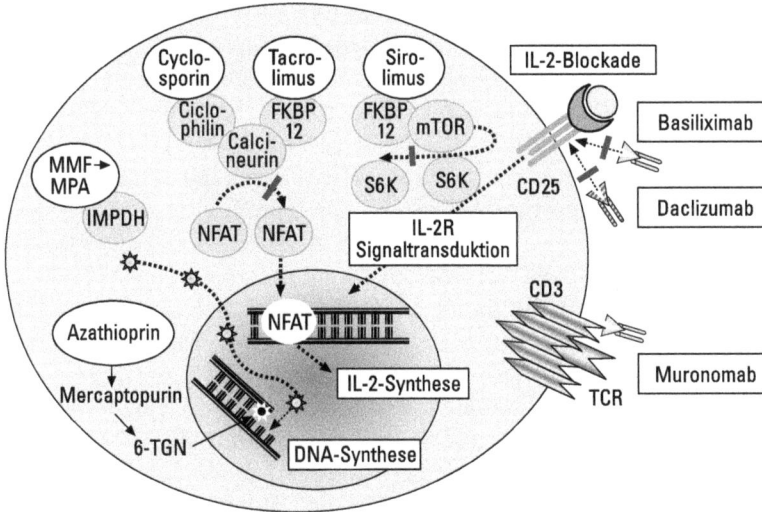

Abb. 1.7: Pharmakologie von Immunsuppressiva. Immunsuppressiva wirken über eine Hemmung der DNA-Synthese, Hemmung der Interleukin-2-vermittelten Zellproliferation (IL-2R-Blockade, Hemmung der IL-2R-Signaltransduktion oder IL-2-Synthese) oder eine Elimination von T-Lymphozyten mittels spezifischer Antikörper.

gravierender die Organschäden sind, die von den Effektoren der Immunantwort vermittelt werden. Deshalb muss eine immunsuppressive Therapie entsprechend dem Wirkungsprofil und unter Berücksichtigung von Nebenwirkungen an die jeweilige Situation angepasst werden. Eine Immunsuppression vor, während und in den ersten Wochen nach einer Transplantation wird als Induktionstherapie oder Abstoßungsprophylaxe bezeichnet. Daran schließt sich die Erhaltungstherapie oder Langzeitimmunsuppression an. Diese besteht aus einer Kombination von Medikamenten, die an unterschiedlichen Stellen in die Immunregulation eingreift (Abb. 1.7). Episoden einer akuten Immunreaktion werden mit einer „Abstoßungstherapie" unterdrückt.

Zur Prophylaxe und während einer akuten Abstoßung werden polyklonale Antikörper verabreicht. Zugelassen sind Thymoglobulin® (Anti-T-Zell-Immunglobulin aus dem Kaninchen), ATG-Fresenius® S (Anti-T-Lymphoblastenserum aus dem Kaninchen) und Lymphoglobulin® (Anti-Lymphozytenglobulin aus dem Pferd; ALG). Die Antikörper sind gegen verschiedene Zelloberflächenstrukturen von T-Lymphozyten gerichtet und können diese über eine Zelllyse oder Apoptose eliminieren. Diese Antikörper haben ein breites Spektrum an Nebenwirkungen. Sie können beim Patienten allergische Reaktionen und die Bildung von Antikörpern gegen das Immunglobulin des Pferdes bzw. Kaninchens hervorrufen.

Monoklonale Antikörper enthalten nur Immunglobuline einer Spezifität. Muronomab-CD3 (Orthoclone® OKT3) ist ein monoklonaler Antikörper murinen Ursprungs, der gegen das T-Zellrezeptor-

▸ **Induktionstherapie:** Immunsuppression vor, während und in den ersten Wochen nach Transplantation

▸ **Erhaltungstherapie:** Langzeitimmunsuppression

▸ **Abstoßungstherapie:** Unterdrückung akuter Immunreaktionen

Polyklonale Antikörper zur Prophylaxe und während einer akuten Abstoßung

▸ Thymoglobulin®
▸ ATG-Fresenius® S
▸ Lymphoglobulin®

Viele Nebenwirkungen

Monoklonale Antikörper: nur Immunglobuline einer Spezifität

▶ Muronomab-CD3

▶ bei wiederholter Gabe
wirkungslos

Chimäre und humani-
sierte Antikörper indu-
zieren beim Menschen
keine Bildung von
humanen Anti-Maus-
Antikörpern.

▶ verträglicher

▶ Simulect®
(Basiliximab)

▶ Zenapax®
(Daclizumab)

▶ Herabsetzung der
Immunantwort gegen
das Transplantat, aber
auch der adaptiven
Immunantwort gegen
Infektionserreger

▶ MabThera®
(Rituximab)

Langzeittherapie:
Einsatz von Calcineurin-
Hemmern, Inhibitoren
der Zellteilung und
Cortison

Calcineurin-Inhibitoren

▶ Cyclosporin A (CsA)

▶ Tacrolimus

assoziierte CD3-Molekül gerichtet ist (Abb. 1.7). Das Molekül CD3 kommt auf allen immunkompetenten T-Lymphozyten vor und ist notwendig für die Signaltransduktion des T-Zellrezeptors und die Zellaktivierung. Muromonab bindet an die ε-Kette des CD3-Moleküls und induziert zunächst eine Aktivierung von T-Lymphozyten und die Freisetzung von Zytokinen. Hierdurch kann es zum sog. Zytokin-Release-Syndrom kommen. Eine spezifische Antigenerkennung wird jedoch verhindert und führt letztendlich zur Lyse und Apoptose der T-Lymphozyten. Das Immunglobulin der Maus wird vom Immunsystem des Patienten als fremd erkannt und löst die Bildung von humanen Anti-Maus-Antikörpern aus. Muronomab wird deshalb bei wiederholter Gabe wirkungslos.

Verträglicher als monoklonale murine Antikörper sind chimärisierte Antikörper, deren variable Bereiche dem murinen Molekül und die konstanten Bereiche dem menschlichen Immunglobulin entsprechen. Bei humanisierten Antikörpern sind lediglich die Antigenbindungsstellen (complementarity determining regions) murinen Ursprungs. Chimäre und humanisierte Antikörper induzieren daher beim Menschen keine Bildung von humanen Anti-Maus-Antikörpern. Simulect® (Basiliximab), ein monoklonaler chimärer Antikörper, und Zenapax® (Daclizumab), ein monoklonaler humanisierter Antikörper, sind zur Behandlung von Transplantatabstoßungen zugelassen. Beide Antikörper binden an die α-Kette (CD25) des trimeren Interleukin-2-Rezeptors und blockieren die Interleukin-2-vermittelte Vermehrung von aktivierten T-Lymphozyten (Abb. 1.7). Hierbei wird die Immunantwort gegen das Transplantat, aber auch die adaptive Immunantwort gegen Infektionserreger herabgesetzt. Während der Behandlung ist deshalb ein Schutz vor Infektionen besonders wichtig.

MabThera® (Rituximab) ist ein chimärisierter Antikörper, der gegen das CD20-Molekül auf B-Lymphozyten gerichtet ist. Eine Depletion von CD20-positiven B-Lymphozyten mit MabThera könnte bei der Therapie von nierentransplantierten Patienten von Bedeutung sein, wenn diese panelreaktive Antikörper aufweisen.

Für die Langzeittherapie kommen nach einer Transplantation drei Hauptgruppen von Immunsuppressiva zur Anwendung: Calcineurin-Hemmer, Inhibitoren der Zellteilung und Cortison. Medikamente aus diesen drei Gruppen werden meist kombiniert, um eine optimale Immunsuppression zu erzielen. Gleichzeitig lassen sich über eine geringere Dosierung von einzelnen Substanzen Nebenwirkungen reduzieren.

In der Transplantationsmedizin werden die Calcineurin-Inhibitoren auch als Basisimmunsuppressiva bezeichnet. Cyclosporin A (CsA) und Tacrolimus verhindern die Aktivierung von T-Lymphozyten über eine Inhibition der Interleukin-2-Synthese (Abb. 1.7). Beide Substanzen binden an Immunophiline. CsA bindet an Cyclophilin und Tacrolimus an das FK-bindende Protein 12 (FKBP-12). Die hieraus entstehenden Komplexe inhibieren die Phosphataseaktivität von Calcineurin und die Translokation des Transkriptionsfaktors

(NFAT) in den Zellkern. Die Produktion von Interleukin-2 wird hierdurch gehemmt und die Interleukin-2-Rezeptor-vermittelte Proliferationen von aktivierten T-Lymphozyten limitiert.

Die Präparate Sirolimus (Rapamycin) und Everolimus, ein Derivat von Sirolimus, sind zur Behandlung bei Nieren- und Herztransplantationen zugelassen. Beide Medikamente binden an das Immunophilin (FK-bindendes Protein 12; FKBP-12). Dieser Komplex inhibiert mTOR (mammalian target of rapamycin), eine Serin/Threonin-Kinase, die zur Interleukin-2-Rezeptor-vermittelten Signaltransduktion notwendig ist. Hierdurch wird die Proliferation von Lymphozyten verhindert (Abb. 1.7). Sirolimus und Everolimus verhindern zudem eine Proliferation von Endothelzellen und glatten Muskelzellen und könnten daher insbesondere bei chronischer Abstoßung von Bedeutung sein.

Unspezifische Inhibitoren der Zellteilung sind die DNA-Synthesehemmer Azathioprin und Mycophenolat-Mofetil (MMF). Azathioprin wird in der Leber über das Enzym Thiopurin-S-Methyltransferase (TPMT) zu 6-Mercaptopurin umgewandelt. Hierbei entsteht der Antimetabolit 6-Thioguaninnukleotid (6-TGN), der anstelle der Purinbasen Adenin und Guanin in die DNA und RNA eingebaut wird. Bei der Neusynthese der DNA kommt es zu einem Kettenabbruch. Azathioprin verhindert auf diese Weise die Zellteilung von Lymphozyten, aber auch die Vermehrung anderer Körperzellen. Aus der zytotoxischen und wenig selektiven Wirkung resultieren schwere Nebenwirkungen. Diese können bei Patienten mit einem angeborenen Enzymdefekt der TPMT besonders gravierend sein. Patienten, die heterozygot sind, weisen eine 2–3-fache Anreicherung des Antimetaboliten auf, diejenigen, die homozygot sind, eine 10–20-fache Anreicherung. Insbesondere bei Patienten, die homozygot sind, kann eine Therapie mit Azathioprin zu einer schweren Myelosuppression führen.

Das Medikament MMF wird im Magen zu dem aktiven Metaboliten Mycophenolsäure (MPA) umgewandelt. MPA bindet spezifisch an das Enzym Inosinmonophosphatdehydrogenase (IMPDH), welches zur Neusynthese von Guanosin notwendig ist. Während die meisten Körperzellen Nukleinsäuren wiederverwenden, sind Lymphozyten von einer Neusynthese der Purine abhängig. MPA hemmt daher nahezu selektiv die DNA-Synthese in Lymphozyten.

Glucokortikoide hemmen die Immunantwort unspezifisch, aber wirksam. Sie haben Einfluss auf die Zytokin-Synthese (IL-1-β, IL-6, TNF-α und IL-2), die Differenzierung von Monozyten und die Migrations- und Phagozytosefähigkeit von Makrophagen. Bei hoher Dosierung und langer Anwendung treten jedoch schwere Nebenwirkungen wie Osteoporose, Diabetes und das Cushing-Syndrom auf.

1.6 Immuntoleranz und Immunregulation

Eine HLA-Identität bzw. -Kompatibilität von Spender und Empfänger verringert die Wahrscheinlichkeit einer GvH- und HvG-Reaktion. Eine Transplantatabstoßung ist allerdings auch bei HLA-identi-

---

Inhibitoren der Lymphozytenproliferation

▸ Sirolimus (Rapamycin)

▸ Everolimus

▸ Behandlung bei Nieren- und Herztransplantationen

▸ evtl. bei chronischer Abstoßung von Bedeutung

Unspezifische Inhibitoren der Zellteilung: DNA-Synthesehemmer

▸ Azathioprin verhindert Zellteilung von Lymphozyten, aber auch Körperzellen

▸ evtl. schwere Nebenwirkungen

▸ Mycophenolat-Mofetil hemmt nahezu selektiv die DNA-Synthese in Lymphozyten

Glucokortikoide hemmen Immunantwort unspezifisch, aber wirksam.

▸ evtl. schwere Nebenwirkungen

Vermeidung einer Transplantatabstoßung durch lebenslange

immunsuppressive
Therapie

Nachteil:
Infektanfälligkeit

Mögliche Mechanismen
für langfristige
Akzeptanz

Passagere Lymphozyten
aus Spenderorgan
können im Empfänger
einen Mikrochimerismus
aufrechterhalten.

Tierexperiment: Expression des natürlichen
Rezeptors CD152
(CTLA-4) führt zu einer
Anergie spezifischer
T-Lymphozyten und der
Akzeptanz eines Transplantats.

schen Geschwisterpaaren möglich und lässt sich nur durch eine lebenslange immunsuppressive Therapie vermeiden. Eine Immunsuppression ist jedoch meistens mit einer Infektanfälligkeit und einer erhöhten Wahrscheinlichkeit für Tumoren verbunden.

Eine langfristige Akzeptanz des Transplantats wird bei einzelnen Patienten beobachtet, die einige Zeit nach einer Transplantation auf eine immunsuppressive Therapie verzichtet haben. Als Mechanismen werden Chimärismus, Anergie und regulatorische $CD4^+$-$CD25^+$-T-Lymphozyten diskutiert.

Bei einer Organtransplantation können sich passagere Lymphozyten aus dem Spenderorgan im Empfänger etablieren und einen sog. Mikrochimerismus ($< 1\%$ der Spenderzellen) aufrechterhalten. Tierexperimentelle Befunde weisen nun darauf hin, dass die Akzeptanz des Transplantats nur solange bestehen bleibt, wie ein Mikrochimerismus nachweisbar ist. Wurden die Spenderzellen nach Akzeptanz des Transplantats experimentell entfernt, wurden spezifisch reagible zytotoxische T-Lymphozyten gegen ein mHAg induziert.

Naive T-Lymphozyten benötigen nach Antigenkontakt kostimulatorische Signale, um in Effektorzellen zu differenzieren. Fehlen diese, werden die T-Lymphozyten anerg und ihre Differenzierung in Effektorzellen blockiert. Tierexperimentelle Befunde zeigen, dass die Expression des natürlichen Rezeptors CD152 (CTLA-4), der die Liganden CD80/CD86 mit höherer Affinität bindet als CD28, zu einer Anergie spezifisch reagibler T-Lymphozyten und der Akzeptanz eines Transplantats führt. In ersten Studien wird nun versucht, mit einem Fusionsprotein (CTLA-4-Ig) eine Stimulation des Korezeptors CD28 durch eine Blockade seiner Liganden (CD80/CD86) zu erzielen.

Tierexperimentelle Befunde sowie Beobachtungen beim Menschen weisen darauf hin, dass $CD4^+$-$CD25^+$-T-Lymphozyten für die Aufrechterhaltung einer Toleranz gegenüber körpereigenem, aber auch körperfremdem Gewebe von Bedeutung sind. So differenzierten im Tiermodell, in Gegenwart von allogenen Spenderzellen und einer anti-CD4-Therapie, aus $CD4^+$-$CD25^-$-T-Lymphozyten alloantigenspezifische $CD4^+$-$CD25^+$-regulatorische T-Lymphozyten. Diese regulatorischen Zellen konnten die Abstoßung eines Hauttransplantats verhindern. Peptidspezifische $CD4^+$-$CD25^+$-regulatorische T-Lymphozyten des Menschen konnten bereits *in vitro* induziert werden. Diese Befunde könnten der Beginn eines neuen Konzepts für eine antigenspezifische, immunregulierende Therapie in der Transplantationsmedizin sein.

Literatur

Buell JF, Gross TG, Woodle ES. Malignancy after transplantation. Transplantation 2005;80(2 Suppl):254−64.

Buhaescu I, Segall L, Goldsmith D, Covic A. New immunosuppressive therapies in renal transplantation: monoclonal antibodies. J Nephrol 2005; 18:529−36.

Crew RJ, Ratner LE. Overcoming immunologic incompatibility: transplanting the difficult to transplant patient. Semin Dial 2005;18:474−81.

Jaksch M, Mattsson J. The pathophysiology of acute graft-versus-host disease. Scand J Immunol 2005;61:398−409.

Janeway CA, Travers P, Walport M, Shlomschik M. Immunologie. 5. Aufl. München: Spektrum Akademischer Verlag, 2002.

Jorga A, Johnston A. Novel therapies in transplantation. Expert Opin Investig Drugs 2005;14:295−304.

Newell KA, Larsen CP, Kirk AD. Transplant tolerance: converging on a moving target. Transplantation 2006;81:1−6.

Nilsson SK, Simmons PJ, Bertoncello I. Hemopoietic stem cell engraftment. Exp Hematol 2006;34:123−9.

Ottinger HD, Beelen DW, Grosse-Wilde H. What is the impact of HLA mismatches detected by high-resolution techniques on the outcome of unrelated donor bone marrow transplantation? Bone Marrow Transplant 2005; 35:1211.

Ottinger HD, Muller CR, Goldmann SF et al. Second German consensus on immunogenetic donor search for allotransplantation of hematopoietic stem cells. Ann Hematol 2001;80:706−14.

2 Die rechtlichen Aspekte der Transplantation in Deutschland

H.-G. Koch

2.1 Zur Rechtsentwicklung

Rechtsfragen der Organtransplantation sind in der Bundesrepublik Deutschland lange Zeit gesetzlich ungeregelt geblieben. Die Transplantationsmedizin hat über viele Jahre vergeblich eine Regelung angemahnt. Erste und im beabsichtigten Regelungsumfang eher bescheidene Bemühungen in Richtung auf ein Transplantationsgesetz hat es in der BRD Ende der siebziger Jahre des letzten Jahrhunderts gegeben. Sie sind im Sande verlaufen, da man sich über das Grundkonzept – „Einwilligungsmodell" oder „Widerspruchslösung" – nicht einigen konnte.

Die medizinische Praxis hat sich in der BRD am Modell der „alternativen Einwilligungslösung" orientiert: Für eine postmortale Organentnahme musste die zu Lebzeiten erklärte Einwilligung des Spenders oder eine solche der nächsten Angehörigen vorliegen. In der ehemaligen DDR gab es seit 1975 eine Regelung im Sinne der „Widerspruchslösung". Danach war eine Organentnahme post mortem schon dann zulässig, wenn dem Arzt kein Widerspruch des Betroffenen bekannt war. Diese Regelung galt in den neuen Bundesländern formell auch nach der Wiedervereinigung weiter; praktiziert wurde sie offenbar nicht mehr.

Nach der Wiedervereinigung erlebte der Ruf nach einem gesamtdeutschen Transplantationsgesetz eine Renaissance. Um eine umfassende bundeseinheitliche Regelung zu ermöglichen, wurde zunächst durch Ergänzung von Art. 74 Grundgesetz um die Nr. 26 dem Bund die Gesetzgebungskompetenz für „Regelungen zur Transplantation von Organen und Geweben" gegeben. Zeitgleich wurden von verschiedenen Bundesländern Regelungsinitiativen ergriffen. Dies führte unter anderem zu einem rechtsgeschichtlich wohl einmaligen Kuriosum: Von der Öffentlichkeit zunächst wenig beachtet, verabschiedete der Landtag von Rheinland-Pfalz am 23. 06. 1994 ein Transplantationsgesetz auf der Basis der Widerspruchslösung, hob es jedoch nach öffentlichen Protesten noch vor der Verkündung im Gesetzblatt wieder auf. Diese Initiative hatte aber immerhin insofern Erfolg, als dadurch die Notwendigkeit einer bundesweit geltenden Regelung nachhaltig ins Bewusstsein gerückt wurde.

Die Vorbereitungsphase für ein Bundes-Transplantationsgesetz war – anders als in den 1970er Jahren – vor allem von der Ausein-

1997 Verabschiedung eines Bundes-Transplantationsgesetzes

andersetzung um den Hirntod als Voraussetzung für die Organentnahme vom toten Spender geprägt. Das neue Gesetz sollte jedoch den Themenkomplex umfassend regeln, also z. B. auch Bestimmungen über die Organallokation und über die Lebendspende enthalten. Es wurde am 25. 06. 1997 vom Deutschen Bundestag und am 26. 09. 1997 vom Bundesrat verabschiedet. Die meisten Paragraphen traten am 01. 12. 1997 in Kraft; einige Regelungen zur Lebendspende jedoch erst zum 01. 12. 1999, da den für die Ausführung von Bundesgesetzen zuständigen Ländern Zeit für die Schaffung der notwendigen Bestimmungen und Einrichtungen (vgl. Kapitel 2.5) gegeben werden musste.

Verfassungsbeschwerden gegen Hirntodkonzept, erweiterte Zustimmungslösung und personelle Beschränkung der Lebend-Organspende wurden abgelehnt.

Alsbald nach Inkrafttreten des Gesetzes hatte sich das Bundesverfassungsgericht mit einigen Aspekten der Neuregelung zu befassen. Mehrere Verfassungsbeschwerden gegen das Hirntodkonzept, die erweiterte Zustimmungslösung und die personelle Beschränkung der Lebend-Organspende wurden jedoch nicht zur Entscheidung angenommen und fanden damit jedenfalls implizit das höchstrichterliche Placet aus Karlsruhe − was nicht ausschließt, dass der Gesetzgeber in verfassungskonformer Weise auch andere Optionen hätte wahrnehmen können.

2.2 Überblick über das Transplantationsgesetz (TPG)

Bestimmungen des Transplantationsgesetzes

Das Transplantationsgesetz (TPG) beginnt − 1. Abschnitt − mit einer Regelung seines Anwendungsbereichs (§ 1). Aufklärung der Bevölkerung und Förderung von Erklärungen zur Organspende, insbesondere durch Bereitstellung von Mustern für einen Organspendeausweis, sind in § 2 zur öffentlichen Aufgabe erklärt. In den §§ 3−7 (2. Abschnitt) ist die Organentnahme bei toten Organspendern, in § 8 (3. Abschnitt) die bei lebenden Organspendern geregelt. Der 4. Abschnitt (§§ 9−12) enthält detaillierte Bestimmungen zur Entnahme, Vermittlung und Übertragung bestimmter Organe; ihm folgen (5. Abschnitt, §§ 13−16) Vorschriften über Meldungen, Datenschutz und Richtlinien zum Stand der Erkenntnisse der medizinischen Wissenschaft. Im 6. und 7. Abschnitt finden sich das Verbot des Organhandels sowie weitere Straf- und Bußgeldvorschriften (§ 17−20). Schlussvorschriften (8. Abschnitt, §§ 21−26) dienen der Änderung anderer Gesetze sowie notwendigen Übergangsregelungen.

2.3 Der Organbegriff des TPG

TPG regelt die Spende, Entnahme und Übertragung von Herz, Niere, Leber, Lunge, Bauchspeicheldrüse, Darm, aber auch Haut,

Das TPG regelt die Spende, Entnahme und Übertragung von „menschlichen Organen, Organteilen und Geweben" zum Zwecke der Übertragung auf andere Menschen. Es gilt nicht „für Blut und Knochenmark sowie (für) embryonale und fetale Organe und Gewebe" (§ 1 TPG). Damit folgt das Gesetz einem weiten Organbegriff; eingeschlossen sind etwa Haut, Blutgefäße oder Körperteile. Auch die kürzlich in Frankreich vorgenommene Gesichtstransplantation wäre im Sinne des deutschen Rechts eine Organtransplantation. Allerdings beschränken sich wesentliche Teile des Gesetzes auf „bestimmte Organe" – Herz, Niere, Leber, Lunge, Bauchspeicheldrüse und Darm, vgl. § 9 Abs. 1 Satz 1 TPG –, die „vermittlungspflichtig" (siehe Kapitel 2.4.5) sind, soweit sie von einem toten Spender stammen. Nicht erfasst sind künstliche Organe sowie Organe oder Organteile tierischen Ursprungs. Für Erstere gelten die Regelungen des Medizinproduktegesetzes; Fragen der Xenotransplantation, der Übertragung von Organen tierischer Herkunft, sind bislang nicht gesetzlich geregelt. *Gameten* sind in § 1 TPG nicht eigens erwähnt. Nach herrschender Auffassung unterliegt ihre Spende nicht dem Transplantationsgesetz, jedoch ist die Eizellspende generell und die heterologe Samenspende post mortem durch das Embryonenschutzgesetz von 1991 verboten.

Blutgefäßen oder Körperteilen zum Zwecke der Übertragung auf andere Menschen.

Es gilt nicht für Blut und Knochenmark sowie embryonale und fetale Organe und Gewebe, künstliche und tierische Organe.

2.4 Die Regelungen zur Organentnahme vom toten Spender

Organentnahmen vom toten Spender dürfen nur durchgeführt werden

- von einem Arzt (siehe Kapitel 2.4.1)
- nach Feststellung des Todes des Spenders in einem besonderen Verfahren (dazu Kapitel 2.4.2) sowie
- mit früher erteilter Einwilligung des Spenders oder eines Einwilligungssurrogats (dazu Kapitel 2.4.3).

Bestimmungen zur Organentnahmen vom toten Spender

2.4.1 Arzterfordernis

Ärzten schreibt das TPG besondere Aufgaben und Funktionen zu. Ihnen vorbehalten sind Todesfeststellung, Organentnahme, Information der nächsten Angehörigen samt Belehrung über deren Entscheidungsbefugnisse sowie Dokumentation der Organentnahme und der Angehörigenbeteiligung. Dabei sind gewisse Rolleninkompatibilitäten zu beachten: Um Interessenkonflikte zu vermeiden und die erforderliche Sachkunde zu garantieren, muss die Hirntoddiagnostik unter Beachtung entsprechender Richtlinien der Bundesärztekammer durch zwei qualifizierte Ärzte erfolgen, die den Organspender unabhängig voneinander zu untersuchen haben. Bei beabsichtigter Entnahme nicht durchbluteter Organe genügt die herkömmliche Todesfeststellung durch einen Arzt. Wer an der Todesfeststellung beteiligt ist, darf nicht auch an der Entnahme der Organe oder deren Übertragung beteiligt sein. Dem gesetzlichen Auftrag, den Stand der Erkenntnisse der medizinischen Wissenschaft in Richtlinien insbesondere zur Feststellung des Todes und zur Aufnahme in die Warteliste festzustellen (vgl. näher § 16 TPG), ist die Bundesärztekammer durch verschiedene, über das Internet abrufbare Texte nachgekommen.

Todesfeststellung, Organentnahme, Information der nächsten Angehörigen samt Belehrung über deren Entscheidungsbefugnisse sowie Dokumentation der Organentnahme und der Angehörigenbeteiligung sind ärztliche Aufgaben.

Bundesärztekammer erstellt Richtlinien insbesondere zur Feststellung des Todes und zur Aufnahme in die Warteliste.

www. bundesaerztekammer.de

2.4.2 Todesfeststellung

Nur scheinbar banal ist die Regelung, eine Organentnahme dürfe bei toten Organspendern erst vorgenommen werden, wenn deren Tod „nach Regeln, die dem Stand der Erkenntnisse der medizinischen Wissenschaft entsprechen, festgestellt ist" (§ 3 Abs. 1 Nr. 1 TPG). Denn lediglich für die Regeln der Todes*feststellung*, nicht aber die Kriterien für das, was es festzustellen gilt, den Tod, wird auf die Regeln der medizinischen Wissenschaft verwiesen. Mit anderen Worten: Festzulegen, was den „Tod" des Menschen ausmacht, ihn von „Leben" unterscheidet, möchte der Gesetzgeber doch nicht (allein) der Medizin überlassen. Aber inwieweit ist er selbst dieser Aufgabe gerecht geworden? Zumindest für den juristischen Laien ist das Ergebnis unbefriedigend, denn eine förmliche Definition des Todes sucht man im TPG vergebens. Unter der Überschrift des zweiten Abschnitts („Organentnahme bei toten Organspendern") heißt es lediglich, die Entnahme von Organen sei unzulässig, wenn nicht vor der Entnahme bei dem Organspender der endgültige, nicht behebbare Ausfall der Gesamtfunktion des Großhirns, des Kleinhirns und des Hirnstammes festgestellt worden sei (§ 3 Abs. 2 Nr. 2 TPG). Wenig später wird es für die Feststellung des Todes als ausreichend angesehen, wenn der endgültige, nicht behebbare Stillstand von Herz und Kreislauf eingetreten ist und seitdem mehr als drei Stunden vergangen sind (§ 5 Abs. 1 TPG).

Damit sind praxistaugliche Regeln niedergeschrieben, die noch dazu darauf Bedacht nehmen, dass je nach zu entnehmendem Organ die Todesfeststellung unterschiedlich rasch erfolgen muss. Aber es kommt nicht mit letzter Klarheit zum Ausdruck, ob nach dem TPG der Hirntote schon als Toter oder noch als Sterbender – und demzufolge als Lebender – anzusehen sein soll. Der Gesetzgeber hat offenbar bewusst davon abgesehen, das Hirntodkonzept mit aller denkbaren Eindeutigkeit zu formulieren, um möglichst vielen Abgeordneten die Zustimmung zu ermöglichen. Im Ergebnis dürfte jedoch das Hirntodkonzept als (Mindest-) Voraussetzung für Organentnahmen vom toten Spender – und damit das Verständnis des Hirntodes als Tod im Rechtssinne – deutlich genug zum Ausdruck kommen.

Non-heart-beating-donor. Als Non-heart-beating-donor wird ein Spender bezeichnet, bei dem eine Organentnahme alsbald nach Herzstillstand vorgenommen wird, ohne dass zuvor der Gesamthirntod oder ein anderes sicheres Todeszeichen diagnostiziert wurde. Nach § 5 Abs. 1 Satz 2 TPG genügt die Feststellung des Todes durch nur einen Arzt (nach § 5 Abs. 1 Satz 1 muss der Tod von 2 Ärzten festgestellt worden sein), wenn der endgültige, nicht behebbare Stillstand von Herz und Kreislauf eingetreten ist und seitdem mehr als drei Stunden vergangen sind.

1998 reagierten die Präsidenten der BÄK, der Deutschen Gesellschaft für Neurologie, der Deutschen Gesellschaft für Kardiologie und der Deutschen Transplantationsgesellschaft auf einen Eurotransplant-Newsletter, nach dem ein Herz-/Kreislaufstillstand von

---

Entnahme von Organen ist zulässig, wenn vor der Entnahme bei dem Organspender der endgültige Ausfall der Gesamtfunktion des Großhirns, des Kleinhirns und des Hirnstammes festgestellt worden ist.

Zur Feststellung des Todes ist ausreichend, wenn der endgültige Stillstand von Herz und Kreislauf eingetreten ist und seitdem mehr als drei Stunden vergangen sind.

Hirntodkonzept als (Mindest-) Voraussetzung für Organentnahmen vom toten Spender

Non-heart-beating donor: Spender, bei dem eine Organentnahme nach Herzstillstand vorgenommen wird, ohne dass zuvor der Gesamthirntod oder ein anderes sicheres Todeszeichen diagnostiziert wurde.

nur 10 Minuten als „Äquivalent zum Hirntod" bezeichnet wurde, mit einer gemeinsamen Erklärung, dass dies die Todesfeststellung durch Nachweis von sicheren Todeszeichen nicht ersetzen könne. Eine Organentnahme bei nicht hinreichend sicherer Todesfeststellung ist „mit wesentlichen Grundsätzen des deutschen Rechts, insbesondere mit den Grundrechten, offensichtlich unvereinbar" (vgl. § 12 Abs. 4 TPG). Organe, von denen bekannt ist, dass sie von „Non-heart-beating-donors" stammen, dürfen daher von Eurotransplant nicht nach Deutschland vermittelt werden. Dem trägt § 6 Abs. 2 des Vertrages über die Vermittlungsstelle nach § 12 TPG (ET-Vertrag) Rechnung.

2.4.3 Einwilligung des Organspenders und Surrogate

Für die Legitimation der Organentnahme beim toten Spender sind verschiedene Möglichkeiten denkbar: Die Auffassung, der Tote sei uneingeschränkt Objekt staatlicher Verfügung, wird, soweit ersichtlich, nirgends vertreten – in diese Richtung geht aber das österreichische Recht bei der Sektion. Die vorgefundenen Positionen unterscheiden sich insbesondere in der Gewichtung der Rechte des Spenders im Verhältnis zu denen seiner Angehörigen: Soll nur Ersterer zu Lebzeiten über den unmittelbar posthumen Umgang mit seinem Körper bestimmen dürfen, soll dies nur den (und welchen) Angehörigen zustehen oder sind Kombinationslösungen vorzugswürdig, sei es im Sinne eines Erfordernisses kumulativer oder alternativer Zustimmung, sei es im Sinne von Vetobefugnissen? Die in Europa bestehenden Regelungen sind alles andere als einheitlich; eine in der einen oder anderen Richtung zwingende Lösung scheint es also nicht zu geben. Auch in Deutschland wurden im Vorfeld des Transplantationsgesetzes die verschiedenen Alternativen kontrovers diskutiert. Jedoch sollte die Bedeutung des für die Organentnahme geltenden Regelungsmodells für das Spenderorgan-Aufkommen nicht überschätzt werden. Jedenfalls lässt sich belegen, dass auch Länder mit Einwilligungsmodell, z. B. Spanien, hohe Spenderzahlen aufweisen können. Abgesehen davon ist es auch unter rechtlicher Geltung eines Widerspruchsmodells der Praxis nicht versagt, de facto nach einem erweiterten Einwilligungsmodell vorzugehen und – soweit dem nicht der Wille des Verstorbenen entgegensteht – eine Organentnahme nur mit zusätzlicher Zustimmung der nahen Angehörigen des Spenders vorzunehmen. Trotz Mangels an Spendern scheint denn auch in manchen Ländern mit großzügiger Regelung der rechtliche Handlungsspielraum von der Transplantationsmedizin nicht voll ausgeschöpft zu werden.

Mit dem Transplantationsgesetz hat der deutsche Gesetzgeber einen *Mittelweg* beschritten, dabei aber dem zu Lebzeiten erklärten Willen des Spenders eindeutig Vorrang eingeräumt. Seine Erklärung für oder gegen eine Spende ist stets verbindlich, die Angehörigen kommen erst zum Zuge, wenn eine Erklärung des Verstorbenen nicht vorliegt oder dieser ausdrücklich einer namentlich benannten Vertrauensperson die Entscheidungsbefugnis übertragen hat, und auch

Organentnahme bei nicht hinreichend sicherer Todesfeststellung mit wesentlichen Grundsätzen des deutschen Rechts unvereinbar

Keine Vermittlung von Organen eines Non-heart-beating-donors nach Deutschland

In Europa bestehende Regelungen zur Einwilligung des Spenders sehr uneinheitlich

Erklärung des Spenders für oder gegen eine Spende ist stets verbindlich.

Einwilligung zur Spende
z. B. per Organspende-
ausweis

Widersprüche gegen
Organentnahmen ab
vollendetem 14. Lebens-
jahr, zustimmende Erklä-
rungen ab vollendetem
16. Lebensjahr möglich

Auch Spende einzelner
Organe möglich

Bei Vorliegen einer
Erklärung, z. B. Organ-
spendeausweis, des
Spenders sollte der Arzt
sich dazu aufgerufen
fühlen, den Inhalt dieser
Erklärung umzusetzen.

Bei Delegation zur
Spendereinwilligung auf
Vertrauensperson muss
diese entscheiden.

Rangfolge der nächsten
Angehörigen, die über
Organspende entschei-
den

Entscheidung zur
Organspende durch
Angehörige

dann haben sie bei ihrer Entscheidung einen mutmaßlichen Willen des möglichen Organspenders zu beachten (§ 4 Abs. 1 Satz 3 TPG).

Die Priorität des potenziellen Spenders wird noch dadurch verstärkt, dass im Rahmen öffentlicher Informations- und Aufklärungskampagnen dazu aufgerufen werden soll, in eigener Sache Erklärungen zur Organspende abzugeben, d. h. einen Organspendeausweis auszufüllen. Hierfür sind unterschiedliche Altersgrenzen vorgesehen: Widersprüche können bereits ab vollendetem 14. Lebensjahr verfügt werden; sie verbieten im Ergebnis den Angehörigen, ihrerseits eine Zustimmung zur Organentnahme auszusprechen. Zustimmende Erklärungen bzw. Delegationen auf eine Vertrauensperson sind ab vollendetem 16. Lebensjahr möglich. Die Bereitschaft zur Organspende kann auch auf einzelne Organe, nicht aber auf bestimmte Organempfänger beschränkt werden. Der amtliche Organspendeausweis berücksichtigt diese Varianten; ein Zwang, gerade dieses Formular zu verwenden, besteht jedoch mit Recht nicht.

Für den Arzt, der einen dem Tod nahen Patienten betreut, welcher aus medizinischer Sicht als Organspender in Betracht kommt, bedeutet dies: Er sollte zunächst feststellen, ob dieser Patient eine eigene Erklärung abgegeben hat. Ist dies der Fall, sollte der Arzt sich dazu aufgerufen fühlen, den Inhalt dieser Erklärung umzusetzen. Im Gespräch mit den Angehörigen wäre diesen gegenüber der verfügte Wille des Organspenders als auch für sie verbindlich darzustellen. Hat der Betroffene die Entscheidung einer Person seines Vertrauens übertragen, muss − mit Vorrang gegenüber den (anderen) Angehörigen − Kontakt zu dieser hergestellt und deren Entscheidung herbeigeführt werden. Sind mangels näherer Erklärung des Betroffenen dessen Angehörige zur Entscheidung berufen, wird der Arzt mit diesen das Gespräch zu suchen und darin diesen auch ihre primäre Funktion als Botschafter des mutmaßlichen Willens zu verdeutlichen haben (vgl. § 4 Abs. 1 Satz 4 TPG). Das TPG hat sogar eine Rangfolge festgelegt. Nächste Angehörige sind gemäß § 4 Abs. 2 TPG

- der Ehegatte, der eingetragene Lebenspartner bzw. die erwachsene Person, die dem möglichen Organspender bis zu dessen Tod in besonderer persönlicher Verbundenheit offenkundig nahe gestanden hat − die Formulierung wird uns bei der Lebendspende nochmals begegnen, hat dort aber eine etwas andere Bedeutung −,
- volljährige Kinder,
- die Eltern,
- volljährige Geschwister,
- die Großeltern.

Nur solche Angehörige kommen als Entscheider in Betracht, die in den letzten zwei Jahren vor dem Tod des möglichen Organspenders zu diesem persönlichen Kontakt hatten. Der Arzt hat dies durch Befragung des Angehörigen festzustellen. Bei mehreren gleichrangigen Angehörigen genügt es, wenn einer von ihnen vom Arzt angesprochen wird. Es ist dann Sache des angesprochenen Angehörigen, den oder die anderen zu informieren. Jedoch ist jeder von einem anderen gleichrangigen Angehörigen eingelegte Widerspruch beachtlich, der dem Arzt bekannt geworden ist. Ist ein vorrangiger Angehöriger innerhalb angemessener Zeit nicht erreichbar, genügt die Beteiligung des nächsterreichbaren nachrangigen Angehörigen. Ablauf, Inhalt und Ergebnis der Beteiligung der Angehörigen bzw. nahe stehenden Personen sind vom Arzt aufzuzeichnen.

Auch bei verstorbenen Kindern, die medizinisch als Organspender in Betracht kommen, die aber das oben genannte Mindestalter für eine verbindliche Eigenentscheidung – 16 Jahre für Zustimmung bzw. Delegation, 14 Jahre für Widerspruch – noch nicht erreicht haben, sind die nächsten Angehörigen – praktisch die früheren Sorgerechtsinhaber – zur Entscheidung berufen. Dabei sollte der natürliche Wille eines potenziellen Spenders, der sich bereits mit der Organspende auseinandergesetzt hat, in der Willensbildung des Entscheidungsbefugten seinen Niederschlag finden.

> Bei verstorbenen Kindern sind die Sorgeberechtigten entscheidungsberechtigt.

2.4.4 Organisatorische Regelungen

Für das Aufkommen an Spenderorganen von nicht zu unterschätzender Bedeutung sind gewisse organisatorische Rahmenbedingungen. Der deutsche Gesetzgeber hat erkannt, dass Krankenhäuser, die nicht selbst transplantieren, für die Gewinnung von Organen motiviert und ausgestattet sein müssen. § 11 TPG dient unter anderem diesem Ziel. Insbesondere sind nach dessen Abs. 4 die Krankenhäuser verpflichtet, hirntote Patienten, die als Spender vermittlungspflichtiger Organe in Betracht kommen, dem zuständigen Transplantationszentrum zu melden. Allerdings ist diese Regelung mangels Sanktion von Verstößen ein stumpfes Schwert, und auch die zuständigen Landesgesetzgeber haben sich mit entsprechenden Ausführungsbestimmungen teilweise viel Zeit gelassen, z. B. Baden-Württemberg. So wurde in einigen Bundesländern den Krankenhäusern mit Intensivbetten vorgeschrieben, Transplantationsbeauftragte zu bestellen.

Im Übrigen enthält das TPG in großem Umfang Regelungen zur Organisation des Transplantationswesens durch die Transplantationszentren, die Koordinierungsstelle und die Vermittlungsstelle, die in Tabelle 2.1 zusammengestellt sind.

> Krankenhäuser sind verpflichtet, hirntote Patienten, die als Spender vermittlungspflichtiger Organe in Betracht kommen, dem zuständigen Transplantationszentrum zu melden.

> Keine Sanktionen bei Verstößen

> Bestellung von Transplantationsbeauftragten

> Regelungen zur Organisation des Transplantationswesens durch die Transplantationszentren, die Koordinierungsstelle und die Vermittlungsstelle

2.4.5 Organvermittlung

Transplantate, vor allem Nieren, sind Mangelware. Die Wartelisten und -zeiten werden Jahr für Jahr länger. Dies kann den Gesetzgeber nicht gleichgültig lassen. Er muss sich über gerechte Verteilungskriterien und über Instrumente der Organvermittlung Gedanken machen. Darin ist ihm freilich die Medizin mit der Einrichtung von Eurotransplant (s. a. Kapitel 4), einer in privater Verantwortung betriebenen supranationalen Einrichtung zur Organvermittlung in Mitteleuropa (Deutschland, Benelux-Länder, Österreich sowie neuerdings Slowenien), zuvorgekommen. Die gesetzlichen Bestimmungen des TPG (vgl. § 12 TPG) erlauben es der Medizin, dieses etablierte System weiterzuführen. Die Vorgaben des TPG, die Organzuteilung

> Eurotransplant übernimmt Organvermittlung nach Regeln, die dem Stand der Erkenntnisse der medizinischen Wissenschaft, insbesondere nach Erfolgsaussicht und Dringlichkeit für geeignete Patienten folgen.

Tab. 2.1: Transplantationsgesetz: Institutionen und ihre Aufgaben[1]

Transplantationszentren (Übertragung v. Herz, Niere, Leber, Lunge, Bauchspeicheldrüse und Darm ist TPZs vorbehalten, § 9 I 1)	• Entscheidung über Annahme eines Patienten zur Transplantation (§ 10 II Nr. 1) • Führung von Wartelisten der zur Transplantation angenommenen Patienten (§ 10 II Nr. 1) • Entscheidung über Aufnahme von Patienten in Warteliste nach Regeln, die dem Stand der Erkenntnisse der medizinischen Wissenschaften entsprechen (§ 10 II Nr. 1 und 2) • ggf. Herausnahme eines Patienten aus der Warteliste (§ 10 II Nr. 1) • Unterrichtung des behandelnden Arztes über Annahme zur Transplantation, Aufnahme in die Warteliste bzw. Herausnahme aus dieser (§ 10 II Nr. 1) • Zusammenarbeit mit der Koordinierungsstelle (§ 10 II Nr. 3 i.V.m. § 11) • Meldung der in die Warteliste aufgenommenen Patienten (i.d.R. mit deren schriftl. Einwilligung) an die Vermittlungsstelle (§ 13 III 3−5) • Dokumentation jeder erfolgten Organübertragung, die Rückverfolgung zum Spender ermöglicht (§ 10 II Nr. 4) • Sicherstellung von Maßnahmen für eine erforderliche psychische Betreuung von Spender und/oder Empfänger (§ 10 II Nr. 5) • Durchführung von Maßnahmen zur Qualitätssicherung (§ 10 II Nr. 6)
Koordinierungsstelle (funktional: DSO)	• Organisation der Zusammenarbeit der TPZs bei der Entnahme vermittlungspflichtiger Organe (§ 11 IV 1) • Zusammenarbeit mit einzelnen TPZs bei Klärung, ob im Einzelfall Voraussetzungen einer Organentnahme vorliegen (§ 11 IV 2−5) • Anonymisierung der Spenderdaten mit Vergabe einer Kenn-Nummer (§ 13 I 1) • Meldung gewonnener Organe an Vermittlungsstelle (§ 13 I 3) • Übermittlung der Organ-Begleitpapiere an das transplantierende TPZ (§ 13 I 3) • Erfahrungsaustausch mit Vermittlungsstelle (vgl. § 11 II 2 Nr. 2) • Unterstützung der TPZs bei Maßnahmen zur Qualitätssicherung (vgl. § 11 II 2 Nr. 3) • Veröffentlichung jährlicher Erfahrungsberichte (§ 11 V)
Vermittlungsstelle (funktional: Eurotransplant)	• Vermittlung vermittlungspflichtiger Organe nach Regeln, die dem Stand der Erkenntnisse der medizinischen Wissenschaft entsprechen (§ 12 I, III) • Dokumentation der Vermittlungsentscheidungen (§ 12 III 3) • Mitteilung der Vermittlungsentscheidung an TPZ und an Koordinierungsstelle (§ 12 III 3)

[1] §§ ohne weitere Bezeichnung sind solche des TPG; TPZ = Transplantationszentrum.

müsse nach Regeln, die dem Stand der Erkenntnisse der medizinischen Wissenschaft entsprechen, insbesondere nach – aus rechtlicher Sicht vorrangig – Erfolgsaussicht und Dringlichkeit für geeignete Patienten – und nicht für Transplantationszentren – erfolgen (§ 12 Abs. 3 Satz 1 TPG), werden von Eurotransplant erfüllt – was nicht verwundert, wurde § 12 TPG doch mit Blick auf diese Institution konzipiert. Im juristischen Schrifttum hat dies teilweise als verkappte Übertragung von Hoheitsaufgaben an eine nicht dem deutschen Recht unterworfene und auch nicht durch völkerrechtlichen Vertrag legitimierte Einrichtung Kritik erfahren. Auch wird mit guten Gründen darauf hingewiesen, dass Allokationsentscheidungen immer auch eine normative Komponente beinhalten – zumindest schon in der Auswahl der relevanten Kriterien, aber auch in ihrer verhältnismäßigen Gewichtung.

Vermittlungspflichtige Organe (vgl. Kapitel 2.3) dürfen nur übertragen werden, wenn sie durch die Vermittlungsstelle vermittelt worden sind. Die Wartelisten der Transplantationszentren sind als eine einheitliche Warteliste zu behandeln (§ 12 Abs. 3 Satz 2 TPG). Für den Patienten soll es damit unerheblich sein, bei welchem Transplantationszentrum er geführt wird. Das „Senior"- („Old-for-old"-) Programm von Eurotransplant ist mit der gesetzlichen Vorgabe einer einheitlichen Warteliste kaum vereinbar, aber nicht verfassungswidrig und wird auch in Deutschland durchgeführt. Diskriminierungen von auf ein Organ wartenden Patienten nach Geschlecht, Abstammung, Rasse etc. verbietet bereits das Grundgesetz (Art. 3 Abs. 3). Auch „Klubmodelle" – vorrangige Zuteilung an ihrerseits spendebereite Personen – sind mit deutschem (Verfassungs-) Recht nicht in Einklang zu bringen.

2.5 Die Regelungen zur Lebendspende von Organen

Im Gegensatz zu den früheren Gesetzesinitiativen ist im geltenden TPG auch die Lebendspende geregelt – § 8 TPG. Für sie bestehen spender- wie empfängerseitige Voraussetzungen.

2.5.1 Empfängerseitige Voraussetzungen

Die empfängerseitigen Voraussetzungen betreffen im Grunde das, was medizinisch unter dem Begriff der „Indikation" verstanden wird: Die Übertragung des Organs auf den vorgesehenen Empfänger muss nach ärztlicher Beurteilung geeignet sein, das Leben dieses Menschen zu erhalten oder bei ihm eine schwerwiegende Krankheit zu heilen, ihre Verschlimmerung zu verhüten oder ihre Beschwerden zu lindern (§ 8 Abs. 1 Nr. 2 TPG). Diese Voraussetzungen sind nicht im Sinne von entweder/oder zu verstehen. Die Heilung einer schwerwiegenden Krankheit dient der Lebenserhaltung, weil sie bezweckt, eine sonst verkürzte Lebenserwartung zu erhöhen; zwischen Verhütung von Verschlimmerung einer Erkrankung und Linderung ihrer Beschwerden wird man oft nicht klar trennen können. „Eignung" ist nicht abstrakt, sondern konkret zu verstehen: Mangelnde Gewebeverträglichkeit bedingt Nichteignung, wobei man darüber streiten könnte, ob eine spender- oder empfängerseitige Voraussetzung nicht erfüllt ist. Trotz dieser rechtlich normierten Voraussetzungen: Im Kern bleibt die Feststellung der empfängerseitigen Voraussetzungen eine medizinisch-ärztliche Aufgabe. Dazu gehört auch, etwaige Hindernisse einer Erfolg versprechenden Transplantation zu berücksichtigen, die darin gründen, dass interkurrente Erkrankungen des vorgesehenen Empfängers die kurz- wie langfristigen Erfolgsaussichten der Transplantation schmälern würden.

2.5.2 Spenderseitige und sonstige Voraussetzungen

Den spenderseitigen Voraussetzungen widmet das TPG mehr Raum. Zu unterscheiden sind eher medizinische und eher rechtliche Voraussetzungen.

Voraussetzung für Lebendspender: Er darf voraussichtlich nicht über das Operationsrisiko hinaus gefährdet oder über die unmittelbaren Folgen der Entnahme hinaus gesundheitlich schwer beeinträchtigt werden.

Medizinische Voraussetzungen. In medizinischer Hinsicht verlangt das TPG zunächst die Selbstverständlichkeit, dass die spendewillige Person als Spender geeignet ist – diese Bedingung steht natürlich in einem gewissen Zusammenhang mit den empfängerseitigen Verhältnissen. Spezifisch spenderseitig ist die Voraussetzung, er dürfe voraussichtlich nicht über das Operationsrisiko hinaus gefährdet oder über die unmittelbaren Folgen der Entnahme hinaus gesundheitlich schwer beeinträchtigt werden. Das typische Risiko einer Nieren- oder einer Lebersegmententnahme einzugehen, ist zulässig. Langzeitfolgen sind zu berücksichtigen. Entscheidend ist die ärztlich-sachverständige Prognose. Zu berücksichtigen sind individuelle Risikofaktoren beim Spender. Konkret nicht zu erwartende Beeinträchtigungen, die sehr selten sind und bei jedermann auftreten können, z. B. die Entwicklung einer Sepsis trotz Einhaltung aller Vorkehrungen, führen nicht im Nachhinein zu einer Rechtswidrigkeit der Organentnahme.

Rechtliche Voraussetzungen der Lebendspende

▶ Einwilligungsfähigkeit

▶ Aufklärung

▶ kein geeignetes postmortales Organ

▶ Entnahme durch Arzt

▶ Bereitschaft zur Nachsorge

Rechtliche Voraussetzungen im Überblick. Spezifisch rechtliche Voraussetzungen der Lebendspende sind:

• Der Spender muss volljährig (mindestens 18 Jahre alt) und einwilligungsfähig sein. Einwilligungsfähigkeit bedeutet die Fähigkeit, Bedeutung und Tragweite des Eingriffs erkennen und seine Entscheidung danach bestimmen zu können. Volljährigkeit indiziert Einwilligungsfähigkeit. Gegenindikationen, z. B. geistige Retardierung, können diese Indizwirkung aufheben.
• Er muss eingehend aufgeklärt worden sein und in die Entnahme eingewilligt haben (dazu ausführlicher weiter unten).
• Es darf zum Zeitpunkt der Organentnahme kein geeignetes Organ eines toten Spenders zur Verfügung stehen.
• Die Entnahme muss von einem Arzt vorgenommen werden.
• Organspender und -empfänger müssen sich zur Teilnahme an einer ärztlich empfohlenen, ggf. auch psychologischen Nachbetreuung

bereit erklärt haben. Im Nachhinein erzwingen lässt sich eine solche Nachbetreuung freilich nicht.

- Eine spezielle Kommission muss gutachtlich dazu Stellung genommen haben, ob begründete tatsächliche Anhaltspunkte dafür vorliegen, dass die Einwilligung in die Organspende nicht freiwillig erfolgt oder dass das Organ Gegenstand verbotenen Handeltreibens ist (dazu ausführlicher weiter unten).

▸ Gutachten einer Kommission, ob Spende freiwillig erfolgt

- Für Organe, die sich nicht wieder bilden können, insbesondere Niere, gilt als zusätzliche Voraussetzung eine Einschränkung hinsichtlich des potenziellen Empfängerkreises: Ihre Entnahme ist nur zulässig zum Zweck der Übertragung auf Verwandte ersten oder zweiten Grades, Ehegatten, Lebenspartner, Verlobte oder andere Personen, die dem Spender in besonderer persönlicher Verbundenheit offenkundig nahe stehen (§ 8 Abs. 1 Satz 2 TPG; dazu näher weiter unten).

▸ Einschränkung des Empfängerkreises bei Organen, die sich nicht wieder bilden können

Insbesondere: Die Aufklärung des Organspenders. Die Entscheidung über eine Lebendorganspende ist komplexer als die zur Bereitschaft für eine Spende post mortem. Schon wegen dieser Komplexität verdient die präoperative Aufklärung des Lebendspenders genauere Beachtung. Nach allgemeinen Regeln muss die Aufklärung besonders detailliert sein, wenn der medizinische Eingriff für die betroffene Person keinen gesundheitlichen Nutzen erwarten lässt. Dies gilt auch für die Lebendorganspende. Dem potenziellen Organspender geht es damit hinsichtlich der Aufklärungspflicht ähnlich wie Personen, die sich kosmetischen Eingriffen unterziehen oder an einem medizinischen Humanexperiment teilnehmen wollen. Manche Elemente wären allerdings nicht richtig beschrieben, wenn man sie nur einseitig als eine Pflicht des Arztes verstehen würde, seine Absichten dem Organspender offen zu legen. Vielmehr hat ein diskursiver Prozess mit dem Spender stattzufinden, soweit es nicht um medizinisch zwingende Belange geht. Beispielsweise ist die Entscheidung, welche der beiden Nieren entnommen werden soll, nicht in allen Fällen schon durch die medizinische Situation vorgegeben.

Präoperative Aufklärung des Lebendspenders muss besonders detailliert sein.

In Konkretisierung der allgemeinen Regeln zur Aufklärungspflicht des Arztes nennt § 8 Abs. 2 Satz 1 TPG folgende Elemente:

Elemente der Lebendspender-Aufklärung

- Die Art des Eingriffs einschließlich der ausgewählten linken oder rechten Niere,
- die unmittelbaren Folgen des Eingriffs,
- die mit ihm verbundenen Risiken einschließlich möglicher Langzeitfolgen,
- die mit der Durchführung des Eingriffs auf Empfängerseite intendierten Ergebnisse einschließlich etwaiger besonderer Risikofaktoren, die für die Entscheidung des Spenders eine Rolle spielen könnten,
- sonstige Umstände, denen der Organspender erkennbar, d. h. er muss es zu erkennen geben, Bedeutung für die Organspende beimisst.

Hinzu kommen nach allgemeinen Regeln

● Verhaltensinstruktionen zur Vermeidung von Komplikationen.

Spezielle Aufklärungs-pflicht bei Spenden mit Neulandcharakter und die damit verbundenen besonderen kurz- wie langfristigen Risiken bzw. (fehlenden) Erfahrungen

Eine weitere Steigerung erfährt die Aufklärungspflicht, wenn die Organentnahme mit neulandmedizinischen Elementen verbunden ist, wie bei Transplantation trotz Blutgruppeninkompatibilität von Spender und Empfänger. Insoweit ist nicht nur über die zusätzlichen spezifischen Maßnahmen, z. B. Konditionierung, aufzuklären, sondern auch über den Neulandcharakter und die damit verbundenen besonderen kurz- wie langfristigen Risiken bzw. (fehlenden) Erfahrungen.

Der Gesetzgeber begnügt sich jedoch nicht mit einer Nennung der inhaltlichen Elemente der Aufklärungspflicht; er gibt auch wichtige *formale Rahmenbedingungen* vor:

Formale Rahmen-bedingungen für Spenderaufklärung

▶ durch Arzt

● Die Aufklärung hat durch einen Arzt zu erfolgen (§ 8 Abs. 2 Satz 1 TPG am Ende); eine Delegation auf nichtärztliches Personal ist also nicht möglich.

▶ in Anwesenheit eines weiteren Arztes

● Die Aufklärung hat in Anwesenheit eines weiteren Arztes zu erfolgen, der weder an der Entnahme noch an der Übertragung des Organs beteiligt oder einem solchen Arzt weisungsunterworfen ist (§ 8 Abs. 2 Satz 2 in Verbindung mit § 5 Abs. 2 Satz 1 und 2 TPG).

▶ ggf. weitere Sachver-ständige

● Soweit erforderlich, sind weitere sachverständige Personen hinzu-zuziehen.

▶ Inhalt der Aufklärung und Einwilligungs-erklärung des Spen-ders aufzeichnungs-pflichtig

● Der Inhalt der Aufklärung ist mitsamt der Einwilligungserklärung des Spenders in einer Niederschrift aufzuzeichnen, die von den aufklärenden Personen, dem hinzugezogenen Arzt und dem Spender zu unterschreiben ist (§ 8 Abs. 2 Satz 3 TPG). Soweit − wie weithin üblich − vorbereitete schriftliche Informationen Verwendung finden, müssen diese ausreichend Raum für Ergänzungen lassen, mit denen die vom Spender thematisierten Nachfragen pro-tokolliert werden.

▶ Angabe über ver-sicherungsrechtliche Absicherung der Spender-Risiken

● Die Niederschrift muss auch eine Angabe über die versicherungs-rechtliche Absicherung der gesundheitlichen Spender-Risiken ent-halten (§ 8 Abs. 2 Satz 4 TPG).

Aufklärung in einer für den Spender verständ-lichen Sprache

Im Gesetz nicht eigens genannt, aber nach allgemeinen Regeln selbst-verständlich ist, dass die Aufklärung in einer für den Spender ver-ständlichen Sprache erfolgen muss. Gegebenenfalls ist ein Dolmet-scher beizuziehen. Vom Gesetz nicht ausdrücklich geregelt, aber möglich und gebräuchlich ist, die Aufklärung von Spender und Emp-fänger gemeinsam in ein und demselben Aufklärungsgespräch durch-zuführen.

Widerruf der Einwilligung auch mündlich

Ein Widerruf der Einwilligung kann auch mündlich erfolgen, § 8 Abs. 2 Satz 5 TPG, und zwar bis zur Durchführung der Organent-nahme.

Die sog. Transplantationskommission. Als zusätzliche verfahrensmä-ßige Absicherung − oder auch Hürde − hat der Gesetzgeber die Einschaltung einer Kommission vorgesehen, deren Aufgabe es ist, gutachtlich dazu Stellung zu nehmen, ob begründete tatsächliche Anhaltspunkte dafür vorliegen, dass die Einwilligung in die Organspende *nicht freiwillig* erfolgt oder das Organ Gegenstand *verbotenen Handeltreibens* ist (vgl. § 8 Abs. 3 Satz 2 TPG). Dieser Auftrag bezieht sich auch auf die beabsichtigte Spende regenerierungsfähiger Organe im Sinne des TPG. Der Kommission muss ein vom Transplantationsgeschehen unabhängiger Arzt (vgl. oben IV.1), eine in psychologischen Fragen erfahrene Person und ein Jurist mit Befähigung zum Richteramt angehören.

Die erforderlichen Ausführungsregelungen der Bundesländer sind nicht in allen Punkten einheitlich. In der Regel wird verlangt, der Spender müsse persönlich angehört werden – also vor der Kommission erscheinen. Zusätzliche Erkenntnisquellen der Kommission sind Auskünfte des Transplantationszentrums, der – in der Regel kooperationsbereite – potenzielle Empfänger, im Einzelfall auch Informationen durch weitere Angehörige oder Ärzte, die im Einvernehmen mit den Betroffenen beigezogen werden. Polizeiliche oder richterliche Befugnisse haben die Kommissionen nicht. Wer, obwohl geladen, zur Sitzung einer Transplantationskommission nicht erscheint, kann nicht zwangsweise vorgeführt, wer dort falsche Angaben macht, kann nicht deswegen wegen Verstoßes gegen § 153 StGB (Falschaussage vor Gericht) bestraft werden.

Der Prüfungsumfang der Kommission wird nicht einheitlich verstanden. Insbesondere ist strittig, inwieweit unter dem Gesichtspunkt der Freiwilligkeit neben der Beachtung etwaiger Anhaltspunkte für Täuschung oder Zwang auch die ärztliche Aufklärung des Spenders von der Kommission einer Überprüfung unterzogen werden muss. Praktische Unterschiede bestehen weiterhin hinsichtlich einer psychologischen Begutachtung des Spenders durch weitere, nicht der Kommission angehörige Sachverständige. Klarheit herrscht jedoch insoweit, als es nicht Sache der Kommissionen ist, Genehmigungen auszusprechen oder Verbote zu erlassen. Die Letztverantwortung bleibt beim Transplanteur. Aufgrund des Gutachtencharakters des Kommissionsvotums gibt es denn auch keine Rechtsmittel gegen dieses. Aus demselben Grund werden Kommissionen regelmäßig die Zweitbefassung mit einem Fall ablehnen, der bereits von einer anderen Kommission beurteilt worden war.

Bedenken, d. h. konkrete Verdachtsmomente, genügen. Bringt die Kommmission solche in ihrem Votum zum Ausdruck, wird sich das Transplantationszentrum damit eingehend auseinanderzusetzen haben.

Hat eine Kommission Anhaltspunkte für fehlende Freiwilligkeit bzw. für Organhandel festgestellt, so sollte sie in ihrem Votum zum Ausdruck bringen, auf welche Weise sich diese Anhaltspunkte ggf. aufklären bzw. ausräumen lassen könnten. Erklärt etwa der vorgesehene Empfänger als naher Angehöriger des vorgesehenen Spenders bei einer beabsichtigten präemptiven Nierentransplantation, er sei nicht bereit, sich den Belastungen einer Dialyse zu unterziehen, so wird man darin ein deutliches Indiz für eine die Freiwilligkeit in

---

Kommission aus unabhängigem Arzt, einer in psychologischen Fragen erfahrenen Person und Juristen mit Befähigung zum Richteramt begutachtet Freiwilligkeit der Lebendspende.

Erforderliche Ausführungsregelungen der Bundesländer sind nicht in allen Punkten einheitlich.

Prüfungsumfang der Kommission wird nicht einheitlich verstanden.

Letztverantwortung liegt beim Transplanteur.

Keine Rechtsmittel gegen Kommissionsvotum

Bei Verdacht auf fehlende Freiwilligkeit bzw. Organhandel sollte die Kommission in ihrem Votum zum Ausdruck bringen, auf welche Weise sich diese Anhaltspunkte ggf. aufklären bzw. ausräumen lassen könnten.

Frage stellende psychische Zwangssituation beim Spender zu erblicken haben. Begibt sich der Patient dann doch regelmäßig in die Dialyse und vermag sich damit zu arrangieren, kann die Frage der Freiwilligkeit unter den so veränderten Umständen in einem neuen Licht erscheinen.

Was Anzeichen für verbotenen Organhandel (näher dazu in Kapitel 2.6) anbelangt, dürften Transplantationskommissionen wohl nur höchst selten fündig werden. Denn zum einen hat der Gesetzgeber schon durch die Begrenzung des für eine Lebendspende in Betracht kommenden Personenkreises Vorkehrungen gegen einen solchen ergriffen. Zum anderen wird die Bereitschaft, entsprechende Indizien der Kommission zur Kenntnis zu bringen, kaum vorhanden sein, und zum Dritten bedeutet Organhandel zwar nicht, dass Geld fließen muss, sondern ist auch durch andere Formen des Austausches materieller oder immaterieller Güter denkbar. Es muss sich jedoch um einen *Austausch* handeln. Dass der Spender sich insgeheim von seinem Engagement auch eigene Vorteile verspricht, bedeutet noch keinen *Handel*.

> Organhandel ist durch Austausch materieller oder immaterieller Güter charakterisiert.

Spender-Empfänger-Beziehung. Mit dem Erfordernis, Spender und Empfänger nicht regenerierungsfähiger Organe müssten *miteinander verheiratet, verlobt oder nahe verwandt sein bzw. einander in besonderer persönlicher Verbundenheit offenkundig nahe stehen* (§ 8 Abs. 1 Satz 2 TPG), will der Gesetzgeber ebenfalls der Gefahr des Organhandels entgegenwirken; er macht damit aber auch die Spenderauswahl zu einer nicht nur medizinischen Frage. Gefestigte persönliche Beziehungen werden als Indikator für das Fehlen kommerzieller Motive verstanden; freilich nur als Indikator, sonst hätte es des oben erwähnten Prüfungsauftrags für die „Lebendspende-Kommissionen" nicht bedurft. Wenn der Gesetzgeber darin zugleich eine Gewähr für die Freiwilligkeit der Organspende erblickte, so kommt darin zum Ausdruck, dass Freiwilligkeit die Abwesenheit äußerer Zwänge bedeutet und nicht das Freisein von motivatorischen Elementen, die gerade auf der persönlichen Nähe zwischen Spender und Empfänger beruhen, etwa zwischen Eltern und Kind oder zwischen Geschwistern, und die durchaus im Sinne eines Gefühls persönlicher Verpflichtung wirken können.

> Spender und Empfänger nicht regenerierungsfähiger Organe müssen miteinander verheiratet, verlobt oder nahe verwandt sein bzw. einander in besonderer persönlicher Verbundenheit offenkundig nahe stehen.

Die damit erklärte Absage an eine anonyme altruistische Lebendspende ist vom Bundesverfassungsgericht als im Rahmen des Ermessens des Gesetzgebers liegend akzeptiert worden.

> Absage an eine anonyme altruistische Lebendspende

Welche Voraussetzungen für das offenkundige (nichtförmliche) Nahestehen in besonderer persönlicher Verbundenheit erfüllt sein müssen, ergibt sich aus dem Gesetz nicht ohne weiteres. Jedenfalls ist eine Beziehung von gewisser Dauer und Stabilität erforderlich. Diese Voraussetzungen können auch erfüllt sein, wenn sich die Verbundenheit erst aus dem Anlass der beabsichtigten Spende entwickelt hat. Damit sind auch sog. Cross-over-Spenden unter gewissen Voraussetzungen, die von den Beteiligten selbst gestaltet werden können, möglich. Cross-over-Spenden sind Überkreuz-Lebendspenden bei jeweils untereinander blutgruppenunverträglichen (Ehe-) Paaren). *Wie* sich die persönliche Verbundenheit entwickelt hat, z. B. auch über Kontaktanzeigen oder über das Internet, ist nicht entscheidend; maßgeblich bleibt allein, *dass* sie besteht. Lebt eines der beteiligten Paare im Ausland, ist dies kein zwingendes rechtliches Hindernis, doch sollte bei Durchführung des Eingriffs im Ausland eine vorherige Abklärung der Kostenübernahme durch die Krankenversicherung des betroffenen deutschen Empfängers erfolgen.

Bestehen die formellen spenderseitigen Voraussetzungen, so können auch Personen mit gewöhnlichem Aufenthalt im Ausland als Lebendspender herangezogen werden. Dazu kommt es insbesondere bei in Deutschland lebenden Mitbürgern ausländischer Staatsangehörigkeit, die eines Organs bedürfen und deren Angehörige in ihrem Heimatland leben. Selbst die Konstellation, dass sich Spender und Empfänger eigens zur Durchführung einer Organtransplantation nach Deutschland begeben, um die hier vorhandenen medizinischen Ressourcen zu nutzen, ist von Rechts wegen nicht ausgeschlossen. Die Transplantationskommissionen stehen hier vor besonderen Problemen, die vom TPG vorausgesetzte Freiwilligkeit bzw. den Ausschluss eines verbotenen Handeltreibens zu überprüfen. Bloß abstrakte Verdachtsmomente in Richtung Unlauterkeit, z. B. Bestimmung des Spenders durch das Familienoberhaupt, vermögen jedoch ein negatives Votum nicht zu tragen; das Gesetz verlangt konkrete, durch Tatsachen belegte Anzeichen.

2.6 Das Verbot des Organhandels

Die Bekämpfung des Organhandels ist ein internationales Anliegen, vor allem zum Schutz verelendeter Bevölkerungsschichten in der Dritten Welt. Schon seit 1991 gab es in Deutschland Anläufe für eine spezielle strafrechtliche Sanktionierung; zu einer Regelung kam es jedoch erst im Kontext des TPG. Ihre Grundzüge sind: Das strafbewehrte Verbot des Organhandels (§§ 17, 18 TPG) bezieht im Prinzip Spender und Empfänger ein, erstreckt sich auf Organe Lebender wie Verstorbener und schließt Auslandstaten deutscher Täter ein (§ 5 Nr. 15 StGB). Organe, die Gegenstand verbotenen Handeltreibens sind, dürfen nicht entnommen, übertragen oder vom potenziellen Empfänger angenommen werden (§ 17 Abs. 2 TPG). Vorsätzliche Verstöße sind mit Freiheitsstrafe von bis zu fünf Jahren oder mit Geldstrafe belegt (§ 18 Abs. 1 TPG). Bereits der Versuch ist strafbar. Bei Organspendern und -empfängern kann das Gericht die Strafe nach seinem Ermessen mildern oder von Strafe absehen (§ 18 Abs. 4 TPG). Als geschützte Rechtsgüter werden Menschenwürde, Pietätsgefühl der Allgemeinheit, Integrität des Transplantationswesens, Schutz vor Ausbeutung in gesundheitlichen wie finanziellen Notlagen und Schutz vor „Selbstkorrumpierung" um wirtschaftlicher Vorteile willen genannt.

Nicht verboten ist die Gewährung oder Annahme eines angemessenen Entgelts für die zur Erreichung des Ziels der Heilbehandlung

---

Cross-over-Spenden unter gewissen Voraussetzungen möglich

Auch Personen mit gewöhnlichem Aufenthalt im Ausland können als Lebendspender in Deutschland herangezogen werden.

Erlaubt ist auch, dass sich Spender und Empfänger zur Durchführung einer Organtransplantation nach Deutschland begeben, um hier vorhandene medizinische Ressourcen zu nutzen.

Verbot des Organhandels schließt Spender und Empfänger, Organe Lebender wie Verstorbener und Auslandstaten deutscher Täter ein.

Organe aus Organhandel dürfen nicht entnommen, übertragen oder vom potenziellen Empfänger angenommen werden.

Zulässig sind
▶ angemessenes Entgelt für Maßnahmen im

Rahmen der Transplantation

▶ Nachteilsausgleich

Nicht erlaubt sind u. a.
▶ Schmerzensgeld
▶ Urlaubseinladungen
▶ „Rentenzahlungen"

gebotenen Maßnahmen, insbesondere für die Entnahme, die Konservierung, die weitere Aufbereitung einschließlich der Maßnahmen zum Infektionsschutz, die Aufbewahrung und die Beförderung der Organe (§ 17 Abs. 1 Nr. 1 TPG). Zulässig ist auch der bloße Nachteilsausgleich zugunsten des Spenders, etwa in Gestalt von Lohnfortzahlung im Krankheitsfall − die Organ-Lebendspende ist dem Krankheitsfall gleichgestellt −, Erstattung von Fahrt- und Unterbringungskosten oder Abschluss von Versicherungen gegen Spätfolgen.

Die engen Grenzen des Erlaubten sind jedoch überschritten z. B. bei der Gewährung von „Schmerzensgeld", der Einladung zu einem Erholungsurlaub ins empfängereigene Ferienhaus, dem Versprechen, die Rente des Empfängers aufzubessern oder diesen testamentarisch zu bedenken. Einseitige Erwartungen des (Lebend-)Spenders, seine Bereitschaft werde sich auch für ihn „lohnen", z. B. die Partnerbeziehung zum Empfänger retten, stellen kein „Handeltreiben" dar. Im Hinblick auf eine Steigerung der Bereitschaft zur postmortalen Organspende wird mit guten Gründen gefordert, das geltende Recht zu lockern.

Literatur

Brudermüller G, Seelmann K (eds.). Organtransplantation. Würzburg: Königshausen & Neumann, 2000.

Dierks C, Neuhaus P, Wienke A. Die Allokation von Spenderorganen: rechtliche Aspekte. Berlin: Springer, 1999.

Gutmann T, Schneewind KA, Schroth U, Schmidt, VH, Elsässer A, Land W, Hillebrand GF. Grundlagen einer gerechten Organverteilung: Medizin − Psychologie − Recht − Ethik − Soziologie. Berlin: Springer, 2003.

Gutmann T, Schroth U. Organlebendspende in Europa. Rechtliche Regelungsmodelle, ethische Diskussion und praktische Dynamik. Berlin: Springer, 2002.

Höfling W (ed.). Kommentar zum Transplantationsgesetz. Berlin: Erich Schmidt, 2003.

Koch H-G. Aktuelle Rechtsfragen der Lebendorganspende. In: Kirste G (ed.). Nieren-Lebendspende, Rechtsfragen und Versicherungs-Regelungen für Mediziner. Lengerich: Pabst Science Publishers, 2000: 49−68.

Koch H-G: Rechtsfragen der Organübertragung vom lebenden Spender. Zentralbl Chir 1999;124:718−24.

Miserok K, Sasse R, Krüger M. Transplantationsrecht des Bundes und der Länder mit Transfusionsgesetz. Loseblattkommentar. Wiesbaden: Kommunal- und Schulverlag, 2001 ff.

Nickel LC, Schmidt-Preisigke A, Sengler H. Transplantationsgesetz, Kommentar mit einer umfassenden Einführung. Stuttgart: Kohlhammer, 2001.

Schroth U, König P, Gutmann T, Oduncu F. Transplantationsgesetz. Kommentar. München: C.H. Beck, 2005.

3 Die Organspende in Deutschland

G. Kirste

3.1 Die Geschichte der Transplantationsmedizin – eine Erfolgsstory

Zu den frühen Meilensteinen der Transplantationsmedizin zählen die Entwicklung technischer Voraussetzungen und neuer Operationsverfahren sowie die Erkenntnisse über die genetischen und immunologischen Voraussetzungen für eine erfolgreiche Transplantation. Bis zum Ende des letzten Jahrhunderts konnten, vor allem durch die Weiterentwicklung der Immunsuppression und der Organkonservierung, aber auch durch gezielte chirurgische Intervention und optimiertes peri- und postoperatives Management, die Ergebnisse der klinischen Organtransplantation in allen Bereichen verbessert werden.

Zwischen der ersten 1954 in Boston erfolgreich durchgeführten Nierentransplantation bei identischen Zwillingsbrüdern (Lebendspende) und dem Ende des 20. Jahrhunderts sind weltweit mehr als eine halbe Million Menschen in mehr als 1.400 spezialisierten Zentren transplantiert worden. Die „World Transplant Records" enthalten Daten von Patienten mit der längsten Funktionsdauer nach Transplantation: bei der Niere über 36 Jahre, der Leber 29 Jahre, dem Herzen 23 Jahre und bei der Lunge elf Jahre. Nach wie vor überwiegen die Transplantationen im Bereich der abdominellen Organe, insbesondere Niere, Leber und Pankreas (Abb. 3.1).

Lebendspenden für Nieren- oder Lebertransplantationen haben in den letzten Jahren eine größere Bedeutung erlangt. Ursache hierfür könnte die gestiegene Wartezeit sein. Der wesentliche Grund liegt aber in der besseren Erfolgsaussicht einer Lebend-Transplantation. Dies gilt in besonderem Maße für die Nieren-Lebendspende – sie beträgt in Deutschland derzeit fast 20 Prozent aller Transplantationen. Lebendspenden sind nach dem Transplantationsgesetz an enge rechtliche und medizinische Voraussetzungen geknüpft, deren Einhaltung den verantwortlichen Transplantationsmedizinern obliegt. Dies gilt auch für die Lebendspende zur Lebertransplantation. Hier spielen Indikationsstellungen bei akutem Leberversagen oder bei angeborenen Defekten im Kleinkindalter eine besondere Rolle. Lebendspenden sind bei deutlich erhöhten Erfolgsaussichten für den Empfänger immer mit einem Risiko beim Spender verbunden. Deshalb ist es auch die vornehmliche Aufgabe, die postmortale Organspende in Deutschland zu fördern. Transplantationen solider Organe

Randnotizen:

Entwicklung der Immunsuppression und der Organkonservierung sowie optimiertes peri- und postoperatives Management

Überwiegend Transplantationen abdomineller Organe (v. a. Niere, Leber, Pankreas)

Vermehrt Lebendspenden für Nieren- und Lebertransplantationen

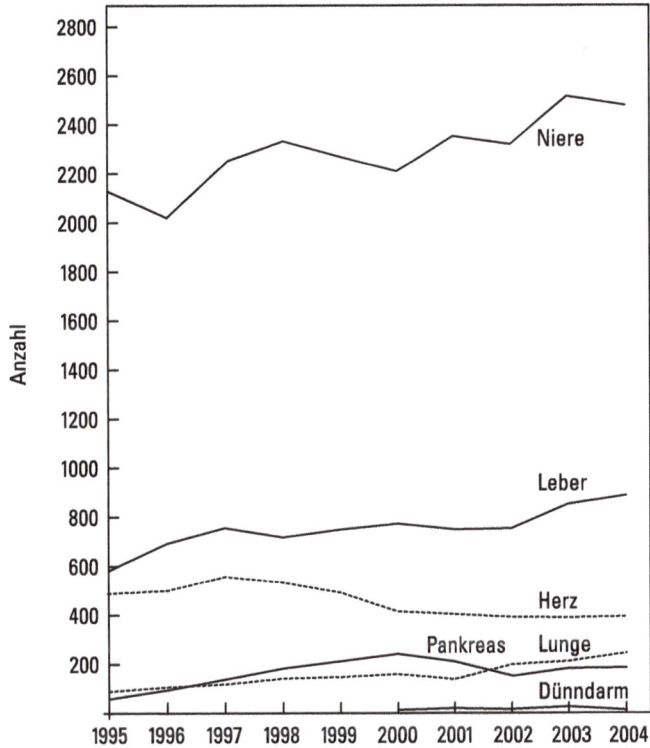

	1995	1996	1997	1998	1999	2000	2001	2002	2003	2004
Niere	2128	2016	2249	2340	2275	2219	2352	2327	2516	2478
Herz	498	510	562	542	500	418	410	395	393	398
Leber	595	699	762	722	757	780	757	758	855	881
Lunge	84	108	120	131	146	158	139	198	212	240
Pankreas	63	102	146	183	218	244	212	163	191	187
Dünndarm							1	5	4	8	3
Summe	3368	3435	3839	3918	3896	3820	3875	3845	4175	4187

Abb. 3.1: Transplantierte Organe 1995–2004. Seit den 1990er Jahren ist eine steigende Tendenz bei den Spenderorganen zu beobachten. Dennoch besteht ein wachsender Mangel an Transplantaten (Quelle: DSO).

können als wirksamste Therapie für die Behandlung der meisten Formen des Organversagens angesehen werden.

3.2 Organspende – Gemeinschaftsaufgabe vieler Beteiligter

Organtransplantation überlegene oder einzige Behandlungsoption für Patienten mit chronischem oder akutem Organversagen

Für Patienten mit chronischem oder akutem Organversagen ist die Organtransplantation in der Regel die überlegene oder einzige Behandlungsoption. Obwohl in Deutschland täglich rund zwölf Transplantationen durchgeführt werden, versterben im gleichen Zeitraum drei Patienten; für sie stand nicht rechtzeitig ein geeignetes Organ

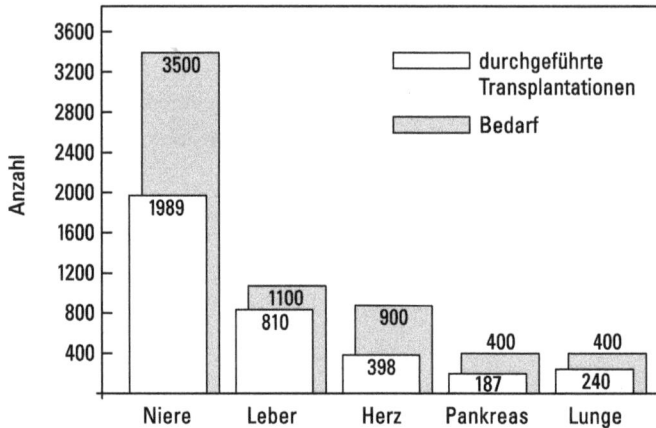

Abb. 3.2: Realisierte Organtransplantationen und der eigentliche Bedarf 2004 – nur etwa die Hälfte der jährlich medizinisch notwendigen Organübertragungen kann aufgrund des Mangels an Spenderorganen durchgeführt werden. Obwohl täglich rund 12 Transplantationen stattfinden, versterben im selben Zeitraum drei Patienten, da nicht rechtzeitig ein passendes Spenderorgan für sie zur Verfügung steht. Durchgeführte Transplantationen nach Lebendspende: 489 Nieren Transplantationen und 64 Lebertransplantationen. Weitere durchgeführte Transplantationen: 7 Leber-Dominotransplantationen und 3 Dünndarmtransplantationen.

zur Verfügung. Im Jahr 2004 spendeten 1.081 Menschen ihre Organe nach dem Tode. Nur die Hälfte der medizinisch notwendigen Transplantationen kann stattfinden (Abb. 3.2).

Meinungsumfragen zeigen, dass die überwiegende Bevölkerungsmehrheit Organspende und Transplantation befürwortet (82 Prozent). Allerdings hat nur ein kleiner Prozentsatz für sich selbst eine Entscheidung getroffen und dokumentiert, z. B. zwölf Prozent mittels eines Organspendeausweises. So erfolgt in der Realität rund 70 Prozent der Fälle die Entscheidung zur Organspende durch die befragten Angehörigen des Verstorbenen. Diese sollen gemäß dessen mutmaßlichen Willen entscheiden.

Derzeit warten rund 12.000 Patienten auf ein geeignetes Spenderorgan. Um dem Mangel an Spenderorganen effektiv entgegenzuwirken, hat es sich die im Jahre 1984 gegründete Deutsche Stiftung Organtransplantation (DSO) zur Aufgabe gemacht, Organspende und Organtransplantation im Interesse der betroffenen Patienten umfassend zu fördern, und fungiert seit Juli 2000 als Koordinierungsstelle für die Organspende nach § 11 des Transplantationsgesetzes. Aufgeteilt in sieben Organspenderegionen (Region Baden-Württemberg; Bayern; Mitte mit Hessen, Rheinland-Pfalz und Saarland; Nord mit Bremen, Hamburg, Niedersachsen und Schleswig-Holstein; Nord-Ost mit Berlin, Brandenburg und Mecklenburg-Vorpommern; Nordrhein-Westfalen und Ost mit Sachsen, Sachsen-Anhalt und Thüringen), hat sich die DSO die nachhaltige Steigerung der Organspende

Aus Spendermangel können nur ca. 50 % der medizinisch notwendigenTransplantationen stattfinden.

Mehrheit befürwortet Organspende und Transplantation, aber nur wenige besitzen z. B. Organspendeausweis.

Deutsche Stiftung Organtransplantation (DSO) als Koordinierungsstelle für die Organspende nach § 11 des Transplantationsgesetzes

DSO ist in sieben Organspenderegionen aufgeteilt.

DSO-Fortbildungen für
ärztliche und pflegerische
Mitarbeiter

Transplantationsgesetz
(TPG)

▸ verpflichtet Kranken-
  häuser mit Intensiv-
  stationen zur Mitteilung
  möglicher Organ-
  spender

▸ Entscheidung zur
  Organspende gemäß
  der „erweiterten
  Zustimmungslösung"

DSO bietet rund um die
Uhr Unterstützung und
Beratung zum gesamten
Organspendeprozess.

Öffentlichkeitsarbeit und
Informationen von der
DSO

Eurotransplant (ET)
zuständig für Vermittlung
aller postmortal gespen-
deten Organe in
Deutschland, Österreich,
den Niederlanden,
Belgien, Luxemburg und
Slowenien

zum Ziel gesetzt, um wenigstens einen Teil der Versorgungsengpässe zu beseitigen.

Neben der Unterstützung im Spendeprozess fördern DSO-Fortbildungen die Handlungssicherheit der ärztlichen und pflegerischen Mitarbeiter im Akutfall und im Umgang mit trauernden Angehörigen und der Frage nach Organspende.

Das im Jahre 1997 verabschiedete Transplantationsgesetz (TPG) hat die Organspende und Transplantation zu einer gemeinsamen und gesamtgesellschaftlichen Aufgabe erklärt und die Verantwortung auf viele unterschiedliche Partner aus Politik, Ärzteschaft, Krankenkassen, Krankenhäuser und transplantierende Kliniken verteilt. In diesem Sinne sind die rund 1.400 Krankenhäuser mit Intensivstationen zur Mitteilung möglicher Organspender an die DSO als Koordinierungsstelle verpflichtet – Organspende ist so Teil ihres Versorgungsauftrags. Das TPG regelt die Spende, Entnahme, Vermittlung und Übertragung von Organen, die nach dem Tode oder zu Lebzeiten gespendet werden.

In Deutschland erfolgt die Entscheidung zur Organspende gemäß der „erweiterten Zustimmungslösung". Das bedeutet, dass der Wille des Verstorbenen zu Lebzeiten für oder gegen eine Organspende Vorrang hat. Ist dieser nicht dokumentiert – zum Beispiel in einem Organspendeausweis – oder bekannt, entscheiden die nächsten Angehörigen auf der Grundlage des mutmaßlichen Willens des Verstorbenen über eine Organspende.

Um die Umsetzung von Organspenden in jedem Krankenhaus zu ermöglichen, bietet die DSO rund um die Uhr orientierende Konsile sowie umfassende Unterstützung im Organspendeprozess an. Dazu gehören u. a. die Klärung der Spendereignung, die Vermittlung von Ärzten für die Hirntoddiagnostik, Hilfe beim Angehörigengespräch, bei Spenderbetreuung und Spenderuntersuchungen sowie alle logistisch-organisatorischen Maßnahmen (Tab. 3.1a, b und Abb. 3.3a, b). Dies geschieht in enger Zusammenarbeit mit den Transplantationszentren.

Neben diesen Maßnahmen für die Mitarbeiter im Krankenhaus engagiert sich die DSO auch in der Öffentlichkeitsarbeit zugunsten der Organspende. Unter der Internetseite www.dso.de und beim Infotelefon Organspende (0 800-90 40 400) erhalten Interessierte umfassende Informationen, Broschüren und Organspendeausweise (Abb. 3.4). Das Infotelefon ist eine Gemeinschaftsaktion der Bundeszentrale für gesundheitliche Aufklärung (BZgA) und der DSO. Darüber hinaus erhalten Krankenhausmitarbeiter und Angehörige von Organspendern über die DSO gezielte Informationen in digitaler und Print-Form.

Die unabhängige Stiftung Eurotransplant (ET; s. a. Kapitel 4) in Leiden, Niederlande, ist für die Vermittlung aller postmortal gespendeten Organe zuständig, die in Deutschland, Österreich, den Niederlanden, Belgien, Luxemburg und Slowenien gespendet werden. Durch den Zusammenschluss dieser Länder haben die Patientinnen und Patienten eine größere Chance, ein passendes Organ zu erhalten

Tab. 3.1a: Serviceleistungen der Deutschen Stiftung Organtransplantation (DSO) für die Krankenhäuser in der Akutsituation Organspende

Frühzeitige Kontakt-aufnahme bei Patienten mit Hirnschädigung, weiten und lichtstarren Pupillen und Verlust der Spontanatmung	• orientierende Konsile bei Patienten mit Hirnstammareflexie • Unterstützung bei der Hirntoddiagnostik durch mobile neurologische Teams • Unterstützung bei Gesprächen mit Angehörigen • Klärung der medizinischen Voraussetzungen einer Organspende • Abklärung der Freigabe bei nicht natürlicher Todesursache • Unterstützung bei der Intensivtherapie des Organspenders vor Ort • Datenweiterleitung an Eurotransplant • Organisation der Entnahme und Konservierung von Organen • Organisation der Transporte für Entnahmeteams und entnommene Organe
Krankenhausbetreuung und -beratung	• regelmäßige Besuche und Informationsweitergabe • Organisation von Fortbildungen in enger Zusammenarbeit mit den Transplantationsbeauftragten • Versorgung mit Informationsmedien zur Organspende
Angehörigenbetreuung	• Unterstützung bei Gespräch mit Angehörigen im Krankenhaus • Angehörigen-Infobrief/-Treffen als Nachbetreuung

Tab. 3.1b: Gebührenfrei und rund um die Uhr besetzte Rufnummern für Intensivstationen für die Mitteilung möglicher Organspender und alle Anfragen bezüglich einer Organspende

Region	DSO-Service-Telefon (24 h)
Region Baden-Württemberg	08 00-8 05 08 88
Region Bayern	08 00-37 63 66 67
Region Mitte (Hessen, Rheinland-Pfalz, Saarland)	08 00-6 65 54 56
Region Nord (Bremen, Hamburg, Niedersachsen, Schleswig-Holstein)	08 00-7 78 80 99
Region Nord-Ost (Berlin, Brandenburg, Mecklenburg-Vorpommern)	0 30-34 67 04 0 (für Berlin und Brandenburg) 03 81-2 02 33 00 (für Mecklenburg-Vorpommern)
Region Nordrhein-Westfalen	08 00-3 31 13 30
Region Ost (Sachsen, Sachsen-Anhalt, Thüringen)	08 00-4 43 30 33

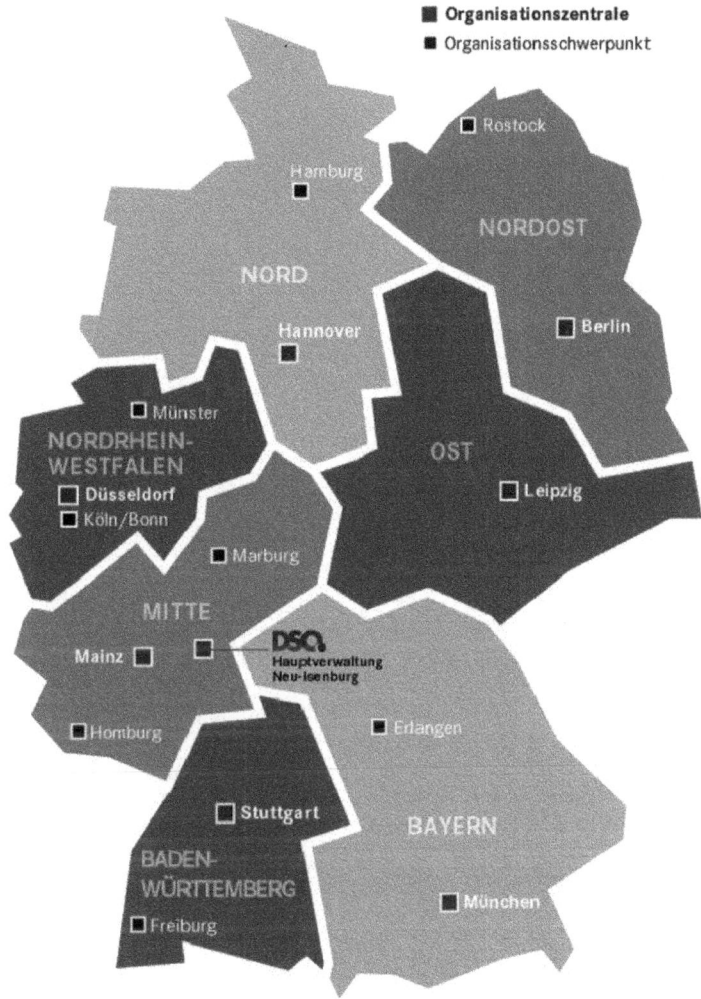

■ Organisationszentrale
■ Organisationsschwerpunkt

Röstock

Hamburg

NORDOST

NORD

Hannover

Berlin

Münster

NORDRHEIN-
WESTFALEN

Düsseldorf

Köln/Bonn

OST

Leipzig

Marburg

MITTE

Mainz

DSO.
Hauptverwaltung
Neu-Isenburg

Homburg

Erlangen

Stuttgart

BAYERN

BADEN-
WÜRTTEMBERG

München

Freiburg

Abb. 3.3 a: Die sieben Organspenderegionen der Deutschen Stiftung Organ-transplantation in Deutschland. In jeder Region gibt es eine/n geschäftsfüh-rende/n Arzt/Ärztin und ein Team aus Koordinatoren und administrativen Kräften, die in Organisationszentralen und -schwerpunkten die Kranken-häuser der Region bei Organspenden betreuen.

▸ Vergabe der Spender-organe nach Richt-linien der Bundes-ärztekammer

und – in dringenden Fällen – sehr schnell transplantiert zu werden. Die DSO übermittelt alle notwendigen Daten eines Spenders, mit deren Hilfe ET aus seinen Datenbanken den geeignetsten Empfänger unter den Wartelistenpatienten ermitteln kann (Tab. 3.2). Spenderor-gane werden in Deutschland gemäß den Richtlinien der Bundesärzte-kammer vergeben.

Ethische Aspekte der Organspende im internationalen Vergleich, Prozessabläufe bei der Organspende sowie Qualitätsaspekte sind nur eine kleine Auswahl wichtiger Themen im internationalen Dialog. Voneinander lernen, Synergien herstellen und gemeinsame Projekte auf den Weg bringen, sind Ziele dieser Zusammenarbeit.

Gemeinschaftsaufgabe Organspende

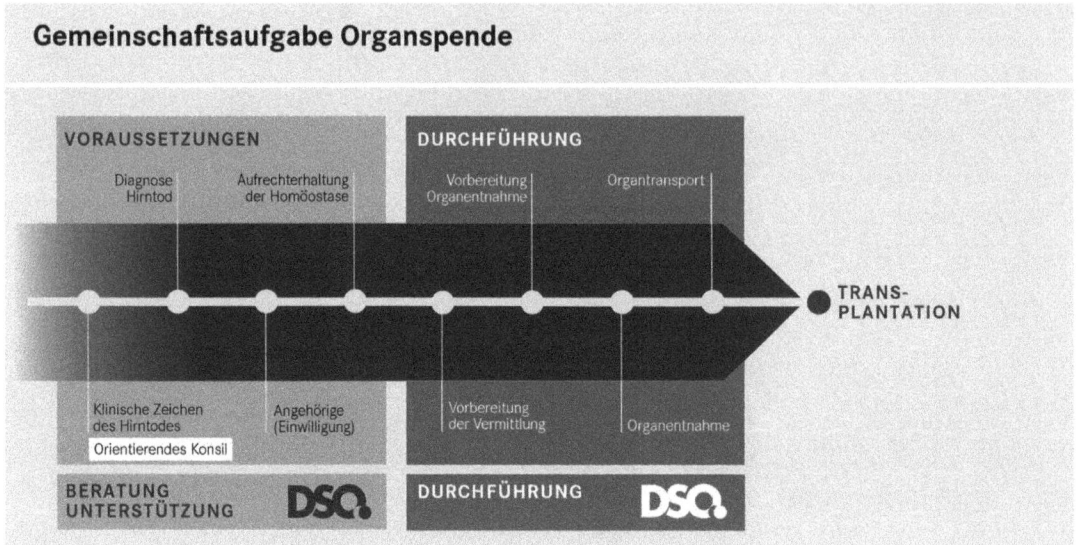

Abb. 3.3 b: Die Schritte im Organspendeprozess.

Tab. 3.2: Transplantierte Organe 2004 in Deutschland aufgrund von Organspenden aus dem Ausland[1] und transplantierte Organe im Ausland[1] aufgrund von Organspenden in Deutschland

	Transplantierte Organe	
	im Ausland[1] entnommen, in Deutschland transplantiert	in Deutschland entnommen, im Ausland[1] transplantiert
Nieren	230	209
Pankreata	18	4
davon Niere/Pankreas	*11*	*0*
Herz	52	9
Doppel- und Einzellunge	34	15
davon Herz/Lunge	*1*	*1*
Teilleber und ganze Leber	144	111
Dünndarm	0	2
Inseln[2]	0	28
davon Niere/Inseln[2]	*0*	*1*

[1] Ausland beinhaltet hier die Eurotransplant-Länder und übriges Ausland.
[2] unsichere Datenlage
(Quelle: DSO)

Die rund 50 Transplantationszentren in Deutschland sind verantwortlich für die Wartelistenführung, die Transplantation der Organe sowie die Nachbetreuung der Transplantatempfänger und der Organspender im Fall der Lebendspende. Sie müssen den Patienten und

Transplantationszentren in Deutschland sind verantwortlich für die Wartelistenführung, die Trans-

Organspendeausweis
nach § 2 des Transplantationsgesetzes
Organspende

Name, Vorname Geburtsdatum

Straße PLZ, Wohnort

BZgA Bundeszentrale für gesundheitliche Aufklärung

Organspende schenkt Leben.

Antwort auf Ihre persönlichen Fragen erhalten Sie beim Infotelefon Organspende unter der gebührenfreien Rufnummer 0800 / 90 40 400.

Erklärung zur Organspende

Für den Fall, dass **nach meinem Tod** eine **Spende von Organen/Geweben zur Transplantation** in Frage kommt, erkläre ich:

○ **JA**, ich gestatte, dass nach der ärztlichen Feststellung meines Todes meinem Körper Organe und Gewebe entnommen werden.

oder ○ **JA**, ich gestatte dies, mit **Ausnahme** folgender Organe/Gewebe:

oder ○ **JA**, ich gestatte dies, jedoch **nur** für folgende Organe/Gewebe:

oder ○ **NEIN**, ich widerspreche einer Entnahme von Organen oder Geweben.

oder ○ Über JA oder NEIN **soll dann folgende Person entscheiden:**

Name, Vorname Telefon

Straße PLZ, Wohnort

Platz für **Anmerkungen/Besondere Hinweise**

DATUM UNTERSCHRIFT

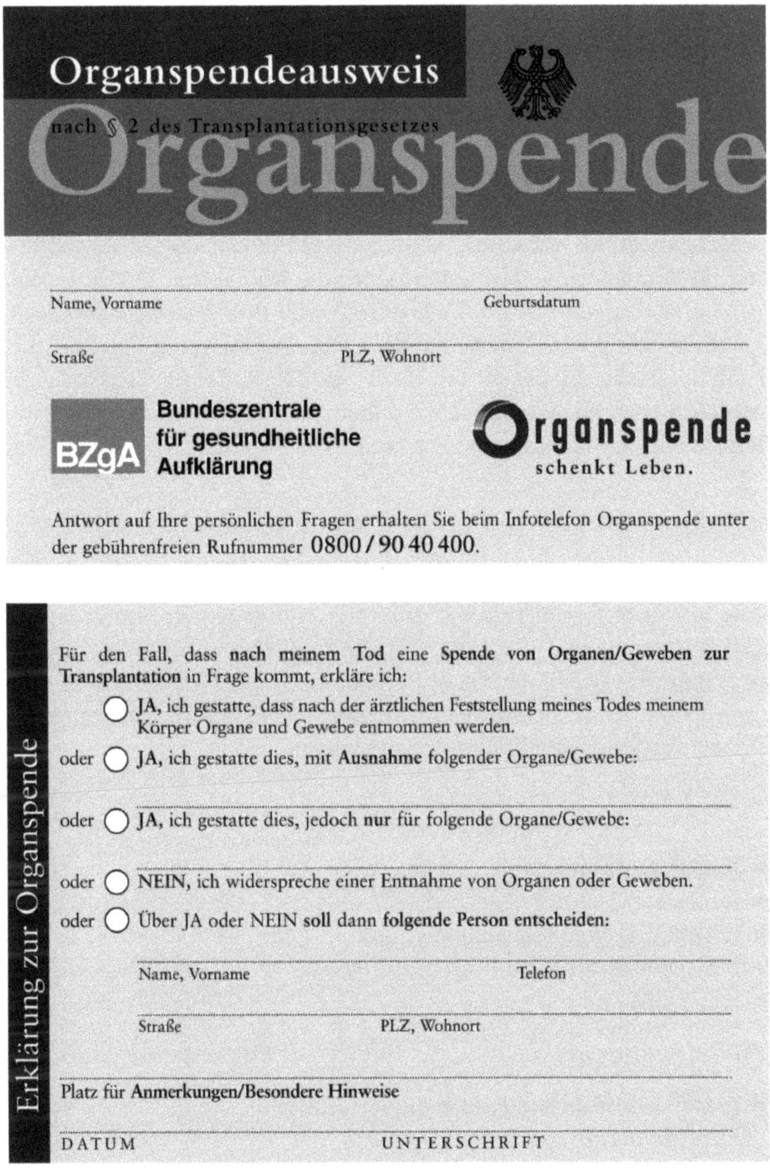

Abb. 3.4: Organspendeausweis.

plantation der Organe sowie die Nachbetreuung der Transplantatempfänger und der Organspender im Fall der Lebendspende.

Organspende hängt von vielen Faktoren ab.

seinen behandelnden Arzt sowohl über die Aufnahme auf die Warteliste wie auch über seine Ablehnung informieren. Kliniken benötigen eine organspezifische Zulassung als Transplantationszentren, wenn sie Übertragungen vermittlungspflichtiger Organe – Nieren, Lebern, Herzen, Lungen, Pankreata oder Dünndärme – durchführen wollen. Wie alle anderen Krankenhäuser sind sie darüber hinaus verpflichtet, der Koordinierungsstelle DSO mögliche Organspender anzuzeigen.

Die Organspende hängt von vielen Faktoren ab: Erkennung eines möglichen Spenders, intensivmedizinische Maßnahmen beim potenziellen Spender, die Kontaktaufnahme mit der DSO, Hirntoddiagnostik,

Einwilligung zur Organspende oder medizinische Untersuchung des Verstorbenen zum Schutze der Empfänger, Kontaktaufnahme zu Eurotransplant, die Entnahme, Konservierung und Transport der Organe in die Transplantationszentren bis hin zur Versorgung des Leichnams. Deshalb spricht der Gesetzgeber von der Gemeinschaftsaufgabe Organspende, deren Umsetzung die einzige Behandlungsoption für eine Vielzahl von Patienten eröffnet, die auf ein neues Organ angewiesen sind.

Dabei liegt der Schlüssel zur Steigerung der Organspende zweifelsfrei im Krankenhaus: Hier entscheiden die Mitarbeiter mit ihrer Haltung und Kenntnis, ihrem Engagement und ihrem Kooperationswillen über Erfolg und Misserfolg. Das Meinungsklima in der Bevölkerung trägt ebenso seinen Teil dazu bei. Die Öffentlichkeit und die medizinischen Fachkreise stellen daher die Hauptzielgruppen der unterschiedlichen Kommunikationsmaßnahmen dar.

3.3 Spendereignung und erweiterte Spenderkriterien

Im Rahmen der Spenderevaluation werden die Voraussetzungen für eine mögliche Organspende ebenso wie eindeutige Kontraindikationen festgestellt und dokumentiert. Der gegebene Zeitpunkt hierfür liegt dann vor, wenn bei einem Patienten mit primärer oder sekundärer Hirnschädigung ein fortschreitender Verlust der Hirnstammfunktionen mit folgenden Symptomen vorliegt:

- tiefes Koma
- weite, lichtstarre Pupillen
- fehlender okulozephaler Reflex beidseits
- fehlender Cornealreflex beidseits
- fehlende Trigeminus-Schmerzreaktion beidseits
- fehlender Pharyngeal-/Trachealreflex
- Atemstillstand (Apnoe).

Zu den eindeutigen Kontraindikationen zur Organspende zählen

- nicht kurativ behandelte maligne Tumoren; Ausnahme: primäre Hirntumoren,
- floride Tuberkulose,
- nicht behandelte Sepsis, speziell mit multiresistenten Keimen, und
- nachgewiesene HIV-Infektion.

Eine ihrer vordringlichsten Aufgaben sieht die Koordinierungsstelle darin, durch Entnahme und Bereitstellung geeigneter Spenderorgane die gesundheitlichen Risiken der Organempfänger so gering wie möglich zu halten (Empfängerschutz) und die zahlreichen notwendigen Untersuchungen sicherzustellen. Dazu zählen – neben der Anamnese – Organfunktionsprüfungen, Immunologie, Virologie und Bakteriologie, auch Blutgruppenbestimmung und Pathologie.

So müssen beispielsweise, gegebenenfalls unter Einbeziehung der vorbehandelnden Hausärzte, Vorerkrankungen, Details zu Voroperationen und erfolgten Bluttransfusionen, kurz zurückliegende Rei-

---

Organspende ist Gemeinschaftsaufgabe.

Schlüssel zur Steigerung der Organspende v. a. im Krankenhaus

Spenderevaluation

▸ Symptome zur Feststellung des Todes

▸ absolute Kontraindikationen zur Organspende

Empfängerschutz durch zahlreiche Untersuchungen

▸ Anamnese
▸ Organfunktionsprüfungen
▸ Immunologie
▸ Blutgruppenbestimmung
▸ Pathologie

sen in Endemiegebiete und Beteiligungen an Impfprogrammen mit Lebendvakzinen sorgfältig abgeklärt werden. Eine mögliche HIV-, Hepatitis-B- oder Hepatitis-C-Infektion des Organspenders muss ebenso wie eine potenzielle Tumorerkrankung abgeklärt werden. Dabei sind Malignome grundsätzlich eine Kontraindikation zur Organspende. Ausnahmen können allenfalls für selten oder nicht metastasierende Tumoren, zum Beispiel Basaliome, das Carcinoma in situ der Zervix und, wegen des unterschiedlichen Transmissionsrisikos, für Tumoren des ZNS, gelten. In jedem Einzelfall muss der Schutz des Empfängers und das Risiko, ohne ein Transplantat während der Wartezeit zu versterben, abgewogen werden.

▶ relative Kontraindikation: selten oder nicht metastasierende Tumoren

Zum Schutz des Empfängers müssen in Routine- beziehungsweise Speziallaboratorien Pathogene wie Bakterien, Viren, Pilze, Protozoen und Prionen mit serologischen, bakteriologischen und molekularbiologischen Untersuchungsverfahren weiter differenziert werden, da diese Pathogene mit Organen und Geweben transmittiert werden können.

▶ Virologie, Bakteriologie

Nach Transplantation stellt eine Infektion mit dem Zytomegalievirus (CMV) eine der häufigsten infektiösen Komplikationen dar, wobei CMV-naive Empfänger das höchste Risiko für die Entwicklung einer CMV-Infektion beziehungsweise CMV-Erkrankung zeigen.

▶ häufigste infektiöse Komplikation: Zytomegalievirus

Fortschritte in der Transplantationsmedizin erlauben – vor allem vor dem Hintergrund des anhaltenden Mangels an transplantierbaren Organen – die Erweiterung der Spenderkriterien durch die Transplantationszentren.

Erweiterung der Spenderkriterien

So stehen beispielsweise im Herz- und Diabeteszentrum Nordrhein-Westfalen in Bad Oeynhausen die traditionellen den folgenden erweiterten Spenderkriterien gegenüber:

▶ traditionelle Spenderkriterien

Traditionell:
- Spenderalter < 40 Jahre
- Ischämiezeit ≤ 4 Stunden
- Spender-Empfänger-Gewichtsmissmatch < 0,8
- keine KHK
- hämodynamische Kriterien unter Organentnahme, bei Katecholaminunterstützung < 5 µ/kg/min:
  - MAP ≥ 60 mmHg
  - PCW ≤ 12 mmHg
  - ZVD ≤ 12 mmHg

▶ erweiterte Spenderkriterien

Erweitert:
- Spenderalter < 40 Jahre
- Ischämiezeit ≤ 5 Stunden
- Spender-Empfänger-Gewichtsmissmatch 30–50 %
- Spender-Empfänger-Größenmissmatch 25 %
- KHK mit isolierten proximalen Stenosen ohne Zeichen myokardialer Dysfunktion/Infarkt
- Diabetes mellitus, Karbon-, Paracetamol-, Digoxin-, Betablocker-, Zyanid-, Barbituratintoxikationen ebenso wie Alkohol- oder Drogenabusus kein primäres Ausschlusskriterium

- Hepatitis-B/C-positive Spender für Hepatitis-B/C-positive Empfänger
- Spenderherzen nach Reanimation
- Hypernatriämie kein Ausschlusskriterium.

Bislang habe sich die Erweiterung der Spenderkriterien im Bereich der Herztransplantation positiv auf die Transplantationszahlen ausgewirkt und vielen Patienten im Endstadium der terminalen Herzinsuffizienz die lebensrettende Transplantation ermöglicht. Jedoch zeigen die Ergebnisse auch, dass bei Spendern im Alter > 50 Jahre eine optimale Vordiagnostik inklusive Koronarangiographie notwendig ist, um gute Langzeitergebnisse zu erzielen.

Auswirkungen der erweiterten Spenderkriterien im Bereich der Herztransplantation positiv

Im Bereich der Lungentransplantation will beispielsweise das Thoracic Transplant Program der MH Hannover mit erweiterten Spenderkriterien eine Zunahme der Verfügbarkeit von Lungentransplantaten in Deutschland erreichen, indem wirkliche Risikofaktoren besser definiert und Transplantate für die Lungenlappen-Transplantation nutzbar gemacht werden sowie die Möglichkeit der Fremdentnahme, also nicht nur durch das Transplantationsteam selbst, etabliert und eine besondere Allokation von nicht optimalen Spenderorganen ermöglicht wird.

Lungentransplantation: erweiterte Spenderkriterien

Hierzu gelten folgende erweiterte Spendekriterien:

- Alter < 65 Jahre
- keine nachgewiesenen Veränderungen nach Nikotinabusus
- keine gravierenden Parenchymschäden nach Brustkorbtrauma
- nur einseitige Infiltration, Aspiration oder schweres Trauma
- positives Sputum, außer multiresistente Keime
- verminderte arterielle Oxygenierung bei nicht lungenbedingter Ursache.

Im Nephrologischen Zentrum Niedersachsen, Transplantationszentrum Hannoversch Münden hat man es sich zur Aufgabe gemacht, mittels erweiterter Spenderkriterien, wie

Nierentransplantation: erweiterte Spenderkriterien

- Alter < 5 beziehungsweise > 70 Jahre,
- kalte Ischämiezeit,
- Nierenfunktion CrCl < 65 ml/min; Krea-Anstieg,
- Hypertonie/Diabetes mellitus/Arteriosklerose,
- Glomerulosklerose > 15%/tubulär-interstitielle Fibrose,
- primäre Nierenerkrankungen,
- Infektionen, z. B. Meningitis, Harnwege, Hepatitis etc.,
- Tumoren, primär ZNS, extrazerebral,
- Nierenanomalien wie Mehrfachgefäßversorgung, Hufeisenniere oder Ureter fissus,

den Empfänger bei Nierentransplantation sinnvoller- und notwendigerweise in die Entscheidung einzubeziehen, die Entscheidung von der individuellen Empfänger-Spender-Konstellation abhängig zu machen, die Entscheidung des Empfängers unabhängig und frühzeitig vor der Transplantation herbeizuführen, Zentrums- und Empfänger-

Spezifika bei ET anzugeben sowie eine Auswahl unter mehreren Empfängern durch ET zu ermöglichen beziehungsweise zu unterstützen.

Lebertransplantation:

Auch bei der Lebertransplantation bestehen Engpässe. Als daraus resultierende Konsequenz hat es sich das Virchow-Klinikum der Charité in Berlin zur Aufgabe gemacht, mittels entsprechender

▸ **erweiterte Spender-
und Empfängerkriterien**

- Spendervorbehandlung: Steroide, Prostaglandine,
- Organkonservierung: Back-Table-Druckperfusion, niedrig-visköse Konservierungslösung,
- Empfängerselektion: Virusträger, hepatozelluläres Karzinom (HCC) und
- Empfängerbehandlung: Prostaglandine, Glycin

auch Organe mit erweiterten Spendenkriterien zur Transplantation einzusetzen, wohl wissend, dass dennoch

▸ **Risiken**

- die Wertigkeit der einzelnen Risikofaktoren unklar bleibt,
- keine sichere Voraussage über die Transplantatfunktion möglich ist,
- die I/R-Schädigung (Ischämie/Reperfusion) als kritisch limitierende Größe bei der Transplantation vorgeschädigter Organe einzustufen und daher
- eine Verringerung des I/R-Schadens anzustreben ist.

Pankreastransplantation:

Obwohl natürlich bei guten Organen der beste Outcome wie gute Funktion und geringe Morbidität beim Empfänger zu erwarten sind, hat die Johann Wolfgang Goethe-Universität in Frankfurt am Main für ihren Bereich der Pankreastransplantation auch den „less-than-ideal"-Spender definiert. Dieser hat mit einem

▸ **erweiterte Spender-
kriterien**

- Spenderalter > 45 Jahre und einem
- Übergewicht (> 100 kg)

zwar ein erhöhtes Risiko für

▸ **Risiken**

- technische Komplikationen,
- intra-abdominelle Infekte und
- ein frühes Transplantatversagen;

dennoch können gute Ergebnisse erzielt werden, beachtet man als wichtigstes Kriterium die Inspektion des Organs durch einen erfahrenen Pankreas-Transplantationschirurgen.

Trotzdem sollten die Bedenken gegenüber den technischen Komplikationen Vorrang haben und bei Pankreastransplantaten mit erweiterten Spenderkriterien die Zustimmung nur zurückhaltend erfolgen, zumal der Organmangel für Pankreata aktuell noch nicht groß genug ist.

3.4 Der Hirntod und seine Feststellung

**Hirntod: irreversibler
Ausfall der Gesamtfunk-**

Kommt es während einer Intensivbehandlung mit kontrollierter Beatmung und aufrechterhaltener Herz- und Kreislauffunktion zum irreversiblen Ausfall der Gesamtfunktion von Großhirn, Kleinhirn und Hirnstamm, ist der Hirntod eingetreten. Seine Feststellung erfolgt in Deutschland durch zwei voneinander unabhängige Ärzte nach von der Bundesärztekammer fixierten Richtlinien, die nach dem TPG allgemein verbindlich sind (www.bundesaerztekammer.de/30/richtlinien/richtdxhirntod).

Drei Schritte fixieren den formalen Ablauf der Hirntoddiagnostik:

- Überprüfen der Voraussetzungen, d. h. die akute primäre oder sekundäre Hirnschädigung bei Ausschluss metabolischer, toxischer, medikamentöser oder anderer reversibler Schädigungsfaktoren,
- klinische Untersuchung zum Nachweis eines kompletten Ausfalls der Funktionen des Großhirns, des Kleinhirns und des Hirnstamms sowie
- Nachweis der Irreversibilität durch Zusatzuntersuchungen und/oder eines Beobachtungszeitraums von 12 bis 72 Stunden, je nach Ursache des Schädigungsereignisses und Alter des Patienten.

Der Verdacht ergibt sich aus der Verschlechterung der neurologischen Befunde, die auch während der Intensivtherapie unter Analgosedierung im Verlauf untersucht werden müssen. Bei primärer Großhirnläsion weist die von rostral nach kaudal fortschreitende Hirnstammbeeinträchtigung auf die bedrohliche Hirndruckentwicklung hin. Im Einzelnen zählen dazu

- die Abnahme und schließlich das Erlöschen der Hirnnervenreflexe sowie
- die Erweiterung und noch mehr die Lichtstarre der Pupillen,
- das Abschwächen und das letztendliche Ausbleiben einer Reaktion beim endotrachealen Absaugen, aber auch
- der Übergang von Beuge- in Strecksynergismen und
- eine Spastik in Muskelhypotonie,
- die Entwicklung eines Diabetes insipidus,
- der allmähliche Anstieg und der plötzliche Abfall des Blutdrucks mit erforderlicher medikamentöser Stützung und schließlich
- der Rückgang des „Atmens gegen die Maschine" und des Triggerns.

Alle Befunde werden entsprechend dokumentiert und protokolliert.

Sind die Grundvoraussetzungen – Spendereignung und Hirntodfeststellung – gegeben, kann schließlich die Frage nach der Zustimmung zur Organentnahme abgeklärt werden.

3.5 Organprotektive Intensivtherapie und Organentnahme (inkl. Multiorganentnahme)

Sobald die Voraussetzungen für die Organspende – Feststellung des Hirntodes, Spendereignung und Einwilligung – vorliegen, werden die für die Organvermittlung erforderlichen Untersuchungen zu Blutgruppe und Gewebetypisierung sowie zu den Organfunktionen ver-

---

Marginalien:

tion von Großhirn, Kleinhirn und Hirnstamm

Ablauf der Hirntoddiagnostik

Verdacht auf Hirntod ergibt sich aus der Verschlechterung der neurologischen Befunde.

Für die Organvermittlung erforderliche Untersuchungen zu Blutgruppe

und Gewebetypisierung sowie zu den Organfunktionen

anlasst. Dies sind neben den Untersuchungen zur Funktionsbeurteilung der einzelnen Organe:

- virologische Untersuchungen: HIV, HBV, HCV, CMV
- bakteriologische Untersuchungen: Urin, ggf. Blutkulturen, Trachealsekret, Abstriche von Kathetern und ggf. äußeren Verletzungen
- vollständiger Blutgruppenstatus
- HLA-Typisierung
- abdominelle Sonographie
- Röntgen-Thorax, ggf. Bronchoskopie
- ggf. Echokardiographie.

DSO: leitet Daten der Spenderorgane an Eurotransplant weiter.

Eurotransplant: führt Vermittlungsprozess durch.

Liegen sie vor, werden die Daten der zur Entnahme freigegebenen und geeigneten Spenderorgane vom DSO-Koordinator an die Vermittlungsstelle Eurotransplant weitergeleitet. Sie führt den Vermittlungsprozess durch, indem sie entsprechend § 16 TPG von der Bundesärztekammer vorgegebene Kriterien anwendet. Diese differenzieren zwischen den einzelnen Organen, sehen jedoch auch immer solche Entscheidungsmerkmale vor, die entweder die Dringlichkeit oder die Erfolgsaussicht widerspiegeln.

Schon im Vorfeld und während des gesamten Spendeprozesses muss dafür gesorgt werden, dass die wesentlichen Körperfunktionen in ihren physiologischen Bereichen aufrechterhalten werden. Schließlich ist eine adäquate Intensivtherapie des Organspenders von entscheidender Bedeutung für den Transplantationserfolg.

Adäquate Intensivtherapie des Organspenders ist von entscheidender Bedeutung für Transplantationserfolg.

Fällt das Gehirn als Steuerungsinstrument aus, resultieren schwerwiegende pathophysiologische Veränderungen (Tab. 3.3).

Typische Komplikationen im Hirntod

Tab. 3.3: Häufigkeit der typischen Komplikationen im Hirntod

Komplikation	Häufigkeiten in Prozent
Diabetes insipidus centralis	79
Elektrolytstörungen	75
Hypotension	72
Arrhythmien	65
Hypothermie	50
pulmonale Komplikationen	39
Blutgerinnungsstörungen	5

Ursachen dieser Entgleisungen sind neben dem schrittweisen Ausfall der zentralen sympathikoadrenergen Kreislaufregulation und der hypothalamischen Temperatursteuerung ein sich durch die Unterbrechung der Hypothalamus-Hypophysen-Achse entwickelnder Diabetes insipidus centralis und die Verminderung der CO_2-Produktion durch die Senkung des Gesamtstoffwechsels.

Organprotektive Therapie ist auf Behandlung der pathophysiologischen

Die organprotektive Therapie ist deshalb auf die Behandlung der pathophysiologischen Folgen des Hirntodes ausgerichtet. Darüber hinaus müssen Vorerkrankungen und Folgen des zum Hirntod führenden Akutereignisses mit berücksichtigt werden. Ziel aller Aktivitäten ist der Erhalt und die Optimierung der Organperfusion und -oxygenierung.

Folgen des Hirntodes ausgerichtet.

Eine differenzierte Volumentherapie im Rahmen der Intensivtherapie des Organspenders ergibt sich auf der Basis folgender Parameter:

▸ differenzierte Volumentherapie

- Infusionstherapie unter ausgeglichener Bilanzierung der Ein- und Ausfuhr
- Volumenersatztherapie: kombinierte Gabe Kristalloide: Kolloide 2:1
- Blutgabe falls

  - HK < 20 % bei stabiler Kreislaufsituation
  - HK < 30 % bei instabiler Kreislaufsituation
  - und in Abhängigkeit von Alter, Vorerkrankungen und geplanter Transplantation.

Außer der sorgfältigen Volumen- und Elektrolytsubstitution wird, um die Hämodynamik und damit den Funktionszustand potenziell transplantabler Organe zu verbessern, zunehmend eine komplette Hormonsubstitution empfohlen. Als Richtwerte gelten dabei:

▸ Volumen- und Elektrolytsubstitution
▸ komplette Hormonsubstitution

- Methylprednisolon: 15 mg/kg KG als Bolus
- Triiodthyronin (T3): 4 µg als Bolus, gefolgt von einer kontinuierlichen Infusion von 3 µg/h
- Vasopressin: 1 U als Bolus, gefolgt von einer kontinuierlichen Infusion von 0,5−4 U/h in Abhängigkeit vom peripheren Widerstand
- Insulin: titriert bis Serum-Blutglukose 120−180 mg/dl.

Derzeit kommen nur bei cirka 20 Prozent der potenziellen Organspender die Lungen für eine Transplantation in Frage. Häufig war es im Vorfeld im Rahmen des akuten zerebralen Ereignisses zu Regurgitation und Aspiration gekommen.

Um auch Organe mit erweiterten Spenderkriterien (extended donor criteria, EDC) und Einzellungen für die Transplantation erhalten zu können, kommt der differenzierten Beatmungstherapie eine besondere Bedeutung zu. Die Beatmung folgt dabei kontrollierten Beatmungsmustern, unter Berücksichtigung der individuellen, pathophysiologischen Situation. Bewährt hat sich die druckkontrollierte Beatmung mit einem positiven endexspiratorischen Druck (PEEP) von 5−10 cmH$_2$O mit der niedrigsten FiO$_2$, die eine sichere Oxygenierung gewährt.

▸ differenzierte Beatmungstherapie

Entscheidend ist aber auch die konsequente Fortführung der Bronchialtoilette: Durch Mukolyse, Absaugen und Bronchoskopie konnte die Anzahl transplantierter Lungen verdoppelt werden (15 Prozent vs. 31,8 Prozent).

▸ konsequente Fortführung der Bronchialtoilette

Lagerungsmaßnahmen − bis hin zur 180°-Bauchlage − zur Prophylaxe von Atelektasen, regelmäßiges endotracheales Absaugen und eine effektive Befeuchtung der Atemgase sind darüber hinaus für alle Organspender von zentraler Bedeutung.

Adäquate und frühzeitige organprotektive Intensivtherapie beim Spender bedingt späteren Transplantationserfolg.

▶ notwendiges Monitoring

Engmaschiges Monitoring und intensivmedizinische und -pflegerische Maßnahmen stellen ausreichende Oxygenierung, Regulierung der Hämodynamik und Homöostase sicher.

Organentnahme erste operative Maßnahme der Transplantation

▶ keine Narkose bei Organentnahme wegen Hirntods

▶ Relaxierung zur Unterdrückung spinaler Reflexe

DSO-Koordinator organisiert Entnahme-Operation

Die adäquate und frühzeitige organprotektive Intensivtherapie beim Spender stellt die Weichen für den späteren Transplantationserfolg.

Durch die pathophysiologischen Veränderungen im Hirntod sind schnell auftretende Dysregulationen und damit verbundene Komplikationen zu erwarten. Ein umfassendes Monitoring ist daher unverzichtbar. Dazu gehören:

- EKG
- Pulsoxymetrie
- Kapnometrie
- arterielle Kanüle zur invasiven Blutdruckmessung und BGA
- Temperatursonde
- Blasendauerkatheter; Magensonde.

Durch das engmaschige Monitoring und entsprechende intensivmedizinische und -pflegerische Maßnahmen werden eine ausreichende Oxygenierung, die Regulierung der Hämodynamik und Homöostase sichergestellt.

Die Organentnahme spielt als erste operative Maßnahme eine entscheidende Rolle für eine erfolgreiche Transplantation. Nach § 3 des TPG sind der Nachweis des eingetretenen Todes und die Einwilligung zur Organspende die unabdingbaren Voraussetzungen für eine postmortale Organspende.

Durch die Fortführung der auf der Intensivstation begonnenen organprotektiven Therapie bis zur endgültigen Entnahme der Organe nimmt das Anästhesie-Team entscheidenden Einfluss auf den Erfolg der Transplantation – beginnt die Arbeit der Anästhesie doch bereits mit der Übernahme des Organspenders auf der Intensivstation und dem Transport in den OP.

Da während einer Narkose im klassischen Sinn die Ausschaltung des Bewusstseins und der Schmerzempfindung durch die Blockade der zentralen Rezeptoren im Gehirn im Vordergrund steht, diese Strukturen im Hirntod aber vollständig und irreversibel abgestorben sind, wird eine Narkose bei Organentnahme nicht durchgeführt.

Im Gegensatz zu den zentralen Rezeptoren im Gehirn sind die peripheren Rezeptoren im Rückenmark nicht in ihrer Funktion beeinträchtigt. Aufgrund des fehlenden hemmenden Einflusses des Gehirns kann es daher vor und während der Organentnahme zu spinalen Reflexen als überschießende Antwort somatisch und viszeral ausgelöster Reize und Bewegungen kommen. Deshalb sollte bei Organspendern in jedem Fall eine Relaxierung erfolgen.

Der Organspender wird in leicht überstreckter Rückenlage gelagert. Abdeckung und Desinfektion richten sich nach der geplanten Ein- oder Mehrorganentnahme. Auch wenn keine thorakalen Organe zur Entnahme vorgesehen sind, erfolgt häufig eine Sternotomie. Hierdurch werden die Darstellung der hepatischen Gefäßversorgung und die Entnahme der Leber wesentlich vereinfacht.

Der DSO-Koordinator organisiert die Entnahme-Operation; durchgeführt wird sie von erfahrenen Chirurgen, in der Mehrzahl

Mitarbeiter von Transplantationszentren. Nieren, Lebern und meist auch Pankreata werden von regionalen Teams entnommen und nach der Vermittlungsentscheidung in das entsprechende Transplantationszentrum gebracht. Herz und Lunge werden in der Regel von den Teams entnommen, die später auch die Transplantation durchführen.

> Nieren, Leber, Pankreas: Entnahme durch regionale Teams, dann Versand

> Herz, Lunge: Entnahme vom Transplantationsteam

Eine bis eineinhalb Stunden vor Eintreffen der Entnahmeteams für die thorakalen Organe beginnt das abdominal-chirurgische Team mit der Operation.

Abdominal-chirurgisches Team beginnt 1 – 1,5 h vor dem throrakal-chirurgischen Team mit OP.

Die eigentliche Organentnahme gleicht im Wesentlichen einem großen abdominellen beziehungsweise thorakalen Eingriff und dauert zwischen drei und fünf Stunden. Nach der Vollheparinisierung und Kanülierung der großen Gefäße mit besonderen Perfusionskanülen erfolgen das Abklemmen der Blutversorgung der Peripherie und die Perfusion.

Die Organe werden hierbei mit einer speziellen kalten Konservierungslösung (University-of-Wisconsin- [UW-] oder HTK-Bretschneider-Lösung) abdominal mit Druck über die Aorta abdominalis nahe der Bifurkation, thorakal synchron ohne Druck über die Aortenwurzel blutleer gespült. Liegt die Zustimmung zur Entnahme aller Organe vor, werden sie in folgender Reihenfolge entnommen: 1. Herz, 2. Lungen, 3. Leber, 4. Pankreas/Dünndarm, 5. Nieren. Bei über 80 Prozent der Organspender werden mehrere Organe entnommen; auch bei den 55- bis 64-Jährigen stieg die Rate der Mehrorganentnahme auf 80 Prozent; bei über 65-Jährigen auf immerhin 58 Prozent (Abb. 3.5).

Lagerung der Organe in speziellen Konservierungslösungen

Mehrorganentnahmen bei über 80 % der Spender

Oberflächenkühlung und Perfusion führen zu einer schnellen Abkühlung, zur Senkung des Sauerstoffverbrauchs und damit zur maxi-

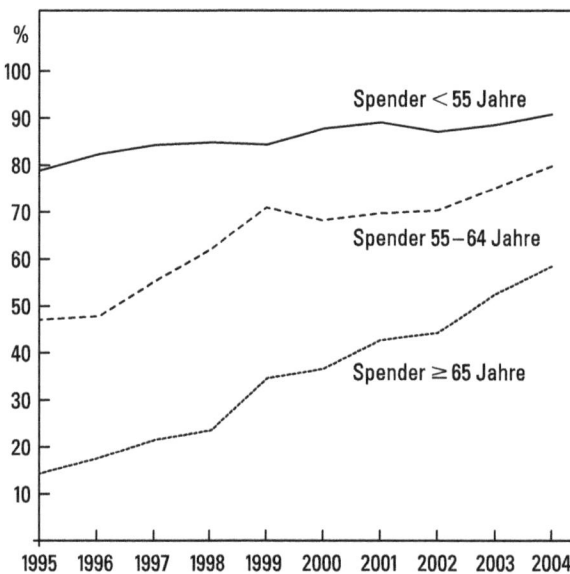

Abb. 3.5: Mehrorganentnahmen pro Altersgruppe 1995 – 2004 (Quelle: DSO).

Maximale Konservie-
rungszeiten

Tab. 3.4: Maximale Konservierungszeiten

Organ	Konservierungszeit
Niere	24−30 Stunden
Leber	12 Stunden
Pankreas	12 Stunden
Herz	4−6 Stunden
Lungen	4−6 Stunden

malen Reduktion des Stoffwechsels. Dies ermöglicht einen Funktionserhalt unter Anoxie für eine beschränkte Zeit (Tab. 3.4).

Verpackung der Organe
zum Transport

Nach der Entnahme werden die steril gewonnenen Organe verpackt und bei einer Temperatur knapp oberhalb des Gefrierpunktes gehalten. Die Verpackung besteht hierbei zunächst aus drei sterilen Plastikbeuteln. In den innersten wird das Organ in Konservierungslösung frei schwimmend verpackt. Dieser Beutel kommt dann in den zweiten, mit kalter Ringerlösung und Eis gefüllten. Erst dann kommen die beiden in den dritten, trockenen Beutel. Alle drei Beutel werden jeweils mit Schnur dicht verschlossen. Die so versorgten Organe werden anschließend in spezielle Styropor-Transportboxen gebettet, die zuvor mit zerdrücktem Eis befüllt wurden. Nachdem die Boxen fest verschlossen und entsprechend beschriftet wurden, sind die Transplantate „versandfertig".

So erfolgt der Transport der Organe per Auto, Bahn oder Flugzeug zu den jeweiligen Zentren, deren Patienten von der Vermittlungsstelle ET als Empfänger identifiziert worden sind, je nach Organ und höchstzulässiger Konservierungszeit (Tab. 3.5).

Entnahme der Augen-
hornhäute

Wurde der Entnahme der Augenhornhäute zugestimmt, werden diese anschließend von einem Augenarzt entnommen. Meist werden dabei die kompletten Bulbi entfernt. Diese Entnahme erfolgt nicht zwangsläufig im OP, sondern in manchen Fällen auch erst später in der Pathologie, da die Corneae noch bis zu 72 Stunden nach Eintritt des Herz-Kreislauf-Stillstandes entnommen werden können. Die Augenhöhlen werden abschließend prothetisch versorgt. Die Entnahme der Corneae hinterlässt keine Spuren im Gesicht des Spenders.

Mit dem Ende der Organentnahme wird die Beatmung eingestellt, alle vorhandenen Katheter und Zugänge entfernt, der Leichnam mit einer entsprechenden Naht verschlossen und mit einem Verband versorgt. Der Leichnam kann aufgebahrt werden, wenn die Angehörigen sich vom Verstorbenen verabschieden möchten. In der Intensivabteilung und im OP ist der würdevolle Umgang mit dem Verstorbenen oberstes Gebot.

Würdevolle Umgang
mit dem Verstorbenen
oberstes Gebot

Gesamter Organspende-
prozess wird elektro-
nisch dokumentiert.

Der gesamte Organspendeprozess wird elektronisch dokumentiert, wobei die Identität des Spenders pseudonymisiert wird. Der Zugang zu den Spenderdaten bleibt so solchen Fällen vorbehalten, in denen aus Gründen des Empfängerschutzes ein Rückgriff auf die Krankenakte im Spenderkrankenhaus notwendig wird.

Außer in den Transplantationszentren sehen die Mitarbeiter des Intensiv- und des OP-Bereiches meist nur die notwendige Organentnahme als Teil einer erfolgreichen Transplantation. Mit der organprotektiven Therapie und der anschließenden Entnahme haben sie unmittelbar an der Behandlung eines schwer bis lebensbedrohlich erkrankten Patienten mitgewirkt, dem sie im Regelfall niemals begegnen werden.

Um aber den Sinn und die Richtigkeit dieser Maßnahme zu vermitteln, ist es daher umso wichtiger, den Mitarbeitern der Krankenhäuser eine direkte Rückmeldung über den Transplantationserfolg zu geben.

Die DSO hat es sich deshalb zur Aufgabe gemacht, einige Wochen nach der Transplantation die an der Organspende beteiligten Ärzte, Pfleger und Schwestern über die Ergebnisse der Transplantation zu informieren. Die Empfänger bleiben dabei anonym. Ebenso erhalten die Angehörigen auf Wunsch einen Brief mit Informationen zu den Transplantationsergebnissen, in dem die DSO auch nochmals ihren Dank und ihre Anteilnahme ausdrückt.

DSO: direkte Rückmeldung über den Transplantationserfolg an Mitarbeiter des Intensiv-, OP- und Pflegebereichs sowie an Angehörige des Spenders (auf Wunsch)

3.6 Gewebespende (Gemeinnützige Gesellschaft für Gewebetransplantation, DSO-G)

Die Gewebespende ist ein Bereich der Transplantationsmedizin, der in Zukunft noch an Bedeutung gewinnen wird. Schon heute werden in Deutschland mehr Gewebe als Organe transplantiert. Zu den Spendegeweben zählen neben den Augenhornhäuten, Herzklappen und Blutgefäßen auch Knochen und Haut – aus heutiger Sicht klinisch relevant. Die Transplantation von Leberzellen zählt zu den relativ neuen Bereichen der Transplantationsmedizin. Aktuellen Schätzungen zufolge werden in Deutschland jährlich bis zu 8.000 Augenhornhäute, cirka 800 Herzklappen und 500 Gefäßpräparate benötigt. Bei Haut, Knochen oder Leberzellen liegen bislang keine konkreten Zahlen vor. Allerdings ist auch der Bedarf an Geweben in Deutschland bei weitem nicht gedeckt. Am häufigsten findet die Gewebespende im Rahmen einer von der DSO koordinierten Organspende statt.

Deswegen wurde schon 1997 die Gemeinnützige Gesellschaft für Gewebetransplantation (DSO-G) als hundertprozentige Tochter der DSO gegründet. Sie hat sich zum Ziel gesetzt, alle Patienten bundesweit bedarfsgerecht und kostengünstig mit hochwertigen Gewebetransplantaten zu versorgen, und hat deshalb Qualitätsstandards entwickelt und diese bei eigenen Gewebebanken und Kooperationspartnern etabliert. Die DSO-G koordiniert den gesamten Ablauf der Gewebespende: Ihre Mitarbeiter führen Gespräche mit den Angehörigen, klären die medizinischen Voraussetzungen für eine Spende und entnehmen die Gewebetransplantate nach standardisierten Verfahren. Die Verteilung der Transplantate erfolgt nach den Maßstäben des Transplantationsgesetzes.

Wie viele Menschen jährlich Gewebe spenden, wurde bisher bundesweit noch nicht erfasst. Umso wichtiger ist es für die DSO-G, ihre Spendezahlen festzuhalten und zu veröffentlichen, um damit zu ei-

Gewebespende
- *Cornea*
- *Herzklappen*
- *Blutgefäße*
- *Knochen*
- *Haut*
- *Leberzellen*

Bedarf an Gewebespenden in Deutschland bei weitem nicht gedeckt

Gewebespende meist im Rahmen einer Organspende

Gemeinnützige Gesellschaft für Gewebetransplantation (DSO-G) koordiniert gesamten Ablauf der Gewebespende.

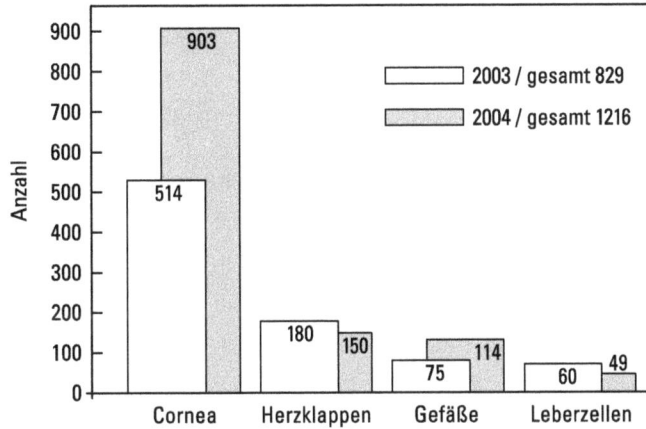

Abb. 3.6: Gewebespende-Eingänge der DSO-G im Jahresvergleich. In den Banken der DSO-G und ihrer Kooperationspartner sind im Jahr 2004 1.216 Gewebepräparate eingegangen. Das entspricht schätzungsweise 20 Prozent aller in Deutschland gewonnenen Gewebespenden.

nem transparenten Bild der Gewebespende in der Bevölkerung beizutragen (Abb. 3.6).

Für die Gewebespende gibt es keine feststehende Altersgrenze; entscheidend ist der Zustand der Gewebe. Medizinische Tests nach dem Tod entscheiden darüber, ob Gewebe zur Transplantation entnommen wird.

Nur in seltenen Fällen werden gespendete Gewebe unmittelbar transplantiert. Die meisten werden in speziellen Gewebebanken, z. B. Zell- und Gewebebank Dresden, Herzklappenbank Bad Oeynhausen, Gewebebank Charité Berlin u. a., medizinisch untersucht, um eine Übertragung von Krankheitserregern und Viren zu verhindern. Hier werden die gespendeten Gewebe auch prozessiert: Diese Aufbereitung nach Präparation dient der Erhaltung der Gewebe in ihrer ursprünglichen Struktur und Funktion.

Die Gewebebanken bewahren die Gewebe auf und geben sie, ausschließlich zum Zwecke der unmittelbaren Transplantation, an die Transplantationszentren weiter, sobald diese ein Transplantat für einen Patienten benötigen. Die DSO-G verteilt dabei nach den Kriterien Erfolgsaussicht, Dringlichkeit und Chancengleichheit.

Ziel der Arbeit der DSO-G ist es, so viele geeignete Gewebetransplantate zur Verfügung zu stellen, dass Fragen der Zuteilung nur noch eine untergeordnete Bedeutung haben. Eine bundesweit einheitlich organisierte Verteilung ist dazu notwendig. 2004 hatte die DSO-G 714 Gewebetransplantate an entsprechende Transplantationszentren weitergegeben. Drei Viertel aller Präparate waren Hornhauttransplantate. Die Anzahl der transplantierten Präparate konnte innerhalb eines Jahres um ein Drittel gesteigert werden: Erfolg der steigenden Zahl an Kooperationspartnern im Verbundsystem der DSO-G.

Limitierende Faktoren der Gewebetransplantation sind neben dem Mangel an Spendergewebe aber auch mangelnde OP-Kapazitäten

Keine feststehende Altersgrenze für Gewebespende

Medizinische Untersuchung, Prozessierung und Aufbewahrung gespendeter Gewebe in speziellen Gewebebanken

Bundesweit einheitlich organisierte Verteilung der Gewebetransplantate über DSO-G

Limitierungen der Gewebetransplantation

und Refinanzierung. Öffentlichkeitsarbeit und Austausch mit Experten, wie beispielsweise der European Eye Banks Association (EEBA) und der European Association of Tissue Banks (EATB), sollen die Akzeptanz der Gewebespende in der Bevölkerung weiter erhöhen und den offenen Dialog fördern.

Die DSO-G ist bestrebt, den Bereich der Spende von Geweben qualitätsgesichert zu organisieren, um Unsicherheiten im Spendeprozess auszuschließen. Ziel ist es dabei, die entsprechende EU-Direktive erfolgreich in Deutschland umzusetzen, um vielen schwer erkrankten Menschen mit einer Gewebespende zu helfen.

DSO-G: qualitätsgesicherte Organisation der Gewebespende in Deutschland

3.7 Angehörigenbetreuung und Frage nach Organspende

Die Betreuung der trauernden Angehörigen eines möglichen Organspenders empfindet das Intensivpersonal meist belastender als die Behandlung des Spenders. Neben der Überbringung der Todesnachricht wird vor allem das Gespräch über eine mögliche Organspende als Herausforderung gewertet. Dies sollte erst geführt werden, wenn die entsprechenden medizinischen Voraussetzungen gegeben sind und der Tod des Familienmitglieds verstanden wurde. Bei den Angehörigen kann es durch den plötzlichen Verlust eines Familienmitglieds zu massiven emotionalen Reaktionen kommen: tranceartige Zustände, Hilflosigkeit, Schuldgefühle, Schuldzuweisungen, Aggressionsausbrüche oder ausgeprägte Warum-Fragen. Verlusterlebnisse paaren sich mit Entscheidungskonflikten.

Analysen der DSO zeigen, dass beispielsweise 2003 nur 16,6 Prozent aller Zustimmungen zur Organspende auf einem schriftlichen oder mündlichen Willen des Verstorbenen basierten. 83,4 Prozent orientierten sich am mutmaßlichen Willen oder eigenen ethischen Wertvorstellungen der Angehörigen. Gerade deswegen erfordert die Situation vom Gesprächsführenden in besonderem Maße Sensibilität und soziale Kompetenz (Tab. 3.5a, b).

Die DSO empfiehlt aus Rücksicht auf die Krisensituation der Angehörigen, das Gespräch über eine Organspende zeitlich von der Todesnachricht abzukoppeln; es sei denn, die Angehörigen sprechen

Angehörigenbetreuung
▸ *Überbringung der Todesnachricht*
▸ *Gespräch über mögliche Organspende*

Tab. 3.5a: Hauptgründe/-argumente für eine Organspende (nur Einschluss von Personen, die der Spende voll oder mit Einschränkungen zugestimmt haben; n = 90)

Argumente für eine Organspende

Vorgegebene Kategorie	Häufigkeiten in Prozent*			
	gar nicht	mittel	stark	k. A.
Altruismus, Mitgefühl	0	27	71	2
religiöse Gründe	71	8	0	21
dem Tod Sinn geben	22	39	26	13

* bezogen auf 3er-Skala von 1 = gar nicht, 2 = mittel, 3 = stark zutreffend

Argumente gegen eine
Organspende

Tab. 3.5b: Hauptgründe/-argumente gegen eine Organspende (nur
Einschluss von Personen, die die Spende abgelehnt haben; n = 40)

Vorgegebene Kategorie	Häufigkeiten Prozent*			
	gar nicht	mittel	stark	k. A.
Nichtakzeptierenkönnen des Todes	35	23	30	13
Verletzung der Körperintegrität durch die Organentnahme	15	15	48	23
religiöse Gründe	45	10	13	33
fehlendes Vertrauen in die Hirntoddiagnostik	65	8	3	25
Befürchtungen betreffs Organhandel	65	5	0	30
Unzufriedenheit mit der Behandlung im Krankenhaus	68	5	0	28

* bezogen auf 3er-Skala von 1 = gar nicht, 2 = mittel, 3 = stark zutreffend

Möglichst zeitliche Ab-
kopplung des Gesprächs
über Organspende von
der Todesnachricht

dieses Thema von selbst an. In der Praxis beginnen die Gespräche
über eine Organspende mit den Angehörigen zum Teil aber schon
sehr früh, ohne bereits eine Entscheidung zu verlangen. Häufig werden sie bei Einleitung der Hirntoddiagnostik aufgenommen, in vielen
Fällen auch erst nach deren Abschluss. Einer Zustimmung zur Organspende in 65 Prozent der Fälle steht noch immer eine Ablehnung
von 35 Prozent gegenüber.

Qualität der Gesprächs-
führung sowie der Be-
treuung und Information
von Angehörigen beein-
flusst Entscheidungs-
findung.

Die Qualität der Gesprächsführung sowie der Betreuung und Information von Angehörigen beeinflusst die Entscheidungsfindung
der betroffenen Familien. Angehörige bewerten es deshalb positiv,
wenn der Koordinator der DSO involviert ist. In rund einem Viertel
der Gespräche ziehen Intensivärzte derzeit die Koordinatoren hinzu.

Organspende und
-entnahme psychische
Belastung für Ärzte
und Pflegende

Für Ärzte und Pflegende gehören Organspende und Organentnahme nicht zur Routine, und die Behandlung und Pflege eines Organspenders bringen häufig psychische Belastungen mit sich. Oft
empfinden sie den Hirntod des Patienten als Niederlage oder Thera-
pieversagen, insbesondere dann, wenn der Verstorbene schon längere
Zeit auf der Station gepflegt und behandelt wurde. Die Betreuenden
haben eine enge Beziehung zum Patienten und seinen Angehörigen
aufgebaut und die zunehmende Verschlechterung der zerebralen Situation unmittelbar miterlebt. Mit der Feststellung des Hirntodes
und der Zustimmung zur Organentnahme wird jetzt ein neues Thera-
pieziel gesetzt: Alle Maßnahmen dienen nun dem Organerhalt und
somit den unbekannten Organempfängern.

Dieses Umdenken in der Therapie ist oft schwer nachzuvollziehen.
Immerhin unterscheidet sich der Organspender äußerlich nicht von
anderen Intensivpatienten, obwohl er trotz des künstlich aufrechter-
haltenen Kreislaufs tot ist. Die Pflegenden betreuen zu diesem Zeitpunkt also einen Verstorbenen. Je besser sie den Funktionsausfall
des Gehirns und die damit verbundenen Folgen verstehen, desto eher

können sie eigene Unsicherheiten abbauen und auch den Angehörigen Auskunft geben.

Zu der schon anspruchsvollen Tätigkeit gesellt sich in vielen Fällen ein Gewissenskonflikt: Aufgrund der Fülle an Maßnahmen, die zu diesem Zeitpunkt zu bewältigen sind, haben Schwestern und Pfleger oft das Gefühl, andere Patienten, die eine Chance auf Genesung haben, nicht ausreichend versorgen zu können. Schulung und Unterstützung durch die DSO-Mitarbeiter ist deshalb umso wichtiger.

Um auch Ärzten und Pflegenden bei der Betreuung trauernder Angehöriger Hilfestellung geben zu können, bietet die DSO unter fachlicher Leitung speziell ausgebildeter Ärzte und Psychologen eintägige Fortbildungsveranstaltungen an. Diese so genannten EDHEP-Seminare (European Donor Hospital Education Program) sollen das Intensivpersonal darauf vorbereiten, mit der schwierigen Situation der trauernden Angehörigen sowie der Frage nach der Organspende besser umgehen zu können. Nähere Informationen unter www.dso.de/organspende/zustimmung/schulungsangebot_idx.html.

> Schulung und Unterstützung durch DSO-Mitarbeiter

> EDHEP-Seminare sollen Intensivpersonal auf Betreuung trauernder Angehöriger und Frage nach Organspende vorbereiten.

3.8 Stand der klinischen Forschung und Ausblick

In den Anfangsjahren der Transplantationsmedizin standen Forschung und wissenschaftliche Arbeiten zur Verbesserung der Organprotektion im Vordergrund des Interesses. Mit geeigneten Verfahren konnte erreicht werden, Organe in unterschiedlichem Maße so zu protektionieren, dass Transporte über größere Strecken möglich waren. In späteren Jahren stand die Entwicklung immer neuer Protokolle zur immunsupressiven Therapie im Fokus.

Erst in jüngster Zeit gibt es neue Forschungsansätze, die sich mit einer besseren Technik zur Organprotektion beschäftigen. Der Einsatz von pulsatilen Maschinen oder Warmperfusionsverfahren werden erneut diskutiert.

Ein weiterer, außerordentlich wichtiger Forschungsaspekt in der Organspende berührt epidemiologische Fragen. Zahlen aus Spanien und anderen Ländern belegen, dass es möglich ist, 35–40 Spender pro Million Einwohner zu gewinnen. Aufgabe für wissenschaftliche Untersuchungen ist es daher, die Zahl möglicher Organspenden für Deutschland zu definieren. In Untersuchungen aus Mecklenburg-Vorpommern und Brandenburg wurde festgestellt, dass auch in Deutschland cirka 40 Spenden pro Million Einwohner verwirklicht werden könnten. Teil der wissenschaftlichen Evaluierung ist es, Gründe für die Nichtrealisierung dieser Organspenden zu eruieren und Kriterien zur Erweiterung medizinischer Voraussetzungen einer Organspende zu erarbeiten. Es ist zu erwarten, dass die Zahl möglicher Organspender in Deutschland gesteigert werden kann, wenn die medizinischen Voraussetzungen besser definiert werden.

Darüber hinaus ist die Zahl der umgesetzten Organspenden abhängig von den Rahmenbedingungen im Krankenhaus. Es hat sich gezeigt, dass sich die Einsetzung von Transplantationsbeauftragten (nach § 11 Abs. 4 TPG) – wie in einigen Landesausführungsgesetzen festgeschrieben – positiv auf die Organspendezahlen auswirkt.

> Aktuelle Forschungsansätze
> ▶ bessere Techniken der Organprotektion

> ▶ Erhöhung der Organspenden

> ▶ Kriterien zur Erweiterung medizinischer Voraussetzungen einer Organspende
> ▶ Verbesserung der Rahmenbedingungen im Krankenhaus

Ebenso sind krankenhausinterne Ablaufplanungen sowie gezielte Fortbildungen der involvierten Berufsgruppen mitentscheidend für die Erkennung möglicher Organspender und eine frühzeitige und adäquate organprotektive Therapie und Aufrechterhaltung der Homöostase. Maßgeblich können die Partner in Gesundheitswesen und Politik die Schaffung verbesserter Rahmenbedingen für Organspenden im Krankenhaus vorantreiben. Die Deutsche Stiftung Organtransplantation steht dabei beratend und unterstützend zur Seite.

Literatur

Deutsche Stiftung Organtransplantation (ed.) Organspende – Eine gemeinsame Aufgabe (Organspende-Informationsordner). Neu-Isenburg, 2003.

Deutsche Stiftung Organtransplantation (ed.) Organspende – eine Entscheidung für das Leben. Neu-Isenburg, 2006.

Deutsche Stiftung Organtransplantation (ed.) Organspende und Transplantation in Deutschland – Jahresbericht 2004. Neu-Isenburg, 2005.

Fahlenkamp D, Schönberger B, Tufveson G, Loening SA. Lebendspende – Nierentransplantation. Berlin: Blackwell Wissenschafts-Verlag, 1997.

Förderreuther S, Angstwurm H. Erkennen und Feststellen des Hirntodes. Darmstadt: Steinkopff Verlag, 2003.

Höglinger GU, Kleinert S. Hirntod und Organtransplantation. Berlin: De Gruyter, 1998.

Lachmann R, Meuter N. Medizinische Gerechtigkeit. Patientenauswahl in der Transplantationsmedizin. Paderborn: Wilhelm Fink Verlag, 1997.

Largiadér F. Checkliste Organtransplantation. Stuttgart: Georg Thieme Verlag, 1999.

Lauchart W, Wachsmuth C. Untersuchungen des Organspenders zum Schutz des Organempfängers vor übertragbaren Erkrankungen. Darmstadt: Steinkopff Verlag, 2004.

Mauer D, Gabel D, Eisenreich S, Smit H. Organspende und Deutschland. Darmstadt: Steinkopff Verlag, 2003.

Mauer D, Nehammer K, Bösebeck D, Wesslau C. Die organprotektive Intensivtherapie bei postmortalen Organspendern. Darmstadt: Steinkopff Verlag, 2003.

Meuter N, Lachmann R. Zur Gerechtigkeit der Organverteilung. München: Gustav Fischer, 1997.

Muthny FA, Smit M, Molzahn M. Das Gespräch mit den Angehörigen plötzlich Verstorbener und die Bitte um Organspende. Darmstadt: Steinkopff Verlag, 2004.

Scheld HH, Hammel D, Schmid C, Deng MC. Leitfaden Herztransplantation. Darmstadt: Steinkopff Verlag, 2000.

Siegmund-Schultze N. Organtransplantation. Wissenswertes zu Medizin, Ethik und Recht. Reinbek: Rowohlt Taschenbuch Verlag, 1999.

4 Eurotransplant und die Organverteilung in Deutschland

A. Rahmel

4.1 Ziele

Die 1967 gegründete internationale Stiftung Eurotransplant (ET) mit Sitz in Leiden/NL ist, als gemeinnützige Organisation, die zentrale Vermittlungsstelle für postmortal gespendete Organe in derzeit sechs europäischen Ländern (Belgien, Deutschland, Luxemburg, die Niederlande, Österreich und Slowenien) mit zusammen nahezu 120 Millionen Einwohnern (Abb. 4.1). Als Vermittler zwischen Spender und Empfänger hat Eurotransplant bei der Suche nach Spenderorganen zur Transplantation und deren Verteilung eine Schlüsselrolle inne. Die Verteilungsregeln innerhalb des Eurotransplant-Verbundes sind dabei auf zwei Hauptziele gerichtet: Zum einen wird durch die Vergrößerung der Spender- und Empfängergruppe eine Optimierung der Verträglichkeit (z. B. durch Berücksichtigung von Gewebeeigenschaften) erzielt und damit die Aussicht auf einen Erfolg der Transplantation deutlich erhöht. Zum anderen sollen die vereinbarten Verteilungsregeln ermöglichen, wartende Patienten in gerechter Weise zu berücksichtigen. Dazu gehört unter anderem auch die Möglichkeit, Patienten besonderer Dringlichkeit frühzeitig mit einem Spenderorgan zu helfen. Die solidarische Zusammenarbeit im Eurotransplant-Verbund, mit einem Organaustausch über die Ländergrenzen hinweg, dient diesen gemeinsamen Zielen.

Angesichts der sehr unterschiedlichen Spenderaten in den Eurotransplant-Mitgliedsländern muss auf eine gewisse nationale Bilanzierung beim Organaustausch geachtet werden. Ansonsten käme es zu einem erheblichen Export von Organen aus Ländern mit hoher Spenderate (wie Belgien und Österreich) in Länder mit niedriger Spenderate (wie Deutschland und die Niederlande), was die internationale Solidarität gefährden würde. Trotz solcher Regelungen, die für eine gewisse Bilanzierung zwischen „Import und Export" von Organen innerhalb von ET sorgen sollen, ist doch Deutschland in den zurückliegenden Jahren immer „Netto-Importeur" von Organen gewesen (je Organ 10−30 Herzen, Lebern und Nieren mehr in Deutschland transplantiert als entnommen). Hierbei spielt natürlich eine Rolle, dass sich in Deutschland aufgrund der größeren Wartelisten i. d. R. für jedes Organ ein geeigneter Empfänger findet, selbst wenn es sich um einen Spender mit seltener Blutgruppe (insbes. AB) oder Körpergröße (Kinder!) handelt. Auch werden in Deutschland

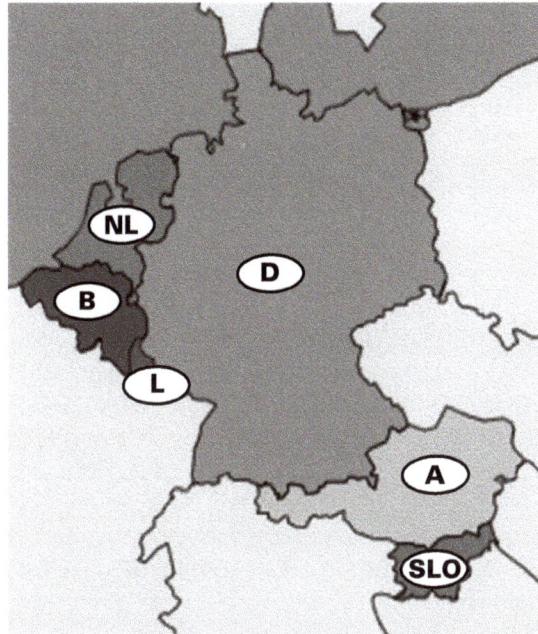

Abb. 4.1: Eurotransplant − beteiligte Nationen.

wohl auch aufgrund des Spendermangels Organe mit erweiterten Spenderkriterien transplantiert, die in den Spenderländern nicht vermittelbar waren.

4.2 Geschichtliche Entwicklung, rechtliche Grundlage und Finanzierung

In den Jahren nach der ersten klinischen Nierentransplantation 1954 entwickelte sich die Transplantationsimmunologie, basierend auf den grundlegenden Untersuchungen von Peter Medawar, rasch weiter. Es gelang, die ersten Gewebefaktoren zu charakterisieren (human leukocyte antigen- [HLA-] System). Bereits 1967 hatte der niederländische Immunologe und Transplantationsmediziner Johannes Joseph van Rood die visionäre Idee, durch die Berücksichtigung dieser Gewebefaktoren die Transplantationsergebnisse deutlich zu verbessern. Durch eine zentrale Registrierung aller Patienten, die auf ein Spenderorgan warteten, und Meldung aller potenziellen Spender an diese zentrale Vermittlungsstelle sollte eine möglichst gute Übereinstimmung zwischen Gewebefaktoren von Transplantat-Empfängern und -Spendern erlangt werden.

Um dieses Ziel zu erreichen, wurde die Stiftung Eurotransplant ins Leben gerufen. Anfangs handelte es sich um einen mehr oder weniger losen Verbund von Transplantationszentren. Doch schon nach wenigen Jahren zeigten sich die klaren Erfolge hinsichtlich der durch Eurotransplant − unter Berücksichtigung des HLA-Systems − vermittelten Nierentransplantate, so dass Eurotransplant rasch wuchs. Gal-

Johannes Joseph van Rood: Verbesserung der Transplantationsergebnisse durch Berücksichtigung der Gewebefaktoren

Eurotransplant: zuerst nur Vermittlung von Nierentransplantaten, heute auch andere solide Organe (Leber, Herz, Lunge, Pankreas, Dünndarm)

ten die Aktivitäten von Eurotransplant anfangs nur der Nierentransplantation, folgte später mit den Fortschritten der Transplantationsmedizin auch die Vermittlung anderer solider Organe: Leber, Herz, Lunge, Pankreas und Dünndarm.

Derzeit sind mehr als 250 Transplantationsprogramme im Eurotransplant-Bereich aktiv (Niere 69, Leber 45, Herz 54, Lunge 37, Pankreas 49), die von den einzelnen Kliniken individuell definiert werden.

Eurotransplant-Bereich: über 250 Transplantationsprogramme

Die Rolle von Eurotransplant als Vermittlungsstelle wurde in den verschiedenen beteiligten Ländern auf unterschiedliche Weise gesetzlich eingebunden. Das 1997 in Deutschland in Kraft getretene Transplantationsgesetz (TPG) definiert die Aufgaben und die Organisation einer Vermittlungsstelle und erlaubt ausdrücklich die Beauftragung einer Einrichtung außerhalb der Bundesrepublik Deutschland (TPG § 12). Mit dem vom Bundesministerium für Gesundheit genehmigten Vertrag zwischen den Kostenträgern, der Deutschen Krankenhausgesellschaft, der Bundesärztekammer und Eurotransplant wurde die Stiftung Eurotransplant offiziell als Vermittlungsstelle für die Bundesrepublik Deutschland beauftragt.

Deutsches Transplantationsgesetz definiert Aufgaben und Organisation einer Vermittlungsstelle und erlaubt Beauftragung einer Einrichtung außerhalb Deutschlands.

Seit Einführung der Organtransplantation besteht, bezogen auf die Zahl der Patienten, die in Lebensqualität und/oder Lebenserwartung von einer Transplantation profitieren könnten, ein Mangel an potenziellen Spenderorganen (siehe Abb. 4.2−4.6). Das stellt die verantwortlichen Mediziner bei der Verteilung der Spenderorgane seit jeher vor schwierige Entscheidungen. Durch einen Arbeitskreis des Wissenschaftlichen Beirates der Bundesärztekammer wurden schon früh Regeln für die Zuteilung von Organen entwickelt. Zudem erarbeitete die 1984 gegründete Arbeitsgemeinschaft der deutschen Transplantationszentren einen Transplantationscodex, in dem wesentliche Aspekte der Organverpflanzung behandelt wurden. Eurotransplant unterhält für jede Organgruppe beratende Gremien (Advisory Committees), in denen medizinische Experten aus allen Eurotransplant-Nationen vertreten sind. Von diesen werden − unter Berücksichtigung der durch Eurotransplant gewonnenen Erkenntnisse einerseits und des allgemeinen Fortschritts der Transplantationsmedizin andererseits − Empfehlungen für die Allokation von Organen kontinuierlich weiterentwickelt.

Seit Einführung der Organtransplantation besteht Mangel an Spenderorganen.

Eurotransplant begleitet Organallokation mit seinen Gremien wissenschaftlich zur Weiterentwicklung der Verteilungsregeln.

Für die Bundesrepublik Deutschland ist im § 12 des Transplantationsgesetzes festgelegt, dass die Vermittlung von Organen nach dem Stand der Erkenntnisse der medizinischen Wissenschaft unter besonderer Berücksichtigung von Erfolgsaussicht und Dringlichkeit an geeignete Patienten zu erfolgen hat. Ebenso ist im TPG (§ 16) geregelt, dass die Bundesärztekammer für die Feststellung des Standes der Erkenntnisse der medizinischen Wissenschaft verantwortlich ist. Bei der Bundesärztekammer wurde hierzu die „Ständige Kommission Organtransplantation" unter Beteiligung von Krankenkassen, Krankenhausgesellschaft, Juristen, Ethikern, Patientenvertretern sowie Transplantationsmedizinern eingerichtet. Unter Einbeziehung der medizinischen Expertise der Advisory Committees von Eurotrans-

„Ständige Kommission Organtransplantation" der Bundesärztekammer legt in Deutschland verbindliche Richtlinien zur Vermittlung von Spenderorganen fest und passt sie bei Bedarf an.

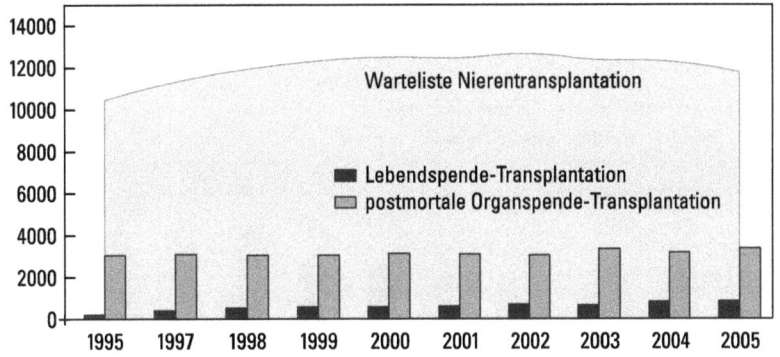

Abb. 4.2: Nierentransplantation − Entwicklung der Warteliste und der Transplantationsaktivitäten 1995−2005 im Eurotransplant-Verbund.

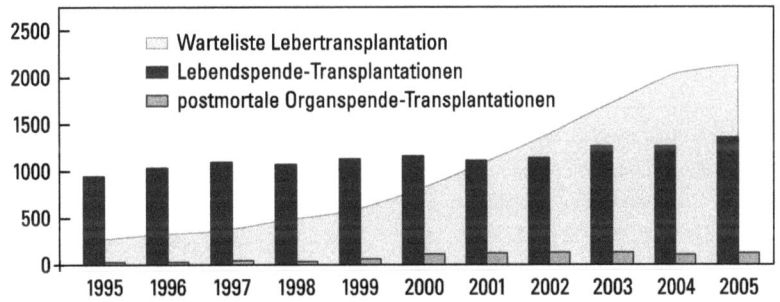

Abb. 4.3: Lebertransplantation − Entwicklung der Warteliste und der Transplantationsaktivitäten 1995−2005 im Eurotransplant-Verbund.

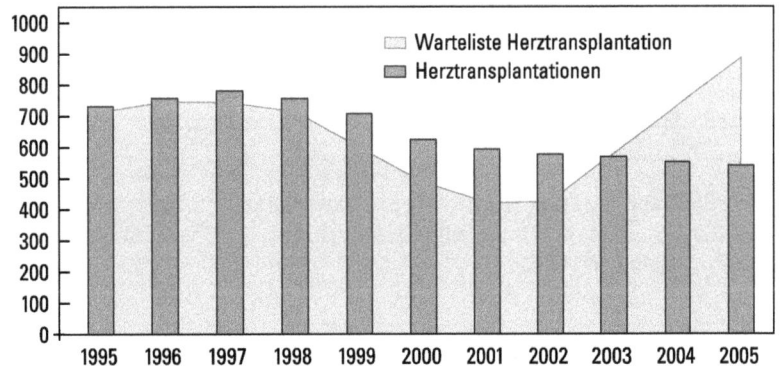

Abb. 4.4: Herztransplantation − Entwicklung der Warteliste und der Transplantationsaktivitäten 1995−2005 im Eurotransplant-Verbund.

plant werden von dieser Kommission die Richtlinien zur Vermittlung von Spenderorganen festgelegt und bei Bedarf angepasst. Diese Richtlinien sind für Eurotransplant als Vermittlungsstelle für die Allokation von Organen in der Bundesrepublik Deutschland verbindlich.

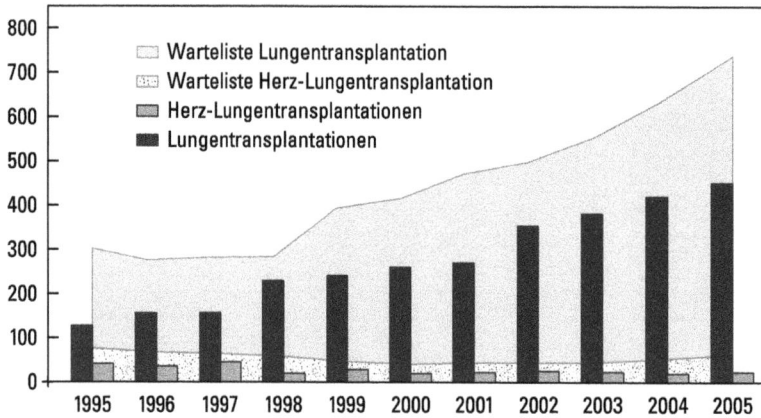

Abb. 4.5: Lungen- und Herz-Lungentransplantation – Entwicklung der Warteliste und der Transplantationsaktivitäten 1995–2005 im Eurotransplant-Verbund.

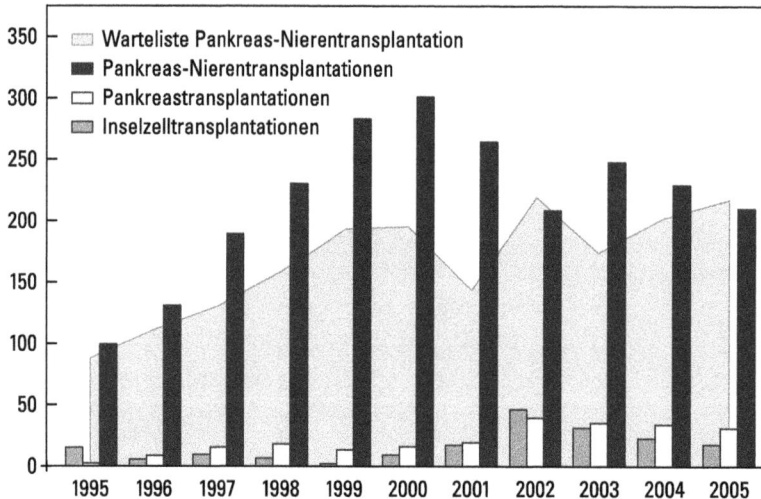

Abb. 4.6: Pankreas- und Pankreas-Nierentransplantation – Entwicklung der Warteliste und der Transplantationsaktivitäten 1995–2005 im Eurotransplant-Verbund.

Im Gegensatz zur Vermittlung von postmortal gespendeten soliden Organen existiert derzeit für die Bundesrepublik Deutschland keine zentrale Vermittlungsstelle für Zellen und Gewebe. Basierend auf der Richtlinie der Europäischen Union (Richtlinie 2004/23/EG des Europäischen Parlaments und des Rates vom 31. 03. 2004 zur Festlegung von Qualitäts- und Sicherheitsstandards für die Spende, Beschaffung, Testung, Verarbeitung, Konservierung, Lagerung und Verteilung von menschlichen Geweben und Zellen) ist in Kürze ein Gesetz zur Regelung der Zell- und Gewebetransplantation in der Bundesrepublik Deutschland zu erwarten. Inwieweit dabei Fragen der Allo-

In Deutschland derzeit keine zentrale Vermittlungsstelle für Zellen und Gewebe

In Kürze ist Gesetz zur Regelung der Zell- und Gewebetransplantation in Deutschland zu erwarten.

kation von Zellen und Geweben mitgeregelt sein werden, bleibt abzuwarten.

Die Vermittlungsleistungen von Eurotransplant werden aus Gebühren finanziert, die einmalig zum Zeitpunkt der Aufnahme auf die Warteliste erhoben werden. Die jeweiligen Registrierungspauschalen werden jährlich in Verhandlungen zwischen den Kostenträgern der verschiedenen Nationen und Eurotransplant neu festgelegt.

4.3 Aufnahme auf die Warteliste

Für zahlreiche Menschen stellt die Organtransplantation derzeit die einzige Hoffnung auf eine Behandlung ihrer schweren Erkrankung, mit der Aussicht auf eine deutliche Besserung der Lebensqualität und Lebenserwartung, dar. Über die Aufnahme auf die Warteliste wird durch die Transplantationszentren entschieden. Hierbei sind in der Bundesrepublik Deutschland die Richtlinien zu berücksichtigen, die durch die Ständige Kommission Organtransplantation der Bundesärztekammer für die verschiedenen Organe entworfen wurden. Einzelheiten zu den medizinischen Kriterien für eine Aufnahme auf die Warteliste finden sich in den jeweiligen organspezifischen Kapiteln. Während die Zahl der auf eine Nierentransplantation Wartenden in den letzten Jahren nahezu stabil ist, hat der Umfang der Warteliste zur Leber-, Herz-, Lungen- oder Pankreastransplantation zum Teil erheblich zugenommen. Hierfür sind zum einen die erweiterte Indikationsstellung − angesichts des zunehmenden Erfolges dieser Transplantationen −, zum anderen die in vielen Bereichen stagnierenden Spenderzahlen verantwortlich (s. Abb. 4.2−4.6). Lediglich für die Lungentransplantation konnte eine deutliche Steigerung der Zahl zur Transplantation geeigneter und verwendeter Organe erreicht werden (s. Kapitel 3).

Zum Zeitpunkt der Aufnahme auf die Warteliste werden von den Transplantationszentren neben demographischen Daten wichtige allokationsrelevante Informationen an Eurotransplant übermittelt. Neben der Blutgruppe sind je nach Organ weitere Angaben erforderlich. Für die Nierenallokation ist zum Beispiel die Gewebetypisierung mittels des HLA-Systems obligat, ebenso eine etwaige Sensibilisierung − panel reactive antibodies (PRA). Hinzu kommen Angaben zum für den individuellen Empfänger akzeptablen Bereich des Spenderalters sowie organspezifische Größenkriterien, z. B. für die Lunge der Bereich einer spenderseitig akzeptablen totalen Lungenkapazität (TLC). Von besonderer Bedeutung sind schließlich Angaben zur Patienten- und/oder zentrumsspezifischen Akzeptanz von Spendern mit erweiterten Spenderkriterien (s. u.).

Im Falle schwerwiegender, i. d. R. lebensbedrohlicher Komplikationen ist für alle Organe ein HU- (high urgency), beim Pankreas SU- (special urgency) Status vorgesehen. Patienten, denen dieser Status zuerkannt wird, werden vordringlich transplantiert. Um diesen Status zu erzielen, müssen die Transplantationszentren eine genaue Begründung an ET schicken, aus der hervorgeht, warum dieser HU-

---

Marginalien (linke Spalte):

Finanzierung der Vermittlungsleistungen von Eurotransplant aus einmaligen Gebühren bei Aufnahme auf Warteliste

Über Aufnahme auf die Warteliste entscheiden die Transplantationszentren.

Nierentransplantation: Zahl der Wartenden stabil

Leber-, Herz-, Lungen- oder Pankreastransplantation: Umfang der Warteliste hat erheblich zugenommen.

Lungentransplantation: deutliche Steigerung der Zahl geeigneter und verwendeter Organe

An Eurotransplant übermittelte Empfängerdaten:
▶ demographische Daten
▶ Blutgruppe
▶ Gewebetypisierung
▶ Sensibilisierung
▶ Bereich des Spenderalters
▶ Organ: Größenkriterien
▶ Akzeptanz von Spendern mit erweiterten Spenderkriterien?

Bei lebensbedrohlichen Komplikationen ist für alle Organe eine HU vorgesehen. Patienten mit diesem Status werden vordringlich transplantiert.

Status gewährt werden soll. I.d.R. werden diese Anträge dann von ET anonymisiert via Fax oder E-Mail an drei Experten anderer Transplantationszentren, die so genannte Auditgruppe, verschickt, die voneinander unabhängig diesen Antrag beurteilen und entweder akzeptieren oder ablehnen. Die endgültige Entscheidung ergibt sich aus der Mehrheit der Auditvoten. Von den Auditoren wird eine „unverzügliche" Stellungnahme erbeten. I.d.R. liegt das Votum innerhalb von acht Stunden vor; länger als 24 Stunden sollte das ganze Verfahren nicht dauern. Allerdings kann ein Zentrum bei ablehnendem Bescheid Widerspruch einlegen.

> Auditgruppe entscheidet über diesen Status.

Zusammenfassend ergibt sich aus allen Parametern für jeden Patienten auf der Warteliste sein spezifisches Spenderprofil, das Grundlage für alle Allokationsprozesse ist. Dieses Profil kann, je nach klinischer Situation des auf die Transplantation wartenden Patienten, angepasst werden. Hierzu wurde ein internetbasiertes, verschlüsseltes Datenaustauschsystem zwischen den Transplantationszentren und Eurotransplant etabliert, das eine jederzeitige Anpassung und Aktualisierung der Wartelisten-Parameter erlaubt.

Spezifisches Spenderprofil für jeden Patienten auf der Warteliste ist Grundlage für alle Allokationsprozesse.

4.4 Spendermeldung

Informationen über alle postmortalen Organspender aus dem Eurotransplant-Einzugsbereich werden an Eurotransplant durch die nationalen Koordinierungsstellen – in der Bundesrepublik Deutschland ist dies die Deutsche Stiftung Organtransplantation (DSO) – übermittelt. Voraussetzung für die Spendermeldung ist in Deutschland die Feststellung des Hirntodes. Je nach nationaler Gesetzgebung ist zudem die Zustimmung des Verstorbenen bzw. anderer berechtigter Personen – erweiterte Zustimmungslösung – oder der fehlende Widerspruch zu einer Organentnahme – Widerspruchslösung – vonnöten. In der Bundesrepublik Deutschland (§ 3 u. 4, TPG) und den Niederlanden ist die erweiterte Zustimmungslösung, in den übrigen Nationen des ET-Verbundes hingegen die Widerspruchslösung gesetzlich verankert. Dabei kann in den Ländern des Eurotransplant-Verbundes die Beobachtung bestätigt werden, dass die Spenderzahl pro Million Einwohner in Ländern mit Widerspruchslösung in der Regel deutlich über der von Ländern mit Zustimmungslösung liegt (s. Abb. 4.7).

Übermittlung von Informationen über postmortale Organspender durch Deutsche Stiftung Organtransplantation (DSO)

Voraussetzung für Spendermeldung ist Feststellung des Hirntodes.

Deutschland, Niederlande: erweiterte Zustimmungslösung

Übrige ET-Länder: Widerspruchslösung

Zur genauen Spendercharakterisierung übermitteln die Koordinierungsstellen neben demographischen Daten Informationen zur Todesursache, zu eventuellen aktuellen oder zurückliegenden Erkrankungen und zum Status der verschiedenen Organfunktionen sowie andere für die Beurteilung des Spenders relevante Aspekte an Eurotransplant. Seit Anfang 2006 werden die Spenderdaten sowie Informationen zum Ablauf des Allokationsprozesses zwischen Eurotransplant und der DSO elektronisch ausgetauscht, was zu einer Beschleunigung des Allokationsprozesses bei gleichzeitig erhöhter Datensicherheit geführt hat.

Spendercharakterisierung:
> demographische Daten
> Todesursache
> Erkrankungen
> Status der Organfunktionen
> weitere relevante Aspekte

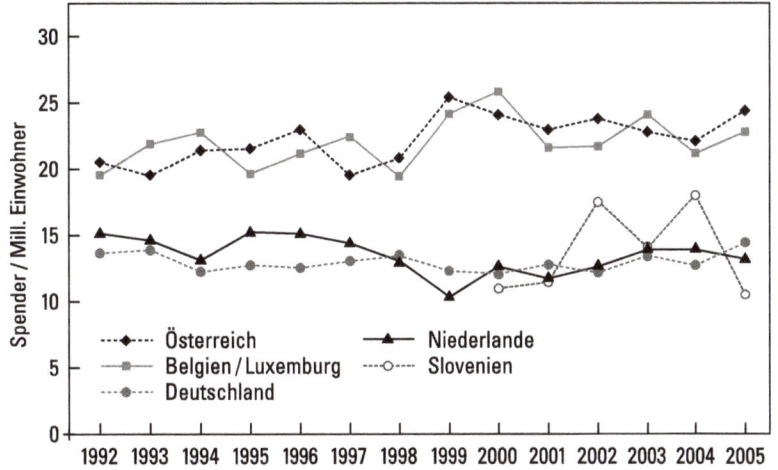

Abb. 4.7: Dynamik der Zahl von Organspendern pro Million Einwohner in den Eurotransplant-Ländern.

Alle an Eurotransplant gemeldeten Spender werden in Allokationsprozess aufgenommen.

Alle an Eurotransplant gemeldeten Spender werden in den Allokationsprozess aufgenommen. Beim Vorliegen erweiterter Spenderkriterien (extended donor criteria, EDC) oder bei drohendem Verlust der Transplantabilität der Organe erfolgt in Absprache mit den Koordinierungsstellen die Einleitung eines modifizierten oder beschleunigten Vermittlungsverfahrens (s. Kapitel 4.5.3: Ablauf der Organvermittlung).

4.4.1 Organspende nach Kreislaufstillstand (Non-heart-beating-donor)

Belgien und Niederlande: auch Non-heart-beating-donors

In Belgien und den Niederlanden ist auch die Entnahme und Vermittlung von Organen nach Herzstillstand (Non-heart-beating-donor, NHBD) möglich. Hierbei wird zwischen „kontrollierter" und „unkontrollierter" Organspende unterschieden, die Spender werden hierzu in vier Kategorien unterteilt.

Unkontrollierte Organspende: Patient bei Ankunft in Klinik mit Herzstillstand oder erfolglose Wiederbelebung

Eine „unkontrollierte" Organspende liegt vor, wenn der Patient bereits bei Ankunft in der Klinik einen Herzstillstand aufweist (Kategorie I), oder im Falle einer erfolglosen Wiederbelebung (Kategorie II).

Kontrollierte Organspende: Herzstillstand wird vom Chirurgen „erwartet" oder Herzstillstand nach bereits festgestelltem Hirntod

Als „kontrollierte" Organspende gilt, wenn der Herzstillstand vom Chirurgen „erwartet" wird (Kategorie III) oder wenn der „Herzstillstand nach bereits festgestelltem Hirntod" erfolgt (Kategorie IV). Spender der Kategorie IV erfüllen also die Voraussetzungen der definierten Hirntod-Diagnostik, jedoch ist es während des Spendeprozesses zu einem (unvorhergesehenen) Kreislaufstillstand gekommen. In allen anderen Fällen wird eine „Wiederbelebung" entweder unterlassen oder bei Spendern der Kategorie II abgebrochen. Bei Kranken, die der Kategorie III angehören, wird die Therapie, z. B. Beatmung oder Kreislaufunterstützung durch Medikamente, gezielt abgebrochen und das Eintreten des Herzstillstandes abgewartet.

Ca. 10 Min. nach Eintreten des Herzstillstandes werden die Organe, sofern eine entsprechende Einwilligung vorliegt, entnommen. Da ein Herz- und Kreislaufstillstand von 10 Min. bei normaler Körpertemperatur bisher nicht als sicheres Äquivalent zum Hirntod nachgewiesen ist, stellte der Wissenschaftliche Beirat der Bundesärztekammer fest, dass die Voraussetzungen für die Organentnahme und -übertragung bei solchen Spendern für die Bundesrepublik Deutschland nicht erfüllt sind. Entsprechend werden Spenderorgane von NHBD weder in Deutschland entnommen noch nach Deutschland vermittelt.

Entnahme der Organe 10 Min. nach Herzstillstand, wenn Einwilligung vorliegt

Spenderorgane von Non-heart-beating-donors werden in Deutschland weder entnommen noch nach Deutschland vermittelt.

4.5 Vermittlung der Spenderorgane

4.5.1 Allgemeine Grundsätze der Organvermittlung

Dringlichkeit, Erfolgsaussicht, Chancengleichheit. Das Transplantationsgesetz schreibt eine Allokation nach Dringlichkeit und Erfolgsaussicht vor. Nach den Richtlinien der Bundesärztekammer gelten als *Kriterien des Erfolges* einer Transplantation das Überleben des Empfängers, die längerfristig gesicherte Transplantatfunktion sowie die verbesserte Lebensqualität. Als *Maß für die Dringlichkeit* einer Transplantation wird der Schaden, der durch die Transplantation verhindert werden soll, gewertet. So werden Patienten, die ohne Transplantation vom Tod unmittelbar bedroht sind, der Gruppe der Patienten mit erhöhter Dringlichkeit zugeordnet und bei der Organzuteilung vorrangig berücksichtigt (s.u.).

Verteilung der Organe laut Transplantationsgesetz nach Dringlichkeit und Erfolgsaussicht

Unter dem Gesichtspunkt der *Chancengleichheit* werden Patienten, die durch schicksalhaft ungleiche Ausgangschancen, wie zum Beispiel seltene Blutgruppen respektive Gewebetypen, oder besondere Unverträglichkeiten eine besonders geringe Aussicht haben, ein Transplantat zu erhalten, bei der Organallokation relativ zu anderen Patienten bevorzugt.

Besondere Regelungen zur Wahrung der Chancengleichheit

Bestehen bei einem Patienten auf der Warteliste vorübergehend Kontraindikationen gegen eine Transplantation, so wird er als „NT", d. h. „vorübergehend nicht transplantabel" klassifiziert und entsprechend bei der Empfängerauswahl nicht berücksichtigt.

Spezielle Klassifizierung bei vorübergehenden Kontraindikationen

Blutgruppen-Regeln. Voraussetzung für die erfolgreiche Organtransplantation ist in der Regel die blutgruppenkompatible Transplantation. Da Spender der Blutgruppe „O" einerseits universelle Spender sind, umgekehrt Empfänger der Blutgruppe „O" aber auf Organe von Spendern mit der Blutgruppe „O" angewiesen sind, würden Organallokationsregeln, die allein die Blutgruppenkompatibilität berücksichtigen, Empfänger der Blutgruppe „O" benachteiligen. Entsprechend sind je nach Organ für die verschiedenen Dringlichkeitsstufen unterschiedliche Blutgruppenregeln für die Organvermittlung festgelegt.

Voraussetzung für Erfolg ist i. d. R. blutgruppenkompatible Transplantation.

Für verschiedene Dringlichkeitsstufen unterschiedliche Blutgruppenregeln für Organvermittlung

Kombinierte Organtransplantationen. Bei einigen wenigen Patienten ist die kombinierte Transplantation mehrerer Organe aufgrund der

Kombinierte Transplantation mehrerer Organe ist bei einigen wenigen Patienten aufgrund der Komplexität der Erkrankung medizinisch notwendig und sinnvoll.

Kombinationstransplantation vorrangig gegenüber Einzeltransplantation

Kombinationstransplantation: nach Allokationsregeln des nicht renalen Organs

Komplexität der Erkrankung medizinisch notwendig und sinnvoll. Diese Patienten sind häufig besonders schwer erkrankt. Da nur ein Teil der Spender gleichzeitig für die Entnahme mehrerer Organe in Frage kommt, ist der Kreis potenzieller Spender für diese Patientengruppe deutlich eingeschränkt. Als Ausnahme ist zu erwähnen, dass Kombinationstransplantationen einer Niere mit einem anderen soliden Organ in der Regel vergleichsweise unproblematisch sind.

Entsprechend werden Patienten, die auf eine kombinierte Organtransplantation warten – Ausnahme: Kombinationen mit Nierentransplantation –, gegenüber Patienten, die auf eine Einzelorgantransplantation warten, vorrangig transplantiert.

Bei Kombinationstransplantation zwischen Niere und einem anderen soliden Organ – Herz, Lunge, Leber, Niere, Pankreas, Dünndarm – wird stets den Allokationsregeln des nicht renalen Organs gefolgt. So erhält z. B. ein Empfänger, der auf eine kombinierte Leber-Nierentransplantation wartet, sein Organangebot gemäß der Leberallokationsreihenfolge.

Kinder werden bevorzugt behandelt.

Kinder. Da Kinder, die mit einem fortgeschrittenen Organversagen auf eine Transplantation warten müssen, in ihrer Entwicklung in der Regel besonders beeinträchtigt sind, bestehen für die verschiedenen Organe Vermittlungsregeln, die Kinder bevorzugt berücksichtigen.

Patienten mit akuter lebensbedrohlicher Erkrankung werden bei Organzuteilung vorrangig berücksichtigt („HU").

Akut lebensbedrohliche Erkrankung – high urgency. Patienten mit akuter lebensbedrohlicher Erkrankung, denen durch eine Organtransplantation geholfen werden kann, werden bei der Organzuteilung vorrangig berücksichtigt. Diese Aufnahme in die höchste Dringlichkeitsstufe (high urgency, HU) erfolgt nach für die jeweiligen Organe festgelegten Kriterien, die durch den ärztlichen Dienst von Eurotransplant und/oder externe Auditoren überprüft werden.

4.5.2 Organspezifische Vermittlungsregeln

Nierenallokation:

▸ nach Übereinstimmung der HLA-Antigene

Nierenallokation. Bei der Allokation von Nieren wird der Grad der *Übereinstimmung der HLA-Antigene* auf den HLA-A-, HLA-B- und HLA-DR-Locus berücksichtigt. Je weniger Nichtübereinstimmungen („Mismatches") zwischen Spender und Empfänger bestehen, desto höher ist die Erfolgsaussicht der Transplantation und demzufolge die Priorität.

▸ Mismatch-Wahrscheinlichkeit bei Allokation ausgleichend berücksichtigt

Um einen Ausgleich für die Patienten zu schaffen, die aufgrund ihrer Gewebemerkmale, Blutgruppe und/oder bestehender Sensibilisierung (PRA) nur eine geringe Chance auf einen geeigneten Spender haben, wird die sog. *Mismatch-Wahrscheinlichkeit* bei der Allokation ausgleichend berücksichtigt.

▸ Berücksichtigung der Wartezeit

Da das Risiko von Komplikationen und damit die Dringlichkeit einer Transplantation mit der Länge der *Wartezeit* zunimmt, wird auch die Wartezeit bei der Organallokation berücksichtigt. Um die Wartezeit unabhängig vom Anmeldeverhalten der verschiedenen

Dialysezentren zu berechnen, ist als Beginn der Wartezeit einheitlich der erste Tag der Nierenersatztherapie festgelegt.

Die sofortige und adäquate Funktionsaufnahme des Transplantats hängt u. a. von der Ischämiezeit des Organs ab. Demzufolge wird die zu erwartende *Konservierungszeit* bei der Organallokation berücksichtigt. Entsprechend werden Empfänger, die sich in derselben Region wie der Spender befinden, was z. B. eine kurze Transportzeit der Organe nach der Entnahme ermöglicht, bei der Allokation bevorzugt.

▸ Berücksichtigung der Konservierungszeit

- **Hochimmunisierte Patienten**

  Ein Teil der Patienten auf der Warteliste zur Nierentransplantation entwickelt Antikörper gegen spezielle Fremdantigene. Häufigste Ursache hierfür sind vorausgegangene Transplantationen, Gaben von Blutkonserven oder Schwangerschaften. Patienten mit 85–100 % Reaktivität beim Antikörperscreening (PRA) gelten als hochimmunisierte Patienten. Sie werden bei negativer Kreuzprobe – auch bei nur geringer Übereinstimmung im Bereich der HLA-Antigene – angesichts ihrer ansonsten sehr geringen Chancen auf ein geeignetes Transplantat bei der Allokation bevorzugt berücksichtigt.

  Hochimmunisierte Patienten: 85–100 % Reaktivität beim Antikörperscreening (PRA)

  ▸ werden bei Allokation bevorzugt berücksichtigt

- **Eurotransplant Senior Program – ESP**

  Mit fortschreitendem Kenntnisstand bei der Nierentransplantation wurde zum einen die Altersobergrenze bei den Empfängern, zum anderen die Altersobergrenze bei potenziellen Nierenspendern immer weiter erhöht. Da die dauerhafte Funktionstüchtigkeit eines Nierentransplantats älterer Spender möglicherweise eingeschränkt ist, liegt es nahe, Spendernieren älterer Spender bevorzugt an ältere Patienten auf der Warteliste zu vermitteln. Gleichzeitig ist der Erfolg einer Nierentransplantation auch und gerade bei höherem Spenderalter nach dem derzeitigen Kenntnisstand von einer möglichst kurzen Ischämiezeit abhängig. Daher wurde 1999 in Deutschland wie in allen anderen Eurotransplant-Ländern eine besondere Regelung eingeführt, die eine bevorzugte Allokation von Nieren älterer Spender (> 65 Jahre) auf ältere Empfänger (> 65 Jahre) vorsieht. Durch bevorzugt regionale Allokation wird gleichzeitig im Rahmen dieses Eurotransplant Senior Programs (ESP), auch als „Old-for-old"-Programm bezeichnet, eine kurze Ischämiezeit gewährleistet.

  Eurotransplant Senior Program bzw. „Old-for-old"-Programm: Spendernieren älterer Spender werden bevorzugt an ältere Patienten auf der Warteliste vermittelt.

Leberallokation. Bei der Leberallokation werden die medizinische Dringlichkeit, die Wartezeit sowie die Konservierungszeit bei der Allokation berücksichtigt.

Je nach medizinischer Dringlichkeit werden die Patienten auf der Warteliste zur Lebertransplantation unterschiedlichen Dringlichkeitsstufen zugeordnet:

- HU – akut lebensbedrohliches Leberversagen
- T2 – chronische Lebererkrankung mit akuter Dekompensation
- T3 – chronische Lebererkrankung mit Komplikationen
- T4 – chronische Lebererkrankung ohne Komplikation.

Leberallokation:
▸ Berücksichtigung von Dringlichkeit, Wartezeit, Konservierungszeit

▸ vier Dringlichkeitsstufen (HU, T2–T4)

HU-Status insbesondere
bei diesen Krankheits-
bildern

Patienten mit HU-Status besitzen höchste Priorität im gesamten Eurotransplant-Gebiet. Ein HU-Status kann im Rahmen eines Auditverfahrens insbesondere bei folgenden Krankheitsbildern zuerkannt werden:

- akutes Leberversagen (Kings-College-Kriterien, Tab. 11.5)
- akutes Transplantatversagen innerhalb von 14 Tagen nach Transplantation
- rapid progressiver Morbus Wilson
- rapid progressives Budd-Chiari-Syndrom
- lebensbedrohliches Lebertrauma
- anhepatischer Status.

Beantragung des
T2-Status

Auch Patienten, für die ein T2-Status beantragt wird, unterliegen dem Auditverfahren. Bei der Beurteilung wird der Child-Turcotte-Pugh- (CTP-) Score mitberücksichtigt. Für einzelne Krankheitsbilder sind zudem Kriterien entwickelt, die standardisiert die Zuteilung des T2-Status erlauben. Bei der Allokation werden Patienten im Status T2 national bevorzugt. Innerhalb der Dringlichkeitsstufen HU, T2 bzw. T3/T4 erfolgt die Allokation nach Wartezeit, da die Wartezeit, vergleichbar der Situation bei der Nierentransplantation, einen Dringlichkeitsfaktor darstellt. Bei Patienten im Dringlichkeitsstatus T3 und T4 wird zudem die zu erwartende Konservierungszeit bei der Allokation berücksichtigt.

- **Splitlebertransplantation**
Leberteiltransplantation
bei geeigneten
Spenderlebern
  Bei geeigneten Spenderlebern kann – zur Versorgung von zwei Empfängern – die Möglichkeit der Leberteilung erwogen werden. Dies gilt insbesondere für Spender unter 50 Jahren mit einem Körpergewicht über 50 kg (50/50-Regelung). Üblicherweise wird die Leber asymmetrisch in ein größeren rechten (Segment 4–8) und einen kleineren linken Leberanteil (Segment 2 und 3) aufgeteilt. Letzterer wird üblicherweise zur Transplantation eines Kindes verwendet.
- **Model of end-stage liver disease (MELD)**
MELD-Score bei Patien-
ten mit Lebererkrankung
im Endstadium
  In den zurückliegenden Jahren wurde ein neues Scoring-System zur Abschätzung der Mortalität bei Patienten mit Lebererkrankung im Endstadium entwickelt (model of end-stage liver disease, MELD), das inzwischen an großen Patientengruppen validiert werden konnte. Es verwendet lediglich drei objektiv bestimmbare Laborwerte – Kreatinin, Bilirubin und INR (international normalized ratio) –, anhand derer der „MELD-Score" berechnet werden kann. Es ist geplant, diesen MELD-Score ab Anfang 2007 für die Allokation von Spenderlebern bei elektiv wartenden Patienten einzusetzen.

Allokation thorakaler
Organe (Herz, Lunge):

Allokation thorakaler Organe (Herz, Lunge, Herz-Lunge). Die Allokation thorakaler Organe erfolgt nach ähnlichen Prinzipien wie die

Leberallokation. Auch sie berücksichtigt die medizinische Dringlichkeit, die Wartezeit und die Konservierungszeit. Die Patienten auf der Warteliste werden je nach medizinischer Dringlichkeit in die Stufen

- HU − *akut* lebensbedrohliches Herz-, Lungen- oder Herz/Lungenversagen
- U − lebensbedrohliches terminales Herz-, Lungen- oder Herz/Lungenversagen
- T − elektive Patienten

eingeteilt.

- **HU-Kriterien Herz**
  Es handelt sich um Patienten mit terminaler Herzinsuffizienz, die im Transplantationszentrum auf der Intensivstation nach Ausschöpfung aller alternativen Behandlungsmöglichkeiten − ausgenommen sind ventrikuläre Unterstützungssysteme − trotz hoch dosierter Therapie mit Katecholaminen und/oder Phosphodiesterase-Hemmern nicht rekompensierbar sind und ein beginnendes Organversagen aufweisen. Patienten mit einem ventrikulären Unterstützungssystem (VAD) werden grundsätzlich auf der einheitlichen Warteliste mit normaler Dringlichkeit geführt. Eine HU-Meldung kommt nur in Frage, wenn es − nach initialer Erholung nach Implantation des VAD − im weiteren Verlauf zu einer methodenbedingten akut lebensbedrohlichen Komplikation kommt.
- **HU-Kriterien Lunge**
  Bei Patienten mit drohender oder schon eingeleiteter Beatmung aufgrund respiratorischer Insuffizienz trotz optimaler konservativer Therapie, im Einzelfall auch nach Einleitung eines extrakorporalen Lungenunterstützungsverfahrens, kommt die Zuerkennung eines HU-Status auf der Warteliste zur Lungentransplantation in Frage.

Über die Aufnahme in die Dringlichkeitsstufe HU und U entscheidet eine Expertengruppe (Auditverfahren). Innerhalb der jeweiligen Dringlichkeitsstufe erfolgt die Allokation nach Wartezeit, wobei bei den elektiven Patienten und den Patienten im U-Status zusätzlich die zu erwartende Konservierungszeit mitberücksichtigt wird.

Pankreasallokation. Das Pankreas wird allein, häufiger jedoch in Kombination mit einer Niere transplantiert. Dabei kann das Pankreas als vaskularisiertes Gesamtorgan oder nach Aufarbeitung in Form von Inselzellen übertragen werden.
   Die Patienten, die auf eine alleinige Pankreastransplantation warten, und die Patienten, die zu einer Pankreas-Nierentransplantation gelistet sind, werden auf einer gemeinsamen Warteliste geführt und gleichberechtigt berücksichtigt. Wann immer möglich, hat die Transplantation des Gesamtorgans Vorrang vor der Inselzelltransplantation. Pankreata von Spendern, die älter als 50 Jahre oder jünger als fünf Jahre sind, sowie von hochgradig übergewichtigen Spendern

---

▸ Berücksichtigung von Dringlichkeit, Wartezeit, Konservierungszeit

HU-Kriterien für Herztransplantation

HU-Kriterien für Lungentransplantation

Pankreasallokation:
▸ Übertragung allein, mit Niere oder als Inselzellen
▸ gemeinsame Liste für Pankreas- und Pankreas-Nierentransplantation
▸ Transplantation des Gesamtorgans hat Vorrang.

(Bodymass-Index [BMI] > 30 kg/m^2) werden in der Regel direkt der Inselzelltransplantation zugeführt.

Da für den Erfolg einer Pankreastransplantation eine kurze Ischämiezeit von besonderer Bedeutung ist, wird − neben der Wartezeit − der zu erwartenden Konservierungszeit bei der Allokation eine besondere Bedeutung beigemessen. Mitunter ist für den Erfolg einer Inselzelltransplantation die gleichzeitige oder wiederholte Gabe von Inselzellen verschiedener Spender erforderlich. Dies wird bei den Allokationsregeln berücksichtigt.

- **Besondere Dringlichkeit − special urgency (SU)**

Auch für die Pankreastransplantation ist eine bevorzugte Allokation für Patienten mit spezieller Dringlichkeit (special urgency, SU) vorgesehen. Hierzu zählen insbesondere Typ-I-Diabetiker mit dem Syndrom der wiederholten, unbemerkten Hypoglykämie sowie die frühe Retransplantation innerhalb von 14 Tagen. Die Vergabe des SU-Status wird mit einem Auditverfahren kontrolliert.

Dünndarmallokation. Die Transplantation des Dünndarms wird nur an wenigen Zentren durchgeführt. Es befinden sich auch nur wenige Patienten auf der Warteliste. Eine zunehmende Tendenz ist aber zu beobachten. Die Allokation erfolgt nach Dringlichkeit und Wartezeit.

4.5.3 Ablauf der Organvermittlung

Nach Eingang der Spendermeldung wird unter Berücksichtigung der patientenindividuellen Spenderprofile (s. o.) auf der Basis der jeweiligen Vermittlungsrichtlinien computerunterstützt eine Allokationsliste (Matchliste) erstellt. Sie enthält die potenziellen Empfänger der Spenderorgane gemäß ihrer Rangfolge unter Berücksichtigung der dargestellten Allokationskriterien. Basierend auf dieser Allokationsliste, werden die Organe patientenspezifisch den jeweiligen Transplantationszentren angeboten. Die Entscheidung über die Annahme eines Spenderorgans trifft das Transplantationszentrum unter Berücksichtigung der Gesamtsituation des Spenderorgans und der individuellen Situation des Transplantatempfängers. Wird das Organ nicht akzeptiert, wird es dem jeweils nachfolgenden Patienten auf der Matchliste angeboten.

Modifiziertes Vermittlungsverfahren. Bei Spendern mit erweiterten Spenderkriterien (extended donor criteria) ist die Allokation der Organe häufig erschwert. Solche erweiterten Spenderkriterien ergeben sich zum Beispiel aus vorausgehenden schwerwiegenden Grunderkrankungen oder anamnestischen Besonderheiten. Typische Beispiele sind Spender mit Virushepatitis, Sepsis mit positiver Kultur, Meningitis, malignen Tumoren in der Anamnese oder Drogenabhängigkeit. Solche schwer vermittelbaren Organe werden im Rahmen eines modifizierten Vermittlungsverfahrens nur solchen Patienten angeboten,

bei denen das Transplantationszentrum gegenüber der Vermittlungsstelle die grundsätzliche Akzeptanz dieser Organe entsprechend des
Zentrums- und Patientenprofils erklärt hat.

Beschleunigtes Vermittlungsverfahren. Droht der Verlust der Spenderorgane, z. B. bei Kreislaufinstabilität des Spenders oder aufgrund
logistischer oder organisatorischer Schwierigkeiten, ist Eurotransplant zu einer beschleunigten Vermittlung berechtigt. Solche Organe
werden unter Nutzung der regionalen Organisationsstrukturen vorrangig den Zentren der Spenderegion angeboten. Jedes dieser Zentren erhält von der Vermittlungsstelle eine Liste aller seiner potenziellen Empfänger, aus denen es den am besten geeigneten Empfänger,
in der Reihenfolge der Auflistung, auswählt. Wenn Zentren konkur-
rieren, erhält derjenige Patient das Organ, dessen betreuendes Zentrum bei der Vermittlungsstelle zuerst zusagt.

> z. B. bei logistischen oder organisatorischen Schwierigkeiten beschleunigte Vermittlung von Organen vorrangig an Zentren der Spende-region

4.6 Zusammenfassung

Seit seiner Gründung konnte Eurotransplant durch die Vermittlung
von Organen von nahezu 45.000 Spendern mehr als 112.000 Patienten auf den Wartelisten helfen. Insgesamt wurden 73.682 Nieren-,
17.644 Leber-, 12.574 Herz-, 3.495 Lungen-, 491 Herz-Lungen-,
3.794 Pankreas- und Pankreas-Nierentransplantationen sowie 706
andere Kombinationstransplantationen von postmortalen Spendern
durch Eurotransplant vermittelt und registriert.

Das transparente, objektive und überprüfbare Allokationssystem
durch Eurotransplant, mit seiner Einbindung in nationale gesetzliche
Regelungen, hat dabei – insbesondere durch den Aspekt der Solidarität zum Wohle der Patienten auf den Wartelisten über die Ländergrenzen hinweg – wesentlich zur Akzeptanz der Transplantation in
der Bevölkerung beigetragen.

> Seit 1967 Vermittlung von Organen nahezu 45.000 Spender für mehr als 112.000 Patienten

Literatur

Cohen B, Persijn G. Eurotransplant Foundation. Annual Report 2005.
www.eurotransplant.nl/files/annual_report/AR2005.pdf

Cohen B, Smits JM, Haase B, Persijn G, Vanrenterghem Y, Frei U. Expand-
ing the donor pool to increase renal transplantation. Nephrol Dial Transplant 2005;20:34–41.

Doxiadis II, Smits JM, Persijn GG, Frei U, Claas FH. It takes six to boogie:
allocating cadaver kidneys in Eurotransplant. Transplantation 2004;77:
615–7.

Mayer G, Persijn GG. Eurotransplant kidney allocation system (ETKAS):
rationale and implementation. Nephrol Dial Transplant 2006;21:2–3.

Persijn GG. Organ allocation: balancing utility and justice. Transplantation
2002;73:1536–7. Comment 1647–52.

Smits JM, Melman S, Mertens BJ, Laufer G, Persijn GG, Van Raemdonck
D, Eurotransplant Study on Twin Lung Transplants (ESOTWIN) Study
Group. The Eurotransplant Study on Twin Lung Transplants (ESOT-
WIN): 90 paired single-lung transplants from the same donor. Transplan-
tation 2003;76:1604–8.

Smits JM, Persijn GG, van Houwelingen HC, Claas FH, Frei U. Evaluation of the Eurotransplant Senior Program. The results of the first year. Am J Transplant 2002;2:664–70.

Smits JM, Vanhaecke J, Haverich A, de Vries E, Roels L, Persijn G, Laufer G. Waiting for a thoracic transplant in Eurotransplant. Transpl Int 2006; 19:54–66.

5 Strategien zur Kompensation des Spenderorganmangels

D. Palmes, H.-U. Spiegel, K.-H. Dietl

5.1 Einleitung

Die Organtransplantation bietet nicht nur dem individuellen Organempfänger, sondern der gesamten Gesellschaft Vorteile, da sie neben
der kosteneffektivsten Form der Behandlung der terminalen Organinsuffizienz vielen Patienten auch die Möglichkeit zur Reintegration
in die Gesellschaft und in das Berufsleben bietet und damit die ansonsten anfallenden Kosten im Sozial- und Gesundheitswesen senkt.
Die zunehmende Etablierung und Akzeptanz in der Gesellschaft hat
jedoch zu einem Mangel an Spenderorganen geführt, nicht zuletzt
durch die steigende Anzahl der potenziellen Organempfänger. So hat
sich z. B. der Anteil der über 65-jährigen Nierenempfänger auf der
Eurotransplant-Warteliste in den letzten zehn Jahren verdoppelt.

Darüber hinaus hat auch eine Änderung der Spenderdemographie
in den letzten Jahren zu dem Mangel an Spenderorganen beigetragen. Durch die zurückgehende Anzahl an Verkehrsunfällen und die
verbesserten intensivmedizinischen Möglichkeiten hat sich der Spenderpool qualitativ geändert. So hat in den letzten zehn Jahren der
Anteil an jüngeren hirntoten Spendern infolge von Schädel-Hirn-
Traumen abgenommen, der Anteil von älteren hirntoten Spendern
mit zerebrovaskulären Erkrankungen, wie z. B. Apoplex, dagegen zugenommen. Die Organqualität und das nachfolgende Transplantatüberleben von älteren Spendern sind jedoch signifikant schlechter im
Vergleich zu jüngeren Spendern. Die 3-Jahres-Funktion nach Nierentransplantation von hirntoten Spendern infolge eines Schädel-Hirn-
Traumas unter 55 Jahren beträgt z. B. 85 %, während die von älteren
hirntoten Spendern infolge nichttraumatischer Ursachen signifikant
niedriger bei 72 % liegt.

Angesichts dieser Entwicklung müssen neue Wege zur Kompensation des Spenderorganmangels beschritten werden, die sowohl in der
bestmöglichen Protektion der vorhandenen Spenderorgane, z. B.
durch eine Minimierung des Ischämie/Reperfusions- und Rejektions-
schadens, liegen als auch in der Erweiterung des Spenderpools durch
Einbeziehung von Organen suboptimaler Spender, Lebendspender
und Non-heart-beating-donors (NHBD).

Organtransplantation:
Vorteile für individuellen
Organempfänger und
gesamte Gesellschaft

Mangel an Spender-
organen

Änderung der Spender-
demographie mitverant-
wortlich für Mangel an
Spenderorganen

Neue Wege zur
Kompensation des
Spenderorganmangels
nötig

5.2 Spenderorgane mit erweiterten Spenderkriterien

Die zunehmende Diskrepanz zwischen dem Bedarf und der Verfügbarkeit von Spenderorganen führt zu einem Anstieg der Wartezeiten und Mortalität von Patienten auf der Warteliste. In den Eurotransplant-Ländern liegt die sog. „Wartelistenmortalität" in den Wartelisten auf ein Leber-, Herz- und Lungentransplantat zwischen 30 und 45 %, mit steigender Tendenz. Bei Patienten mit terminaler dialysepflichtiger Niereninsuffizienz korreliert die Länge der Dialysezeit negativ mit dem Patienten- und Transplantatüberleben nach einer erfolgten Nierentransplantation. Darüber hinaus führt eine frühzeitig durchgeführte Nierentransplantation im Vergleich zur Langzeitdialyse zu einer signifikant höheren Lebenserwartung und Lebensqualität sowie einer deutlichen Kostenreduktion im Gesundheitssystem.

Spenderorgane mit erweiterten Spenderkriterien (Tab. 5.1) sind in ihrer Organqualität infolge des hohen Spenderalters, Vorerkrankungen, anatomischen Anomalien, langer Intensivzeit, Reanimationsphasen, Schäden bei der Organentnahme etc. beeinträchtigt. Aufgrund des Organspendermangels stellen diese Organe häufig die einzige Option von Patienten mit fortgeschrittener terminaler Organinsuffizienz dar, insbesondere wenn diese auf „high urgent" gelistet sind und dringlich transplantiert werden müssen. Die zunehmende Verwendung von Spenderorganen mit erweiterten Spenderkriterien hat gezeigt, dass durch eine adäquate Allokation eine Beeinträchtigung des Transplantat- und Patientenüberlebens häufig vermieden werden kann.

5.3 Kompensationsstrategien bei der Nierentransplantation

Für eine Nierentransplantation werden derzeit Spender mit einem Alter von bis zu 75 Jahren, einer kalten Ischämiezeit von bis zu 40 Stunden und einem Serum-Kreatinin von bis zu 3 mg/dl akzeptiert. Ein Diabetes mellitus ist keine absolute Kontraindikation. Absolute Kontraindikationen stellen therapierefraktäre systemische bakterielle, Pilz- und floride Virusinfektionen, die Creutzfeld-Jacob-Krankheit und maligne Tumoren des Spenders dar. Dementsprechend wird derzeit eine Spenderniere als „mit erweiterten Spenderkriterien" klassifiziert, wenn eines der Kriterien zutrifft: Spenderalter > 65 Jahre, konstantes Serum-Kreatinin > 1,5 mg/dl, Kreatinin-Clearance < 90 ml/min, Vorliegen eines Diabetes mellitus bzw. einer arteriellen Hypertonie, Glomerulosklerosegrad > 15 %, verlängerte warme und kalte Ischämiezeit (> 36 Stunden).

5.3.1 Alte Spender

Nierentransplantate von älteren Spendern zeigen häufig morphologische Veränderungen in Form einer höhergradigen Glomerulosklerose, tubulären Atrophie und interstitiellen Fibrose und sind generell mit einem kürzeren Transplantatüberleben im Vergleich zu Nieren-

Marginalien (linke Spalte):

„Wartelistenmortalität" in Wartelisten auf Leber-, Herz- und Lungentransplantat zwischen 30 und 45 %

Spenderorgane mit erweiterten Spenderkriterien

▸ Organqualität beeinträchtigt

▸ oft einzige Option von Patienten mit fortgeschrittener terminaler Organinsuffizienz

▸ durch adäquate Allokation keine Beeinträchtigung des Transplantat- und Patientenüberlebens

Nierenspende

▸ Kontraindikationen

▸ erweiterte Spenderkriterien

Kürzeres Transplantatüberleben älterer Spendernieren

Tab. 5.1: Standard-Spenderkriterien und erweiterte Spenderkriterien in der Transplantation parenchymatöser Organe

Organ	Standard-Spenderkriterien („idealer" Spender)	Erweiterte Spenderkriterien
Niere	– Alter < 65 Jahre – kalte Ischämiezeit < 20 Stunden – Serum-Kreatinin i. N.	– Spenderalter > 65 Jahre – Serum-Kreatinin > 1,5 mg/dl – Diabetes mellitus – arterielle Hypertonie – multiple Nierenarterien – Glomerulosklerosegrad > 15% – kalte Ischämiezeit > 36 Stunden
Leber	– Alter < 50 Jahre – kalte Ischämiezeit < 10 Stunden – Leberverfettung bis maximal 30% – keine virale Hepatitis	– Alter > 50 Jahre – kalte Ischämiezeit > 10 Stunden – Leberverfettung > 30% – virale Hepatitis
Pankreas	– Alter < 45 Jahre – kurze Intensivzeit (< 3 Tage) – stabile Hämodynamik (keine Katecholamine) – fehlende zerebrovaskuläre Komorbiditäten	– Alter > 45 Jahre – Intensivzeit > 3 Tage – Katecholaminpflichtigkeit – zerebrovaskuläre Komorbiditäten
Herz	– Alter < 35 Jahre – keine KHK – normale linksventrikuläre Funktion und Klappenfunktion – Größenkongruenz zum Empfänger – kalte Ischämiezeit < 4 h	– Alter > 35 Jahre – KHK – linksventrikuläre Dysfunktion – Klappenanomalien – Small-for-size-Transplantation – kalte Ischämiezeit > 4 h
Lunge	– Alter < 55 Jahre – Raucheranamnese < 20 Packyears – unauffälliger Röntgen-Thorax – guter Gasaustausch (PaO$_2$ > 39,9 kPa, FIO$_2$ 100% bei einem PEEP von 5 cmH$_2$O) – keine Aspiration oder Sepsis – kein schweres Thoraxtrauma – keine eitrige bronchiale Sekretion – Beatmungsdauer maximal 48 h – kalte Ischämiezeit maximal 8 h	– Alter > 55 Jahre – Raucheranamnese > 20 Packyears – fokaler Erguss/Infiltrat im Röntgen-Thorax – eingeschränkter Gasaustausch (Voraussetzung jedoch PaO$_2$ > 39,9 kPa) – leichte Thoraxtraumen – Beatmungsdauer > 48 h – kalte Ischämiezeit > 8 h

transplantaten von jüngeren Spendern assoziiert. Als Ursache für das kürzere Transplantatüberleben älterer Spendernieren wird eine erhöhte Empfindlichkeit gegenüber dem Ischämie/Reperfusionsschaden mit konsekutiv verzögertem Beginn der Transplantatfunktion (sog. delayed graft function) angesehen, die wiederum das Transplantat anfälliger für akute und chronische Rejektionen macht.

In mehreren klinischen Studien konnte gezeigt werden, dass nach Transplantation älterer Spendernieren (> 60 Jahre) zwar das Serum-Kreatinin signifikant erhöht ist, das Transplantatüberleben jedoch erst nach fünf Jahren negativ beeinflusst wird. Anhand von Nierenbiopsien konnte nachgewiesen werden, dass die Funktion älterer Spendernieren signifikant beeinträchtigt ist, wenn eine lange kalte Ischämiezeit, ein Glomerulosklerosegrad > 20 % und ein Arteriosklerosegrad > 1 vorliegt. Darüber hinaus gibt es eine zunehmende Evidenz, dass die Nierenfunktion und das Transplantatüberleben von „alten" Spendernieren besser in älteren (> 60 Jahre) als in jüngeren Empfängern (< 60 Jahre) sind.

Auf diesen Beobachtungen basierend, wurde 1999 das sog. „Eurotransplant Senior Program" (ESP) eingeführt, das eine bevorzugte Allokation von Spendernieren älterer Spender (> 65 Jahre) auf ältere Empfänger (> 65 Jahre) sowie eine Minimierung der kalten Ischämiezeit durch den Verzicht auf eine HLA-Typisierung zwischen Spender und Empfänger vorsah. Das ESP hat sich als erfolgreiches Allokationsprogramm erwiesen, mit 3-Jahres-Transplantat-Überlebensraten von 64 %, die vergleichbar mit denen nach Nierentransplantation mit HLA-Typisierung (67 %) waren.

5.3.2 Diabetische Spender

Diabetische Spendernieren stellen per se keine Kontraindikation zur Nierentransplantation dar, wenngleich die Datenlage noch unzureichend ist. In einer Analyse des United Network for Organ Sharing (UNOS) konnte bestätigt werden, dass selbst ein über zehn Jahre andauernder Spender-Diabetes kein signifikanter Risikofaktor für das Transplantat- und Patientenüberleben nach Nierentransplantation darstellt. Darüber hinaus wurde sogar in Einzelfällen gezeigt, dass die diabetische Nephropathie in der Spenderniere nach Nierentransplantation zurückgehen kann. Entscheidend für den Erfolg der Transplantation einer diabetischen Spenderniere ist jedoch die präoperative Nierenbiopsie, durch die der Grad der Diabetes-assoziierten Parenchymschädigung abgeschätzt werden kann und Hochrisiko-Nierentransplantate ausgeschlossen werden.

5.3.3 Hypertensive Spender

Spender mit Bluthochdruck stellen einen signifikanten, unabhängigen Risikofaktor für das Transplantatüberleben dar, insbesondere wenn dieser länger als zehn Jahre besteht. In Einzelfällen konnte eine erfolgreiche Transplantation von hypertensiven Spendernieren dann gezeigt werden, wenn die initiale Nierenfunktion nicht eingeschränkt war.

Marginalien:

Funktion älterer Spendernieren durch lange kalte Ischämiezeit, Glomerulosklerosegrad > 20 % und Arteriosklerosegrad > 1 signifikant beeinträchtigt

Nierenfunktion/Transplantatüberleben von „alten" Spendernieren besser in älteren Empfängern

„Eurotransplant Senior Program": bevorzugte Allokation von „alten" Spendernieren auf ältere Empfänger sowie Minimierung der kalten Ischämiezeit

Spender-Diabetes kein signifikanter Risikofaktor für Transplantat- und Patientenüberleben nach Nierentransplantation

Spender mit Bluthochdruck: signifikanter, unabhängiger Risikofaktor für Transplantatüberleben

5.3.4 Transplantate mit verlängerter kalter Ischämiezeit

Die Länge der kalten Ischämiezeit korreliert mit der Inzidenz der primären Nichtfunktion, verzögerten Transplantatfunktion und Langzeitfunktion nach Nierentransplantation insbesondere von älteren Spendern. So wird das 5-Jahres-Überleben von Nierentransplantaten pro zwölf Stunden verlängerter kalter Ischämiezeit um 2 % reduziert. In weiteren Studien konnte gezeigt werden, dass kalte Ischämiezeiten von mehr als 20 Stunden zu einer signifikant schlechteren initialen Transplantatfunktion und Langzeitfunktion führen. Prinzipiell sollte die kalte Ischämiezeit bei Spenderorganen mit erweiterten Spenderkriterien so kurz wie möglich gehalten werden, um eine Potenzierung der einzelnen Schädigungskomponenten zu vermeiden. Darüber hinaus werden zurzeit alternative Konservierungstechniken, wie z. B. die kontinuierliche Organkonservierung, in kontrollierten randomisierten klinischen Studien evaluiert.

> Länge der kalten Ischämiezeit korreliert mit Inzidenz der primären Nichtfunktion, verzögerten Transplantatfunktion und Langzeitfunktion nach Nierentransplantation.

5.3.5 Doppelnierentransplantation

Das Konzept der Doppelnierentransplantation sieht die Transplantation von zwei Nieren in einen Empfänger vor. Sie basiert auf der Hyperfiltrationstheorie von Brenner et al. Diese besagt, dass durch die reduzierte Anzahl an Nephronen in Spendernieren mit erweiterten Spenderkriterien weitere funktionstüchtige Nephrone durch Hyperfiltration im Sinne eines Circulus vitiosus geschädigt werden. Entscheidend für die Indikation zur Doppelnierentransplantation ist die präoperative Abschätzung der Spendernierenqualität durch speziell entwickelte Scores. Bei richtiger Indikationsstellung sind die Ergebnisse nach Doppelnierentransplantation vergleichbar mit denen nach postmortaler Nierentransplantation. Mit der erfolgreichen Einführung des ESP hat die technisch und zeitlich sehr aufwendige Durchführung der Doppelnierentransplantation in den Eurotransplant-Ländern jedoch an Bedeutung verloren.

> Doppelnierentransplantation: Transplantation von zwei Nieren in einen Empfänger

> Bei richtiger Indikationsstellung sind Ergebnisse nach Doppelnierentransplantation vergleichbar mit denen nach postmortaler Nierentransplantation.

5.3.6 Non-heart-beating-donors (NHBD)

NHBD sind Patienten, bei denen der Tod durch „klassische" kardiopulmonale Kriterien eingetreten ist und dementsprechend die Organentnahme erst nach dem Herzstillstand vorgenommen werden kann. Sie wird zurzeit in einigen Ländern, wie z. B. Niederlande oder USA, angesichts des Spenderorganmangels in einzelnen Zentren realisiert. In Deutschland ist die Organentnahme von NHBD derzeit per Gesetz verboten.

Neben grundsätzlichen ethischen Erwägungen stellt die verlängerte warme Ischämiezeit, d. h. die Zeit zwischen irreversiblem Herzstillstand und Perfusion der Organe mit gekühlter Perfusionslösung, von ca. 30 bis 45 Minuten das Hauptproblem von NHBD dar, da diese zu einem funktionseinschränkenden Zell- und Gewebeschaden der Organe führt. Die Organentnahme von NHBD wird nach Feststellung des Todes und Einverständniserklärung der Angehörigen reali-

> In Deutschland ist Organentnahme von NHBD verboten.

> Hauptproblem von NHBD: verlängerte warme Ischämiezeit

Kontrollierte NHBD:
Herz-Kreislauf-Stillstand
tritt voraussehbar ein.

„Unkontrollierte" NHBD
sind unvorhergesehen
verstorben.

Durch Einbeziehung von
NHBD ggf. Erweiterung
des Spenderpools
um 20−25 %, aber:
ethische Probleme

Lebendspende von
genetisch verwandten
oder emotional ver-
bundenen Spendern in
Deutschland erlaubt
▸ keine altruistische
   Spende
▸ keine Cross-over-
   Spende

Lebendspende bietet
kürzere Wartezeiten und
Möglichkeit der „prä-
emptiven" Nierentrans-
plantation vor Beginn der
Dialysepflichtigkeit.

siert, indem ein Katheter in die Aorta abdominalis via Arteria femoralis platziert und das Organ anschließend mit gekühlter Konservierungslösung perfundiert wird.

Man unterscheidet zwischen den sog. „kontrollierten" und den „unkontrollierten" NHBD. Bei den kontrollierten NHBD tritt der Herz-Kreislauf-Stillstand voraussehbar ein. Die Angehörigen, die sich in der Regel noch zu Lebzeiten gegen lebensverlängernde Maßnahmen entschieden haben, können sich auf die potenzielle Organspende mitsamt den dazugehörigen invasiven Maßnahmen einstellen. Durch die Überwachung des Sterbezeitpunktes und -ortes und planbarer Verfügbarkeit eines Operationsteams kann die warme Ischämiezeit minimiert werden.

Sog. „unkontrollierte" NHBD sind unvorhergesehen verstorben. Die Angehörigen müssen sich kurzfristig für oder gegen eine Organentnahme entscheiden, wobei ihnen in der Regel keine Zeit bleibt, die Nachricht vom Tod ihres Angehörigen zu verarbeiten.

Die Bedeutung der verlängerten warmen Ischämiezeit auf die Nierenfunktion wird derzeit kontrovers beurteilt. Jüngste Studien belegen, dass durch die verlängerte warme Ischämiezeit zwar das Risiko der verzögerten Transplantatfunktion gesteigert wird, die Langzeitnierenfunktion jedoch nicht. Schätzungen zufolge könnte der Spenderpool durch Einbeziehung von NHBD um 20−25 % erweitert werden. Allerdings müssen zunächst ethische Probleme hinsichtlich der Diagnosestellung des Todes, konsekutivem Beginn der Perfusion sowie der Bedeutung der erhöhten Inzidenz an verzögerter Transplantatfunktion geklärt werden, bevor die Organspende von NHBD sich zu einem etablierten Verfahren entwickelt.

5.3.8 Lebendspende

Die Lebendspende stellt eine weitere Strategie zur Kompensation des Spenderorganmangels dar. Sie wird seit 1954 durchgeführt. In Deutschland wurde 1997 die Lebendspende von genetisch verwandten oder emotional verbundenen Spendern offiziell erlaubt. Als Lebendspender kommen Verwandte ersten und zweiten Grades, Ehepartner, in eheähnlicher Gemeinschaft lebende Personen und Personen, die sich offenkundig in besonderer Verbundenheit nahe stehen, in Frage. Altruistische Lebendspender, die eine Nierenspende zu einem genetisch und emotional nicht verwandten Empfänger wünschen, sowie die Cross-over-Lebendspende bei Paaren − Nierenlebendspende und -transplantation bei zwei Paaren über Kreuz − sind derzeit in Deutschland − im Gegensatz zu vielen anderen Ländern − nicht gestattet.

Im Vergleich zur postmortalen Organspende bietet die Lebendspende kürzere Wartezeiten und sogar die Möglichkeit der „präemptiven" Nierentransplantation vor Beginn der Dialysepflichtigkeit bei einem in der Regel besseren Allgemeinzustand des Empfängers. Die Lebendnierenspende stellt für den Empfänger die qualitativ beste Nierenersatztherapie dar, insbesondere bei präemptiver Nierentransplantation. Diese Ergebnisse sind u. a. auf die kurzen Ischämiezeiten, optimale operative Voraussetzungen und das Fehlen negativer Effekte des Hirntodes zurückzuführen. Durch die Möglichkeit der „immunologischen Präkonditionierung" vor der Transplantation sowie der reduzierten Inzidenz der verzögerten Transplantatfunktion ist eine niedriger dosierte Immunsuppression mit weniger Nebenwirkungen im postoperativen Verlauf möglich.

Trotz der genannten Vorteile stehen der Lebendspende ethische Bedenken entgegen. So ist der Ausgang der Nierentransplantation für den Empfänger zunächst ungewiss. Dem steht das Operations- und Narkoserisiko einer zuvor gesunden Person gegenüber. Im Falle von Komplikationen können, neben dem Schuldgefühl des Empfängers, auch volkswirtschaftliche Konsequenzen entstehen, wenn der Spender arbeitsunfähig wird oder sogar stirbt. Im Vorfeld einer Lebendspende ist deshalb die Prüfung durch eine Lebendspendekommission gesetzlich vorgeschrieben, die aus Ärzten, Juristen und Psychologen besteht. Das perioperative Risiko der Donor-Nephrektomie liegt für tödliche Komplikationen bei ca. 0,02 %. Die Rate nichttödlicher Komplikationen bewegt sich je nach Operationstechnik zwischen 0,3 und 1,0 %.

Der Anteil an Lebendspendern ist in den letzten Jahren in den Industrieländern stetig gestiegen. Er macht in den USA ca. 1/3 aller Nierentransplantationen aus und betrug 2004 in Deutschland 19,7 %.

5.4 Kompensationsstrategien bei der Lebertransplantation

Der zunehmende Erfolg der Lebertransplantation als Routineverfahren zur Behandlung terminaler Lebererkrankungen hat zu einer breiten Akzeptanz dieser Methode und damit zu einem wachsenden Bedarf an Spenderorganen geführt. Die Gesamtzahl gespendeter Lebern in Deutschland ist in den letzten fünf Jahren um 13 % leicht gestiegen, reicht aber trotzdem nicht aus, um den wachsenden Bedarf zu decken. Nach einer recht konstanten Transplantationsfrequenz in den vorherigen Jahren mit ca. 700 Transplantationen pro Jahr stieg die Zahl der neu angemeldeten Kranken auf der Warteliste im Jahr 2002 auf etwa 1.150. Gleichzeitig ging der Prozentsatz der Patienten, die mit einem postmortalen Organ versorgt werden konnten, von 86 % auf 58 % zurück. Mittlerweile sterben 40 % der Patienten, während sie auf ein Organ warten.

Die Einbeziehung von Spendern mit erweiterten Spenderkriterien, von Splitlebertransplantationen sowie von Lebendspendern stellt eine Strategie zur Kompensation der zunehmenden Wartezeit und Mortalität von Patienten mit terminaler Leberinsuffizienz dar. Obwohl eine einheitliche Definition der „Leberspender mit erweiterten Kriterien" noch nicht existiert, werden Organspender über 50 Jahre, mit verlängerter Ischämiezeit, Kreislaufinstabilität, mit Leberverfettung und Vorerkrankungen, z. B. viraler Hepatitis, als solche angesehen.

Vorteile der Lebendspende:
- kurze Ischämiezeit
- optimale operative Voraussetzung
- keine negativen Effekte durch Hirntod
- niedriger dosierte Immunsuppression

Ethische Bedenken bei Lebendspende
- Ausgang der Nierentransplantation für Empfänger ungewiss
- Operations- und Narkoserisiko einer zuvor gesunden Person
- daher Prüfung durch Lebendspendekommission gesetzlich vorgeschrieben

2004 in Deutschland 19,7 % Lebendspenden

Zunehmender Erfolg der Lebertransplantation als Routineverfahren
- breite Akzeptanz, damit wachsender Bedarf an Spenderorganen

40 % der Patienten auf Warteliste sterben.

Kompensation der zunehmenden Wartezeit und Mortalität durch erweiterte Spenderkriterien, Splitlebertransplantationen und Lebendspenden

5.4.1 Alte Spender

Altersspezifische Organschädigungen der Leber selten

Im Vergleich zu anderen parenchymatösen Organen werden bei der Leber altersspezifische Organschädigungen, z. B. durch Arteriosklerose oder Parenchymfibrose, selten beobachtet. Offensichtlich scheinen die doppelte Gefäßversorgung, die große funktionelle Reserve und außergewöhnliche regenerative Kapazität protektiv zu wirken.

Klinisch konnte beobachtet werden, dass die Lebertransplantation von Spendern erst ab einem Alter von 70 Jahren zu einem geringeren Transplantat- und Patientenüberleben führt, wenn zusätzliche Risikofaktoren fehlen. Ältere Spenderlebern besitzen eine geringere Ischämietoleranz, eine erhöhte Inzidenz an Leberverfettung und geringere Regenerationskapazität, die bei der Organallokation berücksichtigt werden sollten.

Ältere Spenderlebern:
▶ **geringere Ischämietoleranz**
▶ **erhöhte Inzidenz an Leberverfettung**
▶ **geringere Regenerationskapazität**

5.4.2 Transplantate mit verlängerter Ischämiezeit

Länge der kalten und warmen Ischämiezeit als unabhängiger Risikofaktor für Transplantatfunktion und Patientenüberleben nach Lebertransplantation

Die Länge der kalten und warmen Ischämiezeit wird als unabhängiger Risikofaktor für die Transplantatfunktion und das Patientenüberleben nach Lebertransplantation angesehen. Eine kalte Ischämiezeit von mehr als 14 Stunden ist mit einem zweifach erhöhten Ischämie/Reperfusionsschaden sowie einer erhöhten Inzidenz an Gallengangsstrikturen und reduziertem Transplantatüberleben assoziiert. Ebenso haben die warme Ischämiezeit und Reperfusionssequenz Einfluss auf die postoperative Transplantatfunktion, wenngleich diesbezüglich vergleichende klinische Studien fehlen.

5.4.3 Dauer der Intensivtherapie

Weitere Beeinträchtigungen der Qualität der Spenderleber

Eine längere Intensivtherapie von mehr als vier Tagen, eine längerfristige parenterale Ernährung, hypotensive Perioden und Katecholaminpflichtigkeit schränken die Spenderorganqualität ein. Ebenfalls können pathophysiologische Veränderungen nach dem Hirntod, wie z. B. eine Hypernatriämie (> 150 mmol/l), die Organfunktion beeinträchtigen.

5.4.4 Leberverfettung

Makrovesikuläre Verfettung beeinträchtigt Funktion der Spenderleber durch erhöhte Empfindlichkeit gegenüber Ischämie/Reperfusionsschaden, Störung der Mikrozirkulation und reduzierter Regenerationskapazität.

Die Leberverfettung stellt die häufigste Ursache von Spenderlebern mit erweiterten Spenderkriterien dar und wird mit einer Prävalenz von bis zu 30 % angegeben. Die Ursachen variieren zwischen hohem Alter, Adipositas, Alkoholkrankheit, Diabetes mellitus und parenteraler Ernährung. Histologisch wird zwischen einer makrovesikulären Verfettung, die mit einer Fettvakuole im Hepatozytenplasma einhergeht, und einer mikrovesikulären Verfettung mit mehreren kleinen Fettvakuolen im Hepatozytenplasma unterschieden. Die offensichtlich ernährungsbedingte makrovesikuläre Verfettung beeinträchtigt die Funktion der Spenderleber durch eine erhöhte Empfindlichkeit gegenüber dem Ischämie/Reperfusionsschaden, einer Störung der Mikrozirkulation und reduzierter Regenerationskapazität. Demgegenüber ist die Leberfunktion durch eine mikrovesikuläre Verfettung nicht beeinträchtigt.

Keine Beeinträchtigung durch mikrovesikuläre Verfettung

Spenderlebern mit makrovesikulärer Verfettung sind mit einer signifikant beeinträchtigten Lebersynthese, erhöhter Leberschädigung und erhöhter Rate an primärer Nichtfunktion assoziiert. Klinische Studien haben jedoch gezeigt, dass Lebertransplantate mit einer moderaten makrovesikulären Verfettung von bis zu 30 % ähnliche Ergebnisse wie nicht verfettete Spenderlebern besitzen, sofern keine weiteren Spender- und Empfängerfaktoren bestehen, welche die Organfunktion beeinträchtigen. Zudem konnte durch Protokollbiopsien nachgewiesen werden, dass die Leberverfettung ca. eine Woche nach Transplantation nahezu vollständig rückläufig ist. Spenderlebern mit mehr als 30 % Verfettung hingegen haben ein signifikant schlechteres Transplantat- und Patientenüberleben.

Lebertransplantate mit moderater makrovesikulärer Verfettung bis 30 % zeigen ähnliche Ergebnisse wie nicht verfettete Spenderlebern, sofern keine weiteren negativen Spender- und Empfängerfaktoren bestehen.

Die präoperative Einschätzung der Art und Menge der Leberzellverfettung ist entscheidend für den Erfolg der Transplantation von Spenderorganen mit Leberverfettung. Hierbei stellt die repräsentative Biopsie den Goldstandard zur Beurteilung der Leberverfettung dar, ist jedoch in der Praxis häufig nicht zeitgerecht verfügbar, weshalb dem klinischen Blick des Chirurgen, z. B. Abrundung der Leberränder, Verfärbung nach Perfusion etc., eine besondere Bedeutung zukommt.

Präoperative Einschätzung der Art und Menge der Leberzellverfettung ist entscheidend für Erfolg der Transplantation.

5.4.5 Virushepatitis des Spenders

Die Einbeziehung von Hepatitis-B- und Hepatitis-C-positiven Spenderlebern in den Spenderpool ist unter bestimmten Umständen möglich. Hierbei spielt der Infektionsstatus des Spenders eine besondere Rolle. Während Empfänger von anti-HBc-positiven Spenderlebern ein hohes Risiko der HBV-Infektion von bis zu 80 % besitzen, ist dieses bei Empfängern von anti-HBs-positiven Spenderlebern signifikant niedriger. Durch Vorbehandlung mit Hepatitis-B-Immunglobulin und Lamivudin konnte ein Wiederauftreten der Hepatitis B in diesen Patienten erfolgreich verhindert werden.

Einbeziehung von Hepatitis-B- und Hepatitis-C-positiven Spenderlebern in Spenderpool unter bestimmten Umständen möglich

Die Transplantation von Hepatitis-C-positiven Spenderlebern in Empfänger mit Hepatitis C führt zu keiner Beeinträchtigung der Transplantatfunktion und des Patientenüberlebens im Vergleich zu Hepatitis-C-negativen Spenderlebern. Da die Transplantation von HCV-positiven Spendern in HCV-negative Empfänger jedoch in nahezu allen Fällen zu einer Virustransmission führt, sollte sie nur unter begründeten Umständen durchgeführt werden.

5.4.6 Empfängerselektion

Eine nicht zu unterschätzende Rolle spielt der Zustand des Empfängers. So ist z. B. die Rate der primären Nichtfunktion bei Empfängern mit hepatorenalem Syndrom, Adipositas (BMI $> 30 \, \text{kg/m}^2$) u. a. Komorbiditäten signifikant erhöht, da bei diesen Patienten ein erhöhtes Risiko für renale, pulmonale Komplikationen und Infektio-

Zustand des Empfängers spielt wichtige Rolle, daher möglichst Transplantation von Spenderlebern mit erweiterten

Spenderkriterien in risikoarme Empfänger mit
wenig Komorbiditäten zur
Vermeidung additiver
Effekte.

Geschlechtsunterschiede
zwischen Spender und
Empfänger Risikofaktor
bei Lebertransplantation

nen besteht. Um additive Effekte zu vermeiden, sollten deshalb Spenderlebern mit erweiterten Spenderkriterien in risikoarme Empfänger
mit wenig Komorbiditäten transplantiert werden. Ebenfalls stellen
Geschlechtsunterschiede zwischen Spender und Empfänger einen unabhängigen Risikofaktor für das Transplantatversagen nach Lebertransplantation dar, wenngleich die Ursache noch ungeklärt ist. In
einer Multivarianzanalyse der UNOS konnte gezeigt werden, dass
die Inzidenz des Transplantatversagens nach Lebertransplantation
bei Männern, die ein Lebertransplantat von einem weiblichen Spender bekommen hatten, signifikant höher war als bei Frauen, die ein
Lebertransplantat von einem männlichen Spender bekommen hatten.

5.4.7 Non-heart-beating-donors

Klinische Erfahrungen
von NHBD-Lebertrans-
plantaten begrenzt

Die klinischen Erfahrungen von NHBD-Lebertransplantaten sind
begrenzt, da im Gegensatz zur Nierentransplantation eine verzögerte
Transplantatfunktion nach Lebertransplantation ein lebensbedrohliches Ereignis darstellt, das in der Regel eine unmittelbare Retransplantation erforderlich macht. In einer Serie von 29 NHBD-Leber-
transplantationen zeigte sich eine gleichwertige Rate an primärer
Nichtfunktion und 1-Jahres-Transplantat- und Patientenüberleben
zwischen kontrollierten und unkontrollierten NHBD (s. o.), wenn die
warme Ischämiezeit unter 30 Minuten begrenzt blieb. Ein viel ver-

Kontinuierliche normo-
therme Organperfusion
viel versprechendes
neuartiges Konzept zur
Verbesserung der
Organfunktion von NHBD

sprechendes neuartiges Konzept zur Verbesserung der Organfunktion von NHBD stellt die kontinuierliche normotherme Organperfusion dar, durch die das physiologische Milieu des Organs während
der extrakorporalen Phase aufrechterhalten und die Transplantatfunktion noch vor Transplantation beurteilt und modifiziert werden
kann.

5.4.8 Lebendspende

Etablierung der Leber-
lebendspende durch
größenreduzierte und
Splitlebertransplantation

Der Anteil der Leberlebendspende hat in den letzten fünf Jahren
deutlich zugenommen. Während 1996 nur 1,4 % aller Transplantate
von lebenden Spendern gewonnen wurden, waren es 2003 bereits
9,5 %. Das Verfahren der Leberlebendspende wurde aus den Operationstechniken der größenreduzierten Lebertransplantation sowie
der Splitlebertransplantation mit postmortalen Organen entwickelt.
Mit zunehmender Erfahrung in der Technik der Splitlebertransplantation und guten Resultaten der Leberlebendspende von Erwachsenen auf Kinder hat sich die Leberlebendspende inzwischen auch bei
erwachsenen Empfängern etabliert.

Kurzzeit- und Langzeit-
ergebnisse mit denen
nach postmortaler
Spenderlebertransplan-
tation vergleichbar

Die derzeitige perioperative Mortalität nach Leberlebendspende ist
niedrig und liegt bei 0,3 %, während die Morbiditätsrate mit ca. 14 %
relativ hoch ist. Die Retransplantationsrate infolge einer primären
Nichtfunktion liegt bei 0,2 %. Inzwischen sind die Kurzzeit- und
Langzeitergebnisse mit denen nach postmortaler Spenderlebertrans-
plantation vergleichbar.

5.5 Kompensationsstrategien bei der Pankreastransplantation

Im Vergleich zu anderen parenchymatösen Organen zeichnet sich das Pankreas durch eine geringe Ischämietoleranz und hohe Prävalenz an chirurgischen Komplikationen aus, die direkten Einfluss auf die Funktionsrate und das Transplantatüberleben haben. Dementsprechend sind die idealen Spenderkriterien für ein Pankreastransplantat mit einem Spenderalter unter 45 Jahren, einer kurzen Intensivtherapiezeit (< 3 Tage), stabiler Hämodynamik (fehlende Katecholaminpflicht), einem BMI $< 25\,kg/m^2$ und fehlenden zerebrovaskulären Komorbiditäten eng gefasst.

> Pankreas: geringe Ischämietoleranz und hohe Prävalenz an chirurgischen Komplikationen, daher eng gefasste Spenderkriterien

Verschiedene Studien haben inzwischen gezeigt, dass in erfahrenen Transplantationszentren die Spenderkriterien bis auf ein Alter von 55 Jahren und hämodynamisch instabile, katecholaminpflichtige Spender ausgeweitet werden können, ohne die Transplantatfunktion und das Patientenüberleben zu beeinträchtigen. Selbst die Hyperglykämie und Hyperamylasämie des Spenders stellen in einigen Studien nur relative Kontraindikationen dar. Entscheidende Aspekte sind die subjektive morphologische Einschätzung des Spenderpankreas, um eine mögliche Fibrose oder Verfettung bzw. arteriosklerotische Veränderungen an den Gefäßen auszuschließen, sowie die Qualität der Back-Table-Perfusion.

> Erweiterte Spenderkriterien

Darüber hinaus bietet die Lebendspende eines Pankreassegments, in der Regel des Pankreasschwanzes, eine weitere Option zur Kompensation des Spenderorganmangels. Der Anteil an Lebendspenden der bisher durchgeführten ca. 20.000 Pankreastransplantationen beträgt weniger als 1 % aufgrund der potenziellen Morbidität einer offenen distalen Pankreasresektion in einem ansonsten gesunden Spender. Dementsprechend sind die Lebendspenderkriterien eng gefasst: BMI $< 27\,kg/m^2$, $HbA_{1c} < 6\,\%$ und Plasma-Glukosespiegel $< 20\,\mu mol/l$. Bislang war die Standardindikation zur Pankreaslebendspende Patienten mit hohen Spiegeln an präformierten Antikörpern, die keine Aussicht auf ein Organ von Verstorbenen hatten. Mit zunehmender Erfahrung wird inzwischen sogar an einigen Zentren eine Pankreassegment-Nieren-Lebendspende simultan laparoskopisch assistiert durchgeführt.

> Pankreaslebendspenden noch rel. selten, meist Spende des Pankreasschwanzes

> Pankreassegment-Nieren-Lebendspende in einigen Zentren

5.6 Kompensationsstrategien bei der Herztransplantation

Der ideale Organspender für eine Herztransplantation ist jünger als 35 Jahre und frei von koronaren Gefäßerkrankungen, linksventrikulärer Dysfunktion oder Klappenanomalien in der Vorgeschichte. Weitere prognostische Faktoren sind die kalte Ischämiezeit, die unter vier Stunden liegen sollte, sowie die Größenkongruenz zwischen Spender und Empfänger.

> Optimale Bedingungen für Herztransplantation

Erweiterte Spender-
kriterien für Herz-
transplantation

Der zunehmende Bedarf an Spenderherzen hat zu einer Ausweitung der Spenderkriterien geführt. Eine Erhöhung des Spenderalters auf über 40 Jahre führt zu einem signifikanten Anstieg der Mortalität, insbesondere innerhalb der ersten 30 Tage nach Transplantation. Die Gründe sind vielfältig und liegen u. a. in der proportional mit dem Alter steigenden Inzidenz an Koronarsklerose und linksventrikulärer Dysfunktion. Darüber hinaus scheint ein Spenderalter von über 40 Jahren zudem die Entwicklung der Transplantat-Koronarsklerose zu fördern und mit einer erhöhten Inzidenz an akuter Rejektion einherzugehen. In mehreren Studien konnte gezeigt werden, dass insbesondere ältere Spender in Kombination mit einer kalten Ischämiezeit von mehr als vier Stunden und einem Schädelhirntrauma als Hirntodursache die schlechteste Transplantatfunktions- und Überlebensrate besitzen.

Transplantation von
Spenderherzen mit
erweiterten Spender-
kriterien: Überlebens-
vorteil für Patienten mit
fortgeschrittener
Herzinsuffizienz
(NYHA III−IV)

Vermeidung von
Additionseffekten

Dennoch konnte in vielen Studien gezeigt werden, dass die Transplantation von Spenderherzen mit erweiterten Spenderkriterien insbesondere Patienten mit fortgeschrittener Herzinsuffizienz (NYHA III−IV) einen Überlebensvorteil im Vergleich zur konservativen Therapie bringt. Eine wesentliche Voraussetzung, um ein frühes Transplantatversagen zu verhindern, stellt hierbei die routinemäßige Durchführung einer Koronarangiographie sowie einer Echokardiographie des Spenders zur Beurteilung der Ventrikel- und Klappenfunktion dar. Darüber hinaus sollte ein Additionseffekt der unterschiedlichen Faktoren vermieden werden, indem z. B. bei alten Spenderherzen auf eine kurze kalte Ischämiezeit geachtet und ein Größenmismatch zwischen Spender und Empfänger vermieden wird.

5.7 Kompensationsstrategien bei der Lungentransplantation

Lungentransplantation:
▶ ideale Spenderkriterien

▶ erweiterte
   Spenderkriterien

▶ Kontraindikationen

Die idealen Spenderkriterien für die Spenderlunge beinhalten ein Alter von weniger als 55 Jahren, eine Raucheranamnese von weniger als 20 Packyears, ein unauffälliges Röntgen-Thorax-Bild, einen guten Gasaustausch − $PaO_2 > 39,9$ kPa, FIO_2 100 % bei einem PEEP von 5 cmH_2O −, keine Aspiration oder Sepsis, kein schweres Thoraxtrauma, keine eitrige Sekretion bei der Bronchoskopie sowie eine maximale Beatmungsdauer von weniger als 48 Stunden und eine kalte Ischämiezeit von weniger als acht Stunden. Eine Ausweitung der Spenderkriterien auf ein Patientenalter von über 55 Jahren, eine längere Raucheranamnese und längere Beatmungsdauer sowie ein lokalisiertes Infiltrat oder Erguss auf dem Röntgen-Thorax sind nicht mit einer erhöhten perioperativen Mortalität assoziiert, solange ein guter Gasaustausch (s. o.) vorhanden ist. Demgegenüber stellen bilaterale Infiltrate auf dem Röntgen-Thorax, eine purulente Sekretion bei der Bronchoskopie und Aspiration absolute Kontraindikationen für eine Lungenexplantation dar. Wenn auf Lungenspender mit erweiterten Spenderkriterien zurückgegriffen wird, sollte ebenfalls eine sorgfältige Empfängerselektion erfolgen. So eignen sich z. B. Empfänger mit Lungenemphysem oder zystischer Fibrose aufgrund ihres niedrigeren perioperativen Risikos besser für diese Spenderlungen als Hochrisikoempfänger mit primärer pulmonaler Hypertonie.

Die Lebendspende eines Lungenlappens wurde Anfang der 90er Jahre eingeführt und stellt eine weitere Strategie zur Kompensation des Mangels an Spenderlungen dar. Hierbei stellen zwei Spender jeweils den rechten bzw. den linken Unterlappen für einen Empfänger zur Verfügung. In einer Serie von 123 Transplantationen an der University of Southern California konnten bei Patienten mit zystischer Fibrose, primärer pulmonaler Hypertonie, Lungenfibrose und obliterativer Bronchiolitis gleichwertige Ergebnisse wie nach postmortaler Spenderlungentransplantation erreicht werden. Einen Wermutstropfen stellt die noch hohe Spendermortalität dar, die bei dieser Serie 4,6% betrug und auch Majorkomplikationen wie Lähmung des N. phrenicus, Verlust des rechten Mittellappens der Lunge und Bronchialstrikuren mit einschloss.

Eine weitere Strategie stellt die Einbeziehung von NHBD dar, die bereits in Einzelfällen erfolgreich durchgeführt wurde. Hierbei wird die Lunge nach Explantation an eine Ex-vivo-Ventilations-/Perfusionsmaschine angeschlossen, um so die Funktion beurteilen zu können.

Lebendspende eines Lungenlappens: Zwei Spender spenden jeweils den rechten bzw. den linken Unterlappen für einen Empfänger.

Einbeziehung von NHBD bereits in Einzelfällen erfolgreich

5.8 Fazit

Das Ziel der Organtransplantation ist die erfolgreiche Übertragung eines Spenderorgans auf Patienten mit terminaler Organinsuffizienz. In Europa und den USA versterben wegen des Organmangels bis zu 40% aller Patienten auf der Leber- und Lungenwarteliste und bis zu 45% auf der Herzwarteliste. Patienten mit dialysepflichtiger Niereninsuffizienz haben ein proportional zur Dialysezeit steigendes Risiko für einen Transplantatverlust nach Nierentransplantation.

Strategien zur Kompensation des Spenderorganmangels sehen die Einbeziehung von Spenderorganen mit erweiterten Spenderkriterien inklusive NHBD und Lebendspendern vor und bieten vielen Empfängern, die notfallmäßig ein Transplantat benötigen oder die aufgrund medizinischer Gründe nur geringe Chancen auf die Allokation eines Spenderorgans haben, häufig die einzige Möglichkeit zu überleben. Klinische Studien konnten zeigen, dass Patienten mit fortgeschrittener Herz-, Leber- und Lungenerkrankung selbst von qualitativ eingeschränkten Spenderorganen hinsichtlich der Überlebensrate und Lebensqualität profitierten.

Der Erfolg der Transplantation von Spenderorganen mit erweiterten Spenderkriterien hängt wesentlich von der richtigen Empfängerselektion ab. So sollten diese Spenderorgane in Low-risk-Empfänger transplantiert und mögliche zusätzliche Schädigungskomponenten, wie z. B. eine verlängerte kalte Ischämiezeit, vermieden werden. Darüber hinaus kann in Zukunft durch angepasste Techniken der Organkonservierung und zuverlässige diagnostische Methoden zur präoperativen Abschätzung der Organfunktion der Einsatz von Spenderorganen mit erweiterten Spenderkriterien weiter optimiert werden.

Ziel der Organtransplantation ist erfolgreiche Übertragung eines Spenderorgans auf Patienten mit terminaler Organinsuffizienz.

Kompensation des Spenderorganmangels durch Einbeziehung von Spenderorganen mit erweiterten Spenderkriterien, NHBD und Lebendspendern

Erfolg der Transplantation von Spenderorganen mit erweiterten Spenderkriterien ist wesentlich von der richtigen Empfängerselektion abhängig.

Literatur

Brown RS, Russo MW, Lai M, Shiffman ML, Richardson MC, Everhart JE, Hoofnagle JH. A survey of liver transplantation from living adult donors in the United States. N Engl J Med 2003;348:818−25.

Busuttil RW, Tanaka K. The utility of marginal donors in liver transplantation. Liver Transpl 2003;9:651−63.

DePerrot M, Weder W, Patterson GA, Keshavjee S. Strategies to increase limited donor resources. Eur Respir J 2004;23:477−82.

Kapur S, Bonham CA, Dodson SF, Dvorchik I, Corry RJ. Strategies to expand the donor pool for pancreas transplantation. Transplantation 1999; 67:284−90.

Kratz-Albers K, Spiegel HU, Evers S. Historische und sozialethische Aspekte der Lebertransplantation. Transplantationsmedizin 1994;6:231−4.

Lietz K, John R, Mancini DM, Edwards NM. Outcomes in cardiac transplant recipients using allografts from older donors versus mortality on the transplant waiting list. Implications for donor selection criteria. J Am Coll Cardiol 2004;43:1553−61.

Lopez-Navidad A, Caballero F. Extended criteria for organ acceptance. Strategies for achieving organ safety and for increasing organ pool. Clin Transplan 2003;17:308−24.

Palmes D, Wolters HH, Brockmann J, Senninger N, Spiegel HU, Dietl KH. Strategies for compensating for the declining numbers of cadaver donor kidney transplants. Nephrol Dial Transplant 2004;19:952−62.

Perico N, Ruggenenti P, Scalamogna M, Remuzzi G. Tackling the shortage of donor kidneys: how to use the best that we have. Am J Nephrol 2003; 23:245−59.

6 Ethische Fragen bei Organtransplantationen

N. Knoepffler

6.1 Einleitung

Weltweit sterben jährlich Zehntausende von Menschen, weil nicht genügend Organe für eine Transplantation zur Verfügung stehen. Im Jahr 2003 warteten allein in Deutschland 11.797 Menschen auf ein Organ. Es wurden jedoch nur 4.175 Organtransplantationen durchgeführt. Es verwundert darum nicht, dass Menschen, die ein Organ benötigen, in ihrer Verzweiflung höchst umstrittene Auswege suchen. Sie fahren beispielsweise nach China, um dort eine Organtransplantation zu erhalten. In China werden jährlich Tausende wegen unterschiedlichster Delikte hingerichtet, und anschließend werden ihnen die Organe entnommen. Sogar der Zeitpunkt der Hinrichtung wird mittlerweile häufig auf die entsprechenden Organsuchenden abgestimmt, die bereits vor Ort in speziellen „Transplantationskrankenhäusern" auf die Organe warten. Wenn Organe in ausreichender Zahl durch eine postmortale Organgabe zur Verfügung ständen und die Lebendspende in vielen Ländern besser geregelt wäre, gäbe es kaum mehr Anreize zu einer derartigen Praxis. Im Folgenden werden darum sowohl ethische Fragen im Rahmen der postmortalen Organgabe als auch ethische Fragen im Blick auf die Lebendspende behandelt.

Organknappheit und ihre Folgen

6.2 Ethische Fragen bei der postmortalen Organgabe

Vier ethisch bedeutsame Fragestellungen bestimmen vornehmlich die Diskussion um die postmortale Organgabe: die Festlegung des Todeszeitpunkts, die Form der Einwilligung, die angemessene Honorierung von Leistungen im Rahmen von Transplantationen und Verteilungskriterien für knappe Organe.

Ethisch bedeutsame Fragen bei der postmortalen Organspende

6.2.1 Das Problem der Todesbestimmung

Unbestritten ist ein Mensch verstorben, wenn die Totenstarre eingesetzt hat, Totenflecke sichtbar sind und der Fäulnisprozess beginnt. Ethisch umstritten ist jedoch, ob bereits das Versagen wesentlicher Teile des Organismus oder des Organismus als Ganzem ausreicht,

Todeskaskade:
mehrere Stufen, von
denen ethisch gesehen
jede als Todeszeitpunkt
in Frage kommt

um den Menschen als tot anzusehen. Die Todeskaskade vollzieht sich hier in Stufen, von denen jede als Todeszeitpunkt in Frage kommt:

1. Tod von wesentlichen, für das Ich-Bewusstsein notwendigen Teilen des Gehirns (Teilhirntodhypothese)
2. Tod des Organismus als Ganzem (Ganzhirntodhypothese)
3. Organtodhypothese (Tod aller Organe)
4. Gewebetodhypothese (Tod aller Gewebe)
5. Zelltodhypothese (Tod aller Zellen)
6. Tod des ganzen Organismus (Totaltodhypothese).

Teilhirntodhypothese

Teilhirntod. Die Teilhirntodhypothese hat die Schwierigkeit, dass gesellschaftlich umstritten ist, ob das Absterben des Ich-Bewusstseins bereits als Todeszeitpunkt gelten kann. Medizinisch ist der Zeitpunkt zudem nicht exakt zu bestimmen (Ausnahme: Anenzephalie, also das Fehlen des Großhirns bei Neugeborenen).

Ganzhirntodhypothese

Ganzhirntod. Der Ganzhirntod ist als Tod des Menschen unproblematisch, sofern er als Folge eines irreversiblen Herz- und Kreislaufversagens verbunden mit Totenstarre den Tod anzeigt. Er wurde bereits von Xavier Bichat (1771–1802) beschrieben. Für die Organentnahme ist der so genannte dissoziierte Ganzhirntod wichtig. Dabei stirbt das Gehirn ab, das Herz aber schlägt dank intensivmedizinischer Maßnahmen noch weiter. Der nach medizinischen Kriterien festgestellte dissoziierte Ganzhirntod wird weltweit von den Ärztevertretungen als Tod des Organismus als Ganzem anerkannt, erstmals 1968 in Deutschland und Frankreich, kurz darauf durch das „Ad Hoc Committee of the Harvard Medical School". Nach den Statuten der Bundesärztekammer ist die eindeutige Feststellung des Hirntods als Individualtod und als das Ende der menschlichen Existenz beschrieben. Dies bedeutet: Mit dem Tod des Gehirns als der entscheidenden Integrationsinstanz ist der Mensch als Ganzheit verstorben.

Annahme des dissoziier-
ten Ganzhirntods gesell-
schaftlich umstritten

Die Annahme des dissoziierten Ganzhirntods als Tod des Menschen ist jedoch gesellschaftlich umstritten. Nicht wenige Menschen, unter ihnen der durch sein Buch „Das Prinzip Verantwortung" sehr bekannt gewordene Philosoph Hans Jonas, können sich nicht vorstellen, dass in einem Leichnam ein Herz schlagen kann, dass dieser Fieber entwickelt usw. Diese Position wird bis heute vertreten und immer wieder publizistisch wirksam aufbereitet.

Folgen einer Ablehnung
der Ganzhirnhypothese

Dies hat wichtige Konsequenzen für die Entnahme von Organen nach Feststellung des Ganzhirntods. Wer nämlich am Ganzhirntodkriterium als maßgeblichem Kriterium zweifelt, aber dennoch die Organspende bei Einwilligung zulässt, vertritt indirekt die Möglichkeit einer aktiven Sterbehilfe zu altruistischen Zwecken. Nach diesem Verständnis werden Sterbende, die in die Organspende eingewilligt haben, durch die Organentnahme getötet, um anderen Menschen das Leben zu retten oder ihre Lebensqualität wesentlich zu verbessern.

Doch verwechseln Gegner des Ganzhirntodkriteriums einzelne Merkmale von Leben mit dem Leben des Organismus als Ganzem. So stirbt menschliches Leben – nicht das menschliche Lebewesen – beispielsweise in Form von Samenzellen erst lange nach dem Begräbnis ab. Deswegen ist die Annahme, erst der Totaltod sei der Tod des Menschen, für uns nicht praktikabel. Wir würden sonst Sterbende verbrennen oder bestatten. Es besteht darum derzeit ein weltweiter Konsens auf Gesetzesebene, die Organentnahme bei Hirntoten als Organentnahme bei Toten anzuerkennen.

6.2.2 Die Form der Einwilligung

Umstritten ist auch, in welcher Form die postmortale Organentnahme eine Einwilligung des Spenders voraussetzt. Unproblematisch ist die „direkte" Einwilligung, beispielsweise mittels eines Organspendeausweises. Bei der *erweiterten Einwilligungslösung* werden bei Verstorbenen ohne Organspendeausweis die Angehörigen oder Nahestehenden nach dessen mutmaßlichen Willen befragt. Bei der *Widerspruchsregelung* werden Organe entnommen, sofern der Verstorbene dem nicht zu Lebzeiten widersprochen hat. In der Praxis wird normalerweise auf eine Organentnahme auch dann verzichtet, wenn die Angehörigen die Organentnahme ablehnen.

Die derzeitige bundesdeutsche Regelung – eine Regelung, die sich ähnlich auch in vielen anderen Ländern findet – sieht eine erweiterte Einwilligung vor. Liegt vom Verstorbenen kein Organspendeausweis vor, werden die Angehörigen oder Nahestehenden nach dem mutmaßlichen Willen befragt. Im Unterschied dazu haben beispielsweise Länder wie Österreich, Spanien oder auch seit 2005 Argentinien eine Widerspruchsregelung eingeführt.

Obwohl die grundsätzliche Spendebereitschaft in Deutschland und Österreich praktisch gleich ist, werden aufgrund der anderen Regelung in Österreich relativ gesehen etwa doppelt so viele Organe entnommen. In Spanien sind es sogar etwa dreimal soviel Organe je eine Mio. Einwohner, die postmortal explantiert werden können.

Nach praktisch allen ethischen Ansätzen ist es geboten, Menschenleben zu retten, wenn dies möglich ist. Geht man beispielsweise ethisch von einem Ansatz aus, bei dem die Menschenwürde das zentrale Kriterium darstellt, so ist eine Widerspruchsregelung angezeigt, um das Problem des Organmangels anzugehen. Der Grundgedanke hierfür ist sehr einfach. Es geht um das Leben und Wohlergehen von Menschen, denen Menschenwürde zukommt. Sie benötigen dringend Organe. Dagegen fallen menschliche Leichname nicht unter den Schutz der Menschenwürde in diesem Sinn. Ihre Leichname sollten deshalb im Prinzip für lebensrettende Maßnahmen verfügbar sein. Die postmortale Organgabe ist in diesem Sinn ein letztes Zeichen mitmenschlicher Solidarität, denn sie rettet Leben oder verbessert die Lebensqualität.

Freilich besteht bei der Widerspruchsregelung die Grenze an dem Punkt, wo die postmortale Würde und die damit verbundenen Persönlichkeitsrechte, die freilich nicht mit der Menschenwürde im strikten Sinn verwechselt werden dürfen, verletzt werden könnten: Wenn ein Mensch zu Lebzeiten Widerspruch gegen eine Organentnahme nach dem Tod eingelegt hat, so ist dies zu tolerieren und zu respektieren. Unser Todesverständnis ist zu sehr durch unterschiedliche weltanschauliche und religiöse Sichtweisen mitbestimmt, als dass sich eine postmortale Organgabe für alle verpflichtend machen ließe.

6.2.3 Koordination und Organisation der postmortalen Organspende

Demotivierende Rahmenbedingungen für die Transplantationsmedizin in Deutschland

Die deutschen Rahmenbedingungen für die Transplantationsmedizin demotivieren derzeit Krankenhausverwaltungen und Krankenhauspersonal. Es fehlt an einer effizienten Transplantationskoordination. Die Fachkräfte in den Intensivabteilungen haben bei der sowieso bereits bestehenden Arbeitsüberlastung durch eine postmortale Organgabe eine zusätzliche erhebliche Mehrbelastung. Die Krankenhausverwaltungen fürchten die oftmals nicht gedeckten Mehrkosten, und die Öffentlichkeitsarbeit lässt trotz herausragender Engagements, wie beispielsweise der großen Münchner Tagung der Deutschen Akademie für Transplantationsmedizin im Jahr 2002 zu ethischen, rechtlichen und sozialen Fragen der Transplantationsmedizin, insgesamt zu wünschen übrig.

Spanien als Beispiel für geeignete Rahmenbedingungen

Es ist jedoch eine zentrale Aufgabe gesellschaftlicher Verantwortung, Rahmenbedingungen zu schaffen, damit möglichst viele Menschen, die ein Organ benötigen, gerettet werden können. Beispiel für eine derartige Lösung ist das spanische Modell:

- Einsatz von speziell ausgebildeten ärztlichen Transplantationskoordinatoren (national, regional, lokal), die dafür bezahlt werden, dass sie diejenigen Verstorbenen identifizieren, die als Organgeber in Frage kommen, und dann die erforderlichen intensivmedizinischen und chirurgischen Maßnahmen koordinieren;
- eine angemessene Kostenerstattung für die Kosten explantationsvorbereitender Maßnahmen, die Explantation selbst und die Nachsorgemaßnahmen;
- eine kompetente, psychosoziale Beratung der Angehörigen;
- eine aktive Öffentlichkeitsarbeit für eine positive Einstellung in der Gesellschaft gegenüber der postmortalen Organgabe durch die Organización National de Transplantes, die unmittelbar dem spanischen Gesundheitsministerium angegliedert ist.

Lösungen nach dem spanischen Modell, verbunden mit einer verbesserten juristischen Situation, die Klagen bei misslungenen Transplantationsversuchen minimiert, könnten in den meisten Ländern den Organmangel drastisch reduzieren. Faktisch jedoch sind derzeit postmortale Organe knapp. Nach welchen Kriterien sind dann aber diese knappen Organe zu verteilen?

6.2.4 Verteilungskriterien

Wie Organe verteilt werden sollen, ist umstritten. Für Deutschland hat die Bundesärztekammer unterschiedliche Verteilungskriterien aufgestellt, die sich nach dem Stand medizinischer Forschung richten, organspezifisch sind und laufend fortgeschrieben werden. Zentrales Kriterium zur Aufnahme auf die Warteliste ist der voraussichtliche Erfolg. Allgemein gelten als Erfolgskriterien:

- Überleben des Empfängers;
- die längerfristig gesicherte Transplantatfunktion;
- verbesserte Lebensqualität des Empfängers.

Ausschlussgründe sind darum nach einer Richtlinie der Bundesärztekammer beispielsweise aktiver Alkohol- und Drogenmissbrauch sowie eine mangelnde Compliance.

Die umfangreichen Patientendaten liefern im Zusammenhang mit den spezifischen Allokationsbestimmungen für die individuelle Organallokation klare Algorithmen. Dennoch bleiben wesentliche ethische Fragen offen, weil die Ergebnisse in manchen Fällen problematisch sind. Allein im Zeitraum von 1999−2003 verstarben 1.570 Menschen auf der Lebertransplantationswarteliste von Eurotransplant. Es lässt sich darum immer bestreiten, ob die geltenden Bestimmungen und damit verbundenen klaren Algorithmen ethisch gerechtfertigt sind.

Ethisch zu diskutieren ist auch der in Deutschland geltende Grundsatz der Lebenswertindifferenz, wonach beispielsweise das Leben der Mutter mit vier unmündigen Kindern nicht über das Leben des achtzigjährigen Alkoholkranken gestellt wird. In den Allokationsregeln zur Organtransplantation wird dieses Prinzip beispielsweise dadurch durchbrochen, dass Kinder bevorzugt zu behandeln sind. Zwar verbürgt die Menschenwürde eine grundsätzliche Gleichheit aller Menschen, es ist aber eine unabgeschlossene Diskussion, ob nicht dennoch das Hilfegebot von einer Bedürftigkeit abhängig sein sollte, die neben dem „Lebenwollen" noch weitere nicht medizinisch indizierte Kriterien berücksichtigt.

Auch bezüglich der „Compliance" besteht Klärungsbedarf. Wenn beispielsweise in Deutschland derzeit alkoholkranken Menschen eine Organtransplantation verwehrt bleibt, wenn sie nicht eine halbjährige Abstinenz und Entzugsbehandlung nachweisen können, so nimmt dies denjenigen Patienten ihre letzte Chance auf Lebensrettung, die das Organ sofort und eben nicht erst nach sechs Monaten benötigen. Ebenfalls als mit dem Gleichheitsanspruch unvereinbar ist die Verzerrung der Organverteilung durch einen regionalen Faktor, wenn dieser nicht medizinisch begründet ist.

Skandalös und überhaupt nicht zu rechtfertigen ist es, wenn Patienten auf der Warteliste nur deshalb kein Organ tranplantiert bekommen, weil betreffende Kliniken sich aufgrund von „Machtkämpfen" abgemeldet haben.

Darüber hinaus lässt sich fragen, ob und wenn ja, in welcher Form diejenigen bevorzugt werden sollten, die bereits vor ihrem Tod aus-

Verteilungskriterien für gespendete Organe

Erfolgskriterien zur Aufnahme in die Warteliste

Ausschlusskriterien

Kriterien ethisch umstritten
1999−2003:
1.570 Menschen verstarben auf Lebertransplantationswarteliste von Eurotransplant.

In Deutschland geltender Grundsatz der Lebenswertindifferenz ethisch zu diskutieren

Klärungsbedarf bezüglich der Compliance des Empfängers

drücklich in die postmortale Organgabe einwilligen. Es sprechen gute Gründe dafür, eine derartige Solidarität zu honorieren. Ein reines Klubmodell, bei dem nur transplantiert wird, wer auch zuvor bereits selbst zur postmortalen Organspende bereit war, ist jedoch abzulehnen. So könnte es jemand beispielsweise aus religiösen Gründen ablehnen müssen, dass ihm als Verstorbenem Organe entnommen werden, ohne dass ihm dagegen seine Religion verbietet, Organe Andersgläubiger anzunehmen, die postmortal von Leichnamen gewonnen wurden.

Auch lässt sich fragen, ob derjenige, der bereit ist, ein Organ postmortal zu geben, nicht testamentarisch verfügen könnte, welche Bevölkerungsgruppen er ein- bzw. ausschließen möchte. Eine solche Verfügung würde insbesondere dann diskussionswürdig sein, wenn die postmortale Organgabe als eine Spende verstanden wird, die der Einwilligung des Spenders bedarf. Zwar kann man wie in Deutschland rechtlich festlegen, dass derartige Bestimmungen nicht gültig sind, die ethische Diskussion ist damit jedoch gerade nicht beendet. Denn warum soll ein Spender nicht bei der Verteilung dessen, was er spendet, mitwirken dürfen? Anders dagegen verhält es sich, wenn die postmortale Organgabe im Sinn einer solidarischen Widerspruchsregelung verstanden wird. Dann wird nämlich nur der Einspruch gegen die Organentnahme toleriert.

Auch lässt sich darüber diskutieren, ob die postmortale Organgabe, wenn sie nicht als Akt der Solidarität verstanden wird, beispielsweise durch ein Beerdigungsgeld in einer gewissen Höhe honoriert werden sollte. Dieses sollte aber nur so hoch sein, dass der Verdacht des Organverkaufs auszuschließen ist. Auf diese Weise könnte ein höherer Anreiz geschaffen werden, das Organaufkommen zu erhöhen.

6.3 Ethische Fragen bei der Lebendspende

Das unzureichende Aufkommen von postmortalen transplantierbaren Organen verstärkt seit Jahren in vielen Ländern die Nachfrage nach der Lebendspende. Bei der Lebendspende stellen sich unterschiedliche ethisch relevante Fragen, u. a. das Problem der Selbstschädigung des Spenders einschließlich der Frage des Versicherungsschutzes, die mit der Lebendspende unter sich nahe stehenden Personen verbundene Frage nach der Freiwilligkeit, die Frage nach der Ausweitung des Spenderkreises, z. B. durch Cross-over-Spende, kommerzialisierten Organverkauf.

6.3.1 Das Problem der Selbstschädigung des Spenders

Seit Jahren steigt die Zahl der Lebendspenden bei Nieren und Leber ständig an. Dabei gehen die Spender ein beträchtliches Risiko ein, das für den Leberspender noch deutlich höher als für den Nierenspender ist. Das Risiko für die Spender besteht in beiden Fällen dabei in den üblichen Risiken eines größeren operativen Eingriffs, bei denen als Frühkomplikationen z. B. Blutungen, Wundinfektionen, Thrombosen, Lungenembolien und Lungenentzündungen auftreten können. Bei Nierenspendern liegt die Wahrscheinlichkeit für schwerwiegende postoperative Komplikationen bei etwa einem Prozent, bei Leberspendern sogar bei etwa 15 Prozent. Das Mortalitätsrisiko beträgt für Nierenspender ca. 0,05 %. Bei Leberspendern ist es zehnfach höher. Da die Niere paarig angelegt ist, erhöht das Entfernen der einen Niere für Nierenspender zudem das Risiko, später selbst dialysepflichtig zu werden und ein Organ zu benötigen, z. B. wenn die verbleibende Niere einen Tumor entwickelt. Bei der Leber ist durch die ihr eigene Regenerationskraft kein zusätzliches Spätrisiko mehr vorhanden, wenn die Operation und die anschließende postoperative Phase gut überstanden wurden.

▶ postoperative Komplikationen

▶ Spätfolgen

Darum widerspricht es dem ärztlichen Berufsethos, welches das Nichtschadensprinzip als ein wesentliches Prinzip beinhaltet, unter normalen Umständen einem Menschen ein Organ ganz oder teilweise zu entnehmen, ohne dass dieser selbst davon einen gesundheitlichen Nutzen hat. Vor diesem Hintergrund ist es zudem gut verständlich, dass beispielsweise in Deutschland für die Lebendspende eine Subsidiaritätsklausel gilt. Das bedeutet: Solange genügend postmortal entnommene Organe verfügbar und auch mit dem Organsuchenden kompatibel sind, sollte keine Lebendspende in Anspruch genommen werden.

Nichtschadensprinzip und Subsidiaritätsklausel

Freilich ist die Subsidiaritätsklausel ethisch umstritten. Warum kann ein Mensch nicht freiwillig in eine für ihn riskante „Unternehmung" einwilligen, zumal dann, wenn diese einem anderen Menschen das Leben rettet oder zumindest deutlich verbessert? Schließlich dürfen Menschen z. B. bei Extremsportarten wie der Besteigung des Mount Everest ebenfalls hohe Risiken eingehen. Allerdings besteht ein wichtiger Unterschied zwischen derartigen Risiken und dem Risiko einer Operation darin, dass im letzteren Fall ein direkter Eingriff in die körperliche Unversehrtheit vorgenommen wird. Es gibt darum gerade vor dem Hintergrund des ärztlichen Berufsethos die oben genannten guten Gründe für die Subsidiaritätsklausel bei der Lebendspende. Wenn jedoch ein Staat wie der unsrige seine Schutzfunktion in dieser Weise ernst nimmt, dann sollte er auch über die Subsidiaritätsklausel hinaus tätig werden. Da nämlich auch in Deutschland Organe von Lebendspendern bei der derzeitigen Lage dringend benötigt und transplantiert werden, sind Schutzmaßnahmen für die betreffenden Lebendspender vonnöten. Allgemein sollte in allen Fällen gelten:

Subsidiaritätsklausel ist ethisch umstritten

Allgemeine Schutzmaßnahmen für Lebendspender

● Die bestehenden Lebendspende-Kommissionen sollten zum Schutz der Spender gestärkt werden. Beispielsweise sollte zwingend die persönliche Anhörung von Spender und Empfänger angeordnet werden. Die wesentlichen Verfahren und Kriterien der Beurteilung für die Kommissionen sind näher zu bestimmen, damit einheitliche Standards im organisatorischen Ablauf, z. B. Stellung eines staatlich geprüften Dolmetschers bei ausländischen Betroffe-

▶ Stärkung der bestehenden Lebendspende-Kommissionen

▸ Versicherungsschutz
der Lebendspender

▸ Lebendpender
privilegiert bei
Organvergabe

▸ keine Lebendspende
von Menschen, die
nicht einwilligungs-
fähig sind

▸ psychologische Nach-
betreuung von Spender
und Empfänger

Altruistische Lebend-
spende zwischen sich
nahe stehenden
Personen

nen, als auch für die sachlichen Inhalte, z. B. Nachweis der Freiwilligkeit, gesichert sind. Auch sollte ein ablehnendes Votum einer Kommission für die übrigen Kommissionen bindend sein. Damit einhergehend sollte die Zusammensetzung der Kommission klar normiert und die Qualifikation der laut Transplantationsgesetz „psychologisch erfahrenen Person" klar beschrieben werden. Bei einer Ablehnung durch die Kommission sollte den Betroffenen eine Berufung bei einer zu errichtenden allgemeinen Schiedskommission möglich sein.

● Ein Versicherungsschutz einschließlich einer Aufwandsentschädigung sollte für die Lebendspender aus staatlichen Mitteln eingerichtet werden, der sowohl Kosten, Verdienstausfall und Anschlussbehandlung als auch Spätfolgen abdeckt.

● Damit verbunden sollten Lebendspender besonders privilegiert sein, falls sie selbst einmal ein Organ benötigen sollten.

● Die Organspende von Menschen, die nicht einwilligungsfähig sind, sollte wegen des hohen Risikos der Organspende nicht zugelassen sein. Sind Kinder, Jugendliche oder Menschen mit einer geistigen Behinderung im konkreten Fall einwilligungsfähig, so kann eine Nierenspende unter strengsten Bedingungen zugelassen werden, wenn keine andere Möglichkeit der Lebensrettung für die bedürftige Person besteht. Eine Leberspende sollte als zu riskant nicht zugelassen werden.

● Spender und Empfänger sollten nicht nur medizinisch, sondern auch psychologisch nachbetreut werden. Dies ist umso wichtiger, wenn bei einer der betroffenen Parteien Komplikationen auftreten.

6.3.2 Die altruistische Lebendspende

Die altruistische Lebendspende zwischen sich nahe stehenden Personen birgt vor allem eine Schwierigkeit: Wie ist die Freiwilligkeit des Organspenders zu gewährleisten, da der Erwartungsdruck von Organsuchenden, aber auch Verwandten- und Freundeskreis unter Umständen sehr hoch sein kann? Durch die Fortschritte der Immunologie wird es zunehmend schwieriger, aus medizinischen Gründen die Organspende zu verweigern. Die Aufgabe der Lebendspende-Kommissionen ist darum nicht zu unterschätzen. Sie hat zu gewährleisten, dass diese Form der Lebendspende freiwillig ist und auch langfristig gut verarbeitet wird. Darum ist dafür zu sorgen, dass die psychologische Nachbetreuung von Spender *und* Empfänger in hohem Umfang gewährleistet wird. Zudem ist zu beachten: Diese Form der Lebendspende rechtfertigt sich nur indirekt vor dem Hintergrund des Nichtschadensprinzips im ärztlichen Berufsethos: Es darf angenommen werden, dass der Spender durch seine Spende gesundheitlich indirekt davon profitiert, weil der ihm nahe stehende Anverwandte durch sein Weiterleben oder sein Weiterleben in besserer gesundheitlicher Verfassung den Spender unbeschwerter und zufriedener leben lässt. Diese Vermutung stimmt mit Daten überein, wonach Lebendorganspender naher Verwandter im statistischen Durchschnitt älter werden als Nichtspender.

Eine in gewisser Weise spezifische Form dieser Spende ist die so genannte *Cross-over-Spende*, die derzeit beispielsweise in den Niederlanden zugelassen ist. Hierbei spenden Menschen ihr Organ für einen fremden Menschen, wenn eine diesem nahe stehende Person dafür ein Organ spendet, dass dem Verwandten oder Freund des Spenders implantiert werden kann. Hintergrund hierfür ist, dass in manchen Fällen keine gute oder überhaupt keine Organverträglichkeit zwischen spendewilligem Angehörigen und spendebedürftigem Empfänger besteht. Wenn wie in Deutschland die Lebendspende unter sich nahe stehenden Personen erlaubt ist, so gibt es keinen Grund, die Cross-over-Spende zu verbieten. Vielmehr ist ein derartiges Verbot unter Beachtung der Subsidiaritätsklausel und der mittlerweile verbesserten Immuntherapien sogar unmoralisch, denn letztgenannte Verbesserungen machen das Argument hinfällig, die Cross-over-Spende würde den Druck auf die möglichen Organspender erhöhen. Vielmehr zwingt das derzeitige Verbot dazu, einem nahe stehenden Menschen ein Organ zu spenden, das weniger kompatibel ist, statt sozusagen ein für den Empfänger geeigneteres Organ einzutauschen. Das hat zur Folge, dass die Nebenwirkungen für den Empfänger höher sind. Die Gefahr der Tumorbildung steigt ebenso wie das Risiko einer Abstoßungsreaktion. Ist die Inkompatibilität noch höher, dann schränkt das Verbot die Möglichkeit ein, Menschen das Leben zu retten, obwohl spendewillige Menschen vorhanden sind.

Ebenso ist das direkte Verbot der anonymen altruistischen Organspende unter der grundsätzlichen Voraussetzung der ethischen Zulässigkeit der Organlebendspende unmoralisch, wenn der Spender nachweislich freiwillig zur Spende bereit ist. Denn auch dieses Verbot schränkt die Möglichkeit ein, einem Menschen das Leben zu retten oder entscheidend zu verbessern. Es ließe sich nur vom Nichtschadensprinzip des ärztlichen Berufsethos gegen diese Form der Lebendspende argumentieren.

6.3.3 Die kommerzialisierte Lebendorgangabe

Eine andere, freilich äußerst umstrittene Form der Organgabe ist die kommerzialisierte Lebendorganspende. Hierbei verkauft der Spender sein Organ an den bedürftigen Empfänger. Er erhält also nicht nur eine mögliche Aufwandsentschädigung wie bei der altruistischen Lebendspende. Diese Form der Lebendspende ist in den meisten Ländern untersagt, wie es auch nochmals durch eine Resolution der Weltgesundheitsorganisation 2004 bestätigt wurde. Im Iran dagegen ist diese Form bereits seit einigen Jahren eine staatlich geförderte Praxis, nachdem aufgrund von Sanktionen keine funktionierenden Dialysegeräte mehr zur Verfügung stehen. Darüber hinaus gibt es weltweit einen Schwarzmarkt, weil in nicht wenigen Ländern Menschen eine finanzielle Entschädigung dafür angeboten wird, wenn sie ihre körperliche Unversehrtheit preisgeben.

Die grundsätzliche ethische Entscheidung besteht darin, ob eine kommerzialisierte Lebendspende überhaupt zulässig sein kann. Ein

Argumente für die
Cross-over-Spende

Anonyme altruistischen
Organspende

Kommerzialisierte
Lebendorganspende
wird in den meisten
Ländern abgelehnt.

Grundsätzliche Frage
nach der Zulässigkeit
der kommerzialisierten
Organspende

Diskussion des
paternalistischen
Arguments

Das Problem der
„Notlage"

Pflichten gegen sich
selbst?

Organhandel als Tabu?

Organhandel und
ärztliches Berufsethos

wichtiges Argument gegen den Verkauf der eigenen Organe ist paternalistisch, also vom Staat den Bürgern vorgeschrieben: Der Organverkauf wird verboten, weil die gesundheitlichen Gefahren für den Organgeber als nicht zulässig eingeschätzt werden. Damit verbunden ist die Vermutung, dass kein Mensch freiwillig seine Organe verkaufen würde, wenn er Alternativen hätte, um zu Geld zu kommen. Der Organhandel nützt damit sozusagen eine Notlage des Gebers aus. Darüber hinaus wird geltend gemacht, dass die kommerzialisierte Lebendorgangabe auch unabhängig davon gegen die Pflichten gegen sich selbst und die guten Sitten verstoße. Zudem kommt erneut das Argument des ärztlichen Berufsethos ins Spiel, das das Nichtschadensprinzip beinhaltet.

Grundsätzlich ist der Paternalismus – das Bestreben des Staates, seine Bürger zu bevormunden – bestreitbar: Menschen sollten ab einem gewissen Alter frei sein, für ihr Leben selbst zu entscheiden, wie sie es führen wollen, selbst dann, wenn sie sich dadurch selbst schädigen. Das paternalistische Argument gewinnt in dem Maß Überzeugungskraft, in dem der Staat dafür sorgt, dass sich das postmortale Organaufkommen erhöht. Wenn er jedoch einerseits aufgrund der Risiken für gesundheitliche Schäden derjenigen, die ihre Organe verkaufen würden, die kommerzialisierte Organgabe verhindert, andererseits aber seiner Fürsorgepflicht für ein höheres postmortales Organaufkommen nicht nachkommt und so den Tod von Menschen auf der Warteliste in Kauf nimmt, verliert das Argument an Überzeugungskraft.

In einer gewissen Weise ähnlich verhält sich das Argument mit der Notlage: Wenn man unterstellt, dass Menschen aus einer Notlage heraus zu Lebendorgangebern werden, dann muss man sich fragen, inwieweit man der Verantwortung gerecht wird, an dieser Notlage etwas zu ändern. Dem „Anbieter" nur eine Möglichkeit zur Lösung seines Problems zu verbieten, ohne zugleich eine andere Lösung anzubieten, ist problematisch, wenn diese Lösung nur den Anbieter selbst schädigt.

In der ethischen Diskussion der kommerzialisierten Lebendorgangabe ist es darum eine zentrale Frage, ob man beispielsweise wie der Philosoph Immanuel Kant davon ausgeht, dass mit der Würde des Menschen auch Pflichten gegen sich selbst verbunden sind. Eine wesentliche Pflicht ist dabei die Pflicht, die eigene körperliche Unversehrtheit zu sichern. Auch religiöse Ethiken argumentieren in dieser Weise.

Darüber hinaus spielt eine große Rolle, in welcher Weise das sehr verbreitete Empfinden zu bewerten ist, dass es als unsittlich gilt, Organe zu verkaufen, zu vertreiben oder zu kaufen. An diesem Punkt geht es um tief verwurzelte moralische „Empfindungen", die ebenfalls vielfach religiöse Wurzeln haben.

Ein indirektes Argument gegen die kommerzialisierte Lebendorgangabe lässt sich dem ärztlichen Berufsethos entnehmen. Wer sich Organe entnehmen lassen will, zwingt den betreffenden Arzt, der die

Operation vornimmt, eine seinem Berufsethos (Nichtschadensprinzip) widersprechende Handlung zu vollziehen.

Grundsätzlich lässt sich sagen: Wer eine solidarische Widerspruchsregelung ablehnt und die Rahmenbedingungen der postmortalen Organgabe so gestaltet, dass das postmortale Organpotenzial nicht ausgeschöpft wird, arbeitet indirekt einer kommerzialisierten Lebendorgangabe zu. Allen Verboten zum Trotz schaffen genau derartige Rahmenbedingungen Anreize, dass sich ein Organschwarzmarkt etabliert. Wie bei den meisten Schwarzmärkten profitieren dabei am meisten die „Zwischenhändler". Die Lebendorgangeber, die eigentlich dadurch geschützt werden sollten, werden also auch noch finanziell ausgebeutet und zugleich kriminalisiert.

Ablehnung der Widerspruchsregelung als Anreiz für den Organhandel

6.4 Fazit

Es sprechen gute Gründe dafür, die solidarische Widerspruchsregel für die postmortale Organgabe, verbunden mit für die Organentnahme freundlichen Rahmenbedingungen, allgemein einzuführen. In Verbindung mit einer Subsidiaritätsklausel, die hilft, die Lebendorganspende zu minimieren, könnte eine derartige Regelung jährlich Tausenden von Menschen das Leben retten oder doch zumindest ihre Lebensqualität entscheidend verbessern. Zugleich könnte eine derartige Regelung die durch den Organmangel ausgelöste Diskussion um die kommerzialisierte Lebendorgangabe unnötig werden lassen.

Ethische Gebotenheit einer solidarischen Widerspruchsregelung und verbesserter Rahmenbedingungen

Literatur

Bondolfi A, Kostka U, Seelmann K (eds). Hirntod und Organspende. Basel: Schwabe, 2003.

Goettle G. Letzte Zuckungen. Einspruch gegen Organtransplantationen. taz Nr. 7855 (27. 12. 2005), 13−4.

Gutmann T. Für ein neues Transplantationsgesetz. Eine Bestandsaufnahme des Novellierungsbedarfs im Recht der Transplantationsmedizin. Berlin: Springer, 2005.

Gutmann T, Daar AS, Land W, Sells RA (eds.). Ethical, legal and social issues in organ transplantation. Lengerich: Pabst, 2004.

Knoepffler N. Menschenwürde in der Bioethik. Berlin: Springer, 2004.

Oduncu F. Einleitung. In: Schroth U, König P, Gutmann T, Oduncu F. Transplantationsgesetz. Kommentar. München: C.H. Beck, 2005: 8−52.

Oduncu F, Schroth U, Vossenkuhl W (eds.). Organtransplantation − Organgewinnung. Verteilung und Perspektiven. Göttingen: Vandenhoeck & Ruprecht, 2003.

Shewmon, A. „Hirnstammtod", „Hirntod" und Tod: Eine kritische Re-Evaluierung behaupteter Äquivalenz. In: Schweidler, W, Neumann HA, Brysch E (eds). Menschenleben − Menschenwürde. Interdisziplinäres Symposium zur Bioethik. Münster: Lit, 2003: 293−316.

7 Die subjektive Belastung des Organempfängers

S. Zipfel, B. Schlehofer

7.1 Einleitung

Eine Organtransplantation stellt für den Betroffenen selbst, aber auch für seine Angehörigen eine besondere Belastungssituation dar. Deshalb ist es nicht verwunderlich, dass in der Transplantationsmedizin bereits frühzeitig eine psychologische Begleitforschung stattfand. Seit der Pionierzeit der Transplantationsmedizin hat sich auch im Bereich der psychosozialen Themenfelder ein Perspektivenwandel vollzogen. Standen zunächst Fragen zur Akzeptanz eines fremden Spenderorgans im Vordergrund, hat sich der Fokus auf die Bewältigung kritischer Phasen im Transplantationsprozess verschoben. Aufgrund des rasanten technologischen Forschrittes im Bereich der Transplantationsmedizin ergeben sich immer wieder gänzlich neue Herausforderungen, die sich auch in der psychischen Bewältigung des Geschehens beim Organempfänger zeigen, z. B. die Veränderungen der Listungskriterien durch Eurotransplant Ende 2005 oder die erweiterten Indikationsstellungen, die sich durch Möglichkeiten der Lebendspenden ergeben. So wurden z. B. in den letzten Jahren an deutschen Transplantationszentren neue Programme für die Lebendspende nicht nur bei der Nieren-, sondern auch bei der Lebertransplantation etabliert und zum festen Bestandteil der Therapiemöglichkeiten. Die Evaluation und psychosoziale Begleitung dieser Patienten und ihrer Spender wirft neue komplexe Fragen auf, die einer ausführlichen ethischen Debatte bedürfen.

Die psychosoziale Diagnostik ist inzwischen ein fester Bestandteil der meisten Transplantationsprogramme. Deren Ziele können wie folgt zusammenfassen werden: Zunächst muss sichergestellt werden, dass der Nutzen des Eingriffs für den Patienten die Begleitrisiken deutlich übersteigt. Des Weiteren sollte die Motivation des Patienten, sich diesem Therapieprozedere zu unterziehen, abgeklärt und ein hinreichend klares Bild über den bisherigen Umgang des Patienten und seines familiären Umfeldes mit der Erkrankung und den Belastungssituationen gewonnen werden. Die frühzeitige Erhebung individueller Muster der Krankheitsverarbeitung ist eine notwendige Voraussetzung für gezielt adaptierte psychosoziale Interventionen. Nur die enge vertrauensvolle Zusammenarbeit von Patient und Ärzten im Transplantationszentrum führt zu einer Verbesserung der Transplantationsergebnisse und ermöglicht so einen verantwortungsvollen

Organtransplantation besondere Belastungssituation für den Betroffenen und seine Angehörigen

▶ Akzeptanz des fremden Organs
▶ kritische Phasen im Transplantationsprozess
▶ Veränderungen der Listungskriterien
▶ Lebendspende

Psychosoziale Diagnostik ist fester Bestandteil der meisten Transplantationsprogramme.

Frühzeitige Erhebung individueller Muster der Krankheitsverarbeitung ist notwendige Voraussetzung für gezielt adaptierte psychosoziale Interventionen.

Umgang mit der knappen Ressource „Spenderorgane". Daher erfordert die Anwendung dieses Therapieverfahrens auch, wie bereits durch den Gesetzgeber im deutschen Transplantationsgesetz von 1997 festgehalten, u. a. die besondere Berücksichtigung der außergewöhnlichen psychischen Belastung der Patienten und ihrer Angehörigen.

Transplantation eines soliden Organs ist für betroffenen Patienten die Endstrecke einer schweren Erkrankung, die mit ganz unterschiedlichen Krankheitsbildern und Behandlungsverläufen verbunden ist.

Da die Transplantation eines soliden Organs für den betroffenen Patienten zwar immer die Endstrecke einer schweren Erkrankung bedeutet, diese aber mit ganz unterschiedlichen Krankheitsbildern und Behandlungsverläufen verbunden ist, sollen im Folgenden beispielhaft die subjektiven Belastungsfaktoren von Patienten mit einer Herztransplantation zur Darstellung kommen. Exemplarisch werden wir bei diesen Patienten die Frage nach der Lebensqualität und der subjektiven Belastung in den unterschiedlichen Phasen der Transplantation aus psychosozialer Sicht beschreiben. Der besondere Umgang mit Suchtpatienten im Transplantationsprozess soll nicht ausgeführt werden, da hier im Wesentlichen die Behandlungskriterien und -probleme der allgemeinen und spezifischen Suchttherapie zum Einsatz kommen müssen. Aufgrund der Tatsache, dass die Anzahl der Lebendspenden bei Niere und Leber in den vergangen Jahren sprunghaft gestiegen ist, soll diese Form der Transplantation, die eine spezielle subjektive Belastung für Empfänger und Spender bedeutet, in einem eigenen Abschnitt Erwähnung finden. Zum Abschluss folgt die Darstellung einer modellhaften psychosozialen Versorgung, die in großen Teilen auch für die psychosoziale Versorgung von Patienten mit anderen Organtransplantationen Anwendung finden kann.

7.2 Lebensqualität in der Transplantationsmedizin

In der biomedizinischen Forschung ist Lebensqualität zu etabliertem Zielkriterium geworden.

In der biomedizinischen Forschung ist die Lebensqualität zu einem etablierten Ziel geworden. Dies lässt sich unter anderem an fast 4.000 Einträgen in Publikationsdatenbanken zum Thema Transplantation und Lebensqualität ablesen. Die Ergebnisse kann man wie folgt zusammenfassen: Im Vergleich zu den Patienten auf der Warteliste ergab sich für erfolgreich transplantierte Patienten insgesamt eine deutliche Besserung des körperlichen Befindens und des Gesamtscores der Lebensqualität. Interessanterweise konnten in diesen Studien jedoch keine signifikanten Veränderungen im emotionalen, kognitiven und sozialen Bereich nachgewiesen werden. Im Vergleich zu gesunden Kontrollgruppen verzeichneten die meisten Herztransplantationsstudien zwar eine leichte Einschränkung bezüglich des funktionellen Status, im Gesamt-Lebensqualitäts-Score erreichten Transplantationspatienten die gesunden Vergleichsgruppen oder übertrafen sie sogar noch. Dieses Faktum wurde u. a. auch damit begründet, dass die Transplantationspatienten eine tiefe Dankbarkeit für das „geschenkte" Leben empfinden und der Bedeutung von Beschwerden einen anderen Stellenwert zuordnen.

Bei erfolgreich transplantierten Patienten wurde deutliche Besserung des körperlichen Befindens und des Gesamtscores der Lebensqualität beobachtet.

Für die Lebensqualität im ersten halben Jahr nach Transplantation waren neben dem somatischen Ausgangsstatus auch psychische Prädiktoren verantwortlich. In neueren Studien wurde überdies der Zusammenhang zwischen postoperativer Lebensqualität und präoperativen Faktoren und Verlaufsparametern untersucht. Für eine verbesserte Lebensqualität auf der Warteliste wurden folgende Prädiktoren isoliert: seltene Anwendung von fatalistischen Copingstrategien (dem persönlichen Eindruck, dass das eigene Schicksal nur von anderen und höheren Mächten abhängig ist), höheres Alter, positive Erwartungen an die Transplantation, geringe Stressbelastung, bessere generelle Gesundheitswahrnehmung, geringere funktionelle Einschränkungen und eine höhere Akzeptanz der Unterstützung durch das Transplantationsteam. Die Studienergebnisse verwiesen auf den negativen Einfluss einer schon präoperativ diagnostizierbaren Persönlichkeitsstörung auf den postoperativen Verlauf und die Lebensqualität.

Für eine bessere postoperative Lebensqualität wurden ähnliche, primär psychische Prädiktoren gefunden wie für die präoperative Zeit. Im Einzelnen waren dies: gute soziale Unterstützung durch die Familie und Freunde, vielfältige soziale Einbindung, gering ausgeprägter psychosozialer Stress, gute Compliance bezüglich den Anforderungen durch das Transplantationsteam, effektive, ressourcenbezogene Copingstrategien, wenige funktionelle Einschränkungen, höheres Alter, wenige Komplikationen. Als negativ beeinflussend werden unter anderem bewertet: eine niedrige Kontrollüberzeugung, geringes Selbstwertgefühl und wenig Hoffnung, Optimismus und Erwartungen an die Zukunft.

7.3 Phasen der Herztransplantation (HTx)

Von der Indikationsstellung zur Herztransplantation bis zur erfolgreichen Reintegration in relativ normale Lebensumstände muss der Patient einen weiten Weg zurücklegen, der in unterschiedliche Phasen unterteilt werden kann. Lag das Interesse zunächst auf der Untersuchung der Lebensqualität unmittelbar nach erfolgreicher Herztransplantation, folgten bald Untersuchungen zur präoperativen psychischen Befindlichkeit und zur Verarbeitung der Belastungen während der Wartezeit, da sich deren Einfluss auf die postoperative Phase immer mehr zeigte. Mit zunehmender Überlebensdauer nach Transplantation rückte in den letzten Jahren die Gruppe der Langzeitüberlebenden in den Aufmerksamkeitsfokus.

Im Folgenden sollen die einzelnen spezifischen Phasen einer Herztransplantation in idealtypischer Weise dargestellt werden.

7.3.1 Indikationsphase zur Transplantation

Die meisten Leitlinien, die z. B. im deutschen Transplantationsgesetz von 1997 beschrieben sind, berücksichtigen inzwischen auch psychosoziale Faktoren als mögliche absolute oder relative Indikationskrite-

Prädiktoren für verbesserte Lebensqualität auf der Warteliste

Prädiktoren für bessere postoperative Lebensqualität

Spezifische Phasen einer Herztransplantation von Indikationsstellung bis Langzeitüberleben

Tab. 7.1: Absolute und relative psychosoziale Kontraindikationen für eine Herztransplantation

Absolute Kontraindikationen	Relative Kontraindikationen
patientenseitige Ablehnung einer HTx	bekannte Non-Compliance
akute Suizidalität	ausgeprägte, nicht therapierbare affektive Störung, Schizophrenie, Persönlichkeitsstörung
Selbstverletzung mit Verletzungsfolgen	mentale Retardierung ohne adäquate psychosoziale Ressourcen
floride Psychose	irreversible hirnorganische Störung
aktiver Substanzmissbrauch	ungenügende soziale Unterstützung anamnest. Alkoholabusus, Nikotinabusus, Drogenabusus ausgeprägtes Übergewicht

Auch psychosoziale Faktoren als mögliche absolute oder relative Indikationskriterien zur Transplantation

Abklärung vor Transplantation für Patienten erhebliche körperliche und psychische Belastung

Psychosomatiker am Transplantationszentrum hat schwierige Doppelrolle als Gutachter und therapeutischer Begleiter.

Für die Evaluation zuständige psychotherapeutisch tätige Ärzte fordern die Festlegung auf psychosoziale Mindestkriterien.

rien zur Transplantation. So findet sich ebenfalls in den Leitlinien der American Heart Association ein Kapitel zur präoperativen Evaluation sozialer und psychischer Faktoren. Tabelle 7.1 fasst in einer Übersicht mögliche psychosoziale Kontraindikationen zusammen.

Es ist davon auszugehen, dass aufgrund von Selektionsprozessen im Bereich der Primär- (Hausarzt) und Sekundärversorgung (lokales Krankenhaus) nur vergleichsweise wenige Patienten durch das Transplantationszentrum selbst abgelehnt werden müssen. Dennoch stellt die Abklärung vor einer Transplantation sowohl aus körperlicher als auch aus psychischer Sicht für den Patienten eine nicht unerhebliche Belastung dar. Neben Rettungsphantasien und der Hoffnung auf Lösungsmöglichkeit aus unheilbarer Krankheit findet gleichzeitig die Auseinandersetzung mit einem möglicherweise nicht rechtzeitig eintreffenden Spenderorgan und dem Sterben statt.

Für den Psychosomatiker am Transplantationszentrum kann sich, aufgrund seiner Doppelfunktion als Verantwortlicher für die psychosoziale Diagnostik und die psychotherapeutische Begleitung im Einzelfall, ein nicht unerhebliches ethisches Dilemma ergeben. In seiner schwierigen Doppelrolle als Gutachter und therapeutischer Begleiter wird von ihm einerseits erwartet, den potenziellen Transplantationskandidaten durch eine ausführliche psychosoziale Evaluation auf das Vorliegen möglicher Kontraindikationen zu untersuchen. Zugleich hat aber gerade der Erstkontakt die Funktion, ein dauerhaftes Vertrauensverhältnis für die weitere Betreuung aufzubauen.

Als Ausweg aus diesem Dilemma fordern die für die Evaluation zuständigen psychotherapeutisch tätigen Ärzte die Festlegung auf psychosoziale Mindestkriterien. Hierzu zählen im Wesentlichen der Ausschluss einer floriden und unbehandelten psychotischen Erkrankung, eines hochgradigen Verdachts auf Noncompliance sowie das Vorliegen einer aktuellen Suchtproblematik ohne Behandlungsmotivation. Beim Vorliegen dieser Symptome sollte von einer Listung zum aktuellen Zeitpunkt abgeraten werden. Das Hauptanliegen der

1. Aktuelle psychische Störung (x 2) | 1 | 2 | 3 | 4 |

    1 = keine

    2 = leichte Angststörung oder affektive Störung oder leichtgradige andere psychische
        Störung

    3 = mittelgradige Angststörung oder affektive Störung, Persönlichkeitsstörung ohne
        ausgeprägte Noncompliance und ohne selbstschädigendes Verhalten, florider
        Nikotinabusus, kompensiertes Suchtverhalten

    4 = floride unbehandelte Psychose, Persönlichkeitsstörung mit ausgeprägter Noncompliance
        incl. selbstschädigendem Verhalten, unbehandelter florider Substanzmissbrauch (v.a.
        Alkohol- und Drogenabusus)

2. Frühere psychische Störung (x 1) | 1 | 2 | 3 | 4 |

    1 = keine

    2 = leichte Angststörung oder affektive Störung oder leichtgradige andere psychische
        Störung

    3 = mittelgradige Angststörung oder affektive Störung, Persönlichkeitsstörung ohne
        ausgeprägte Noncompliance und ohne selbstschädigendes Verhalten, ausgeprägter
        Nikotinabusus, kompensiertes Suchtverhalten

    4 = floride Psychose, Persönlichkeitsstörung mit ausgeprägter Noncompliance incl.
        selbstschädigendem Verhalten, unbehandelter florider Substanzmissbrauch (v.a.
        Alkohol- und Drogenabusus)

3. Familiäre und soziale Unterstützung (x 1) | 1 | 2 | 3 | 4 |

    1 = sehr gute familiäre und soziale Unterstützung

    2 = gute bis ausreichende familiäre und soziale Unterstützung

    3 = deutlich eingeschränktes familiäres oder soziales Netzwerk

    4 = kein tragfähiges soziales Netzwerk, bisher auch fehlendes professionelles Netzwerk (z.B.
        tragfähige Beziehung zum Hausarzt, Sozialstation etc.)

4. Bewältigung früherer Belastungssituationen (x 1) | 1 | 2 | 3 | 4 |

    1 = sehr erfolgreiche Copingstrategien

    2 = gute bis ausreichende Copingstrategien

    3 = deutlich eingeschränktes Copingverhalten mit längerfristiger Krisen

    4 = Frühere Belastungssituationen führten regelhaft zu ausgeprägten Fehladaptationen

5. Aktuelle und antizipierte Compliance (x 2) | 1 | 2 | 3 | 4 |

    1 = sehr gute Compliance

    2 = gute bis ausreichende Compliance

    3 = deutlich eingeschränkte Compliance aber Problematik noch besprechbar

    4 = ausgeprägte Non-Compliance, mit massiver Verleugnung und fehlendem Zugang

Gewichteter Gesamtscore | 1 | 2 | 3 | 4 |

© (Zipfel & Bergmann)

Abb. 7.1: Die Heidelberger Herztransplantationsskala (HHS) zur Einschätzung der psychosozialen Belastung von Herztransplantationskandidaten.

Notwendigkeit einer frühzeitigen multidimensionalen Diagnostik bei jedem potenziellen Transplantationspatienten

▸ verschiedene Evaluationsinstrumente

▸ semistrukturiertes Interview

erweiterten psychosozialen Evaluation für diejenigen Patienten, die in den Transplantationsprozess aufgenommen werden, besteht in der frühzeitigen Identifikation psychosozialer Ressourcen, aber auch von Problemfeldern, um den Patienten – und bei Indikation auch den Angehörigen – eine geeignete Intervention zukommen zu lassen.

Aus dem Gesagten leitet sich die Notwendigkeit einer frühzeitigen multidimensionalen Diagnostik bei jedem potenziellen Transplantationspatienten ab. Im Erstkontakt soll, neben der Klärung der Transplantationsfähigkeit, die Basis für ein langfristiges gemeinsames Arbeitsbündnis gelegt werden. Verschiedene Evaluationsinstrumente können zur standardisierten psychometrischen Testung eingesetzt werden, wie die Heidelberger Herztransplantationsskala (HHS, Abb. 7.1), der TERS (transplant evaluation rating scale), der Gesundheitsfragebogen (PHQ-D), der die wichtigsten Bereiche psychischer Erkrankungen erfasst (u. a. Depression, Angst, Suchtverhalten). Außerdem sollte mit jedem potenziellen Organempfänger ein ausführliches, semistrukturiertes Interview durchgeführt werden. Die Ergebnisse der Experteneinschätzung können in der so genannten Heidelberger Herztransplantationsskala (siehe Abb. 7.1) als Kurzbefund kondensiert eingeschätzt werden.

7.3.2 Die Wartezeit

Zeit zwischen Aufnahme auf Warteliste und Tag der Herztransplantation ist für Patienten die am stärksten belastende Zeit.

Die Zeit zwischen der Aufnahme auf die Warteliste und dem Tag der Herztransplantation ist nach Aussagen der meisten Patienten die am stärksten belastende Zeit. Eine amerikanische Arbeitsgruppe beschrieb diese Phase als „Tanz mit dem Tod". Die oft rasch wechselnde somatische Symptomatik lässt einerseits bei den Patienten Zweifel an der Notwendigkeit des Eingriffs aufkommen, wenn sie gerade kardial rekompensiert sind und sich teilweise somatisch stabilisieren. Andererseits zweifeln sie, falls sich ihr Befinden akut oder progredient weiter verschlechtert, ob für sie noch rechtzeitig ein passendes Spenderorgan gefunden wird. Diese Ambivalenz der eigenen Entscheidung gegenüber bedeutet für die Patienten und Angehörigen einen erheblichen psychischen Stress. Diese hohe psychische Belastung während der Wartezeit wurde von einer Reihe von Autoren übereinstimmend nachgewiesen. Die Autoren kamen zur Einschätzung, dass zwischen 48 und 63 % der wartenden Patienten unter zumindest einer klinisch relevanten psychischen Störung litten. Übereinstimmend fanden sich in allen Untersuchungen vor allem schwere depressive Störungen und generalisierte Angsterkrankungen. Bei einer kleinen, aber signifikanten Gruppe konnten in 18 % ausgeprägte Persönlichkeitsstörungen diagnostiziert werden. Eine eigene prospektive Untersuchung zum psychischen Befinden während der Wartezeit ergab eine zeitliche Abhängigkeit zwischen zunehmender Dauer der Wartezeit und der Zunahme depressiver Störungen (siehe Abb. 7.2).

Folgen sind depressive Störungen und generalisierte Angsterkrankungen bis hin zu ausgeprägten Persönlichkeitsstörungen.

Neben der Auseinandersetzung mit der Entscheidung zur Transplantation müssen sich die wartenden Patienten noch zusätzlich mit

Depression

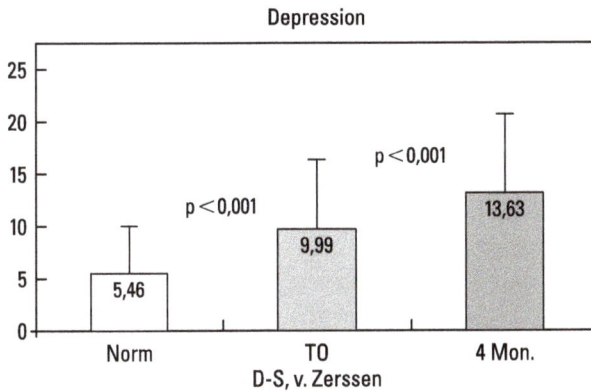

Abb. 7.2: Ausprägung und Verlauf depressiver Symptomatik zum Zeitpunkt der Indikationsstellung (T0) und nach 4 Monaten auf der Warteliste im Vergleich mit einer Normpopulation (D-S-Depressionsskala v. Zerssen, Depressionsscore).

der Tatsache auseinandersetzen, dass ihr krankes Herz durch ein Spenderherz ersetzt werden muss. Die Trauer um den Verlust des eigenen Organs und die Scheu der Annahme eines Fremdorgans stellen ein weiteres Belastungsmoment dar. Das „Fremde im Eigenen" zu akzeptieren, heißt Vertrauen in das neue Organ aufbauen zu müssen. Ein Umwidmungsprozess muss stattfinden, das Fremde muss als „Eigenes" integriert werden. Bei den schwerstkranken Patienten kommt es in dieser Phase gehäuft zu Todesphantasien. Auf diesem Hintergrund kann es zu der oben beschriebenen Verdichtung von hochambivalenten Depressions-, Angst-, Schuld- und Schamgefühlen kommen. Aber auch die nächsten Angehörigen zeigen in dieser Zeit ein bedeutsames Ausmaß an psychosozialem Stress. Ein Drittel der Angehörigen berichtete, dass die Wartezeit eine nachhaltig negative Auswirkung auf ihr Leben hatte.

Weiteres Belastungs-moment: Trauer um den Verlust des eigenen Organs und Scheu der Annahme eines Fremdorgans

▶ Verdichtung von hochambivalenten Depressions-, Angst-, Schuld- und Schamgefühlen

▶ psychosozialer Stress der Angehörigen

7.3.3 Die perioperative Phase

Nach erfolgreicher Transplantation und unkompliziertem postoperativem Verlauf empfinden die meisten Patienten ein ausgeprägtes Entlastungsgefühl. Das Überleben der existenziell bedrohlichen Wartezeit und Operation ist zunächst mit einem subeuphorischen Gefühl verbunden, das als „Flying high" oder sogar „Honeymoon" beschrieben wird. Die vorherrschenden Themen sind die einer „Wiedergeburt" und einer „zweiten Lebenschance". Dieses Grundgefühl kann durch den ergänzenden Effekt der hoch dosierten Glukokortikoidgaben im Rahmen der Abstoßungsprophylaxe mitbedingt sein.

Die frisch transplantierten, nun auch immunsupprimierten Patienten verbringen zunächst einige Zeit auf einer spezialisierten Intensivstation. Obwohl die Mehrzahl der transplantierten Patienten die enge Betreuung und Überwachung als sehr unterstützend erlebt, ist diese spezifische Situation mit einer Reihe zusätzlicher Stressoren ver-

Ausgeprägtes Entlastungsgefühl nach erfolgreicher Transplantation und unkompliziertem postoperativem Verlauf

Auf Intensivstation gelegentliches Auftreten einer exogenen

Psychose, die von Stimmungslabilität, stark angstbesetzter Symptomatik bis hin zu Halluzinationen begleitet sein kann.

knüpft, die bewältigt werden müssen. Hierzu zählt unter anderem das gelegentliche Auftreten eines so genannten „Durchgangsyndroms", einer exogenen Psychose, die von Stimmungslabilität, stark angstbesetzter Symptomatik bis hin zu Halluzinationen begleitet sein kann. Auch wenn diese Symptomatik medikamentös gut beherrschbar ist und im Verlauf völlig verschwindet, hinterlässt sie bei Patienten und Angehörigen doch einen tiefen, bedrohlichen Eindruck. Systematische Untersuchungen zum Befinden und zu Copingstrategien bei immunsupprimierten Transplantationspatienten in der frühpostoperativen Phase liegen bislang nicht vor.

Durch Feststellung einer frühen Abstoßungsreaktion oder andere somatische Komplikationen abruptes Ende der subeuphorischen Phase

Selbst wenn ein Durchgangssyndrom nicht aufgetreten ist, wird die subeuphorische Phase nicht selten recht abrupt durch die Feststellung einer frühen Abstoßungsreaktion oder andere somatische Komplikationen beendet. So ist z. B. die Zeitspanne zwischen der ersten Biopsie und der Mitteilung des Ergebnisses häufig durch eine mehr oder weniger offene Anspannung charakterisiert. Ist es dann tatsächlich zu einer behandlungsbedürftigen Abstoßung gekommen, treten erneut existenzielle Ängste auf, und nicht wenige Patienten stellen sich die Frage, „warum der eigene Körper dieses neue und lebenswichtige, gesunde Organ abstößt".

7.3.4 Die poststationäre Phase und das erste postoperative Jahr

Der Übergang von der stationären Behandlung im Transplantationszentrum oder dem anschließenden Rehabilitationszentrum nach Hause bedeutet für viele Patienten eine weitere kritische Phase. Zum einen besteht der Wunsch auf Entlassung nach Hause, zum anderen belastet die Verantwortung für den weiteren Verlauf der Rekonvaleszenz, die von diesem Zeitpunkt an die Patienten und deren Angehörige selbst übernehmen müssen. Die Patienten werden mit der Aufgabe konfrontiert, nach einer zumeist langen Phase der Pflegebedürftigkeit und körperlichen Einschränkung wieder aktiv am Leben teilzunehmen. Sie und ihre Angehörigen müssen auf die neu gewonnene gesundheitliche Stabilität vertrauen. Besonders in den ersten Jahren nach der Transplantation richtet sich das Interesse mancher Mitmenschen auf die scheinbare Besonderheit eines Herztransplantierten.

Nach Entlassung: Aufgabe, nach einer zumeist langen Phase der Pflegebedürftigkeit und körperlichen Einschränkung wieder aktiv am Leben teilzunehmen

Patient muss neues Organ in eigenes Körperbild integrieren.

Eine besondere Herausforderung in dieser Phase besteht in der Notwendigkeit, sich in diesem Adaptationsprozess zunächst wieder als ganzheitliches Individuum zu fühlen und sich erst in einem zweiten Schritt als „transplantierter Patient" zu sehen. Die vollständige Integration des neuen Organs in ein eigenes, wieder stabiles und verlässliches Körperbild benötigt Zeit. Dieses ist besonders bedroht durch die zumeist nicht unerhebliche postoperative Gewichtszunahme, die teilweise durch Cortison verursacht wird und das Aussehen beträchtlich verändern kann. Studien haben gezeigt, dass vor allem Frauen, junge Patienten, Patienten mit niedrigem soziodemographischem Status und solche, die schon präoperativ unter Traumata und schweren somatischen Erkrankungen gelitten haben, mit

U. a. durch Cortison erhebliche postoperative Gewichtszunahme

diesen Belastungen schwerer zurechtkommen und häufig professioneller Hilfe bedürfen. Etwa 14% der Patienten leiden im ersten Jahr nach Transplantation unter Depression, Angst, Anpassungsstörungen und posttraumatischen Belastungsstörungen; weitere 5% kommen jährlich dazu. Das bedeutet, dass ca. 23% der Patienten in den ersten drei Jahren nach Transplantation eine behandlungsbedürftige psychische Störung entwickeln.

Neben diesen intrapsychischen Belastungen kommt es im Rahmen des Adaptationsprozess nicht selten zu familiären Rollenkonflikten. Hinsichtlich der Bewältigung der Anpassungsleistungen sind auch die Familienangehörigen gefordert. Die Veränderungen durch die neue Rollenverteilung innerhalb der Familie während der oft langen präoperativen Krankheitsphase lassen sich meist nicht einfach wieder rückgängig machen. Insbesondere bestehende Beziehungskonflikte werden zwischen den Ehepartnern während der akuten Krankheits- und ersten postoperativen Zeit gern verleugnet. Ein rechtzeitiger „Kontenausgleich", besonders zwischen den Ehepartnern, sollte nicht aus dem Blick geraten, sonst ist das Ende einer erfolgreichen Herztransplantation charakterisiert durch eine familiäre Konfliktsituation, die in einer Überschrift folgendermaßen zusammengefasst wurde: „Patient benefit − partner suffer?" So wurde in Berichten über die negativen Auswirkungen ehelicher Konstellationen berichtet, in denen entweder der Patient oder der Ehepartner die Schwere und die Bedeutung der Erkrankung leugnet und somit die Chance für eine positive gemeinsame Entwicklung nach primär erfolgreicher Transplantation vergeben wird. Ausgeprägte Kommunikationsschwierigkeiten führen zu einer zunehmenden Distanz zwischen den Partnern. Insgesamt untermauern die Studien zur Lebensqualität eine signifikante Besserung, besonders hinsichtlich der physischen, psychischen und sozialen Funktionsfähigkeit.

Studien zur Prävalenz psychischer Störungen wiesen auch für den postoperativen Verlauf auf ein nicht unerhebliches Ausmaß hin. Mit Hilfe eines klinischen Interviews (SCID) konnte bei 20,2% mindestens eine psychische Störung diagnostiziert werden, wobei die häufigste Störung mit 17,3% eine schwere Form einer Depression war. Zusätzlich trat in 13,7% der untersuchten HTx-Patienten eine durch die HTx bedingte posttraumatische Belastungsstörung auf, in 10,0% waren Anpassungsstörungen nachweisbar. Keiner der Patienten erfüllte zu diesem Erhebungszeitpunkt alle diagnostischen Kriterien für eine Angststörung. Neuere Untersuchungen zur transplantationsbedingten posttraumatischen Belastungsstörung (TxPTSD) konnten auch für die Angehörigen der herztransplantierten Patienten im ersten postoperativen Jahr eine deutlich erhöhte Prävalenz dieser schwerwiegenden Störung nachweisen. Das Vollbild einer PTSD zeigten demnach 7,7% der Angehörigen, und 11,0% wiesen ausgeprägte PTSD-Symptome auf, ohne alle diagnostischen Kriterien für das Vollbild zu erfüllen. Ein deutlich erhöhtes Risiko ergab sich dabei für: a) Frauen, b) Patienten mit einer psychiatrischen Vorgeschichte und c) Patienten mit ungenügender sozialer Unterstützung.

Ca. 23% der Patienten leiden in den ersten drei Jahren nach Transplantation unter Depression, Angst, Anpassungsstörungen und posttraumatischen Belastungsstörungen.

Häufig familiäre Rollenkonflikte

Beziehungskonflikte zwischen Ehepartnern

Studien zur Lebensqualität zeigen signifikante Besserung, v.a. hinsichtlich physischer, psychischer und sozialer Funktionsfähigkeit.

Transplantationsbedingte posttraumatische Belastungsstörungen bei Transplantierten und ihren Angehörigen

7.3.5 Der Langzeitverlauf

Insgesamt sind Untersuchungen zum Langzeitverlauf nach HTx noch eher selten oder zeigen deutliche methodische Schwächen. Eine deutsche Studie, die u. a. auch die „Lebensqualität" bei langzeittransplantierten HTx-Patienten untersuchte, konnte Einschränkungen im Vergleich zum gesunden Normalkollektiv in den folgenden vier Bereichen nachweisen:

- körperliches Funktionsniveau,
- Rollenerfüllung,
- körperliche Schmerzen und
- generelle Gesundheit.

Insgesamt beurteilten immerhin 79 % der Patienten ihre generelle Gesundheit als gut bis exzellent. Hinsichtlich der Ängstlichkeit zeigten Patienten keine signifikanten Unterschiede zur gesunden Normstichprobe. Allerdings schätzten sich die HTx-Patienten als depressiver ein. Unterdessen liegen aus dem deutschsprachigen Raum zwei Studien vor, die einen 5-Jahres-Zeitraum nach HTx auch hinsichtlich des psychischen Befindens prospektiv untersuchten. Trotz einer insgesamt positiven Einschätzung des körperlichen Befindens zeigen beide Studien nach dem ersten postoperativen Jahr eine deutliche Zunahme depressiver Störungen und insgesamt eine Verschlechterung des emotionalen Befindens (Abb. 7.3). Es gibt Hinweise, dass eine ausgeprägte depressive Symptomatik auch hinsichtlich des körperlichen Befindens und im Einzelfall auch bezüglich des Langzeitüberlebens ein Risiko darstellen kann. Andererseits zeigt eine Metaanalyse der bisher vorliegenden Studien, dass das psychische Befinden keinen Einfluss auf das Survival hat, wohl aber der somatische Status vor Transplantation.

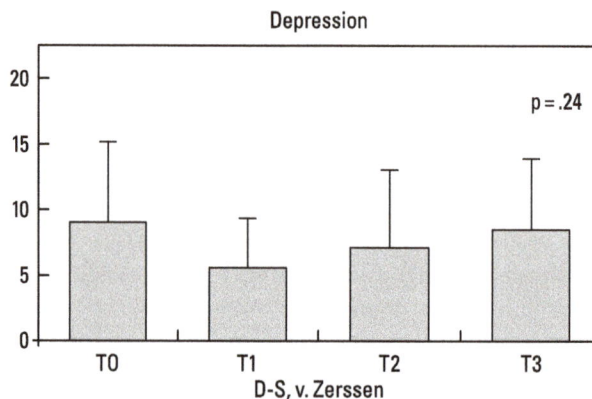

Abb. 7.3: Langzeitverlauf depressiver Symptomatik bei HTx-Patienten (T0: vor HTx; T1: 4 Monate nach HTx; T2: 1 Jahr nach HTx; T3 ca. 5 Jahre nach HTx; (D-S-Depressionsskala v. Zerssen, Depressionsscore).

7.4 Lebendspende

Das deutsche Transplantationsgesetz regelt vor allem die Lebend-spende für Organe wie Leber, Niere, Dünndarm usw. Diese Form der Transplantation wirft weiterreichende ethische Fragen auf, die neben der psychosozialen Evaluation des Empfängers insbesondere die psychosomatische Evaluation des Spenders betreffen. Der gesunde Spender entscheidet sich freiwillig, in einem Akt der Nächsten-liebe, seine körperliche Unversehrtheit für die eines schwer erkrank-ten nahen Angehörigen zu opfern. Das Transplantationsgesetz be-tont dabei, basierend auf dem Konzept der informierten Zustim-mung, dass die folgenden wesentlichen Aspekte des Spenders berück-sichtigt werden müssen:

- Aufklärung des Probanden,
- Feststellung seiner Freiwilligkeit,
- Einwilligungsfähigkeit und
- Ausschluss von äußerem Druck bei der Entscheidungsfindung.

Hierbei wird vor allem auf die enge verwandtschaftliche oder persön-liche Beziehung zwischen Spender und Empfänger Wert gelegt, um den Handel mit Organen zu unterbinden.

Besonders die Freiwilligkeit des Spenders muss vor dem Hinter-grund der engen Beziehung des Spender-Empfänger-Paares und der Familienkonstellation bewertet werden. Im Sinne der eigenen Betrof-fenheit und sozialen Erwünschtheit spielt dabei der Aspekt, ob es sich um eine Lebendspende von Eltern für ihr Kind, innerhalb eines Geschwisterpaares oder zwischen Ehepartnern handelt, eine nicht unerhebliche Rolle. Hauptziel der psychosomatischen Evaluation ist es, sowohl auf der Spender- als auch auf der Empfängerseite ausrei-chende Bewältigungsressourcen, aber auch potenzielle Problemfelder frühzeitig zu erfassen. Eine Untersuchung in einem großen Zentrum für Leberlebendtransplantationen in Deutschland zeigte, dass nur 14 % der Spendewilligen auch geeignet waren. Potenzielle Spender haben im Allgemeinen gute psychosoziale Ressourcen und einen hö-heren Bildungsgrad. Als problematisch werden Spender gesehen, die sich mehrfach ambivalent bezüglich der Organspende äußern, Angst und Feindseligkeit zeigen und über mangelnde soziale Unterstützung und Copingstrategien verfügen. Das frühzeitige Knüpfen eines ersten therapeutischen Kontaktes ist die Voraussetzung, dass auch in poten-ziellen Krisensituationen im Rahmen des weiteren Transplantation-sprozesses eine psychosoziale Intervention frühzeitig und erfolgreich erfolgen kann.

Die Lebensqualitätsforschung im Bereich Lebendspende umfasst im Wesentlichen Untersuchungen zur Nieren- und Lebertransplanta-tion. Untersuchungen zu Nierenlebendspende haben auch in Lang-zeitkatamnesen sowohl für den Spender als auch für den Empfänger eine gute psychische und körperliche Lebensqualität ergeben. Erste prospektive Untersuchungen zur Lebensqualität von Leberlebend-spendern (LDLT) im Verlauf des ersten postoperativen Jahres ergab das folgende Bild: Eine Untersuchung an über 100 konsekutiven

Deutsches Transplantationsgesetz regelt Lebendspende für Organe wie Leber, Niere, Dünndarm usw.

Aspekte des Lebend-spenders müssen berücksichtigt werden.

Wichtig: enge verwandtschaftliche oder persönliche Beziehung zwischen Spender und Empfänger

Freiwilligkeit des Spenders muss vor dem Hintergrund der engen Beziehung des Spender-Empfänger-Paares und der Familienkonstellation bewertet werden.

Hauptziel der psychosomatischen Evaluation ist die Erfas-sung ausreichender Bewältigungsressourcen auf Spender- und Empfängerseite und potenzieller Problem-felder.

Untersuchungen zu Nierenlebendspende ergaben auch in Lang-zeitkatamnesen für Spender und Empfänger gute psychische und körperliche Lebens-qualität.

Leberlebendspendern konnte zeigen, dass 37 % innerhalb der ersten 30 Tage unter einer somatischen Komplikation litten, weitere 12 % mussten zur Behandlung nach dem ersten postoperativen Monat erneut aufgenommen werden. Die Mortalitätsrate für Spender liegt bei 0,5–0,9 %. Allerdings traten Langzeitkomplikationen selten auf. Eine andere Untersuchung an 47 Leberlebendspendern ergab nach einem Jahr, dass bis auf einen einzigen Spender die anderen die Entscheidung nicht bereuten, sondern erneut einen Teil ihrer Leber spenden würden, wobei der erfolgreiche Ausgang der Transplantation eine bedeutende Rolle spielt. Als potenzielle Problemfelder wurden die Sorge um die Organempfänger, ein signifikanter finanzieller Verlust aufgrund von längeren Krankheitsphasen und Sorge um den eigenen Arbeitsplatz benannt. Ein postoperatives Betreuungsangebot sollte für Empfänger wie Spender angeboten werden, um psychische Störungen frühzeitig auffangen zu können.

7.5 Psychosomatisches Betreuungskonzept (Das Heidelberger Modell)

Basierend auf der klinischen Erfahrung und empirischen Evidenz, ergab sich eine drängende psychosomatische Betreuungs- und Therapienotwendigkeit für Patienten im Verlauf einer Herztransplantation. Vor diesem Hintergrund und aufgrund der langjährigen gruppentherapeutischen Therapieerfahrung mit kardiologischen Patienten und der psychosomatischen Behandlung von Patienten mit körperlichen Erkrankungen wurde ein psychosomatisches Betreuungskonzept an der Medizinischen Universitätsklinik Heidelberg für Herztransplantationspatienten entwickelt. Der Bedarf wurde nachdrücklich von Patienten der Warteliste formuliert, die zu Hause auf die Benachrichtigung über ein passendes Spenderorgan warteten. Die Datenlage der psychosomatischen Begleitforschung in den vergangen Jahren unterstrich nachhaltig diesen Bedarf. Somit ergab sich neben der Aufgabe der Entwicklung und Implementierung einer validen Evaluationsdiagnostik die Notwendigkeit zum Aufbau einer innovativen psychotherapeutischen Versorgungsstruktur.

Hierzu wurde ein stufenweise adaptiertes Modell entwickelt, das den gesamten Transplantationsprozess vom Erstkontakt bis zur Langzeitbetreuung umfasst. Abbildung 7.4 verdeutlicht die einzelnen Elemente dieses integrierten Betreuungsmodells. Dem Erstkontakt, der neben dem primären Ziel des Aufbaus einer tragfähigen therapeutischen Beziehung der frühzeitigen Identifizierung von potenziellen Problemfeldern dient, kommt dabei eine Doppelfunktion zu. Aufgrund einer festen Verankerung der familienmedizinischen Perspektive wird frühzeitig versucht, die Notwendigkeit einer Erweiterung der Betreuung, Beratung und Behandlung auf eine Paar- oder Familienebene zu überprüfen. Die Betrachtung des familiären Systems erfolgt dabei sowohl unter dem Blickwinkel der Abschätzung

term. Herzinsuff.	HTx - Indikation	Wartephase	*OP*	Post-OP	Ambul. Phase

Psych. soz. Interview (HHS)

Einzelgespräche	Paargespräche	intern.-psychosomat. Station

Transplantationsgruppe

Herztransplantations Südwest e.V.

Interdisziplinärer Arbeitskreis (Kard. Chir. Kardiolog.Psychosom.)

| Psychosomatische | T0 | | pT1 | pT2 | | | |
| Begleitforschung | | | | | T1 | T2 | T3 |

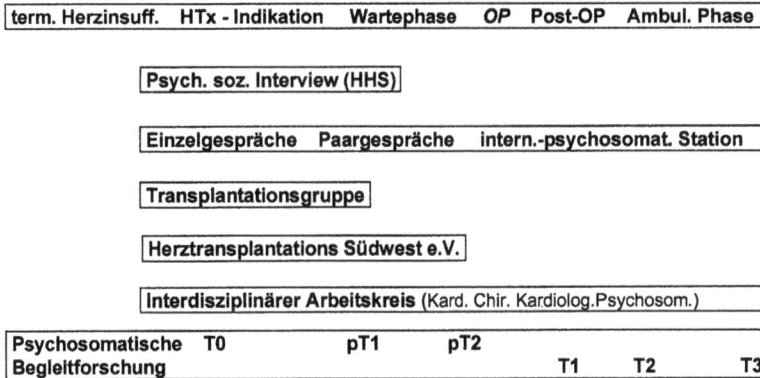

Abteilung Innere Medizin II, Universität Heidelberg

Abb. 7.4: Das integrierte Heidelberger Modell.

familiärer Ressourcen als auch vor dem Hintergrund der Erfassung von Belastungsfaktoren bei den Angehörigen. Wegen der familienmedizinischen Orientierung werden dezidiert auch die Angehörigen zum regelhaft einmal monatlich stattfindenden ambulanten Wartegruppentreffen eingeladen. Diese Gruppe wird von einem ärztlichen Psychotherapeuten und einer Sozialarbeiterin geleitet und folgt im Wesentlichen den von Yalom formulierten Elementen einer psychotherapeutischen Gruppentherapie. Diese umfasst Aspekte der Informationsvermittlung im Sinne des „preoperative teaching" für Patienten und Angehörige, in das auch die Kollegen der Kardiochirurgie und Kardiologie regelhaft eingebunden sind. Die ebenfalls eingeladenen bereits transplantierten Patienten übernehmen eine wichtige Vorbildfunktion und vermitteln Hoffnung. Diese Gruppe spielt eine besondere Rolle als glaubwürdige Quelle für Informationen aus erster Hand.

Zusammenfassend ergeben sich für die Transplantationsgruppe die folgenden therapeutischen Zielvorstellungen:

- Vorbereitung auf die Transplantation,
- psychische Entlastung und Stabilisierung von Patient und Angehörigen,
- Raum für soziale Kontakte durch die entstandene Gruppenkohäsion,
- Antizipation möglicher Problemsituationen und
- Erweiterung des interpersonalen Lernens.

Eine interne Evaluation ergab eine hohe Akzeptanz für das Gruppenangebot. Siebzig Prozent der Patienten gaben bei dieser Erhebung an, mit dem Gruppenangebot allein ausreichend versorgt zu sein, weitere 30% wünschten sich ergänzende Einzel- und Paargespräche, die bedarfsabhängig stattfinden können.

Bei einer vergleichsweise kleinen Anzahl der Patienten stellen wir die erweiterte Indikation zu einem ergänzenden simultandiagnostischen Aufenthalt auf einer unserer internistisch-psychosomatischen

▸ Patienten und Angehörige bei Wartegruppentreffen

▸ Gruppenleitung von ärztlichem Psychotherapeuten und Sozialarbeiterin

▸ Gruppe folgt von Yalom formulierten Elementen einer psychotherapeutischen Gruppentherapie.

▸ Bereits transplantierte Patienten übernehmen Vorbildfunktion.

Therapeutische Zielvorstellungen für die Transplantationsgruppe

70% der Patienten mit Gruppenangebot zufrieden, weitere 30% wünschten ergänzende Einzel- und Paargespräche.

Bei einigen Patienten erweiterte Indikation zu ergänzendem simultandiagnostischem Aufenthalt auf internistisch-psychosomatischer Station

Grundlinien für Aufbau
einer postoperativen
Versorgungsstruktur:
Ressourcenaktivierung
und „Hilfe zur Selbsthilfe"

Aufbau einer regionalen
Selbsthilfegruppe mit
enger Anbindung an
die Klinik

▸ unterschiedlichste
  Aktivitäten

▸ Informations-
  veranstaltungen

▸ soziale
  Veranstaltungen

▸ prä- und postoperative
  Betreuung von
  Herztransplantations-
  Patienten

▸ www.
  herztransplantation.de

Berufliche Rehabilitation
besonders der jungen
Patienten nach
erfolgreicher Herztrans-
plantation bleibt aufgrund
der Vorgaben der
Sozialgesetzgebung und
der derzeitigen Arbeits-
marktsituation schwierig.

Bedeutsame Faktoren
für die Wiederaufnahme
der Arbeit nach
Herztransplantation

Stationen. Eine Indikation für einen solchen Aufenthalt ist beispielsweise die weitere Abklärung der Behandlungscompliance oder die
Therapie ausgeprägter Angststörungen oder Depressionen.

Nach Implementierung der Wartegruppe stellte sich, besonders vor
dem Hintergrund der Zunahme auch langzeittransplantierter Patienten, die Frage nach der Versorgung der Patienten nach erfolgreicher
HTx. Eine der Grundlinien für den Aufbau einer postoperativen Versorgungsstruktur basierte auf dem primären Ziel der Ressourcenaktivierung und dem Modell einer „Hilfe zur Selbsthilfe".

Nach einer langen Zeit der maximalen Abhängigkeit vom Medizin-
system soll der Aspekt der Rückübernahme von Verantwortung und
Selbstkompetenz gefördert werden. Daher wurde der Aufbau einer
regionalen Selbsthilfegruppe initiiert, deren primäres Ziel in der
wechselseitigen Unterstützung liegt. Zur Unterstützung dient die
enge Anbindung an die Klinik. Mit unterschiedlichsten Aktivitäten
hat der unterdessen etablierte Selbsthilfeverein (Herztransplantation Südwest e.V.) bundesweit Beachtung gefunden. Neben einem
Internet-Forum zum überregionalen Informationsaustausch (www.
herztransplantation.de) erscheint in regelmäßigen Abständen eine
eigene Zeitschrift („Herzblatt"). Außerdem bietet der Verein sowohl
Veranstaltungen zur Informationsvermittlung im komplexen Feld
der Transplantationsmedizin als auch regelmäßige Veranstaltungen
mit sozialem Charakter an. Ein festes Aufgabengebiet der Vereins-
mitglieder umfasst die prä- und postoperative Betreuung von HTx-
Patienten, die von Psychosomatikern der Klinik bei Bedarf supervi-
diert oder weitergeführt wird.

Trotz vermehrter Anstrengungen zur beruflichen Rehabilitation,
besonders der jungen Patienten, nach erfolgreicher Herztransplantation bleibt dieser Bereich aufgrund der Vorgaben der Sozialgesetzgebung und der derzeitigen Arbeitsmarktsituation schwierig. Die bisherigen Untersuchungsergebnisse verdeutlichen, dass transplantierte
Patienten auch nach primär erfolgreicher Transplantation unter einer
nicht unerheblichen Morbidität leiden und somit nicht als „geheilt"
einzustufen sind. Diese grundsätzliche Problematik bezüglich der beruflichen Reintegration wird bereits für oft weniger kranke Patienten
mit Herz-Kreislauf-Erkrankungen deutlich. Auch bei dieser Gruppe
gelingt die berufliche Reintegration nur bei 40−60% der Patienten.
Allerdings gibt es Hinweise, dass intensivierte Nachsorgeprogramme
bei Patienten nach Bypassoperation oder Myokardinfarkt eine signifikante Steigerung der beruflichen Wiedereingliederung ermöglichen.

Trotz höherer beruflicher Wiedereingliederungsraten in den USA
gingen auch amerikanische Studien dieser Fragestellung bei Patienten nach HTx nach. Die folgenden Faktoren waren bedeutsam für
die Wiederaufnahme der Arbeit nach HTx:

● bessere Selbsteinschätzung der körperlichen Leistungsfähigkeit,
● gesicherter Versicherungsstatus,
● kürzere Dauer des poststationären Aufenthaltes,
● höheres Bildungsniveau,

- kein Verlust der Behinderungszulagen,
- kürzere Dauer der präoperativen Behinderung.

Die Autoren kommen zum Schluss, dass besonders der sozialen Rehabilitation mehr Beachtung und Berücksichtigung zukommen sollte.

Als weitere Therapiebausteine unseres Gesamtmodells werden derzeit die Einrichtung sowohl einer Angehörigengruppe für prä- oder postoperativ verstorbene Patienten als auch spezifische psychotherapeutische Angebote für langzeittransplantierte Patienten überdacht. In Ergänzung dazu wird der Einsatz körpertherapeutischer Interventionen, u. a. das Erlernen von Entspannungstechniken und Übungen zur besseren Körperakzeptanz, überprüft. Ein strukturiertes und supervidiertes Sport- und bewegungstherapeutisches Angebot ist ebenfalls in Vorbereitung.

Das strukturierte und integrative Programm von Gruppenangebot, Einzel- und Familiengesprächen und gegebenenfalls stationärer Psychotherapie zeigt insgesamt eine hohe Akzeptanz bei Patienten und ihren Angehörigen. Für das Gelingen ist eine enge interdisziplinäre Kooperation der am Transplantationsprozess beteiligten Fachdisziplinen eine notwendige Voraussetzung. Darüber hinaus bedarf es der gezielten Förderung und Unterstützung von Selbsthilfestrukturen, die sich allerdings ohne verlässliche Ansprechpartner auf Seiten des Transplantationszentrums nicht weiterentwickeln und etablieren können. Außerdem ist ein niedrigschwelliges Angebot für Supervision notwendig, damit sich die Transplantationspatienten, die sich in der Selbsthilfe engagieren, nicht über ihre persönlichen Grenzen hinaus überfordern.

In Planung: Einrichtung einer Angehörigengruppe für prä- oder postoperativ verstorbene Patienten und spezifische psychotherapeutische Angebote für langzeittransplantierte Patienten

Enge interdisziplinäre Kooperation der am Transplantationsprozess beteiligten Fachdisziplinen ist notwendige Voraussetzung.

Literatur

Albert W. Psychosoziale und somatische Prädiktoren für das Survival und die Langzeitlebensqualität nach Herztransplantation. In: Hetzer R, ed. Fortschritte der Herz-, Thorax- und Gefäßchirurgie. Band 5. Stuttgart: Steinkopff Verlag, 2004.

Bunzel B. Herztransplantation: psychosoziale Grundlagen und Forschungsergebnisse zur Lebensqualität. Stuttgart, New York: Thieme, 1993.

Bunzel B, Laederach HK. Long-term effects of heart transplantation: the gap between physical performance and emotional well-being. Scand J Rehabil Med 1999;31(4):214−22.

Bunzel B, Laederach HK. Noncompliance in organ transplantation: a review. Wien Klin Wochenschr 2000;12(10):423−40.

Bunzel B, Laederach HK, Schubert MT. Patients benefit − partners suffer? The impact of heart transplantation on the partner relationship. Transpl Int 1999;12(1):33−41.

Dew MA, Kormos RL, Dimartini AF, Switzer GE, et al. Prevalence and risk of depression and anxiety-related disorders during the first three years after heart transplantation. Psychosomatics 2001;42(4):300−13.

Hoevels R, Schlehofer B, Zipfel S, Löwe B, Herzog W, Bergmann G. Psychotherapeutische und psychosoziale Betreuung von Herztransplantationspatienten. In: Johann B, Lange R, eds. Psychotherapeutische Interventionen in der Transplantationsmedizin. Lengerich: Pabst Science Publishers, 1999: 106–18.

Johann B, Richter-Görge H. Familientherapeutische Interventionen in der Betreuung von Transplantationspatienten. In: Johann B, Lange R, eds. Psychotherapeutische Interventionen in der Transplantationsmedizin. Lengerich: Pabst Science Publishers, 1999:119–25.

Zipfel S, Bergmann G. Psychosomatische Aspekte bei Herzschrittmacher und Herzoperation. In: Studt HH, Petzold ER, eds. Psychotherapeutische Medizin. Berlin: de Gruyter, 1999:135–7.

Zipfel S, Löwe B, Paschke T, Immelt B, et al. Psychological distress in patients awaiting heart transplantation. J Psychosom Res 1998;45(5):465–70.

Zipfel S, Schneider A, Wild B, Löwe B, et al. Effect of depressive symptoms on survival after heart transplantation. Psychosomatic Medicine 2002;64:740–7.

8 Herztransplantation

H. Lehmkuhl, R. Hetzer

8.1 Einleitung

Seit nunmehr über 20 Jahren stellt die Herztransplantation (HTx) ein etabliertes Behandlungsverfahren der terminalen Herzinsuffizienz dar und ist weltweit bei über 70.000 und in Deutschland bei über 7.500 Patienten durchgeführt worden (Abb. 8.1). Über 90 % der Patienten leiden an einer ischämischen oder dilatativen Kardiomyopathie. Dabei wird das individuelle Risiko der terminalen Herzinsuffizienz gegen das Risiko der Herztransplantation selbst und der Langzeitkomplikationen abgewogen. Das mittlere Überleben nach HTx beträgt im ersten Jahr ca. 85 %, nach fünf Jahren 70 % und nach zehn Jahren etwa 50−60 %, so dass Patienten mit terminaler Herzinsuffizienz durch die Transplantation eine erhebliche Prognoseverbesserung erfahren (Abb. 8.2). Dies ist umso eindrucksvoller, als wir heute fast nur Patienten transplantieren, die unmittelbar lebensbedroht sind, wobei aber schon solche mit einer schweren Herzinsuffizi-

> Etabliertes Behandlungsverfahren der terminalen Herzinsuffizienz

> 1-Jahres-Überleben nach HTx ca. 85 %, 5-Jahres-Überleben 70 %, 10-Jahres-Überleben etwa 50−60 %

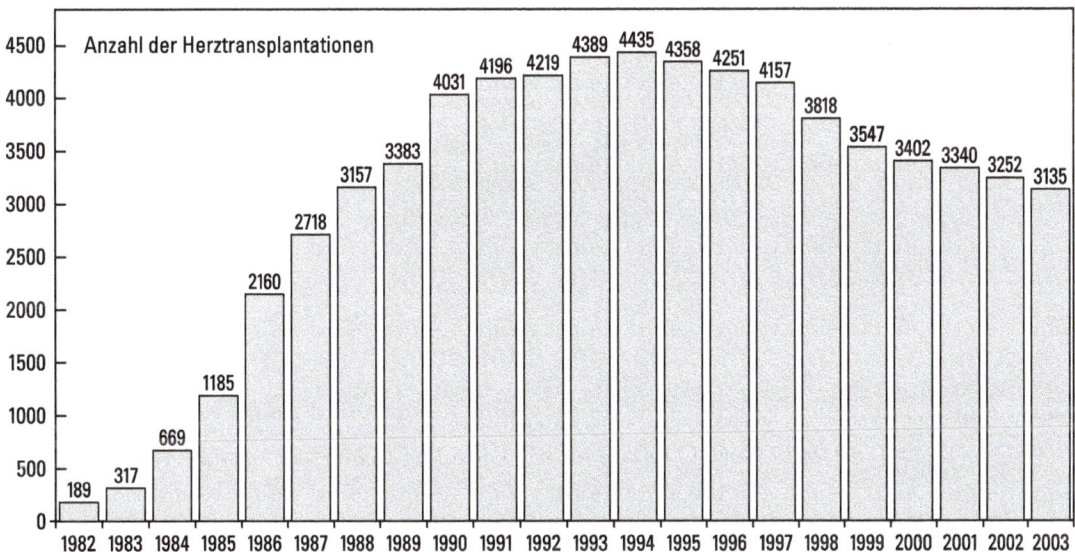

Abb. 8.1: Bericht der ISHLT über weltweit gemeldete Herztransplantationen. Seit Mitte der 90er Jahre ist eine Abnahme zu verzeichnen, die auch in Deutschland beobachtet wird.

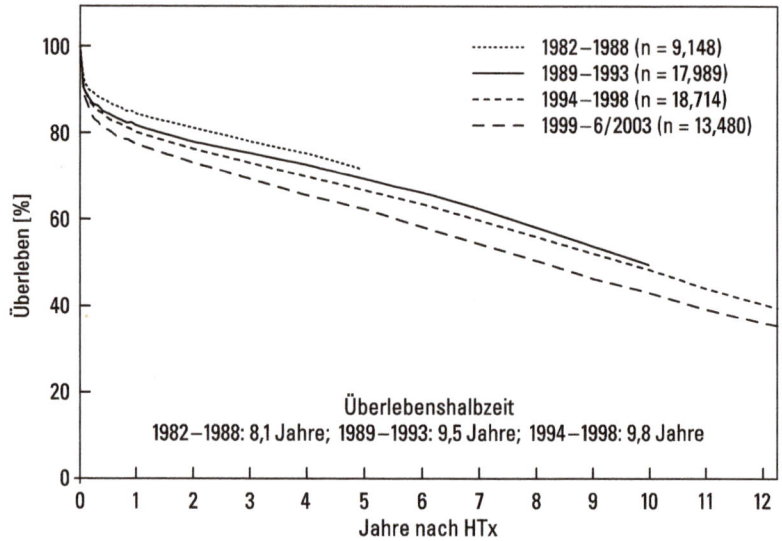

Abb. 8.2: Überlebenswahrscheinlichkeit nach Herztransplantation aus dem ISHLT-Report. Das Überleben hat sich seit dem Transplantationsjahr 1999 weiter verbessert.

enz nur eine Überlebenswahrscheinlichkeit von 40 bis 50 % nach einem Jahr aufweisen.

Die mechanische Kreislaufunterstützung mittels Assist Device entstand als eine Art Nebenprodukt zu den Bemühungen um ein totales künstliches Herz. Diese hatten eine Dauerlösung als Alternative zur Herztransplantation zum Ziel. Eine sinnvolle Bedeutung erlangten die Assist Devices aber zunächst als Überbrückung eines lebensbedrohlichen Herzversagens bis zu einer Transplantation. Mehr als 260 Patienten mit Assist Device an unserem Zentrum zeigen im Langzeitverlauf eine gleich gute Überlebenswahrscheinlichkeit. Patienten nach Retransplantation haben dagegen eine schlechtere Prognose, wobei hier maßgeblich der Anteil der Patienten mit akuter Retransplantation statistisch beiträgt.

8.2 Geschichte

Carrel und Guthrie berichteten im Jahre 1905 über die erste heterotop-zervikale Herztransplantation bei einem Hund. Die erste Transplantation eines menschlichen Herzens auf einen Menschen wurde am 3. Dezember 1967 von Christiaan Barnard am Groote Schuur Hospital in Kapstadt durchgeführt. Nach über 110 weltweit durchgeführten Herztransplantationen fand die erste in Deutschland am 13. Februar 1969 in der Chirurgischen Universitätsklinik München statt und wurde von Fritz Sebening und Rudolph Zenker durchgeführt. Roland Hetzer unternahm am 20. März 1985 in Hannover die erste Herztransplantation bei einem Kind.

Assist Devices als Überbrückung zwischen lebensbedrohlichem Herzversagen und Transplantation

Erste Herztransplantation weltweit am 03. 12. 1967

Erste Herztransplantation in Deutschland am 13. 02. 1969

8.3 Weg zur Herztransplantation

8.3.1 Indikation

Die formale Indikation zur Herztransplantation ist das terminale Herzversagen im Stadium NYHA III/IV, das zur Erhaltung des Lebens eine medikamentöse oder apparative Herzinsuffizienzbehandlung erforderlich macht und bei dem andere chirurgische Verfahren, wie z. B. Herzklappenersatz oder Bypassoperation, nicht mehr sinnvoll durchführbar sind. Eine medikamentöse Behandlung unter Einschluss von ACE-Hemmern/Angiotensinrezeptorblockern, β-Blockern, Diuretika, Digitalis und Aldosteronantagonisten ist in aller Regel ausgeschöpft. Einige Patienten mit biventrikulärer Herzschrittmacherstimulation zeigen keine oder eine im Verlauf abnehmende Verbesserung der Herzinsuffizienz. Im Allgemeinen gelten ein erniedrigter Serum-Natriumspiegel unter 135 mmol/l, komplexe ventrikuläre Arrhythmien, ein deutlich vergrößertes Herz im Echokardiogramm, MRT, Lävokardiographie oder Röntgen-Thorax-Bild sowie eine erhebliche Einschränkung der systolischen Pumpfunktion, ein erhöhter linksventrikulärer, enddiastolischer Druck und eine verminderte maximale Sauerstoffaufnahme von unter 12 ml/kg/Min. während der spiroergometrischen Untersuchung als prognostisch ungünstige Faktoren der Herzinsuffizienz. Zunehmend wird zur Prognoseabschätzung auch der Spiegel natriuretischer Peptide (NTproBNP, BNP) im Blut herangezogen.

Die Einschätzung der Prognose ist im Kontext der monatelangen Wartezeiten auf eine Herztransplantation umso wichtiger. Als zusätzlich hilfreich hat sich der „Aaronson-Mancini-Score" gezeigt, welcher auf die Prognose bei schwerer Herzinsuffizienz schließen lässt. In diesen Score gehen unterschiedlich gewichtet mittlerer arterieller Blutdruck, Ruheherzfrequenz, QRS-Breite im EKG, maximale Sauerstoffaufnahme, linksventrikuläre systolische Pumpfunktion, Serum-Natriumspiegel, der mittlere „wedge pressure" (PCWP) und die zugrunde liegende strukturelle Herzerkrankung ein. Scorewerte von unter 8,1 gehen mit einem erhöhten Risiko einher. 75 % der Herzempfänger sind über 40 Jahre alt und zumeist Männer.

Nach Registerdaten der International Society for Heart and Lung Transplanatation sind die häufigsten Indikationen zu etwa gleichen Teilen von 45 % die dilatative Kardiomyopathie und die koronare Herzerkrankung. Andererseits ist die koronare Herzerkrankung mit nur ca. 25 % Indikation zur HTx in Transplantationszentren wie dem Deutschen Herzzentrum Berlin, weil hier vermehrt konventionelle Operationen bei hochgradig eingeschränkter linksventrikulärer Funktion erfolgreich durchgeführt werden.

8.3.2 Kontraindikationen

Kontraindikationen für eine Herztransplantation sind im Wesentlichen zusätzliche Erkrankungen oder psychosoziale Faktoren, die

Indikation zur
Herztransplantation:
terminales Herzversagen
im Stadium NYHA III/IV

Prognostisch ungünstige
Faktoren der
Herzinsuffizienz

Einschätzung der
Prognose über Aaronson-
Mancini-Score

Häufigste Indikationen
▸ dilatative
  Kardiomyopathie
▸ koronare
  Herzerkrankung

Kontraindikationen
▸ zusätzliche
  Erkrankungen

▶ psychosoziale
Faktoren

entweder ein vitales Risiko bei der Transplantation darstellen oder den längerfristigen Transplantationserfolg mindern. Allgemein akzeptiert sind eine pulmonale Hypertonie (PVR > 240 dyn × s × cm^{-5}) oder ein transpulmonaler Gradient (TPG) über 15 mmHg sowie Begleiterkrankungen wie klinisch manifeste Infektionserkrankungen, akute Lungenembolie, fortgeschrittene irreversible Niereninsuffizienz, fortgeschrittene irreversible hepatische Insuffizienz, nicht kurativ behandelte Tumorerkrankung, bestimmte Systemerkrankungen, wie Amyloidose, fortgeschrittene chronische Lungenerkrankung, fortgeschrittene zerebrale/periphere arterielle Gefäßerkrankungen und eine unzureichende Compliance eines potenziellen Organempfängers. Eine strenge Altersgrenze nach oben kann es nicht geben. Hier sollte das „biologische" gegenüber dem „kalendarischen" Lebensalter mitberücksichtigt werden. Ein Diabetes mellitus stellt keine absolute Kontraindikation dar, vielmehr muss hier das Ausmaß auf Endorganschäden beurteilt werden.

▶ keine strenge obere
Altersgrenze

▶ Diabetes mellitus
keine absolute
Kontraindikation

8.3.3 Listung

Die Entscheidung über die Aufnahme eines Patienten auf die Warteliste trifft das Transplantationszentrum unter Berücksichtigung der individuellen Situation des Patienten (Patientenprofil) und im Rahmen des angebotenen Behandlungsspektrums des Transplantationszentrums (Zentrumsprofil). Die durchschnittliche Wartezeit auf eine Herztransplantation beträgt im Eurotransplant-Verbund gegenwärtig ca. 12 bis 18 Monate für elektiv gelistete Patienten.

Durchschnittliche
Wartezeit auf
Herztransplantation
ca. 12–18 Monate

8.4 Chirurgische Technik der Herztransplantation

8.4.1 Spenderherz

Die Hirntodfeststellung umfasst eine dreistufige Diagnostik durch Ärzte, die nicht gleichzeitig an der Organübertragung beteiligt sind. Das weltweite mittlere Alter eines Organspenders für eine Herztransplantation liegt zwischen 30 und 35 Jahren, wobei der Anteil der über 50-jährigen Spender in den letzten Jahren stetig zugenommen hat.

Im Fall einer Herztransplantation beschränkt sich eine ausreichende immunologische Kompatibilität auf die Blutgruppenkompatibilität bezüglich des AB0-Systems. Ferner sollten sich Größe und Gewicht von Spender und Empfänger nicht um mehr als 20 % unterscheiden. Bei weiblichem Spender und männlichem Empfänger ist dieses Problem nachweislich besonders relevant, so dass bei dieser Konstellation die Differenz die 10 %-Grenze nicht überschreiten sollte. Ein Spenderalter von über 50 Jahren gilt als erhöhtes Risiko für das Überleben nach der Transplantation. Eine erhöhte Dosierung positiv inotroper Substanzen zum Zeitpunkt der Organentnahme geht mit einem reduzierten aktuarischen Überleben einhergeht. Dabei zeigen Dosierungen von Dopamin oder Dobutamin von über 6 µg/kg/Min. und Ischämiezeiten von mehr als vier Stunden ein erhöhtes Risiko für eine spätere beeinträchtigte Transplantatfunktion.

Hirntodfeststellung über
dreistufige Diagnostik

Alter des Organ-
spenders: 30 Jahre
und höher

Blutgruppenkompatibilität
ausreichend

Wichtig: Größen- und
Gewichtsdifferenz
Spender/Empfänger
< 20 % (10 % Frau/
Mann)

Problematisch:

▶ Spenderalter
> 50 Jahre

▶ erhöhte Dosierung von
Dopamin/Dobutamin

▶ Ischämiezeiten
> 4 Stunden

Weiterhin werden andere Kriterien zur Spenderbeurteilung herangezogen, wie Röntgen-Thorax-Aufnahme und EKG. Im EKG diag-
nostizierte komplette Schenkelblockbilder und Rhythmusstörungen
gelten als erhöhtes Risiko für eine Transplantation. Eine umfassende
echokardiographische Beurteilung sollte vor Herzentnahme durchgeführt werden. Hierbei werden eine Kardiomegalie, eingeschränkte
Pumpfunktion und Hypertrophie des Spenderherzens als Risikofaktoren gewertet. Allerdings wird die Relevanz einer linksventrikulären
Hypertrophie (LVH) kontrovers diskutiert. Bei Wanddicken von
über 13 mm kann insbesondere bei langen Ischämiezeiten mit einer
späteren Transplantatdysfunktion gerechnet werden. Da bei Hypo-
volämie des Spenders linksventrikuläre Wanddicken überschätzt
werden können, sollte in diesem Kontext auch das EKG beurteilt
werden (Sensitivität/Spezifität für LVH ca. 60 % bis 65 %). Bei Vorliegen einer Koronarangiographie sprechen eventuelle pathologische
Veränderungen entsprechend ihrer Ausprägung für ein erhöhtes
Transplantationsrisiko. Eine Beurteilung der Koronararterien im
Rahmen der Entnahme ist nicht in allen Gefäßabschnitten möglich.
Ferner lassen sich atheromatöse, aber noch nicht kalzifizierte Veränderungen kaum tasten, so dass der palpatorische Befund bezüglich
der hämodynamischen Relevanz der Veränderungen immer mit Unsicherheit behaftet bleibt. Untersuchungen in unserem Zentrum in
Zusammenarbeit mit der Deutschen Stiftung Organtransplantation
(DSO) haben ergeben, dass prinzipiell eine Koronarangiographie bei
jedem Spender ab dem 40. Lebensjahr sinnvoll angezeigt ist. Bei jüngeren Spendern sollte in diese Entscheidung ein Vorliegen atheroge-
ner Risikofaktoren einfließen.

Unter den Laborparametern kommt den Herzenzymen sicher die
größte Bedeutung zu. Da die Kreatinkinase (CK-MB) in unterschiedlichem Ausmaß auch durch die zerebrale Schädigung bedingt
sein kann, gewinnt das Troponin gegenüber der CK-MB zunehmend
an Bedeutung. Dabei ist ein erhöhter Wert von Troponin I mit einem
erhöhten, ein Wert über 5 U/l mit einem deutlich erhöhten Risiko
verbunden. Beim Troponin T liegt ein erhöhtes Risiko ab einem Wert
von 0,1 U/l vor. Der Serum-Natriumwert ist unmittelbar mit der
Funktion erregbarer Zellen korreliert und führt bei Werten über
150 mmol/l zu einer in den großen Datenbanken nachweisbaren Erhöhung der Sterblichkeit nach Transplantation.

Unabhängig davon ist beim Hirntoten ein erhöhtes Serum-Natrium im Zweifel auf einen nicht ausreichend therapierten Diabetes
insipidus (Hypophysenuntergang bei Hirntod) zurückzuführen und
damit seinerseits ein Hinweis auf eine länger bestehende Hypovolä-
mie mit unnötiger Katecholaminzufuhr, d. h. auf eine inadäquate
Spenderbetreuung. Eine Anämie mit einer Hämoglobinkonzentra-
tion unter 7 g/dl über einen längeren Zeitraum vor der Organentnahme muss aufgrund der verminderten Sauerstofftransportkapazi-
tät des Blutes als Risikofaktor gelten.

Kardiopulmonale Reanimationen stellen erhöhtes Risiko für die
Transplantatfunktion dar, da einhergehend mit Herzdruckmassagen

Marginalien

Weitere Kriterien zur Spenderbeurteilung
▸ Röntgen-Thorax
▸ EKG

▸ Koronarangiographie

▸ Bestimmung der Herzenzyme

Erhöhtes Serum-Natrium und Anämie vor der Organentnahme als Risikofaktoren

Kardiopulmonale Reanimationen stellen

erhöhtes Risiko für
Transplantatfunktion dar.

Metastasierende
Tumoren: mittelfristige
Gefährdung

Betreuung des Spenders
durch DSO

Organexplantation für
Herztransplantation von
Chirurgenteam des
Empfängerzentrums

Durchführung der
Organentnahme und
-konservierung

Explantation des
Empfängerherzens

Myokardnekrosen auftreten können. Hypotensive Phasen mit einem Mitteldruck unter 60 mmHg gelten als erhöhtes Risiko, da in diesen Phasen über eine verminderte Koronarperfusion die myokardiale Funktion irreversibel beeinträchtigt werden kann. Das Vorliegen von Infektionen muss im Einzelfall überprüft werden. Metastasierende Tumoren des Spenders stellen zwar kein unmittelbares Risiko für die Transplantation dar, könnten aber bei Übertragung von Mikrometastasen mit dem Herzen den Empfänger mittelfristig gefährden. Eine solche Übertragung ist jedoch meist nur bei Mama-, Nierenzell- und Bronchialkarzinomen, Lymphomen und Melanomen zu befürchten.

Die Betreuung des potenziellen Organspenders obliegt in Deutschland der beauftragten Gesellschaft DSO, welche mit ihren ärztlichen Mitarbeitern administrative und ärztliche Behandlungsaufgaben wahrnimmt.

Die eigentliche Organexplantation für eine Herztransplantation aber wird in aller Regel von einem erfahrenem Chirurgenteam des jeweiligen Empfängerzentrums durchgeführt. Vor der eigentlichen Herzentnahme wird über eine in die Aorta ascendens eingelegte Kanüle eine eisgekühlte Perfusionslösung nach distaler Aortenabklemmung über 10–15 Minuten mit einem ausreichenden Perfusionsdruck von 50–60 mmHg in die Koronarien zur Organkonservierung infundiert. Dieser Teil der Myokardprotektion ist neben der hypothermen Konservierung und späteren Reperfusion nach Implantation für die primäre Graftfunktion von Bedeutung. Die meisten Transplantationszentren verwenden die Bretschneider-Kardioplegielösung. Ähnliche Konservierungslösungen sind das in anderen europäischen Ländern verwendete „Celsior" sowie die zumeist in den USA verwendete UWS- (University of Wisconsin-) Lösung.

Nach chirurgischer Exzision mit Durchtrennung der Hohl- und Lungenvenen wird die Aorta möglichst distal und die Pulmonalarterie an der Bifurkation durchtrennt. Nach sorgfältiger Inspektion wird das Spenderherz für den weiteren Transport zum Transplantationszentrum steril in mit Kardioplegielösung gefüllten Plastikbeuteln und Containern verpackt und eisgekühlt bei 0–4 °C gelagert.

8.4.2 Empfängerherzexplantation und Spenderherzimplantation

An der Herz-Lungen-Maschine mit Kanülierung beider Hohlvenen und der distalen Aorta ascendens wird in Normothermie oder mäßiger Hypothermie (30–32 °C) die Herztransplantation vorgenommen. Das kranke Herz wird nach Aortenklemmung entlang dem AV-Sulcus an den Vorhöfen und knapp oberhalb der Taschenklappen and den großen Gefäßen exzidiert. Das Spenderherz wird durch Belassen ausreichend langer Stümpfe an den großen Gefäßen, Schaffung einer linksatrialen Manschette durch Vereinigung der Öffnungen der Pulmonalvenen und, am rechten Vorhof, durch Inzision von der unteren Hohlvene in Richtung auf das rechte Herzohr bei ligier-

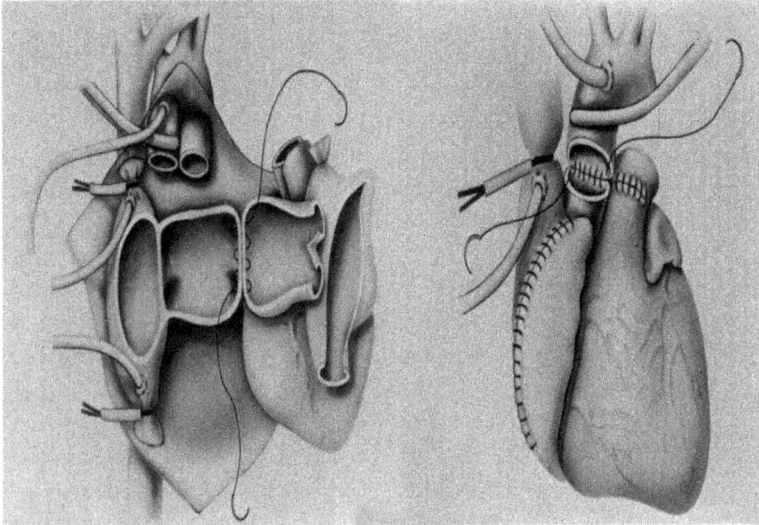

Abb. 8.3: Chirurgische Technik der Spenderherzimplantation mit Naht-
führung/Anastomosierungstechnik von Vorhöfen (links) und schließlich
der großen Gefäße (rechts).

ter oberer Hohlvene vorbereitet. Damit wird die Region des Sinus-
knotens und seiner Arterie unbehelligt gelassen.

Am häufigsten wird heute die von Lower und Shumway standardisierte und von Cooley und Barnard modifizierte biatriale Anastomosierungstechnik angewendet. Die Anastomosierung folgt der Sequenz
linker Vorhof ⇒ rechter Vorhof ⇒ Pulmonalarterie ⇒ Aorta ascendens. Die Nahtreihe beginnt am linken Vorhof kranial am Lateral-
rand in Höhe des exzidierten Herzohres des Empfängers und wird
in kraniokaudaler Richtung fortgesetzt. Nach Erreichen des atrialen
Septums wird die rechtsatriale Zirkumferenz des linken Spendervor-
hofs zum Verschluss des atrialen Septums herangezogen und dann
der rechte Vorhof von Spender und Empfänger anastomosiert. Im
Anschluss erfolgt die Anastomosierung der Pulmonalarterien-, dann
der Aortengefäßstümpfe (Abb. 8.3). Vor dem Verschluss der Aorten-
naht wird die Entlüftung des Herzens vorgenommen.

Die bikavale Anastomosierungstechnik stellt eine Alternative dar
und unterscheidet sich von der oben genannten Technik im Wesentlichen dadurch, dass beide Empfängervorhöfe entfernt werden und die
Anastomosierung an die Pulmonal- und Hohlenvenen vorgenommen
wird. Nach vollständiger Implantation und Öffnen der Aorten-
klemme beginnt die Reperfusionsphase des entlasteten Herzens über
ca. die Hälfte der Gesamtischämiezeit. Im Anschluss erfolgt der Abgang von der Herz-Lungen-Maschine unter Einsatz positiv ionotr-
oper Substanzen und Nitroglycerin. Danach werden Hohlenvenen
und Aorta dekanüliert und die Inzisionen verschlossen. Atriale und
ventrikuläre Schrittmacherdrähte werden angebracht, subxiphoidale
Mediastinaldrainagen (perikardial bzw. retrosternal) platziert und
abschließend Sternum und Wunde verschlossen.

Implantation des
Spenderherzens

8.5 Frühe postoperative Phase

Postoperative Betreuung

Die postoperative Betreuung von Patienten nach Herztransplantation erfordert besondere Sorgfalt, da nicht nur die unmittelbaren Folgen der Operation beachtet werden müssen, sondern zudem noch immunologische Vorgänge den klinischen Verlauf beeinflussen.

▶ Überwachung der Transplantatfunktion

▶ Kreislaufmanagement

In der frühen Phase nach Herztransplantation stehen Transplantatfunktion und Kreislaufmanagement im Vordergrund, da aufgrund der Ischämiezeit, des Reperfusionsschadens und der autonomen Denervierung und der damit einhergehenden chronotropen und inotropen Insuffizienz des Spenderherzens Kompensationsmechanismen zur Aufrechterhaltung einer adäquaten Hämodynamik nur begrenzt zur Verfügung stehen.

▶ adäquate chronotrope Stimulation

▶ maschinelle Beatmung

Der Frank-Starling-Mechanismus zur Steigerung des Schlagvolumens bei erhöhter Vorlast ist nur begrenzt intakt, somit kommt der adäquaten chronotropen Stimulation (Schrittmachertherapie, Katecholamine) eine wichtige Bedeutung zu. Die maschinelle Beatmung dient der Aufrechterhaltung eines adäquaten Gasaustausches und der Beeinflussung des pulmonal-vaskulären Widerstands (PVR). Zur Reduktion der toxischen Wirkung von Sauerstoff auf das Transplantat sollte so rasch wie möglich die inspirierte Sauerstoffkonzentration auf Werte um $FiO_2 < 0,4$ reduziert werden. Zur Verminderung eines Barotraumas sollte der PEEP nicht höher als $5\,cmH_2O$ und der inspiratorische Spitzendruck unter $30\,cmH_2O$ gehalten werden. Zur bestmöglichen Senkung des PVR sollte unmittelbar nach Transplantation eine fast vollständige Oxygenierung des Hämoglobins erfolgen (Sättigung 98−100 %) sowie eine Hyperventilation mit Senkung des pCO_2 auf ca. 30 mmHg und einer geringen respiratorischen Alkalose (pH um 7,5) angestrebt werden.

▶ Reduktion des intrathorakalen Drucks

Eine weitere Maßnahme ist die Reduktion des intrathorakalen Drucks durch Begrenzung der inspiratorischen Beatmungsdrucke und die Reduktion des PEEP, wobei meist Drucke um 4−6 zur Verhinderung von Mikroatelektasen und zum Aufrechterhalten eines guten Gasaustausches ausreichend sind.

Akute Rechtsherzinsuffizienz eine der am meisten gefürchteten Komplikationen nach Herztransplantation

Die akute Rechtsherzinsuffizienz ist eine der am meisten gefürchteten Komplikationen nach Herztransplantation. Sie ist das Ergebnis der Summation von präexistent erhöhtem Lungengefäßwiderstand, einem meist nicht mehr funktionell wirksamen Perikard (relativ zu großer Herzhöhle), der autonomen Denervierung, des Ischämie- und Reperfusionsschadens, der Aktivierung neuroendokriner Systeme während der Herztransplantation an der Herz-Lungen-Maschine, einer möglicherweise aufgetretenen koronaren Luftembolie und der vasokonstringierenden Wirkung auch im pulmonalen Gefäßbett von Katecholaminen. Die Therapie ist auf eine Reduktion der rechtsventrikulären Nachlast und Aufrechterhaltung einer adäquaten Hämodynamik unter annähernd physiologischen Vorlastbedingungen gerichtet. Therapeutische Komponenten sind kontrollierte Volumentherapie, pulmonal-vaskuläre Vasodilatoren (NO, Prostazykline, Sildenafil), Schrittmachertherapie, differenzierte Beatmungstherapie sowie

▶ Therapie

Katecholamine, Phosphodiesterasehemmer, Levosimendan und NTG. Selten muss bei Rechtsherzversagen ein mechanisches Kreislaufunterstützungssystem (z. B. RVAD) eingesetzt werden.

Ein weiterer wichtiger Bestandteil der Intensivtherapie nach Herztransplantation ist die Immunsuppression einschließlich Blutspiegelbestimmung und das Rejektionsmonitoring (Hämodynamik, Labor, EKG und IMEG, Echokardiographie, Biopsie).

Auch ist das Infektionsrisiko erhöht. Meist ist nur initial eine in der Herzchirurgie übliche perioperative Antibiotikaprophylaxe erforderlich. Die Erweiterung der Antibiotikatherapie sowohl bezüglich der Dauer als auch des Erregerspektrums richtet sich nach dem Ergebnis von mikrobiologischen Untersuchungen des Transplantats sowie von Körpermaterialien des Empfängers. Regelmäßig sind Sonderuntersuchungen wie Legionellenantigen im Urin, Pilzserologie (Manan/Galaktomanan im Platelia-Test) oder pp65-Antigen für das Zytomegalievirus (CMV) und Hepatitisserologie erforderlich.

Durch die zumeist langjährig bestehende terminale Herzinsuffizienz sowie nach Anwendung der Herz-Lungen-Maschine zur Operation können Funktionsstörungen der Endorgane auftreten. Insbesondere sind Nieren, Leber und endokrine Organe betroffen und bedürfen einer adäquaten und gerichteten Diagnostik und Therapie. Ein akutes Nierenversagen kann in bis zu einem Drittel aller Patients auftreten und eine Nierenersatztherapie (Dialyse) erfordern. Es ist meist mit einer guten Prognose verbunden. Statistisch betrachtet verbleiben ca. 1–2 % der Patienten ein Jahr nach Transplantation an der Dialyse. Aufgrund der Bedeutung von Elektrolyten für den Energiestoffwechsel, die zerebrale Erregungsleitung und die neuromuskulären Signalübertragung sowie die Erythrozytenfunktion ist eine weitgehende Normalisierung erforderlich.

Funktionell bedeutsame hypothalamisch bedingte Hypothyreosen mit peripherer T4/T3-Konversionsstörung kommen häufig vor. Da die Erholung der Transplantatfunktion auch von einer adäquaten Schilddrüsenhormon-abhängigen Mitochondrienfunktion abhängt, sollte eine Substitutionstherapie mit T3/4 eingeleitet werden.

8.6 Abstoßungsreaktionen und Immunsuppression

8.6.1 Abstoßungsreaktionen

Bei der Herztransplantation findet die Empfängerauswahl nach Übereinstimmung der HLA-Typen von Spenderorgan und Empfänger noch keine Anwendung. Spender und Empfänger sind damit genetisch verschieden, weshalb eine immunsuppressive Behandlung nach Herztransplantation zur Verhinderung von Abstoßungsreaktionen erforderlich ist. Daneben soll die immunologische Reaktivität gegenüber Infektionen weitgehend erhalten bleiben.

Sind nach einer Transplantation HLA-Antikörper in hoher Konzentration gegen das Transplantat vorhanden, kann es zu einer humoralen Abstoßungsreaktion kommen. Um dieses Risiko zu vermindern, werden vor einer geplanten Transplantation beim potenziellen

Immunsuppression und Rejektionsmonitoring

Erhöhtes Infektionsrisiko
▸ übliche perioperative Antibiotikaprophylaxe
▸ erweiterte Therapie nach mikrobiologischem Ergebnis

Funktionsstörungen von Nieren, Leber und endokrinen Organen möglich

Akutes Nierenversagen und Dialysepflichtigkeit bei bis zu 30 % der Patienten

Hypothalamisch bedingte Hypothyreosen häufig

Bei Herztransplantation bisher keine HLA-Übereinstimmung

Bei Nachweis von HLA-
Antikörpern beim Emp-
fänger Kreuzkontrolle vor
Transplantation nötig

Humorale Abstoßung
▶ selten
▶ Einsatz
  mediatorelimierender
  Verfahren

Akute zelluläre
Abstoßung
▶ häufig (ca. 70 %)
▶ trotz
  Immunsuppression
▶ kann zu Organverlust
  führen

Diagnostik von
Abstoßungsreaktionen

▶ unspezifische
  Symptome

▶ Endomyokardbiopsie
  als Goldstandard

Empfänger serologische Untersuchungen durchgeführt. Bei Nachweis von HLA-Antikörpern muss vor der Transplantation eine Kreuzkontrolle (cross-match) von Spenderlymphozyten und Empfängerserum durchgeführt werden.

Bei cross-match-positiver Herztransplantation oder dem Nachweis einer humoralen Abstoßung kommen neben der spezifischen Behandlung mit Immunsuppressiva auch mediatoreliminierende Verfahren wie Plasmapherese oder Immunadsorption, ganz selten Bestrahlungsverfahren zum Einsatz. Treten solche seltenen Abstoßungsreaktionen unmittelbar nach Herztransplantation und innerhalb von 24 Stunden auf, bezeichnet man diese als hyperakute Abstoßung.

Die Bedeutung von Antikörpern gegen Endothelzellen und HLA-unabhängige Antigene für humorale Rejektionen ist noch nicht konklusiv beantwortet. Andererseits kommen akute zelluläre Abstoßungsreaktionen häufiger (ca. 70 %) vor und können trotz der adäquat durchgeführten Immunsuppression auftreten. Es erfolgt hierbei eine Infiltration des Transplantats durch zytotoxische Lymphozyten, welche zum Untergang von Myozyten und in der Folge zu einem Graftfunktionsverlust führen. 30−50 % herztransplantierter Patienten erfahren eine solche behandlungsbedürftige zelluläre Abstoßungsreaktion im ersten Jahr nach Transplantation, mit einer höchsten Inzidenz zwischen dem ersten und sechsten Monat. Zumeist werden zwei solcher Episoden im selben Zeitraum beobachtet. Danach nimmt die Inzidenz der zellulären Abstoßung ab.

8.6.2 Monitoring von Abstoßungsreaktionen

Da die Häufigkeit und der Schweregrad einer Abstoßungsreaktion für das Ausmaß einer irreversiblen Transplantatschädigung und damit für den Langzeitverlauf nach Transplantation von Bedeutung sind, ist eine frühe und sichere Erkennung und adäquate Behandlung solcher Abstoßungen erforderlich. Symptome wie Müdigkeit, Abgeschlagenheit, Leistungsminderung, Dyspnoe, Zephalgien, abdominelle Beschwerden und periphere Ödeme sind sehr unspezifisch und meist nur ein Späthinweis auf ein erniedrigtes Herzzeitvolumen. Angina pectoris gehört nicht zum typischen Spektrum der Abstoßungssymptome und muss sorgfältig von thorakalen Schmerzen anderer Genese abgegrenzt werden.

Zur Diagnostik von Abstoßungsreaktionen wird u. a. die Endomyokardbiopsie eingesetzt. Dazu werden aus dem rechten Ventrikel in transjugulärer oder transfemoraler Technik 3−5 entnommene Proben histologisch aufbereitet, entsprechend einer seit 2006 neu aufgelegten Klassifikation der Internationalen Gesellschaft für Herz- und Lungentransplantation (ISHLT) ausgewertet und nach den Rejektionsklassen 0, I, II und III graduiert. Die frühere Klassifikation nach Billingham geht in dieser neuen Klassifikation auf.

Die Endomyokardbiopsie stellt weiterhin den Goldstandard dar, obwohl sie „nur" eine Sensitivität von 90 % und eine Spezifität von

83 % besitzt. In 10 % bis 15 % kann mit falsch negativen Ergebnissen gerechnet werden. Dieser „sampling error" kann durch eine ausreichende Anzahl und Größe von Biopsien auf ca. 3 % bis 5 % gesenkt werden. Falsch negative Biopsieergebnisse müssen aber auch im Hinblick auf „undergrading" beurteilt werden. Falsch positive Biopsieergebnisse beruhen auf Fehlinterpretationen, Reperfusionsschäden, postischämischen Myokardläsionen, katecholamininduzierten Myokardschäden, reaktiven Veränderungen an vorherigen Biopsiestellen sowie möglicherweise infektiösen Agentien.

Fehlinterpretationen der Endomyokardbiopsie möglich

Außerdem muss eine Abstoßungsreaktion vom so genannten Quilty-Phänomen abgegrenzt werden. Diese Quilty-Läsion wird häufig in Endomyokardbiopsien gesichtet. Histologisch wird der Typ A (auf das Endokard beschränkte Lymphozyteninfiltrate) vom Typ B (lymphozytäre Infiltration vom Endokard bis ins Myokard) unterschieden. Eine Assoziation zwischen Quilty-Läsion und Abstoßung wird kontrovers diskutiert, vielfach aber verneint.

Abgrenzung der Abstoßung von Quilty-Läsion

Viele Transplantationszentren besitzen ein „Biopsieprotokoll", wobei hier zumeist die Zahl und der Zeitpunkt der Biopsieentnahme geregelt ist. Nicht selten werden in einigen Zentren so genannte „surveillance biopsies" in immer größer werdenden Intervallen nach HTx durchgeführt, oft pro Patient 10−14 Endomyokardbiopsien im ersten Jahr, danach meist im 6−12-monatigen Abstand. Die meisten Biopsien finden zumeist in den ersten drei Monaten nach Herztransplantation statt.

Durchführung der Endomyokardbiopsien nach Biopsieprotokollen der einzelnen Zentren

In unserem Zentrum werden seit geraumer Zeit Routine-Endomyokardbiopsien zum Zeitpunkt 4−6 Wochen sowie 12, 24 und 36 Monate nach Herztransplantation durchgeführt. Diese dienen nicht nur dem Ausschluss akuter zellulärer Rejektionen, sondern auch dem Nachweis humoraler Reaktionen und dem Studium der mikrovaskulären Transplantationsvaskulopathie. Unter Einschluss anderer klinischer Parameter kann so eine Prognoseabschätzung abgegeben und die Immunsuppression entsprechend adaptiert werden. Daneben besteht die Indikation zur Endomyokardbiopsie („indicative biopsy"), wenn die Beurteilung klinische Parameter und nichtinvasiver Monitoringverfahren nicht eindeutig eine Abstoßung ausschließen.

Endomyokardbiopsie auch zum Nachweis humoraler Reaktionen und Untersuchung der mikrovaskulären Transplantationsvaskulopathie

Regelmäßig kommen serologische Biomarker in der Abstoßungsdiagnostik zum Einsatz. Die Bestimmung der Kreatininkinase, insbesondere ihrer Isoformen MB1/2, hat eine Sensitivität bei leichtgradiger Abstoßung von < 50 %, bei höhergradiger Abstoßung von < 60 %. Das kardiale Troponin T zeigt eine höhere diagnostische Genauigkeit und erreicht bei leichtgradiger Abstoßung eine Sensitivität von < 55 % und bei schwergradiger Abstoßung eine Sensitivität > 80 %. Ein Anstieg dieser Biomarker kennzeichnet einen Myozytenschaden und ist in seiner Höhe abhängig von der Masse zerstörter Myozyten. Die Verwertung dieser Marker bei leichtgradiger Abstoßung ist in der klinischen Praxis deshalb ohne Belang, bei höhergradiger Abstoßung ist sie sensitiver, aber häufig nicht zeitnah genug im Vergleich zu anderen Verfahren.

Weitere Abstoßungsdiagnostik über Bestimmung serologischer Biomarker
▸ **Kreatininkinase**
▸ **Troponin T**

▶ natriuretisches Peptid
BNP

▶ Zytokine

▶ CRP, Interleukin-2-
Rezeptor

Oberflächen-EKG
weniger bedeutsam

IMEG: intramyokardiales
Elektrokardiogramm zur
Überwachung

▶ Implantation während
Herztransplantation

▶ Aufzeichnung nächt-
licher QRS-Komplexe

▶ telemetrische Über-
tragung an Auswerte-
station im Herzzentrum
Berlin

Das natriuretische Peptid BNP oder das Vorläuferabspaltprodukt NTproBNP scheinen ebenfalls in der Beurteilung an Bedeutung zu gewinnen. Allerdings ist die Wertigkeit dieser Marker gegenwärtig nicht klar definiert. Mittels FACS können verschiedene Lymphozyten- und Monozytensubpopulationen differenziert werden. Gemeinsam mit anderen Parametern wie der Bestimmung von Zytokinen (TNF-α, IL-2, IL-6) wird ein multiparametrisches Immunmonitoring möglich. In der frühpostoperativen Bestimmung liegt die Sensitivität bei ca. 95 % und die Spezifität bei bis zu 74 %. Die Bestimmung der serologischen Marker CRP und der löslichen Form des Interleukin-2-Rezeptors (sIL-2R) besitzt in der Abstoßungsdiagnostik eine Sensitivität von ca. 50–80 %, führt aber aufgrund der schlechten Spezifität häufig zu falsch positiven Befunden bei Infektionen, weshalb ihre Anwendung in der klinischen Routine nicht an Bedeutung gewonnen hat.

Das konventionelle Oberflächen-EKG mit Veränderungen des QRS-Komplexes hat seit der klinischen Einführung von Cyclosporin A für die Abstoßungsdiagnostik mit einer Sensitivität von unter 40 % an klinischer Bedeutung verloren. Allein das Neuauftreten von Herzrhythmusstörungen, insbesondere von Vorhofarrhythmien, kann als mögliches Indiz einer Abstoßungsreaktion hilfreich sein.

Andererseits haben experimentelle Arbeiten gezeigt, dass intramyokardial gemessene Aktionspotentiale an Zellmembranen signifikant mit abgeleiteten QRS-Amplituden im intramyokardialen EKG bei Abstoßung korrelieren. Diese Ergebnisse mündeten an unserem Zentrum in die Entwicklung eines Herzschrittmachersystems (IMEG: intramyokardiales Elektrokardiogramm), welches über eine Registrierung von QRS-Amplitude und Herzfrequenz auf eine Abstoßung deutet.

Das IMEG-System wird in aller Regel abdominell während der Herztransplantation implantiert. Es wird jeweils eine Elektrode des DDDR-Herzschrittmachers in die rechtsventrikuläre und linksventrikuläre Spitze eingeschraubt. Patienten, welche sich zuvor am Assist Device befanden, erhalten aus infektiologischer Berücksichtigung der Assistkanülenlage das IMEG-System postoperativ pektoral implantiert, mit beiden Elektrodenenden transvenös im rechten Ventrikel verankert. Das IMEG-System wurde in unserem Hause 1988 eingeführt und seit 1990 bei allen Herzempfängern implantiert.

Mit einem speziellen Lesegerät werden nächtliche QRS-Komplexe aufgezeichnet und telemetrisch über eine Telefonleitung im Krankenhaus und von zu Hause aus an eine Auswertestation zur weiteren Prozessierung im Deutschen Herzzentrum Berlin übermittelt. In aller Regel erfolgt die Aufzeichnung während der ersten 30 Monate nach Herztransplantation. Vielfach aber übersenden Patienten noch Jahre nach der Herztransplantation IMEG-Signale. Eine Limitation für den Gebrauch Jahre nach HTx ist eine mögliche Fibrosierung oder Kalzifizierung um die Elektrodenspitze mit vermindertem QRS-Signal und Variabilität. Dies trifft vor allem Patienten mit bedeutender Transplantatvaskulopathie oder dialysepflichtiger Niereninsuffizienz.

ELEKTROPHYSIOLOGISCHES LABOR im D H Z B

Ergebnis der IMEG - Amplituden Messung

1.	Name der(s) Patientin(en) :			
2.	Datum der Untersuchung :	08.06.98 ... 09.06.98		——— Tag
3.	Uhrzeit der Untersuchung :	23:22 ... 5:32		——— Uhrzeit
4.	Ventrikel :	links		
5.	Zahl gemittelter Messungen :	38		——— Anzahl der Messungen
6.	IMEG - Amplitude in mV :	6.11	6.16	6.06
7.	Standardabweichung in % :	0.00	0.00	0.00
8.	Spannweite (Range) in mV :	1.16	1.10	1.12
9.	Herzfrequenz :	61		

10. Relative Amplitudenänderung :   (1. postoperative Messung = 100)

     Herzfrequenz :

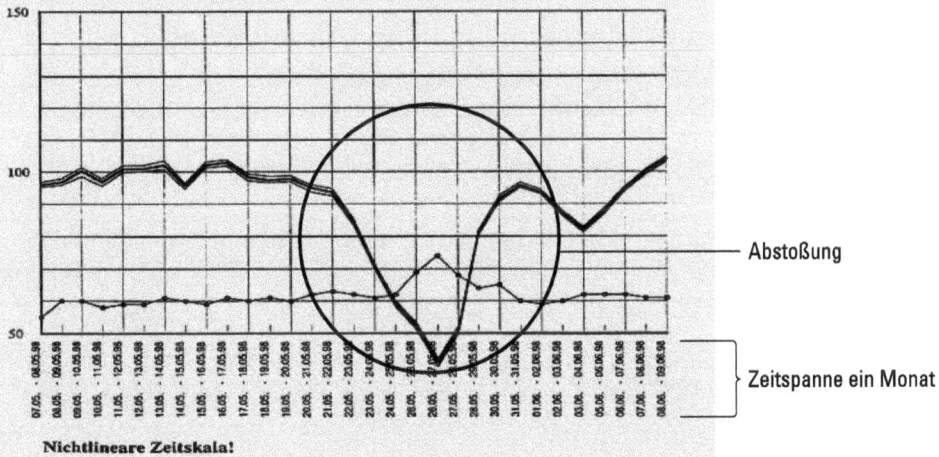

Nichtlineare Zeitskala!

— Abstoßung

Zeitspanne ein Monat

Abb. 8.4: IMEG-Protokoll mit Beispiel einer telemetrischen Übertragung einer Abstoßungsreaktion 10 Monate nach Herztransplantation und Effekt einer erfolgreichen Abstoßungsbehandlung. Zu Beginn fällt das gemittelte IMEG-Signal ab, bei gleichzeitigem Herzfrequenzanstieg (Abstoßungsreaktion). Der Signalanstieg bestätigt die Erholung unter Abstoßungstherapie.

Ein QRS-Amplitudenabfall von 8 % an zwei aufeinander folgenden Tagen mit begleitendem Herzfrequenzanstieg als Hinweis auf eine Abstoßung wird mit einer Sensitivität von 97,8 % und einer Spezifität von 96,3 % gewertet (Abb. 8.4).

Senkung der Zahl
behandlungsbedürftiger
Abstoßungen, statio-
närer Behandlungen,
Endomyokardbiopsien

Farbduplex-
Echokardiographie

▸ kostengünstig

▸ ubiquitär einsetzbar

▸ einfach handhabbar

▸ Sensitivität < 60 %

▸ Steigerung der
Sensitivität durch
Gewebedopplertechnik

Kombination IMEG/
Gewebedoppler-
Echokardiographie er-
möglicht kosteneffektive
nichtinvasive
Rejektionskontrolle mit
hoher Sensitivität und
Spezifität.

Induktionstherapie und
Basisimmunsuppression

Basisimmunsuppression
meist als Tripletherapie

▸ Calcineurin-Inhibitor
(Cyclosporin A,
Tacrolimus)

Mithilfe des IMEG-Systems konnte die Zahl behandlungsbedürftiger Abstoßungen, stationärer Behandlungen und Endomyokardbiopsien gesenkt werden. Der Kosten-Nutzen-Effekt ist zwar groß, jedoch werden nicht in allen Fällen die Kosten von den Krankenkassen übernommen, weshalb sich dieses System in anderen Transplantationszentren nicht durchgesetzt hat.

Die Farbduplex-Echokardiographie ist eine kostengünstige, ubiquitär einsetzbare sowie einfach handhabbare Modalität mit allerdings nur schlechter Sensitivität von im Mittel weniger als 60 %, wenn konventionelle Parameter wie Wanddickenzunahme, LVEF-Abfall, Echogenitätsänderung, Perikarderguss und pathologische Veränderungen diastolischer Funktionsparameter herangezogen werden. Bei multiparametrischer Evaluierung können allenfalls Sensitivitäten von 20 − 70 % für leichtgradige Abstoßungen und 50 − 100 % für höhergradige Abstoßungen beschrieben werden. Die diagnostische Sicherheit mittels Echokardiographie kann unter Anwendung der Gewebedopplertechnik erheblich gesteigert werden. Gerade die Beurteilung der systolischen Wandgeschwindigkeiten in basalen Hinterwandabschnitten bei radialer Anlotung von parasternal sowohl in LAX als auch in SAX relative Abfälle von > 10 % im Verlauf kann eine Sensitivität von 88 % erreichen. Die gemessenen absoluten systolischen Wandgeschwindigkeiten im gepulsten Gewebedopplerverfahren nehmen im Mittel nach HTx kontinuierlich ab. Systolische Wandgeschwindigkeiten von < 10,5 cm/s im Gewebedoppler in den ersten drei Jahren sind hochverdächtig für das Vorliegen einer Abstoßungsreaktion. Andere systolische Parameter, wie IVCT und TSm, sowie diastolische Parameter, wie Em, IVRT und TE, spielen eine untergeordnete, wenngleich auch wichtige Rolle in der multiparametrischen Beurteilung. Die Zusammenlegung von IMEG und Gewebedoppler-Echokardiographie ermöglicht eine klinisch gut praktikable, kosteneffektive nichtinvasive Rejektionskontrolle mit hoher Sensitivität und Spezifität (beide über 95 %).

8.6.3 Immunsuppression

Unterschieden werden eine Induktionstherapie von einer nach gegenwärtigem Stand lebenslang durchzuführenden Basisimmunsuppression. Derzeit wird weltweit in ca. 50 % der Transplantationszentren eine Induktionstherapie durchgeführt. Hierzu werden Antithymozytenglobuline oder IL-2-Rezeptorantagonisten und in nur wenigen Zentren OKT3 neben hochdosiertem Methylprednisolon eingesetzt.

Die Basisimmunsuppression besteht in 80 % der Fälle aus einer so genannten „Tripletherapie". Sie umfasst einen Calcineurin-Inhibitor (Cyclosporin A oder Tacrolimus), einen Antimetaboliten (Azathioprin, Mycophenolat) oder Proliferationssignalinhibitor (Everolimus, Rapamycin) und ein Steroid. Cyclosporin A und Tacrolimus werden in der Herztransplantation weltweit heute etwa gleich häufig eingesetzt. Die Erfahrungen mit Cyclosporin A sind größer und umfassender. Tacrolimus ist bislang (Stand April 2006) für die Nieren-, nicht aber für die Herztransplantation in Deutschland zugelassen, so dass sein Einsatz derzeit im „off-label"-Bereich erfolgt. Azathioprin wird heute noch bei ca. 6 % der Patienten eingesetzt. An seiner Stelle wird meist Mycophenolat-Mofetil (MMF) oder das Mycophenolatsalz verwendet, welches eine Überlegenheit bezüglich der Verhinderung von Abstoßungen und Todesfällen nach Herztransplantation besitzt.

> ▸ Antimetabolit (Azathioprin, Mycophenolat) oder

Die Verschreibung der Proliferationssignalinhibitoren Rapamycin und Everolimus anstelle von Azathioprin oder Mycophenolat gewinnt zunehmend an Bedeutung, da diese Substanzen neben der hoch potenten Verhinderung von Abstoßungsreaktionen auch die Inzidenz und das Ausmaß der Transplantatvaskulopathie reduzieren können. Everolimus ist seit Juni 2004 im klinischen Einsatz. Rapamycin ist wie Tacrolimus für die Nieren, nicht aber für die Herztransplantation in Deutschland zugelassen, so dass auch sein Einsatz im „off-label"-Bereich erfolgt.

> ▸ Proliferationssignalinhibitor (Everolimus, Rapamycin)

Ca. 80 % der HTx-Patienten erhalten Steroide, in aller Regel Prednisolon. Hinsichtlich des immunsuppressiven Protokolls gibt es zwischen einzelnen Transplantationszentren aus verschiedenen Gründen Unterschiede in der Substratauswahl, Medikamentenkombination, Dosierung und Dauer, jedoch sind die Prinzipien einer Induktionstherapie und nachfolgender Tripel-Basisimmunsuppression nahezu gleich.

> ▸ Steroid (Prednisolon)

In unserem Zentrum erhalten Herzempfänger unmittelbar vor der Transplantation oral 4 mg/kg KG Cyclosporin A sowie 0,75 mg Everolimus, 1.000 mg MMF oder 5 mg/kg KG Azathioprin. Die Wahl zwischen Everolimus, MMF oder Azathioprin ist patientenindividuell und richtet sich nach Verträglichkeit, Nebenwirkungsspektrum, begleitender Komorbidität und Komedikation und zu erwartenden Komplikationen. Tacrolimus, Rapamycin oder Steroide werden präoperativ nicht verabreicht. Patienten, welche zur Retransplantation kommen, sind im Vorfeld auf ein patientenindividuelles Protokoll gesetzt und erhalten unmittelbar präoperativ keine Zusatzimmunsuppression.

> Zusatzimmunsuppression vor Transplantation

Intraoperativ bekommen Erwachsene zum Zeitpunkt der Freigabe der Aorta nach Abklemmung ausschließlich 1.000 mg Methylprednisolon (10−20 mg/kg KG) intravenös, Kinder und Jugendliche (< 35 kg) 500 mg Methylprednisolon. Nach Ankunft auf der Intensivstation wird mit der Induktionstherapie fortgefahren. Kreislaufstabile erwachsene Patienten ohne hochdosierte Katecholamingaben, frei von Körperkerntemperaturen > 38,5 °C, ohne größere Nachblutung und leerer Anamnese für Kanincheneiweißallergie erhalten nach 4−6 Stunden eine dosisgestufte Infusion von Antithymozytenglobulin (ATG; 2,5 mg/kg KG; Thymoglobulin$^{©}$, Genzyme) über vier Stunden. 30 Minuten zuvor erhalten Herzempfänger 500 mg Methylprednisolon, 100 mg Ranitidin als H2-Blocker und 8 mg Dimentinden als H1-Blocker. Bei fehlender Kontraindikation wird dies 24 Stunden später wiederholt. Ist die Gabe von ATG kontraindiziert, erhalten die Patienten zur Induktion den IL-2-Rezeptorantagonisten

> Induktionstherapie während und nach Transplantation

Basiliximab (20 mg) als Kurzinfusion über 30−60 Minuten nach vorheriger Gabe von 500 mg Methylprednisolon. Bei Gabe von Basiliximab wird dies in gleicher Weise am vierten postoperativen Tag wiederholt. Methylprednisolon wird acht Stunden nach ATG-Beginn mit 4 × 125 mg intravenös in sechsstündigen Intervallen weiter appliziert. Eine ATG-Induktion hat positive Auswirkungen auf den Ischämie/Reperfusionsschaden am Spenderherz. Nach Ende der Gaben von Methylprednisolon erhalten die Patienten oral ein absteigendes „Kortisonschema", beginnend mit 1 mg/kg KG Prednisolon, so dass eine Dosierung von 0,5 mg/kg KG Prednisolon am Ende der ersten Woche und eine Dosierung von 0,3 mg/kg KG Prednisolon am Ende der dritten Woche erreicht wird. Mit dieser Induktionstherapie sind zelluläre Abstoßungsreaktionen innerhalb der ersten 8−10 postoperativen Tage sehr unwahrscheinlich und es wird damit ein Zeitfenster gewonnen, eine stabile Basisimmunsuppression aufzubauen.

Dosierung von Cyclosporin A

Cyclosporin A wird postoperativ in aller Regel intravenös für 2−3 Tage in einer Dosierung von 1,5 mg/kg KG über sechs Stunden zweimal täglich im 12-Stunden-Abstand gegeben und danach auf zwei tägliche orale Gaben (4 mg/kg KG) gewechselt. Die Dosierung von Cyclosporin A wird in unserem Zentrum anhand von täglichen, morgendlichen Talspiegelmessungen des spezifischen Cyclosporins (C0-Spiegelmessung) mittels Massenspektrometrie durchgeführt. Zielspiegel für Cyclosporin A sind in den ersten vier Wochen nach Transplantation 200−250 ng/ml. Im weiteren klinischen Verlauf werden ab postoperativer Woche 2 oder 3 auch Cyclosporinspiegel zwei Stunden nach oraler Einnahme (C2-Spiegelmessung) regelmäßig durchgeführt, um vor allem das Resorptionsmuster von Cyclosporin A zu überprüfen. Gelegentlich ist es erforderlich, Cyclosporinmetabolite im unspezifischen Cyclosporinspiegel zu bestimmen, insbesondere wenn Hepatosen oder Cyclosporintoxizitäten bestehen oder vermutet werden.

Dosierung von Everolimus

Everolimus wird initial und zunächst in einer täglichen Dosierung von 2 × 0,75 mg oral ohne „loading dose" und zeitgleich mit Cyclosporin A verabreicht. Everolimus hat eine Halbwertszeit von ca. 24 Stunden und erreicht ein „steady state" nach 4−5 Tagen, weshalb Spiegelbestimmungen erst fünf Tage nach Initiierung oder jeder Dosisänderung sinnvoll sind. Für Everolimus werden Spiegel von 3−8 ng/ml empfohlen. Eine intravenöse Formulierung für Everolimus existiert derzeit nicht. Für Kinder kann eine Everolimusdosierung von 0,8 bis 1,2 mg/m^2 KOF empfohlen werden. MMF wird zeitgleich mit Cyclosporin A verabreicht und in aller Regel nicht spiegelgesteuert dosiert. Die Dosierung ist initial 2 × 1.000−1.500 mg und kann in gleicher Weise oral oder intravenös appliziert werden. In aller Regel muss MMF wegen unterschiedlicher enterohepatischer Elimination bei begleitender Cyclosporintherapie im Vergleich zu Tacrolimus höher dosiert werden.

Dosierung von Azathioprin

Azathioprin wird in einer Dosierung von 1,5−3 mg/kg KG in gleicher Weise oral oder intravenös appliziert; eine Spiegelbestimmung ist nicht erforderlich. Bei Leukozyten < 3.500/µl im peripheren Blutbild sollte Azathioprin dosisreduziert oder pausiert werden.

Der gegenwärtige Trend in der Immunsuppression nach Herztransplantation umfasst früh nach Operation eine Tripletherapie. Ein weiterer Trend ist das Ausschleichen oder Absetzen von Kortison nach 6–12 Monaten unter Beibehaltung einer Dualtherapie. Bei Langzeitherztransplantierten wird eine calcineurininhibitorfreie Immunsuppression angestrebt: MMF plus Proliferationssignalinhibitor plus/minus Kortison. Für eine calcineurininhibitorfreie Immunsuppression früh nach Herztransplantation gibt es derzeit keine ausreichend gesicherte Datengrundlage auf hoher Evidenzbasis.

Derzeitiger Trend in Immunsuppression

8.7 Langzeitverlauf und Nachsorge

Nach Entlassung aus der stationären Behandlung werden herztransplantierte Patienten in ein strukturiertes Untersuchungsprogramm aufgenommen. Dieses besteht zumeist aus ambulanten, weniger aus stationären Nachsorgeuntersuchungen, welche an Frequenz und Intensität mit der Dauer nach Transplantation abnehmen. In dieses Nachsorgeprogramm sind der Patient selbst durch seine Selbstbeobachtung und -verantwortung wie auch der Hausarzt in der Primärversorgung und Lotsenfunktion sowie die Spezialambulanz des Transplantationszentrums einschließlich anderer Fachdisziplinen eingebunden.

Überwiegend ambulante Nachsorgeuntersuchungen mit abnehmender Frequenz

Der niedergelassene Kardiologe spielt in der Nachsorge eine untergeordnete Rolle, weil er zumeist nur über wenig Ausbildung und Erfahrung in der Betreuung Herztransplantierter verfügt. In aller Regel führt der Patient ein „Transplantationsbuch", in dem Körpergewicht, Blutdruck, Pulsfrequenz, Temperatur und Befindlichkeit dokumentiert werden. Abnorme Abweichungen werden zumeist vom Hausarzt primärversorgt. Die Hauptaufgabe einer Transplantationsambulanz besteht in der Überwachung der Transplantatfunktion und in der Steuerung der Immunsuppression.

Betreuung durch Hausarzt und Transplantationsambulanz

Daneben werden transplantationsspezifische Probleme wie Nebenwirkungen der Immunsuppressiva und Begleiterkrankungen beraten und behandelt. In den ersten Jahren nach Herztransplantation stehen Abstoßungen und Infektionen im Vordergrund. Im späteren Verlauf dominieren einerseits Stoffwechselerkrankungen und Niereninsuffizienz, andererseits sind die entscheidenden Krankheiten im Langzeitverlauf wie auch die Haupttodesursachen die Transplantatvaskulopathie mit einer jährlichen Inzidenz von 5–10 % und die Entwicklung von Tumoren.

Transplantationsspezifische Probleme und Begleiterkrankungen

8.7.1 Überwachung von Transplantatfunktion und Immunsuppression

Die Immunsuppression wird zumeist von Spezialambulanzen überwacht und gesteuert. In der Regel erfolgen Talspiegeluntersuchungen alle 14 Tage. Im Langzeitverlauf werden folgende Zielspiegel ange-

Angestrebte Zielspiegel der Immunsuppressiva im Langzeitverlauf

strebt : Cyclosporin A $100-150$ µg/ml, Tacrolimus $6-8$ ng/ml, MMF $> 1,5$ ng/ml, Sirolimus $6-10$ ng/ml, Everolimus $3-8$ ng/ml.

Vielfach erscheint es sinnvoll, so genannte Cyclosporinspiegel zwei Stunden nach oraler Medikation zu bestimmen (C_2-Spiegel), da dieser Wert am besten die CsA-Exposition widerspiegelt. Zudem erlaubt diese Methode, individuelle CsA-Resorptionskinetiken zu untersuchen und so schlechte „Absorber" zu identifizieren. Zielspiegel für den Zweistundenwert sind Werte zwischen 800 und 1200 ng/ml.

Tagesdosen von Azathioprin betragen $1,5-3$ mg/kg und werden so gesteuert, dass die Blutleukozytenzahl zwischen 4.000 und 6.000/µl gehalten wird. MMF wird üblicherweise mit $1.500-3.000$ mg täglich dosiert. Everolimus wird anfangs mit 2×75 mg dosiert und nach Zielspiegel adaptiert.

Steroide werden nach Entlassung aus der Transplantationsklinik früh nach Herztransplantation weiter reduziert auf Dosierungen von $0,1-0,15$ mg/kg/Tag. Ca. 20 % aller Patienten erhalten aus verschiedensten Gründen, zumeist wegen der Nebenwirkungen, keine Steroide. Abstoßungsreaktionen werden je nach Schweregrad mit einem oralen Steroidschema ambulant über $7-10$ Tage oder stationär bei höhergradigen Abstoßungsreaktionen therapiert. Hier wird eine so genannte „Hochdosis-Steroidbehandlung" mit $3-5 \times 500$ mg Methylprednisolon täglich unter Antibiotika- und CMV-Schutz durchgeführt und durch ATG-Infusionen (2,5 mg/kg/Tag) über vier Stunden ab Grad III oder hämodynamischer Beeinträchtigung ergänzt.

Andere Mittel, wie OKT3, Cyclophosphamid, Metotrexat und Retuximab, oder Verfahren wie Plasmapherese, Immunadsorption oder Bestrahlung sind selten erforderlich und sollten ausschließlich in den Transplantationszentren durchgeführt werden.

Nachsorgeuntersuchungen werden zweiwöchentlich in den ersten drei Monaten durchgeführt, in den Monaten drei bis sechs alle vier Wochen, in den Monaten sechs bis zwölf alle vier bis sechs Wochen. Danach werden Patienten in aller Regel alle drei bis sechs, in späteren Jahren alle sechs bis zwölf Monate nachgesorgt. Bestandteil jeder Nachsorge sind neben einer umfassenden Anamnese und körperlichen Untersuchung EKG, Herzschrittmacherkontrollen, Röntgen-Thorax-Aufnahmen, Echokardiographie sowie allgemeine und spezielle Laboruntersuchungen. Vielfach müssen je nach Indikation weiterführende Untersuchungen wie Langzeit-EKG, Langzeitblutdruckmessung, CT oder MRT veranlasst werden.

Regelmäßige Herzkatheteruntersuchungen mit Biopsieentnahmen werden im Verlauf alle $12-24$ Monate durchgeführt und dienen vor allem der Detektion einer Transplantatvaskulopathie. Bei einer Koronarintervention mit PTCA werden vielfach mit Immunsuppressiva beschichtete Stents eingebracht. Hiernach sollte zusätzlich zu ASS 100 mg auch Clopidogrel für sechs Monate verabreicht werden und nach diesem Zeitraum eine Kontrollkoronarangiographie erfolgen.

Die Transplantatvaskulopathie (TVP) geht mit morphologischen Veränderungen der Spenderherzblutgefäße einher und unterliegt einem zeitabhängigen und progredienten Prozess, der spezifisch für Allotransplantate ist. Ursächlich sind Faktoren, die zu einer Störung der strukturellen Integrität der Blutgefäße führen, wie Endothelzellschaden und Funktionszustandsänderungen von glatten Gefäßmuskelzellen. Die Hypothese einer immunologischen Genese wird durch Beobachtungen gefestigt, dass sie nur in Blutgefäßen transplantierter Organe vorkommt. Für einen solchen Zusammenhang spricht auch die vermehrte Expression von immunologisch relevanten Oberflächenantigenen der Klassen HLA I und II auf den Endothelzellen des transplantierten Organs. Ferner wird ein Zusammenhang mit Abstoßungsepisoden und Zytomegalievirus-Infektionen diskutiert. Zusätzlich scheinen bestimmte Spender- und Empfängercharakteristika (Lebensalter, Geschlecht, Hypertonus, Hyperlipidämie, Ischämie und Reperfusion) weitere Risikofaktoren darzustellen.

Die TVP wird als Ergebnis einer chronischen Abstoßung verstanden und tritt bei allen herztransplantierten Patienten auf. Entscheidend für die Prognose der Patienten ist dabei der Befall der terminalen Strombahn. Zwar existieren Hinweise auf eine Reinnervation des Spenderorgans nach HTx, jedoch empfinden die meisten betroffenen Patienten keine typische Angina pectoris. Daher sind die ersten klinischen Zeichen häufig Herzinsuffizienz, komplexe Arrhythmien, myokardiales Pumpversagen oder der plötzliche Herztod. In der Koronarangiographie kann die TVP durch das Auftreten von signifikanten fokalen Stenosierungen bestimmt sein. Nicht selten finden sich jedoch ausschließlich diffus verteilte Unregelmäßigkeiten oder Verengungen der Blutgefäßlumina. Außerdem können unscharfe Lumenbegrenzungen sowie Dilatationen der großen Blutgefäßabschnitte mit Obliteration der kleinen Seitenäste beobachtet werden.

Der intravaskuläre Ultraschall (IVUS) ermöglicht die Beurteilung der Makromorphologie der Blutgefäßwand und damit eine frühe Diagnose der TVP. Die Graduierung der TVP im IVUS bezieht sich auf das Ausmaß der Intimaverdickungen und das betroffene Areal der Blutgefäßwand. Dabei nimmt die Messung der maximalen Intimadicke eine zentrale Rolle ein, da Werte $> 0,5$ mm mit einer schlechteren Prognose assoziiert sind.

Des Weiteren besteht die Möglichkeit, Verkalkungen der Herzkranzgefäße mit Hilfe der Elektronenstrahl-CT und der Mehrzeilen-CT zu erfassen sowie Wandbewegungsstörungen als Folgezustand der Ischämie am Myokard mittels der Gewebedoppler-Echokardiographie zu erkennen.

Die Diagnose einer mikrovaskulären TVP ist gegenwärtig nur anhand der Untersuchung von Endomyokardbiopsieproben möglich. Versuche, serologische Untersuchungen als Screening-Methode einzusetzen, schlugen bislang fehl. Die Behandlung in Form einer veränderten Basisimmunsuppression zeigten bislang unbefriedigende Ergebnisse. Jedoch liegen viel versprechende Ergebnisse für den mTOR-Inhibitor Everolimus vor, welcher die Inzidenz und das Ausmaß einer TVP reduziert. Für Statine wurde eine Reduktion von

▶ morphologische Veränderungen der Spenderherzblutgefäße

▶ zeitabhängiger und progredienter Prozess

▶ viele Risikofaktoren

▶ Ergebnis einer chronischen Abstoßung
▶ tritt bei allen herztransplantierten Patienten auf
▶ erste klinische Zeichen: Herzinsuffizienz, komplexe Arrhythmien, myokardiales Pumpversagen, plötzlicher Herztod

Intravaskulärer Ultraschall (IVUS) ermöglicht frühe Diagnose der Transplantatvaskulopathie.

Weitere Untersuchungsmöglichkeiten: CT und Echokardiographie

Diagnose einer mikrovaskulären TVP nur über Endomyokardbiopsie
Therapie:
▶ veränderte Basisimmunsuppression
▶ mTOR-Inhibitor Everolimus

▶ Statine
▶ Diltiazem und AT1-Rezeptorantagonisten umstritten

▶ kardiologisch-interventionelle Verfahren

▶ Retransplantation

Inzidenz und Schweregrad der TVP beschrieben. Dieses wird auf deren immunmodulatorische Effekte zurückgeführt, die unabhängig von der Senkung des Blutcholesterinspiegels beobachtet werden können. Umstritten bleibt die Wertigkeit von Diltiazem und AT1-Rezeptorantagonisten. Langzeiteffekte sind jedoch für diese Medikamente noch offen.

Kardiologisch-interventionelle Verfahren zur Behandlung der Koronarstenosen scheinen eine therapeutische Option für ein bestimmtes Patientenklientel zu sein. Die aortokoronare Bypassoperation zeigt unterschiedliche Resultate. Gleiches gilt für die Durchführung einer transmyokardialen Laserrevaskularisation. Die einzige definitive Therapieoption bleibt die Retransplantation, die durch den Mangel an Spenderorganen und die reduzierte Überlebenswahrscheinlichkeit überschattet wird.

8.7.2 Begleiterkrankungen

Begleiterkrankungen durch notwendige Immunsuppression

▶ arterielle Hypertonie

▶ Niereninsuffizienz

▶ Hyperlipidämie

▶ Diabetes mellitus

▶ Hirsutismus

Im Verlauf nach Herztransplantation muss mit neu auftretenden Krankheiten oder Verschlechterung von Erkrankungen, die bereits vor Transplantation bestanden, gerechnet werden. Dies ist vor allem durch die notwendige immunsuppressive Therapie bedingt. Im ersten Jahr nach HTx entwickeln ca. 75 % der Patienten eine arterielle Hypertonie. Dies steigert sich auf 95 % bis zum fünften Jahr nach Herztransplantation. Geeignete Antihypertonika sind ACE-Hemmer, AT1-Rezeptor-Antagonisten und Kalziumantagonisten. Sie sollten den Blutdruck unter 140/80 mmHg senken. Betablocker sollten wegen der Denervierung des transplantierten Herzens vermieden werden. Eine Niereninsuffizienz entwickeln 35 % der Patienten bis 5 Jahre nach HTx, wobei etwa 10 % Kreatininwerte > 2,5 mg/dl aufweisen. Eine chronische Dialysebehandlung wird zu diesem Zeitpunkt in ca. 2−3 % erforderlich. Die Niereninsuffizienz nach HTx ist zu gleichen Teilen bedingt durch Cyclosporin A, arterielle Hypertonie und Atherosklerose sowie Mischformen aus diesen und erfordert oft eine spezialisierte nephrologische Einbindung.

Eine Hyperlipidämie, zumeist Hypercholesterinämie, erleiden 85 % der Patienten. Geeignete Medikamente sind die Statine Simvastatin und Fluvastatin, da hierunter nur wenig Interferenzen mit den Calcineurin-Inhibitoren Cyclosporin A und Tacrolimus bestehen. Auch kann zusätzlich Ezitimibe erfolgreich eingesetzt werden. Selten treten hierunter Muskel-CK-Erhöhungen, Myopathien oder gar Rhabdomyolysen auf.

An Diabetes mellitus leiden etwa 35 % der Patienten 2−5 Jahre nach Herztransplantation. Mit einem neu nach HTx aufgetretenen Diabetes mellitus kann unter Cyclosporintherapie in ca. 4−6 %, unter Tacrolimus in 10−15 % gerechnet werden. Die Behandlung unterscheidet sich nicht wesentlich von Empfehlungen für nichttransplantierte Patienten.

Hirsutismus ist vordergründlich ein kosmetisches Problem und wird vor allem unter Cyclosporintherapie beobachtet. Im Allgemei-

Tab. 8.1: Ca. $^1/_4$ aller herztransplantierten Patienten entwickeln ein Malignom acht Jahre nach Herztransplantation. Zumeist ist die Haut von Plattenepithelkarzinomen betroffen. Kumulativprävalenz in Überlebenden (April 1994 bis Juni 2004).

Malignom		1-Jahres-Überlebende	5-Jahres-Überlebende	8-Jahres-Überlebende
kein Malignom		17.250 (96,9%)	5.753 (83,9%)	1.757 (73,8%)
Malignom (alle Typen kombiniert)		544 (3,1%)	1.108 (16,1%)	625 (26,2%)
Malignom-Typ	Haut	249	748	423
	Lymphorgane	129	115	40
	andere*	115	267	123
	Typ nicht berichtet	47	39	15

* andere: Prostata (11, 34, 21), Adenokarzinom (7, 4, 2), Lunge (5, 4, 1), UGT (4, 5, 5), Sarkom (3, 3, 1), Brust (2, 8, 3), Zervix (2, 4, 0), Kolon (2, 3, 3), Niere (2, 7, 2).
Zahlen in Klammern bedeuten Inzidenz nach 1, 5 bzw. 8 Jahren.

nen sind v. a. dunkelhaarige Patienten betroffen. Ein Wechsel von Cyclosporin auf Tacrolimus kann Besserung herbeiführen. Die unter Cyclosporintherapie auftretende Gingivahyperplasie erfordert regelmäßige zahnärztliche Behandlungen unter Endokarditisprophylaxe mit den Antibiotika Aminopenicillin oder Clindamycin. Ein Rückgang der Gingivahyperplasie kann unter zusätzlicher Gabe des immunmodulierend wirkenden Antibiotikums Azithromycin beobachtet werde; in einigen Fällen hilft nur die Umstellung von Cyclosporin auf Tacrolimus.

▸ Gingivahyperplasie

Dermatologische Probleme mit Akne sowie gut- und bösartigen Tumoren treten häufig auf, sind seelisch für Patienten sehr belastend und erfordern regelmäßige Kontrollen und Behandlungen durch den Dermatologen. Acht Jahre nach Herztransplantation erleiden ca. 25 % einen malignen Tumor, in den überwiegenden Fällen betrifft dies die Haut und hier am häufigsten das Plattenepithelkarzinom (Tab. 8.1). Patienten sollte bei Sonnenlichtexposition immer zum Gebrauch hochwirksamer UV-Lichtschutzcremes geraten werden.

▸ dermatologische Probleme

Die Behandlung der Osteoporose, Hüftkopfnekrosen und anderer muskuloskelettaler Erkrankungen unter Immunsuppression erfordert oft ein interdisziplinäres Vorgehen. Prophylaktisch können Patienten Kalzium/Vitamin-D3-Präparate oder Bisphosphonate erhalten. Eine Reduzierung oder das Absetzen von Steroiden führt zu Verbesserung myopathischer Leiden. Bei den neurologischen Erkrankungen dominieren Tremor, epileptische Leiden und fokale neurologische Ausfälle auf dem Boden einer Leukenzephalopathie. Magnesiumpräparate, Antiepileptika und eine Modifizierung der Basisimmunsuppression führen in aller Regel zur Linderung.

▸ muskuloskelettale Erkrankungen

▸ neurologische Erkrankungen

Lebenslange
Infektgefährdung

▶ bakterielle Infektionen

Herztransplantierte Patienten bleiben lebenslang infektgefährdet. In der Frühphase nach HTx dominieren bakterielle Infektionen von Wunden, Mediastinum, Lunge und Urogenitaltrakt. In der Spätphase treten vor allem „community acquired" Infektionen des Respirationstraktes auf. Mittels kalkulierter Antibiose, besser noch nach Erregerisolierung und Antibiogramm, lassen sie sich gut behandeln. Problematischer gestalten sich Mykobakteriosen, Toxoplasmose, Legionellen- und Pneumozystis-carinii-Infektionen. In aller Regel erhalten HTx-Patienten für sechs Monate eine Prophylaxe mit Cotrimoxazol (2 × wöchentlich 480 mg) und Folsäure (täglich 5 mg).

▶ mykotische Infektionen

Pilzinfektionen mit klinisch häufiger Relevanz betreffen *Candida*- und *Aspergillus*-Spezies. Die Azole Flukonazol und Vorikonazol sind hier wirksam, können aber zu Cyclosporinspiegelerhöhungen führen. Reservemittel bleiben Amphotericin B und Caspofungin. Patienten erhalten in aller Regel während der ersten drei Monate eine Prophylaxe gegen orale Candidose mit Amphomoronal.

▶ virale Infektionen

Virale Infektionen treten häufig auf und betreffen zumeist die Gruppe der Herpesviren (HSV1/2, CMV, EBV, HHV 6/7/8) sowie der Hepatitisviren. Herpes-simplex-Infektionen sind einer Behandlung mit Aciclovir/Valaciclovir gut zugänglich. Patienten erhalten sechs Monate eine Prophylaxe mit Aciclovior.

Zytomegalievirus-
Infektionen

CMV-Infektionen sind von besonderer Bedeutung nach HTx und betreffen zumeist Lunge, Gastrointestinaltrakt und Leber. Die CMV-Retinitis ist nach Herztransplantation sehr selten. Eine CMV-Antigenämie wird vorzugsweise durch das pp65-Antigen bestimmt; die Therapie schließt die Therapeutika Ganciclovir/Valganciclovir, selten Foscavir oder CVM-spezifische Immunglobulingaben ein.

Ebstein-Barr-Virus-
Infektionen

▶ bis zu 90 % in
Verbindung mit der
Entwicklung eines
Posttransplantations-
lymphoms

Die Therapie der EBV-Infektion ist häufig problematisch und spricht nicht immer auf Aciclovir-/Ganciclovirgaben an. Weiterführende Therapiestrategien sind der Einsatz von monoklonalen Antikörpern (Retuximab) und eine Behandlung mit T-Zelltransfer. Die EBV-Infektion gewinnt vor allem dadurch an Bedeutung, da sie bis zu 90 % mit der Entwicklung eines Posttransplantationslymphoms (PTLD) in Beziehung stehen kann. Die onkologische Behandlung des PTLD sollte spezialisierten Zentren vorbehalten sein, in denen Modifikationen der Basisimmunsuppression, Immuntherapien und Chemotherapien durchgeführt werden können. Vielfach führt eine Reduktion der Immunsuppression zur Remission des PTLD. Weitere Therapien beinhalten eine Immuntherapie mit Retuximab und Chemotherapien vorwiegend nach dem CHOP-Schema.

Hepatitis-B-Infektion

Eine aktive und klinisch bedeutsame Hepatitis-B-Infektion kann erfolgreich mit Lamuvidin behandelt werden. Der Einsatz einer immunmodulierenden Therapie mit Interferon muss patientenindividuell betrachtet werden, da Interferongaben Abstoßungen auslösen können.

Impfungen möglichst vor
Transplantation

Impfungen sollten nach Möglichkeit schon vor der Transplantation erfolgt sein, da die Impfantwort nach HTx meist nicht vollständig ist. Vorschriften und Empfehlungen hierzu werden von den nationalen Gesundheitsbehörden gegeben und richten sich in der Regel nach den Vorgaben der WHO und der „Ständigen Impfkommission"

(STIKO) am Robert-Koch-Institut. Im Allgemeinen können Impfungen mit Lebendstoffen (Cholera, Gelbfieber, Masern, Mumps, Polio-Schluckimpfung, Röteln, Tbc und Typhus-Schluckimpfung) nicht empfohlen werden, weil hierdurch die jeweiligen Infektionskrankheiten hervorgerufen werden können. Impfungen gegen Tetanus, Diphterie, Influenza, Hepatitis B gestalten sich in aller Regel problemlos.

▸ Impfungen mit Lebend-impfstoff vermeiden

▸ andere Impfungen meist unproblematisch

8.8 Pädiatrische Herztransplantation

Die Herztransplantation ist heute ein etabliertes Behandlungsverfahren für Säuglinge und Kinder mit verschiedenen Formen der Kardiomyopathie und vielen, v. a. komplexen Herzvitien, wobei einige Kinder bereits Korrekturoperationen vor HTx aufweisen. Das Verhältnis der Indikationen wandelt sich mit zunehmendem Empfängeralter. Säuglinge erhalten heute eine Herztransplantation überwiegend wegen kongenitaler Vitien (65 %). Im Alter von 1–10 Jahren dominiert dann die Kardiomyopathie bereits mit 52 % gegenüber 37 % kongenitale Vitien und steigert sich auf ca. 60 % in den Altersstufen 11–17 Jahre. Die Retransplantation ist eine mit zunehmendem Alter wichtigere Indikation mit ca. 5–6 %.

Herztransplantation etabliertes Behandlungs-verfahren für Säuglinge und Kinder mit Kardiomyopathien und komplexen Herzvitien

Die Ergebnisse nach pädiatrischer Herztransplantation sind denen der Erwachsenen ähnlich, mit einem 1-, 5- und 10-Jahres-Überleben von ca. 80 %, 70 % bzw. 55 %, wobei Säuglinge in den ersten fünf Jahren nach HTx schlechter (1- und 5-Jahres-Überleben 75 % bzw. 65 %) und Kinder im Empfängeralter 11–17 Jahre besser (1- und 5-Jahres-Überleben 85 % bzw. 70 %) abschneiden.

1-, 5- und 10-Jahres-Überleben von ca. 80 %, 70 % bzw. 55 %

An unserem Zentrum besitzen wir Erfahrungen mit 140 Herztransplantationen bei Kindern. Unsere Ergebnisse zeigen ein 1-, 5- und 10-Jahres-Überleben von ca. 82 %, 77 % bzw. 70 % mit einem Vorteil für Kinder mit einer Kardiomyopathie im Vergleich zu kongenitalen Herzfehlern. Kinder, die mittels Assist Device bis zur HTx überbrückt wurden, weisen ein 1-, 5- und 10-Jahres-Überleben von ca. 72 %, 70 % bzw. 60 % auf und zeigen damit im Langzeitverlauf ähnliche Ergebnisse wie alle Kinder im ISHLT Registry Report.

Vorteil für Kinder mit Kardiomyopathie im Vergleich zu kon-genitalen Herzfehlern

Problematisch bleibt die Organspende für Kinder sowie die Berücksichtigung der Größenverhältnisse von Spender zu Empfänger. Die Wartezeiten variieren erheblich und es ist nicht verwunderlich, dass die Mortalität auf der Warteliste im Vergleich mit Erwachsenen etwa doppelt so hoch ist. Neben einer zeitlichen Überbrückung durch Einsatz mechanischer Kreislaufunterstützungssysteme gibt es Vorschläge, Kinder bis zu einem Alter von ca. 18 Monaten auch AB0-Blutgruppen-inkompatibel zu transplantieren, ohne vermehrt mit Abstoßungsreaktionen rechnen zu müssen. Ein entsprechendes Register ist in Nordamerika eingerichtet worden, welches nun über Erfahrungen bei mehr als 60 Kindern berichtet.

Problematisch: Größenverhältnis von Spender zu Empfänger

Sehr unterschiedliche Wartezeiten, hohe Mortalität

Vorschlag: Kinder bis zu 18 Monaten AB0-Blut-gruppen-inkompatibel transplantieren

Die postoperative Versorgung herztransplantierter Kinder unterscheidet sich nur unwesentlich von der bei Erwachsenen. Selbstverständlich gibt es in der Führung aber pädiatrisch-spezifische Aspekte, welche beachtet werden sollten. Die pulmonale Hypertonie ist

Postoperative Versorgung herztransplantierter Kinder ähnlich wie bei Erwachsenen

Hauptrisikofaktoren
▸ pulmonale Hypertonie
▸ Abstoßungsreaktionen
▸ Transplantatvaskulo-
  pathie

**Ähnliche Begleiterkran-
kungen wie Erwachsene**

**Sonographie, CT,
Serologie wichtige
Bestandteile der
Nachsorge**

**Psychomotorische
Entwicklung nach
Herztransplantation
sehr befriedigend**

**Immunsuppression
ähnlich wie bei
Erwachsenen**

**Nachsorgeuntersuchun-
gen mit abnehmender
Frequenz**

**Regelmäßige Herz-
katheteruntersuchungen
mit Biopsieentnahmen**

**Herztransplantation ist
etabliertes Behandlungs-
verfahren für terminale**

Hauptrisikofaktor für die frühe Letalität von ca. 12 % nach HTx. Abstoßungsreaktionen treten v. a. in den ersten Monaten auf und sind die Haupttodesursache in den frühen Jahren nach HTx. Auch entwickeln herztransplantierte Kinder mit Abstoßungen häufiger eine Transplantatvaskulopathie, welche wiederum die häufigste To-desursache im Langzeitverlauf darstellt. An Begleiterkrankungen entwickeln bis zu sieben Jahre nach HTx ca. 65 % eine arterielle Hy-pertonie, 11 % eine chronische Niereninsuffizienz, 26 % eine Hyperli-pidämie und ca. 4 % einen Diabetes mellitus. Bei ca. 8 % der Kinder muss im Verlauf mit dem Auftreten maligner Erkrankungen gerech-net werden. Fast ausschließlich sind es Lymphomerkrankungen, häu-fig in Assoziation mit dem Ebstein-Barr-Virus. Aus diesem Grunde sind sonographische und computertomographische Kontrollunter-suchungen sowie serologische EBV-PCR-Titerbestimmungen wesentli-che Bestandteile der Nachsorge.

Die psychomotorische Entwicklung nach HTx kann als sehr be-friedigend beschrieben werden. Meistens erfolgt ein „Aufholwachs-tum", insbesondere wenn darauf geachtet wird, die Steroidbehand-lung zu minimieren (0,05−0,1 mg/kg/Tag) oder gar abzusetzen. Über 90 % der Kinder haben keine Einschränkung der funktionellen Kapa-zität nach HTx und nur ca. 30 % müssen nach dem zweiten Jahr stationär behandelt werden.

Die Immunsuppression gestaltet sich ähnlich wie bei den Erwach-senen (s. o.), wobei vor allem bei jüngeren Kindern der Körperwas-seranteil höher und die hepatische Metabolisierung von Medikamen-ten schneller ist. Cyclosporin A wird vielfach dreimal täglich verab-reicht und es werden in aller Regel um 50 ng/ml höhere CsA-Talspie-gel empfohlen. Ca. 50 % der Patienten erhalten Tacrolimus; hier wer-den im Langzeitverlauf Blutspiegel von 6−8 ng/ml angestrebt. Tages-dosen von Azathioprin sind 1,5−3 mg/kg und werden so gesteuert, dass die Blutleukozytenzahl zwischen 4.000 und 6.000/µl gehalten wird. MMF wird nach Körpergewicht (30−50 mg/kg) oder Körper-oberfläche (600 mg/m^2) dosiert. Erfahrungen mit Everolimus beste-hen zurzeit an unserem Zentrum bei mehr als 20 Kindern; hier wird ein Bluteverolimusspiegel von 3−8 ng/ml bei Dosierungen von 0,8−1,2 mg/kg/Tag angestrebt.

Nachsorgeuntersuchungen werden wöchentlich in den ersten drei Monaten durchgeführt, in den Monaten drei bis sechs alle zwei Wo-chen, in den Monaten sechs bis zwölf alle vier Wochen. Danach wer-den herztransplantierte Kinder in aller Regel alle drei, in späteren Jahren alle sechs Monate nachgesorgt. Regelmäßige Herzkatheterun-tersuchungen mit Biopsieentnahmen werden im Verlauf alle 12 bis 24 Monate durchgeführt.

8.9 Schlussfolgerung

Die Herztransplantation ist ein etabliertes Behandlungsverfahren für die terminale Herzinsuffizienz und führt zu einer entscheidenden Prognoseverbesserung und Gewinn an Lebensqualität für den Patienten. Nach 40 Jahren klinischer Herztransplantation setzt sie heute Zentren voraus, in denen nicht nur Transplantationen und deren Nachsorge mit der geforderten Qualität durchgeführt werden können, sondern die auch imstande sind, interdisziplinär das gesamte Spektrum der medikamentösen und chirurgischen Differenzialtherapie einschließlich der Schrittmachertherapie und dem Einsatz von mechanischen Kreislaufunterstützungssystemen abzudecken.

Problematisch bleibt die begrenzt verfügbare Zahl an Spenderorganen im Verhältnis zur weiter steigenden Zahl an Patienten mit terminaler Herzinsuffizienz. Neue Strategien zur Behandlung der terminalen Herzinsuffizienz sind deshalb erforderlich. Das derzeitige wissenschaftliche und klinische Interesse fokussiert derzeit auf die Bereiche mechanische Kreislaufunterstützung/Kunstherz, Xenotransplantation, Zelltransplantation, Gentherapie, Tissue Engineering und Toleranzinduktion. Nach aktuellem Stand scheint allein die Behandlung mit MCS/Kunstherz eine viel versprechende Behandlungsoption und -alternative zu sein.

Entscheidende Beiträge zum Programm der Herztransplantation und dem vorliegendem Kapitel haben folgende Kollegen geleistet: PD Dr. M. Dandel, PD Dr. O. Grauhan, PD Dr. C. Knosalla, PD Dr. M. Hummel, Dr. M. Hübler, Prof. Dr. M. Pasic, Prof. Dr. Y. Wenig, Dr. W. Albert und Frau Dr. N. Hiemann.

Herzinsuffizienz mit entscheidender Prognoseverbesserung und Gewinn an Lebensqualität

Problem: begrenzt verfügbare Zahl an Spenderorganen im Verhältnis zur weiter steigenden Zahl an Patienten mit terminaler Herzinsuffizienz

Literatur

Aaronson KD, Schwartz JS, Chen TMC, Wong KL, Goin JE, Mancini DM. Development and prospective validation of a clinical index to predict survival in ambulatory patients referred for cardiac transplant evaluation. Circulation 1997;95:2660−7.

Richtlinien zur Organtransplantation. www.bundesaerztekammer.de/30/Richtlinien/Richtidx/Organ/10OrgantransNeu/index.html.

Hetzer R, Warnecke H, Schüler S, Süthoff U, Borst HG. Heart transplantation − a two-year experience. Z Kardiol 1985;74(Suppl6):51−8.

Müller J, Eubel A, Dandel M, Hummel M, Hetzer R. Non-invasive monitoring of rejection after cardiac transplantation. The method and retrospective analysis of data on 734 patients. Dtsch Med Wochenschr 2001;126(44):1223−8.

Dandel M, Hummel M, Muller J, Wellnhofer E, Meyer R, Solojowa N, Ewert R, Hetzer R. Reliability of tissue Doppler wall motion monitoring after heart transplantation for replacement of invasive routine screenings by optimally timed cardiac biopsies and catheterizations. Circulation 2001;104(Suppl I):I184.

Eisen HJ, Tuzcu M, Dorent R, et al. Everolimus for the prevention of allograft rejection and vasculopathy in cardiac-transplant recipients. New Engl J Med 2003;349:847−58.

Lehmkuhl H, Hetzer R. Clinical experience with Certican® (everolimus) in de novo heart transplant patients at the Deutches Herzzentrum Berlin. J Heart Lung Transplant 2005;24(Suppl 4):S201−5.

Kobashigawa J, Miller L, Renlund D, Mentzer R, Aldermann E, et al. A randomized, active-controlled trial of mycophenolate mofetil in heart transplant recipients. Transplantation 1999;66:505−15.

Stewart S, Winters GL, Fishbein MC, Tazelaar HD, Kobashigawa J, et al. Revision of the 1990 working formulation for the standardization of nomenclature in the diagnosis of heart rejection. J Heart Lung Transplant 2005;24:1710−20.

Taylor DO, Edwards LB, Boucek MM, Trulock EP, Deng MC, Keck BM, Hertz MI. Registry of the International Society for Heart and Lung Transplantation: twenty-second official adult heart transplant report − 2005. J Heart Lung Transplant 2005;24:945−82.

9 Lungen- und Herz-Lungen-Transplantation

S. Fischer, A. Haverich

9.1 Hintergrund

Die Lungentransplantation hat sich während der letzten zwei Dekaden zu einem akzeptierten Therapiekonzept für Patienten mit endgradiger, benigner Lungenerkrankung entwickelt. 1983 wurde an der Universität von Toronto in Kanada die erste langfristig erfolgreiche einseitige Lungentransplantation durchgeführt, 1986 die erste erfolgreiche bilaterale Lungentransplantation. Die weltweit erste erfolgreiche kombinierte Herz-Lungen-Transplantation fand 1982 an der Universität von Stanford in den USA statt. In Deutschland wurde die erste Lunge 1988 im Programm für thorakale Organtransplantation an der Medizinischen Hochschule in Hannover (MHH) transplantiert. Die Ergebnisse nach Lungentransplantation werden weltweit in der Datenbank der International Society for Heart and Lung Transplantation (ISHLT) gesammelt und jährlich statistisch ausgewertet. Hier sind derzeit über 25.000 Patienten nach Lungen- und kombinierter Herz-Lungen-Transplantation erfasst.

Die Herz-Lungen-Transplantation stellt eine von der Lungentransplantation abzugrenzende Form der thorakalen Organtransplantation dar. In den einzelnen Unterkapiteln wird deshalb auf die verschiedenen Aspekte der Herz-Lungen-Transplantation gesondert eingegangen.

Weltweit werden jährlich etwa 1.700 Lungen- und 70 Herz-Lungen-Transplantationen durchgeführt. 36 % aller Lungenempfänger sind zwischen 50 und 60 Jahre, 52 % zwischen 45 und 65 Jahre alt.

9.2 Indikationen und Kontraindikationen

Die Indikationen zur Lungen- und Herz-Lungen-Transplantation sind in Abb. 9.1 zusammenfassend dargestellt. Die Selektionskriterien für Lungenempfänger sind:

- klinisch und physiologisch endgradige, nicht maligne Lungenerkrankung,
- Erkrankung ist therapierefraktär oder es existiert keine anderweitige Therapieoption,
- substanzielle Einschränkung des täglichen Aktivitätsmusters,
- eingeschränkte Lebenserwartung,

Sammlung und Auswertung der weltweiten Ergebnisse nach Lungentransplantation in Datenbank der International Society for Heart and Lung Transplantation

▶ derzeit > 25.000 Patienten nach Lungen- und kombinierter Herz-Lungen-Transplantation erfasst

Weltweit jährlich etwa 1.700 Lungen- und 70 Herz-Lungen-Transplantationen

Selektionskriterien für Lungenempfänger

Lungentransplantation

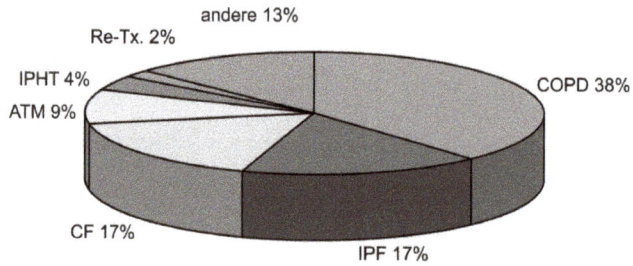

Herz-Lungentransplantation

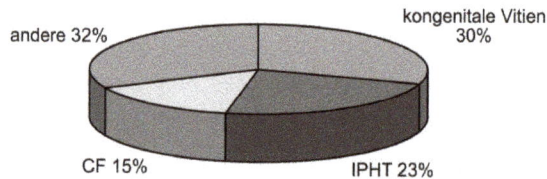

Abb. 9.1: Verteilung der Indikationen für Lungen- und Herz-Lungen-Transplantationen (J Heart Lung Transplant 2005;24(8):956−67). Re-Tx: Retransplantation, IPHT: idiopathische pulmonale Hypertonie, ATM: Antitrypsinmangel, CF: zystische Fibrose, IPF: idiopathische Lungenfibrose, COPD: chronisch obstruktive Lungenerkrankung.

- keine signifikante begleitende koronare Herzerkrankung, adäquate ventrikuläre Pumpfunktion,
- akzeptabler Allgemein- und Ernährungszustand,
- zufrieden stellendes psychosoziales Profil.

9.2.1 Indikationen für eine Lungentransplantation

Bezogen auf die Daten der ISHLT-Datenbank, macht das Lungenemphysem aufgrund einer chronisch obstruktiven Lungenerkrankung 38 % der Indikationsstellungen für eine Lungentransplantation aus. Mit jeweils 17 % folgen die idiopathische Lungenfibrose und die zystische Fibrose. Das α-1-Antiptrypsinmangel-bedingte Lungenemphysem führt bei 8,6 % der Patienten, primär pulmonalvaskuläre Erkrankungen, wie die idiopathische pulmonale Hypertonie, bei 4 % zur Lungentransplantation. Außerdem können weitere Infekt- oder Systemerkrankungen ein Lungenversagen und somit eine Transplantationspflichtigkeit verursachen, wie z. B. die Sarkoidose, Bronchiektasien, die Lymphangioleiomyomatose, kongenitale Herzerkrankungen, Bindegewebserkrankungen, Histiozytose X und andere.

Eine Bronchiolitis obliterans wird selten als primäre Lungenerkrankung beobachtet und kann ebenfalls eine Indikation zur Lun-

Indikationen für Lungentransplantation

Bronchiolitis obliterans häufigste Indikation

gentransplantation darstellen. Diese Erkrankung wird jedoch sehr viel häufiger im Zusammenhang mit chronischer Organdysfunktion nach Lungentransplantation beobachtet und stellt die häufigste Indikation für eine erneute Lungentransplantation dar. Sie wurde bisher als histopathologisches Korrelat der chronischen Organabstoßung nach Lungentransplantation angesehen. Jedoch wird es mit zunehmender Erforschung dieses Phänomens deutlich, dass die Entstehung der Bronchiolitis obliterans nicht ausschließlich auf Mechanismen der Immunantwort nach Transplantation zurückgeführt werden kann.

Der Anteil der Retransplantationen macht etwa 1–2 % des Indikationsspektrums aus. Eine weitere Sonderstellung nehmen die malignen Erkrankungen der Lunge ein. Nach initialen Misserfolgen haben einige Zentren erneut begonnen, selektierte Patienten mit bronchoalveolärem Karzinom zu transplantieren. Dieses Karzinom aus der Reihe der Adenokarzinome stellt aber die Ausnahme dar. Alle weiteren Malignome der Lunge oder des Bronchialsystems werden als Kontraindikationen für eine Lungentransplantation angesehen.

Die Lungentransplantation kann als Einzel- oder Doppellungentransplantation durchgeführt werden. Doppellungentransplantationen findet man immer bei Patienten mit einer chronischen Infektsituation in der erkrankten Lunge, z. B. bei zystischer Fibrose oder Bronchiektasien, da es ansonsten nach Einzellungentransplantation zu einem Übergreifen der Erkrankung auf die transplantierte Lunge kommen könnte. Die Langzeitergebnisse nach doppelseitiger Transplantation sind besser im Vergleich zur Einzellungentransplantation. Deshalb werden heutzutage die meisten Lungentransplantationen als bilaterale Transplantationen durchgeführt. Die Einzellungentransplantation ist jedoch wesentlich weniger invasiv und das Operationsrisiko geringer. Somit ist die Einzellungentransplantation bei Patienten in besonders schlechtem Allgemeinzustand oder bei älteren Patienten der Doppellungentransplantation unter Umständen vorzuziehen.

Bei Patienten mit sehr kleinen Pleurahöhlen, wie z. B. Kinder, Jugendliche mit körperlicher Unterentwicklung (häufig bei zystischer Fibrose) oder auch Erwachsene mit idiopathischer Lungenfibrose (Lungenschrumpfung!), besteht häufig eine signifikante Größendiskrepanz zwischen Spenderorgan und Empfängerthorax. Für diese Patienten haben wir in unserem Programm die Technik der chirurgischen Volumenreduktion des Spenderorgans in Anpassung an die Empfängersituation entwickelt und erfolgreich eingeführt. Durch dieses Verfahren konnten wir die Wartezeiten auf eine Transplantation in dieser Patientenkohorte erheblich verkürzen und die Wartelistensterblichkeit signifikant verringern.

9.2.2 Indikationen für eine Herz-Lungen-Transplantation

Im Gegensatz zur Lungentransplantation zeigt das Indikationsspektrum zur kombinierten Herz-Lungen-Transplantation ein völlig un-

---

Marginalien:

für erneute Lungentransplantation

Retransplantationen: 1–2 % der Indikationen

Ausnahme: Transplantation bei bronchoalveolärem Karzinom

Malignome der Lunge oder des Bronchialsystems als Kontraindikationen

Lungentransplantation als Einzel- oder Doppellungentransplantation

Doppellungentransplantation:
▸ immer bei Patienten mit chronischer Infektsituation in erkrankter Lunge
▸ Langzeitergebnisse Transplantation besser

Einzellungentransplantation:
▸ weniger invasiv, OP-Risko geringer
▸ eher bei schlechtem Allgemeinzustand oder älteren Patienten

Bei signifikanter Größendiskrepanz zwischen Spenderorgan und Empfängerthorax chirurgische Volumenreduktion des Spenderorgans

Hauptindikationen zur kombinierten Herz-Lungen-Transplantation:

> ▸ Folgen einer kongeni-
> talen Anomalie oder
> Herzerkrankung

terschiedliches Bild (siehe Abb. 9.1). Der größte Anteil der Patienten zur Herz-Lungen-Transplantation leidet an den Folgen einer kongenitalen Anomalie oder Herzerkrankung, welche in den meisten Fällen zur sekundären pulmonalvaskulären Hypertonie führt. Im Endstadium dieser Erkrankung entwickeln die meisten Patienten vor Listung zur kombinierten Herz-Lungen-Transplantation eine Shuntumkehr im entsprechenden kardialen Vitium vom Links-Rechts- zum Rechts-Links-Shunt, was als Eisenmenger-Reaktion bezeichnet wird. Diese Shuntumkehr führt zur Zyanose und Hypoxie und kann effektiv nur mittels einer Herz-Lungen-Transplantation therapiert werden. In Einzelfällen wird auch ein herzchirurgisches Korrekturverfahren im Zusammenhang mit einer Lungentransplantation in Erwägung gezogen. Dieses Verfahren soll hier jedoch nicht näher ausgeführt werden, weil es nur für einzelne Patienten in Frage kommt und den Rahmen dieses Kapitels sprengen würde.

> ▸ idiopathische
> pulmonale Hypertonie

Die idiopathische pulmonale Hypertonie stellt mit 23 % die zweithäufigste Indikation zur Herz-Lungen-Transplantation dar. Im Gegensatz zur bilateralen Lungentransplantation (siehe Kapitel 9.2.1) spielt hier die begleitende uni- oder biventrikuläre Herzinsuffizienz eine entscheidende Rolle für die Indikationsstellung. Dabei werden Patienten mit leichter bis mittelgradiger Herzinsuffizienz eher für eine uni- oder bilaterale Lungentransplantation gelistet, Patienten mit schwerer Herzinsuffizienz jedoch eher für eine kombinierte Herz-Lungen-Transplantation. Dieses ist zudem abhängig von der Erfahrung des transplantierenden Zentrums auf diesem Gebiet. Die zystische Fibrose folgt als dritthäufigste Indikation mit 15 %. Eine Retransplantation von Herz und Lunge findet nicht statt. In der Regel ist die Lunge nach Herz-Lungen-Transplantation früher von einer chronischen Organdysfunktion betroffen als das Herz. Somit wird in sorgfältig ausgewählten Patienten eine Retransplantation der Lunge bei chronischer Organdysfunktion (BOS) nach primärer Herz-Lungen-Transplantation durchgeführt.

> Leichte bis mittelgradige
> Herzinsuffizienz:
> eher uni- oder bilaterale
> Lungentransplantation
>
> Schwerer Herzinsuffizi-
> enz: eher kombinierte
> Herz-Lungen-Transplan-
> tation

9.2.3 Kontraindikationen

Als Kontraindikationen für eine Lungentransplantation bzw. Herz-Lungen-Transplantation werden grundsätzlich alle Malignome der Lunge bzw. des Herzens angesehen. Wie oben erwähnt, nimmt das bronchoalveoläre Karzinom der Lunge einen Sonderstatus ein, da einige Zentren ausgewählte Patienten mit dieser Malignomform für eine Lungentransplantation akzeptieren. Eine weitere Kontraindikation für die Lungentransplantation stellt eine koronare Mehrgefäßerkrankung dar. Im Falle einer Einzelgefäßerkrankung kann bei Patienten mit gut erhaltener Ventrikelfunktion vor der Transplantation eine elektive perkutane transluminäre Koronarangioplastie (PTCA) mit Stenteinlage oder während der Transplantation eine chirurgische aorto-koronare Bypassversorgung durchgeführt werden.

Das Spektrum der Kontraindikationen ist grundsätzlich schwierig zu definieren, weil die Indikationsstellung in hohem Maße von der

> Kontraindikationen
>
> ▸ grundsätzlich alle
> Malignome der Lunge
> bzw. des Herzens
>
> ▸ Sonderstatus:
> bronchoalveoläres
> Karzinom der Lunge
>
> ▸ koronare Mehrgefäß-
> erkrankung

Erfahrung des jeweiligen Transplantationszentrums abhängt. So gilt z. B. die Transplantation von intubierten und maschinell beatmeten Patienten in vielen großen Zentren als absolute Kontraindikation, an der Medizinischen Hochschule in Hannover wird die künstliche Beatmung dagegen nicht grundsätzlich als Kontraindikation angesehen. Es sei an dieser Stelle jedoch angemerkt, dass die Beatmung vor der Lungentransplantation einen signifikanten Risikofaktor für die postoperative Mortalität darstellt. Wir haben an der MHH erstmals Patienten mit beatmungsrefraktärem Lungenversagen mit dem „interventional lung assist" (NovaLung) zur Transplantation überbrückt. Dabei handelt es sich um ein Membransystem mit niedrigem Flusswiderstand, durch welches arterielles Blut durch die Pumpkraft des linken Ventrikels gepumpt wird. Im System selbst findet die Elimination von Kohlendioxid statt. Die Oxygenierung des Blutes ist begrenzt. Dennoch handelt es sich um den ersten klinischen Einsatz von künstlichen Lungen zur Überbrückung von Patienten mit schwerstem Lungenversagen zur Transplantation.

Bezüglich des maximalen Empfängeralters bestehen ebenfalls unterschiedliche Ansichten. In Hannover werden Patienten bis 55 Jahre für eine Herz-Lungen-Transplantation und bis 65 Jahre für eine Lungentransplantation akzeptiert. Dabei ist die Entscheidung für eine Transplantation nicht nur von Einzelfaktoren abhängig, sondern vom Gesamtbild des Patienten, so dass einzelne Patienten aus diesem gesetzten Rahmen herausfallen. Patienten, die eine endgradige Erkrankung eines weiteren Organsystems aufweisen, wie z. B. eine terminale Niereninsuffizienz, werden nach sorgfältiger Abklärung des Gesundheits- und Allgemeinzustandes gegebenenfalls kombiniert organtransplantiert (z. B. Lungen-Nieren- oder Lungen-Leber-Transplantation). Patienten, die keine ausreichende Compliance aufweisen, wie z. B. persistierendes Rauchen oder nachweislich fahrlässige Nichteinnahme von Medikamenten, oder die nach sorgfältiger fachspezifischer Evaluation psychosoziale Faktoren aufweisen, die den Erfolg einer Transplantation in Frage stellen könnten, werden gegebenenfalls von einer Transplantation ausgeschlossen.

9.3 Organspenderkriterien

Der Erfolg nach Lungentransplantation hängt wesentlich auch von der Auswahl der Spenderorgane ab. Wie bei der Auswahl des geeigneten Lungenempfängers ist auch hier die Auswahl multifaktoriell. Dabei können viele Faktoren die Spenderlunge schädigen oder die Ischämietoleranz herabsetzen. Dazu zählen Hirntod, Schädel-Hirn-Trauma, hypotensive Kreislaufsituation, mechanische Beatmung, pulmonale Infekte oder Traumatisierung der Lunge. Das Maximalalter eines Lungenspenders wird in der Literatur häufig mit 55 Jahren angegeben. An der MHH konnten wir zeigen, dass Organe von über 60-jährigen Spendern mit vergleichbar guten Ergebnissen wie von deutlich jüngeren Spendern transplantiert werden konnten. Für die Lungentransplantation haben wir daher das maximale Spender-

---

Marginalien:

Kontraindikationen z. T. abhängig von Transplantationszentrum, z. B. künstliche Beatmung

MH Hannover: erster klinischen Einsatz von künstlichen Lungen zur Überbrückung von Patienten mit schwerstem Lungenversagen zur Transplantation

Entscheidung für Transplantation vom Gesamtbild des Patienten abhängig

Patienten mit endgradiger Erkrankung eines weiteren Organsystems werden ggf. kombiniert organtransplantiert.

▸ weitere Kontraindikationen

Erfolg nach Lungentransplantation abhängig von Auswahl der Spenderorgane

Auswahl der Spenderorgane multifaktoriell

Wesentliche Kriterien
zur Beurteilung von
Spenderlungen

Übliche Spenderkriterien
für Lungenspender

alter mit 67 Jahren veranschlagt, für die Herz-Lungen-Transplantation mit 55 Jahren. Abweichungen davon sind jedoch möglich.

Die wesentlichen Kriterien, die für die Beurteilung von Spenderlungen herangezogen werden, sind Spenderanamnese, arterielle Blutgasanalyse, Röntgenbild des Thorax (ggf. Computertomographie), Bronchoskopie sowie manuelle Untersuchung der Lunge zum Zeitpunkt der Organentnahme. Für die Herz-Lungen-Entnahme sind das EKG und die Echokardiographie entscheidende Messgrößen. Eine Koronarangiographie ist für die Beurteilung der Herzkranzgefäße optimal, jedoch leider nach wie vor häufig aus logistischen Gründen nicht durchführbar. Die üblichen Spenderkriterien für Lungenspender sind:

- Alter bis 67 Jahre (Herz-Lunge: bis 55 Jahre)
- keine Lungenerkrankung in der Anamnese
- keine Herzerkrankung in der Anamnese (bei Herz-Lungen-Spendern)
- radiologisch normaler Lungenbefund
- adäquate Gasaustauschleistung: PaO_2 300 mmHg unter maschineller Beatmung (FiO_2: 1,0; PEEP 5 mbar)
- bronchoskopischer Normalbefund
- seronegativ für Hepatitis B/C und HIV
- normale Ventrikelfunktion, EKG (bei Herz-Lungen-Spendern)
- Troponin T im Serum normwertig, Elektrolyte im Serum (K, Na) normwertig (bei Herz-Lungen-Spendern).

9.3.1 Organentnahme und -konservierung

Durchführung der
Organentnahme

Der chirurgische Zugang für eine Lungen- bzw. Herz-Lungen-Entnahme ist die mediane Sternotomie. Dabei wird zunächst das Perikard eröffnet und das Herz inspiziert. Füllungsstatus der Ventrikel und Vorhöfe, das Kontraktionsverhalten der Kammern sowie die makroskopische Beurteilung der Koronararterien sind dabei wichtige Entscheidungskriterien. Danach erfolgt die Präparation der herznahen Gefäße. Nun werden die beiden Pleurahöhlen eröffnet und die Lungen inspiziert. Eventuelle Verwachsungen werden gelöst. Entscheidend ist unter anderem die Palpation der Lunge. Hierbei können Malignome oder andere Erkrankungen wie z. B. Miliartuberkulose, die eine Transplantation der Lunge verbieten würden, erkannt werden. Im nächsten Schritt wird die Perfusion der Lunge (und ggf. des Herzens) vorbereitet. Dafür wird auf der Vorderseite des Truncus pulmonalis eine Naht vorgelegt, welche die Perfusionskanüle bei der späteren Organperfusion stabilisieren soll. Bei der kombinierten Herz-Lungenentnahme wird entsprechend eine Naht auf der Vorderseite der Aorta ascendens vorgelegt.

Perfusion des
Spenderorgans

Für die Perfusion werden die entsprechenden Schlauchsysteme entlüftet und mit den in die Aorta ascendens und Truncus pulmonalis eingebrachten Kanülen verbunden. In Koordination mit weiteren Entnahmeteams für die abdominellen Organe wird die V. cava superior ausgeklemmt, die V. cava inferior inzidiert, das linke Herzohr zur Entlastung des pulmonalen Rückstromes großzügig ebenfalls inzidiert und die Lungenperfusion gestartet. Danach wird die Aorta ascendens distal der Kanüle ebenfalls geklemmt und die Herz- bzw. Koronarperfusion gestartet. Bei Organspendern mit pulmonaler Embolie verwenden wir eine retrograde Perfusionstechnik über eine linksseitige Vorhofkanülierung. Entlastet wird die pulmonale Strombahn dann entsprechend über eine Inzision des Truncus pulmonalis. Diese Technik bietet die Möglichkeit, Emboli aus dem pulmonalen Gefäßbett herauszuspülen.

Für die Konservierung der Lunge werden heute nahezu ausschließlich niedrig dosierte Kaliumlösungen (z. B. Perfadex® oder Celsior®) verwendet, da wir und andere Forschergruppen zeigen konnten, dass im Vergleich zu anfänglich genutzten hoch dosierten Kaliumlösungen die Ischämietoleranz des Spenderorgans gesteigert und der Ischämie/Reperfusionsschaden vermindert wird. Zudem wird die initiale Transplantatfunktion verbessert. Die Lungenkonservierung ist ein eigenständiges Kapitel und deshalb verweisen wir hier auf die entsprechende Literatur.

> Konservierung der Lunge mit niedrig dosierten Kaliumlösungen

Mit der Einführung der oben erwähnten Konservierungsmethoden in der klinischen Lungentransplantation hat sich die Ischämietoleranz der Spenderlunge erheblich verbessert. Nach unserer Erfahrung können Ischämiezeiten bis 10 Stunden toleriert werden, für Spender-Herz-Lungen bis zu 5 Stunden. Hier ist das Herz das die Ischämiezeit limitierende Organ.

> Tolerable Ischämiezeiten:
> ▸ Lunge: bis 10 Stunden
> ▸ Herz-Lunge: bis 5 Stunden

9.4 Technische Aspekte bei der Lungen- und Herz-Lungen-Transplantation

Die bilaterale Lungentransplantation wird traditionell durch eine „clamshell"-Inzision durchgeführt. Dabei handelt es sich um eine bilaterale, anterolaterale, transversale Thorako-Sternotomie. Diese Inzision bietet eine ausgesprochen gute Sicht auf das Operationsfeld. Der wesentliche Nachteil dieses Zugangs ist die starke Traumatisierung des Thorax und der postoperative Schmerz. Wir haben in Hannover eine minimalinvasive Form der Lungentransplantation entwickelt, welche auf eine Durchtrennung des Sternums verzichtet und im Wesentlichen eine bilaterale Minithorakotomie darstellt (Abb. 9.2). Diese Form des chirurgischen Zugangs ist wesentlich weniger traumatisierend, führt zu einer zügigeren Wundheilung und hat kosmetische Vorteile, was bei jugendlichen und insbesondere weiblichen Patienten eine wesentliche Rolle zu spielen scheint.

> Entwicklung einer minimalinvasiven Form der Lungentransplantation
> ▸ weniger traumatisierend
> ▸ zügigere Wundheilung
> ▸ kosmetische Vorteile

Grundsätzlich wird bei der Lungentransplantation das pulmonale Gefäßsystem sowie das Bronchialsystem reanastomosiert, nicht jedoch das bronchiale Gefäßsystem. Damit ist die bronchiale Perfusion der Lunge nach Transplantation nicht mehr vorhanden, und die gesamte Blutversorgung der Lunge und des Bronchialbaumes findet über die Pulmonalarterie statt. Deshalb ist bei der Anastomosierung von Spender- und Empfängerpulmonalarterie unbedingt darauf zu achten, dass keine Stenosen entstehen, die die Lungendurchblutung

> Grundsätzlich Reanastomosierung des pulmonalen Gefäßsystems und des Bronchialsystems, nicht aber des bronchialen Gefäßsystems

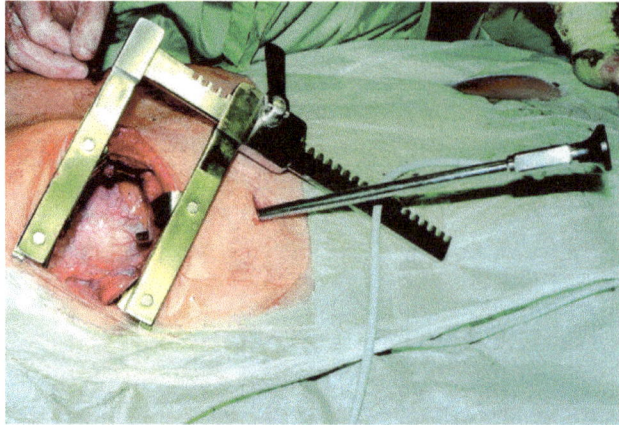

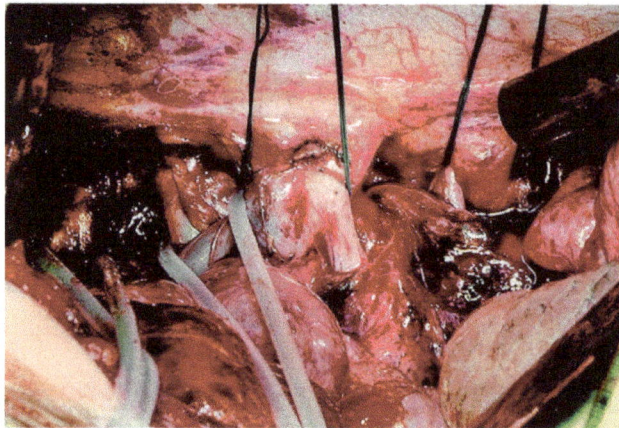

Abb. 9.2: Die anterolaterale Minithorakotomie als chirurgischer Zugang in der Lungentransplantation (Fischer S, et al. J Thorac Cardiovasc Surg 2001;122:1196−8).

weiter herabsetzen könnten. Die Strukturen, die miteinander verbunden werden, sind also Spender- und Empfängerhauptbronchus, die entsprechenden Hauptäste der Lungenarterien sowie eine Manschette des linken Vorhofs des Spenders − auf den Manschetten befinden sich die obere und untere Lungenvene der jeweiligen Seite − mit dem Empfängervorhof. Die Lungentransplantation kann in den meisten Fällen ohne Einsatz der Herz-Lungen-Maschine durchgeführt werden. In Hannover kommt die Herz-Lungen-Maschine bei ca. 20 % der Patienten zum Einsatz.

Bei der Herz-Lungen-Transplantation werden zwei verschiedene chirurgische Zugangswege genutzt: die oben beschriebene „clamshell"-Inzision oder aber die mediane Sternotomie. Diese Operation kann nur unter Einsatz der Herz-Lungen-Maschine erfolgen. Es handelt sich um eine simultane „en-bloc"-Transplantation, d. h. Herz und Lungen werden nicht einzeln, sondern als Organpaket transplantiert. Hier wird nach Initiierung der Herz-Lungen-Maschine und Exzision der erkrankten Organe der Herz-Lungen-Block in den Tho-

Lungentransplantation meist ohne Einsatz der Herz-Lungen-Maschine

Zwei verschiedene Zugangswege bei Herz-Lungen-Transplantation:
▶ „clamshell"-Inzision
▶ mediane Sternotomie

Nur unter Einsatz der Herz-Lungen-Maschine

rax eingebracht und sorgfältig platziert. Als erstes wird dann die Spendertrachea mit der Empfängerseite anastomosiert. Danach erfolgt die Verbindung zwischen Aorta ascendens von Spender und Empfänger. Das rechte Herz wird entweder als großflächige „Shumway"-Anastomose mit der Hinterwand des rechten Empfängervorhofs oder, was heutzutage häufiger der Fall ist, als bikavale Anastomosierung verbunden.

9.5 Postoperative Komplikationen

Während und nach einer Lungentransplantation können allgemeine Komplikationen auftreten, wie sie für alle chirurgischen Eingriffe gelten, aber auch spezielle Komplikationen. Allgemeine Komplikationen sind Blutungen oder Nachblutungen. Insbesondere wenn die Herz-Lungen-Maschine zum Einsatz kommt (Heparinisierung!), scheint die Inzidenz von Blutungsproblemen erhöht zu sein. Es kann zu Verletzungen von anderen Organstrukturen als der Lunge kommen. Eine Verletzung des N. phrenicus führt zu einer Parese des Zwerchfells. Insbesondere bei Retransplantationen ist der N. phrenicus aufgrund der ausgedehnten Narbenbildung oft sehr schwierig oder in einzelnen Fällen nicht zu identifizieren. Eine Zwerchfellparese kann v. a. die Entwöhnung von der künstlichen Beatmung nach Lungentransplantation erheblich erschweren. Grundsätzlich besteht darüber hinaus ein Risiko für intrathorakale Infekte. Eine Verletzung des N. vagus kann zu einer Magenparese mit Entleerungsstörung führen, was wiederum eine gastroösophagealen Refluxsituation schaffen kann. Dabei steigt die Gefahr der chronischen Aspiration, die orale Medikamenteneinnahme und somit die Medikamentenwirkung ist möglicherweise erheblich gestört.

Viele Patienten haben eine chronische Infektsituation in ihren Lungen (z. B. Bronchiektasien, zystische Fibrose) oder sie nehmen, oft über viele Jahre hinweg, Kortikosteroide (z. B. bei COPD) oder andere immunsuppressive Medikamente, wie Azathioprin oder Methotrexat (z. B. bei idiopathischer Lungenfibrose), ein. Dadurch ist das Risiko für intrathorakale und systemische postoperative Infekte erhöht.

Im Speziellen treten nach Lungentransplantation vereinzelt bronchiale Wundheilungsstörungen mit Dehiszensbildung im Bereich der Bronchialanastomose auf. Diese können für den Patienten lebensbedrohlich sein und sind häufig nur konservativ, in einzelnen Fällen interventionell mit Bronchialstenteinlage, zu therapieren. Eine chirurgische Resektion der dehiszenten Anastomose und eine erneute Reanastomosierung sind mit einer hohen Mortalität verbunden, jedoch in Extremfällen unumgänglich. Die Retransplantation bei bronchialen Anastomosenkomplikationen ist mit einem 1-Jahres-Überleben von nur 33 % behaftet.

Nach einer Lungentransplantation kann es zum akuten Graftversagen kommen. Dieses Phänomen ist komplex und nicht vollständig geklärt. Es äußert sich in einem unmittelbar postoperativen Trans-

Simultane „en-bloc"-Transplantation

Allgemeine Komplikationen

▶ Blutungsprobleme

▶ Verletzung des N. phrenicus

▶ intrathorakale Infekte

▶ chronische Aspiration

▶ Risiko für intrathorakale und systemische postoperative Infekte erhöht

Spezielle Komplikationen

▶ vereinzelt bronchiale Wundheilungsstörungen mit Dehiszensbildung

▶ akutes Graftversagen

▸ selten: Transplantat-
dysfunktion

▸ akutes Transplantat-
versagen nach Trans-
plantation von Spender-
organen mit erweiter-
ten Spenderkriterien

Verschiedene Mechanis-
men des Hirntodes kön-
nen Lungenödem nach
Lungentransplantation
induzieren.

Herkömmliche Beat-
mungsgeräte und
-techniken für post-
operative Beatmung

Optimale analgetische
Therapie zur Erzielung
einer befriedigenden
Atemmechanik zwingend
erforderlich

plantatversagen, so dass maximale Unterstützung mittels maschineller Beatmung notwendig ist. Die schwere Transplantatdysfunktion
ist selten, im Gegensatz zu einer leichten Form, die natürlicherweise
durch den komplexen Vorgang der Organkonservierung, Transplantation und Reperfusion immer auftritt. Wenn im Falle der schweren
Organdysfunktion eine maschinelle Beatmung nicht ausreicht, um
eine ausreichende Oxygenierung zu erzielen, so müssen die Patienten
mittels extrakorporaler Membranoxygenierung (ECMO) unterstützt
werden. In einigen Fällen ist eine Retransplantation unumgänglich,
wenn sich das Transplantat nicht erholt.

Ein akutes Transplantatversagen nach Lungentransplantation
wurde nach Transplantation von Spenderorganen mit erweiterten
Spenderkriterien beschrieben. Dabei handelte es sich meist um Lungen, die die normalen Auswahlkriterien für eine Lungentransplantation nicht erfüllen. Meist werden diese Organe Spendern mit Aspiration, Lungeninfekten oder schwerer Gewebetraumatisierung, aber
auch höherem Alter (über 60 Jahre) entnommen. In Lungen von
Spendern mit Schädel-Hirn-Verletzungen wird häufig ein Lungenödem gesehen, welches als neurogenes Lungenödem bezeichnet wird.
In zahlreichen Studien konnte gezeigt werden, dass verschiedene Mechanismen des Hirntodes ein Lungenödem nach Lungentransplantation induzieren können. Es ist ebenfalls durchaus möglich, dass ein
akutes Transplantatversagen ohne fassbares Korrelat entsteht, sprich
in einer Lunge, die den traditionellen Spenderkriterien vor Organentnahme entsprach.

9.6 Postoperative Betreuung

Die postoperative Betreuung des Lungen- oder Herz-Lungen-transplantierten Patienten findet zunächst auf der Intensivstation statt.

9.6.1 Künstliche Beatmung

Für die postoperative Beatmung von lungentransplantierten Patienten werden herkömmliche Beatmungsgeräte und -techniken genutzt.
Der Anteil des Sauerstoffs an der Atemluft (FiO_2) wird so gering wie
möglich gewählt. Dabei gilt ein arterieller PaO_2 von 65 mmHg als
Richtwert. Bei guter Organfunktion ist ein Atemzugvolumen von
$10-15$ ml/kg ausreichend, bei einem positiven endexspiratorischen
Druck (PEEP) von $5-8$ mbar. Die Ausnahme stellt hier die Einzellungentransplantation bei COPD dar. Um einen entsprechend hohen
PEEP für die transplantierte Lunge zu erzielen, sind wir an der
MHH dazu übergegangen, in diesem Fall eine seitengetrennte Beatmung mit zwei Beatmungsgeräten und einem intratrachealen Dop-
pellumentubus durchzuführen. Die Extubation erfolgt so frühzeitig
wie möglich nach den allgemeinen Anforderungen an einen zufrieden
stellenden Gasaustausch, eine adäquate Atemmechanik und Wach-
heitsgrad des Patienten. Eine optimale analgetische Therapie ist hier
zwingend erforderlich, da ansonsten keine befriedigende Atemme-

chanik erzielt werden kann. Die meisten Patienten werden nach diesem Schema 24–48 Stunden nach Lungentransplantation von der maschinellen Beatmung entwöhnt und extubiert. Patienten, die ein ausgeprägtes Reperfusionsödem, Atelektasen bei Surfactantdysfunktion oder ein akutes Transplantatversagen entwickeln, müssen entsprechend angepasst künstlich beatmet werden. Bei beatmungsrefraktärem Lungenversagen kann der Patient mittels ECMO zusätzlich zur Beatmung unterstützt werden.

Meistens 24–48 Stunden nach Lungentransplantation Entwöhnung von maschineller Beatmung

9.6.2 Flüssigkeitsbilanzierung

Zwei Mechanismen führen perioperativ zu einer Flüssigkeitsretention in der transplantierten Lunge, wodurch die Graftfunktion erheblich reduziert werden kann. Zum einen existiert in der transplantierten Lunge kein adäquat funktionierendes Lymphsystem, da die Lymphgefäße nicht reanastomosiert werden können. Außerdem entwickelt sich im Rahmen von Ischämie und Reperfusion in transplantierten Lungen ein Kapillarleck, welches unterschiedlich stark ausgeprägt sein kann. Trotzdem wird eine positive Flüssigkeitsbilanz nach Lungentransplantation innerhalb der ersten 24 Stunden in den meisten Fällen beobachtet. Daher ist es zwingend erforderlich, dass Patienten nach Lungentransplantation eine ausgewogene Flüssigkeitstherapie erhalten. Insbesondere Diuretika kommen in dieser Phase verstärkt zum Einsatz. Die tägliche Kontrolle und Dokumentation des Körpergewichtes, was auch auf der Intensivstation durchgeführt werden kann, ist ein hilfreiches Instrument zur Beurteilung des Flüssigkeitshaushaltes. Nach einer Herz-Lungen-Transplantation kann eine unvorsichtige Volumenapplikation nicht nur zu einem Lungenödem, sondern auch zu einer Volumenbelastung des rechten Herzens mit u. U. lebensbedrohlicher Rechtsherzdekompensation und entsprechender Katecholaminpflichtigkeit führen.

Graftfunktion kann perioperativ durch Flüssigkeitsretention in der transplantierten Lunge erheblich reduziert werden.

Zwei Mechanismen:
▸ kein adäquat funktionierendes Lymphsystem
▸ Kapillarleck

Tägliche Kontrolle und Dokumentation des Körpergewichtes hilfreiches Instrument zur Beurteilung des Flüssigkeitshaushaltes

9.6.3 Infektprophylaxe und -therapie

Zur Prophylaxe von schwerwiegenden Infektionen des immunsupprimierten, lungentransplantierten Patienten werden antibakterielle, antimykotische und antivirale Medikamente verabreicht. Das Zielspektrum der entsprechenden Erreger ist zu einem großen Teil von der Vorerkrankung abhängig. Häufig sind z. B. Patienten mit zystischer Fibrose von multiresistenten Keimen (Pseudomonasstämme) besiedelt, so dass hier eine sehr viel spezifischere Therapie erfolgen muss. Diese richtet sich meist gegen Erreger, die in präoperativen Sputumproben identifiziert werden. Zur antibakteriellen Prophylaxe erhalten alle unsere Lungen- und Herz-Lungen-transplantierten Patienten Ceftazidim, Tobramycin und Flucloxacillin für einige Tage. Danach wird die Therapie entweder abgesetzt oder je nach Bedarf als intravenöse oder orale Therapie der individuellen Infektsituation angepasst fortgeführt. Dabei finden auch mikrobiologische Untersuchungsergebnisse von bronchialen Spülflüssigkeiten, die bei der Or-

Antibiotika Infektionsprophylaxe

▸ antibakterielle Prophylaxe

ganentnahme gewonnen wurden, Berücksichtigung. Bei Patienten mit zystischer Fibrose wird häufig Colistin oder Tobramycin mittels Vernebler als inhalative Therapie appliziert.

Hinsichtlich viraler Infektionen hat die routinemäßige Applikation von Aciclovir dazu beigetragen, dass Herpes-simplex-Infektionen heutzutage als prädominanter Risikofaktor für Mortalität nach Lungentransplantation in den Hintergrund gerückt sind. Zytomegalievirus-Infekte stellen weiterhin ein signifikantes Problem nach Lungentransplantation dar. Einige Programme versuchen CMV-seronegative Spenderorgane in seronegative Empfänger zu implantieren, also ein CMV-Matching zu praktizieren, um die Inzidenz von CMV-Infektionen so gering wie möglich zu halten. Bei allen Kombinationen, die eine positive serologische Testung ergeben – Spender oder Empfänger oder beide – sollte eine Prophylaxe mit Ganciclovir erfolgen.

Zur Prophylaxe von Mykosen wird in unserem Programm eine lebenslange orale Applikation von Itraconazol durchgeführt. Bei einem Nachweis von Aspergillus-Spezies oder bei Aspergillusinfektionen kommen Medikamente wie Amphotericin B, Voriconazol oder Caspofungin zum Einsatz.

Pneumocystis-carinii-Infektionen in der transplantierten Lunge haben gerade in der Anfangsphase der klinischen Lungentransplantation zu schweren, teilweise lebensbedrohlichen Infekten geführt. Durch die lebenslange Applikation von Cotrimoxazol (1–2 × wöchentlich) hat die Inzidenz derartiger Pneumonien signifikant nachgelassen.

9.7 Immunsuppression

Die Immunsuppression ist essenziell für den Erfolg nach Transplantation aller soliden Organe. In den letzten Jahren haben sich verschiedene immunsuppressive Strategien entwickelt. In diesem Abschnitt sollen die verschiedenen Immunsuppressiva vorgestellt und ihre Wirkungsweise erklärt werden. Für weitergehende Information soll aufgrund des gewaltigen Umfangs dieses Themas auf die Referenzen im Literaturanhang verwiesen werden.

9.7.1 Cyclosporin A

In den frühen achtziger Jahren wurde das Immunsuppressivum Cyclosporin A (CsA) erstmals in der Organtransplantation eingesetzt. Damit haben sich die Ergebnisse nach Transplantation, insbesondere nach Nierentransplantation, sprunghaft verbessert. Es handelt sich um ein natürliches, hoch aliphatisches, zyklisches Peptid, welches aus dem Pilz *Tolypocladium inflatum* Gams isoliert wurde. CsA ist ein potenter Inhibitor der T-Zell-Aktivierung und -proliferation. Es gelangt entweder durch aktiven Transport (LDL-Rezeptor) oder per diffusionem in Lymphozyten. Gemeinsam mit dem 17-kD-Immunophilin Cyclophilin bildet CsA einen Komplex, welcher wiederum Calcineurin, eine kalziumabhängige Phosphatase, inhibiert. Durch die Calcineurin-Inhibierung wird die Aktivierung verschiedener Transkriptionsfaktoren, wie z. B. der nukleäre Faktor aktivierter T-Zellen, deutlich herabgesetzt. Somit bringt CsA den Zellzyklus der Lymphozyten in der frühen Aktivierungsphase (G0-G1) zum Stillstand. Außerdem wird die Transkription verschiedener an der Immunantwort beteiligter Zytokine inhibiert, vor allem Interleukin-2.

> bringt Zellzyklus der Lymphozyten zum Stillstand

> inhibiert Transkription verschiedener Zytokine

Es existieren zwei verschiedene Formulae des CsA. Die ursprüngliche ist eine auf öligem Substrat basierende Form (Sandimmun), deren Resorption im Körper jedoch von verschiedenen Faktoren wie Gallefluss, oraler Nahrungsaufnahme und Art der Speisen abhängt. Somit wird häufig eine ungleichmäßige Resorption beobachtet, insbesondere bei Patienten mit zystischer Fibrose oder mit Diabetes mellitus, aber auch bei Afroamerikanern. Die zweite Form ist eine Mikroemulsion des CsA (Neoral), welche offensichtlich nicht so extrem von den oben erwähnten Faktoren tangiert wird und zu einer gleichmäßigeren CsA-Resorption führt.

Zwei Formulae des Cyclosporin A

Die Effektivität der CsA-Einnahme korreliert am besten mit der Gesamtmenge der Medikamentenexposition (area under the curve, AUC). Durch die logistischen Schwierigkeiten, eine korrekte AUC zu ermitteln, erhalten lungentransplantierte Patienten zwei (in Ausnahmefällen drei) tägliche Dosierungen. Diese wird anhand von Talspiegelmessungen bestimmt.

Effektivität der Einnahme korreliert am besten mit Gesamtmenge der Medikamentenexposition.

Es gibt unterschiedlichste Angaben über CsA-Zielspiegel. In unserem Programm in Hannover werden Zielspiegel von 250–350 ng/ml während der ersten sechs Monate nach Transplantation angestrebt, danach zwischen 200–250 ng/ml. CsA wird über das hepatische Cytochrom-P-450-System metabolisiert. Deshalb können Medikamente, die dieses System beeinflussen (z. B. Diltiazem, Erythromycin, Itraconazol, Colchicin oder Omeprazol) enorme Auswirkungen auf den CsA-Spiegel haben. Zu gleichen Effekten kann auch eine Leberinsuffizienz führen.

Sehr unterschiedliche Angaben über Cyclosporin-Zielspiegel

Dosierung

Die wesentlichen Nebenwirkungen von CsA sind Nephrotoxizität, Bluthochdruck, Gingivahyperplasie, Hyperlipidämie, Hypertrichose, erhöhte Harnsäurewerte, Dyspepsie, Diarrhoe und Neurotoxizität (Tremor). An der MHH wird CsA als primäres Immunsuppressivum nach Lungentransplantation eingesetzt.

Nebenwirkungen

9.7.2 Tacrolimus (FK506)

Tacrolimus ist ein Makrolid, welches 1984 in Japan aus dem Mikroorganismus *Streptomyces tsukubaensis* isoliert wurde. Tacrolimus wird nach Lungentransplantation heute primär oder sekundär bei CsA-refraktären Abstoßungen eingesetzt. Wir verwenden Tacrolimus als primäres Immunsuppressivum nach Herz-Lungen-Transplantation sowie nach Re-Lungentransplantation.

Ähnlich wie das CsA ist auch Tacrolimus ein Calcineurin-Inhibitor und vermindert somit signifikant die Aktivierung und Proliferation von T-Zellen. Es wird 12-stündlich appliziert. Die Dosierung richtet sich nach Talspiegelmessungen. Die angestrebten Spiegel nach Lun-

Tacrolimus ist Calcineurin-Inhibitor und vermindert Aktivierung und Proliferation von T-Zellen.

Dosierung

gen- und Herz-Lungen-Transplantation an der MHH sind 10–15 ng/ml innerhalb der ersten sechs Monate nach Transplantation und 7–10 ng/ml im weiteren Verlauf. Die unter 9.7.1 aufgeführten Medikamente beeinflussen in gleichem Maße den Tacrolimusspiegel.

Häufigste
Nebenwirkungen:

▸ Neurotoxizität,
  Glukoseintoleranz,
  Nephropathie

Die häufigsten Nebenwirkungen von Tacrolimus sind Neurotoxizität, Glukoseintoleranz und Nephropathie. Des Weiteren werden die gleichen Nebenwirkungen wie beim CsA gesehen und gehen in den meisten Fällen mit zu hohen Serumspiegeln einher. Die beste Therapie der Nebenwirkungen ist deshalb die Anpassung der Dosierung an adäquate Spiegel.

9.7.3 Azathioprin

Azathioprin inhibiert als Purinanalogon DNA-Replikation und unterdrückt De-novo-Purinsynthese.

▸ inhibiert Proliferation von T- und B-Zellen

▸ reduziert Anzahl zirkulierender Monozyten

Azathioprin ist eines der ältesten Immunsuppressiva in der Organtransplantation. Es wurde 1960 entwickelt. In vielen Lungentransplantationszentren ist die Kombination aus Azathioprin, CsA und Kortikosteroiden das immunsuppressive Regime der Wahl. Als Purinanalogon inhibiert Azathioprin die DNA-Replikation. Des Weiteren unterdrückt es die De-novo-Purinsynthese. Azathioprin inhibiert die Proliferation von T- und B-Zellen und reduziert die Anzahl zirkulierender Monozyten. Azathioprin wird ein- bis zweimal täglich in Dosierungen zwischen 25 und 100 mg pro Einnahme appliziert. Die Dosierung richtet sich nach der Leukozytenzahl im Blut, die 4.000/µl nicht unterschreiten sollte.

Nebenwirkungen

Die wichtigsten Nebenwirkungen von Azathioprin sind Knochenmarkssuppression, Leberdysfunktion und gastrointestinale Beschwerden.

9.7.4 Mycophenolat-Mofetil (MMF)

MMF wurde 1986 entdeckt. Nach der Hydrolisierung von MMF in der Leber entsteht die aktive Mycophenolsäure.

Mycophenolat-Mofetil (MMF) inhibiert De-novo-Synthese von GMP.

▸ Hemmung der klonalen Expansion von B- und T-Lymphozyten

▸ Beeinflussung der zellulären und humoralen Immunantwort

MMF inhibiert die De-novo-Synthese von Guanosinmonophosphat (GMP), welches für die Purinsynthese in B- und T-Zellen essenziell ist. Dadurch wird die klonale Expansion von B- und T-Lymphozyten gehemmt. Der Vorteil von MMF ist, dass es sowohl die zelluläre (T-Zellen) als auch die humorale (B-Zellen) Immunantwort beeinflusst. In klinischen Studien wurde MMF in Kombination mit CsA und Kortikosteroiden gegenüber einer Kombination mit Azathioprin getestet. In der Nieren- und Herztransplantation existiert offenbar ein langfristiger Vorteil von MMF gegenüber Azathioprin. In der Lungentransplantation scheint MMF die Inzidenz der Bronchiolitis obliterans zu reduzieren. Sowohl in der Lungen- als auch in der Herz-Lungen-Transplantation kombinieren wir CsA bzw. Tacrolimus mit MMF und Prednisolon.

Nebenwirkungen

Dosierung

Die Hauptnebenwirkungen von MMF sind gastrointestinale Unverträglichkeit sowie Suppression der Hämatopoese. Die Dosierung von MMF beträgt 2–3 g/Tag in zwei oder drei Einzeldosen. In der Nierentransplantation konnte gezeigt werden, dass 2 g/Tag einen ausreichenden immunsuppressiven Effekt hatten, dafür aber signifikant weniger Infekte beobachtet wurden im Vergleich mit einer Dosis von 3 g/Tag.

9.7.5 Kortikosteroide

Nahezu alle immunsuppressiven Regimes in der Transplantationsmedizin beinhalten die Applikation von Kortikosteroiden. Sie werden sowohl zur Induktion, aber auch zur Aufrechterhaltung der Immunsuppression nach Lungen- und Herz-Lungen-Transplantation eingesetzt. Zudem werden Steroide in Bolusform bei der Therapie von akuten Abstoßungen verwendet.

Der Hauptwirkmechanismus der Steroide ist die Suppression von T-Lymphozyten und Makrophagenaktivierung, Zytokininhibierung, Verminderung von Adhäsionsmolekülen und Induktion von T-Zellapoptose. Es werden sowohl Leukozyten (Lymphozyten, Makrophagen, Monozyten u. a.) als auch Endothelzellen durch Kortikosteroide beeinflusst. Ihre Wirkung entfalten sie im Zellinnern über den Glukokortikoid-Rezeptor. Nach der Bindung transloziert dieser Komplex in den Zellkern und inhibiert die Transkription der Zielgene.

An unserem Zentrum werden Steroide bei Lungen- und Herz-Lungen-Transplantationen gleichermaßen angewendet. Zunächst erhalten alle Patienten vor Organreperfusion einen Bolus von 1.000 mg. Nach der Transplantation werden drei weitere Boli von jeweils 250 mg in 12-stündigen Abständen appliziert. Danach erhält jeder Patient 0,25 mg/kg zweimal täglich. Sofern möglich, erfolgt hier die orale Einnahme. Diese Dosis wird nach einem Monat um 5 mg wöchentlich bis zur Erhaltungsdosis von 7,5 bis 12,5 mg/Tag reduziert. Dieses sind Richtwerte, die individuell abweichen mögen. Die Nebenwirkungen von Steroiden sind hinreichend bekannt und sollen an dieser Stelle nicht ausführlicher erwähnt werden.

9.7.6 Sirolimus/Everolimus

Bei diesen Substanzen handelt es sich um Hemmer der T-Lymphozytenaktivierung und -proliferation. Sirolimus hat in der Nierentransplantation bereits eine verminderte Abstoßungsrate zeigen können. Beide Substanzen sind in der Lungentransplantation und Herz-Lungen-Transplantation noch nicht hinreichend getestet. Everolimus wird derzeit in einer eigenen randomisierten Studie an der MHH bei Lungentransplantierten und in einer weiteren Studie an herztransplantierten Patienten getestet.

9.7.7 Polyklonale und monoklonale Antikörper

Der Gebrauch von zytolytischen Agenzien in der Transplantationsmedizin beschreibt die älteste Methode der Immunsuppression. Diese Medikamente werden heute noch sowohl zur Induktion der Immunsuppression als auch für die Therapie akuter oder steroidrefraktärer

---

Kortikosteroide zur

▸ Induktion und Aufrechterhaltung der Immunsuppression
▸ Therapie akuter Abstoßungsreaktionen

Suppression von T-Lymphozyten und Makrophagenaktivierung, Zytokininhibierung, Verminderung von Adhäsionsmolekülen, Induktion von T-Zellapoptose

Dosierung

Hemmer der T-Lymphozytenaktivierung und -proliferation

Noch in Testphase

Zytolytische Agenzien zur Induktion der Immunsuppression und zur Therapie akuter oder

steroidrefraktärer
Abstoßungen

Im Test: Anti-Lymphozy-
ten- und Anti-CD25-Anti-
körper

Abstoßungen eingesetzt. Dieses gilt insbesondere für die Nieren-, Le-
ber- und Herztransplantation. In der Lungentransplantation haben
sich derart gute Ergebnisse wie bei den anderen Organen nicht bestätigen können. Derzeit werden verschiedene Anti-Lymphozyten-Anti-
körper sowie monoklonale Anti-CD25-Antikörper in verschiedenen
klinischen Studien an lungentransplantierten Patienten getestet. Es
bleibt anzuwarten, ob eine effektive Verbesserung der Immunsuppression und bessere Langzeitergebnisse nach thorakaler Organtransplantation erzielt werden können.

9.8 Ergebnisse

9.8.1 Ergebnisse nach Lungentransplantation

Lungentransplantation:

▸ 5-Jahres-Überleben:
   ca. 51 %

▸ 10-Jahres-Überleben:
   ca. 25 %

Das 5-Jahres-Überleben nach Lungentransplantation wird von der
ISHLT bei ca. 25.000 eingeschlossenen Patienten mit 51 % beziffert,
das 10-Jahres-Überleben mit ca. 25 %. Dabei gibt es keinen Überle-
bensvorteil für Frauen oder Männer. Tab. 9.1 zeigt das 5- und 10-
Jahres-Überleben, bezogen auf die häufigsten Indikationen in der
Lungentransplantation. Dabei überleben Patienten mit zystischer
Fibrose mit 54 % die ersten fünf Jahre am besten, während Patienten
mit idiopathischer Fibrose der Lunge mit 42 % das schlechteste
Überleben zeigen.

Tab. 9.1: Überleben nach Lungentransplantation, aufgeschlüsselt nach
der Grunderkrankung (%): ATM = Antitrypsinmangel; CF = zystische
Fibrose; COPD = chronisch obstruktive Lungenerkrankung; IPF = idiopathische Lungenfibrose; IPHT = idiopathische pulmonale Hypertonie
(J Heart Lung Transplant 2005;24:956−67)

Postoperatives Jahr	ATM	CF	COPD	IPF	IPHT	Sarkoidose
1	76	81	81	69	65	68
3	60	65	63	54	56	54
5	51	54	48	42	46	47
7	42	45	35	33	37	42
10	31	32	19	15	26	33

Langfristiger Überlebens-
vorteil nach Doppel-
lungentransplantation

42 % mit obliterativer
Bronchiolitis nach fünf
Jahren

Im Vergleich zwischen Einzellungen- und Doppellungentransplantationen haben Patienten nach doppelseitiger Transplantation einen
langfristigen Überlebensvorteil gegenüber Patienten mit einseitiger
Transplantation. Etwa 42 % der lungentransplantierten Patienten haben nach fünf Jahren eine obliterative Bronchiolitis im Transplantat entwickelt.

9.8.2 Ergebnisse nach Herz-Lungen-Transplantation

Herz-Lungen-
Transplantation:

▸ 5-Jahres-Überleben:
   ca. 40 %

Die Ergebnisse nach kombinierter Herz-Lungen-Transplantation zeigen ein 5-Jahres-Überleben von 40 % und ein 10-Jahres-Überleben
von ca. 25 %. Bezogen auf die Indikationen, ergibt sich ein 5-Jahres-
Überleben von 50 % für Patienten mit Eisenmenger-Reaktion, 40 %

für Patienten mit idiopathischer pulmonaler Hypertonie und von ca. 30 % bei Patienten mit anderen, meist komplexeren kongenitalen Vitien. Für die letzte Patientengruppe wird kein 10-Jahres-Überleben angegeben. Das für die beiden anderen Gruppen beläuft sich auf ca. 30 %. Interessanterweise zeigen die Patienten, die sieben Jahre nach Herz-Lungen-Transplantation überlebt haben, zu ca. 95 % keine Einschränkung der körperlichen Fähigkeiten. Ähnlich wie nach Lungentransplantation, haben fünf Jahre nach Herz-Lungen-Transplantation ca. 42 % der Patienten eine obliterative Bronchiolitis in den Lungen entwickelt.

▶ 10-Jahres-Überleben: ca. 25 %

42 % mit obliterativer Bronchiolitis nach fünf Jahren

9.9 Spezielle Aspekte der Lungen- und Herz-Lungen-Transplantation

Junge Frauen stellen einen erheblichen Anteil der Patienten im Bereich der thorakalen Organtransplantation. Meistens handelt es sich um Patientinnen mit zystischer Fibrose. Da häufiger die Frage nach der Möglichkeit von Schwangerschaften gestellt wird, soll auf dieses Thema speziell eingegangen werden. Grundsätzlich können Patientinnen mit zystischer Fibrose schwanger werden, wie einzelne Beispiele an unserem Zentrum gezeigt haben. Bei Vorgesprächen zu einer Transplantation wird dieses Thema aufgegriffen und diskutiert. Nach einer Lungentransplantation sollte eine Schwangerschaft nicht erfolgen, da nach der Geburt des Kindes in vielen Fällen innerhalb weniger Wochen eine schwere therapierefraktäre Abstoßung der Lunge eintritt, welche in den meisten Fällen tödlich verläuft. Die Mechanismen sind nicht geklärt, aber es ist anzunehmen, dass eine Durchmischung des Blutes der Mutter mit dem Blut des Kindes diese Reaktion hervorruft. Wir empfehlen unseren Patientinnen deshalb, bei der Entscheidung für eine Lungentransplantation von einer Schwangerschaft Abstand zu nehmen. Ein zusätzliches Problem besteht in der fetotoxischen Wirkung vieler Immunsuppressiva. Diese können gerade im ersten Abschnitt der Schwangerschaft zu schweren Missbildungen führen.

Junge Frauen mit zystischer Fibrose erhalten häufig thorakale Organtransplantation.

Grundsätzlich Schwangerschaft bei Patientinnen mit zystischer Fibrose möglich

Keine Schwangerschaft nach Lungentransplantation
▶ oft therapierefraktäre Abstoßung der Lunge nach Geburt

▶ fetotoxische Wirkung vieler Immunsuppressiva

Des Weiteren wird häufig die Frage gestellt, ob Patienten mit Diabetes mellitus lungentransplantiert werden können. Diabetes stellt grundsätzlich keine Kontraindikation für eine Lungentransplantation dar. Es muss aber darauf hingewiesen werden, dass der individuelle Gesundheitszustand des Patienten beachtet werden muss. Patienten, die schwerste diabetogene Folgeerkrankungen aufweisen, wie z. B. Nephropathie mit (terminaler) Niereninsuffizienz oder schwere Neuropathie, die nicht selten auch den Gastrointestinaltrakt befallen kann, sind möglicherweise nicht als Transplantationskandidaten geeignet. Patienten, die eine diabetogene Niereninsuffizienz aufweisen, bei denen aber ansonsten keine Kontraindikationen für eine Lungentransplantation festgestellt wird, können in Einzelfällen erfolgreich kombiniert lungen- und nierentransplantiert werden. Immunsuppressiva können die diabetische Stoffwechsellage erheblich beeinflussen, insbesondere Tacrolimus.

Diabetes grundsätzlich keine Kontraindikation für Lungentransplantation, abhängig von Einzelfall

Immunsuppressiva können diabetische Stoffwechsellage erheblich beeinflussen.

9.10 Kosten

Die Lungentransplantation wird in Deutschland nach dem DRG-(diagnosis related groups-) System abgerechnet. Dabei wird ein DRG-Erlös zwischen 38.000 € und 173.000 € veranschlagt. Ein entscheidendes Kriterium dabei ist die Dauer der postoperativen Beatmung. Bei Patienten, die länger als 55 Tage postoperativ in Krankenhaus verweilen (obere Grenzverweildauer), gilt ab 2006 ein Zuschlag von 914 €/Tag. Für eine Patientenevaluation mit Listung zur Lungentransplantation wird eine Pauschale von 9.000 € veranschlagt. Eine eventuelle präoperative Wartezeit im Transplantationszentrum, wie es bei „high urgency"-Patienten der Fall ist, wird mit 500 € pro Tag berechnet.

DRG-Erlös zwischen 38.000 € und 173.000 €

Entscheidendes Kriterium ist Dauer der postoperativen Beatmung.

Literatur

Bhorade M, Villanueva J, Jordan A, Garrity E. Modern concepts of immunosuppression for lung transplantation. In: Franco KL, Putnam JB Jr., eds. Advanced therapy in thoracic surgery. Hamilton, ON, Canada: BC Decker Inc, 2005:347–56.

Fischer S, Strüber M, Haverich A. Current status in lung transplantation: patients, indications, techniques and results. Med Klin 2002;97(3):137–43.

Fischer S, Strüber M, Haverich A. Pulmonary Re-Transplantation. In: Franco KL, Putnam JB Jr., eds. Advanced therapy in thoracic surgery. Hamilton, ON, Canada: BC Decker Inc, 2005:378–85.

Hachem RR, Trulock EP. Bronchiolitis obliterans syndrome: pathogenesis and management. Semin Thorac Cardiovasc Surg 2004;16(4):350–5.

Haverich A, Harringer W. Heart-lung transplantation. In: Pearson FG, Cooper JD, Deslauriers J, Ginsberg RJ, Hiebert CA, Patterson GA, Urschel HC, eds. Thoracic surgery. 2nd ed. New York, USA: Churchill Livingstone, 2002:1115–32.

Knoop C, Haverich A, Fischer S. Immunosuppressive therapy after human lung transplantation. Eur Respir J 2004;23(1):159–71.

Pierre A, Keshavjee S. Lung preservation for transplantation. In: Franco KL, Putnam JB Jr., eds. Advanced therapy in thoracic surgery. Hamilton, ON, Canada: BC Decker Inc, 2005:324–46.

Strüber M. What is the role of surfactant and inhaled nitric oxide in lung transplantation? Crit Care 2002;6(3):186–7. (Epub 09.05.2002).

Trulock EP, Edwards LB, Taylor DO, Boucek MM, Keck BM, Hertz MI. Registry of the International Society for Heart and Lung Transplantation: twenty-second official adult lung and heart-lung transplant report – 2005. J Heart Lung Transplant 2005;24(8):956–67.

Zaas AK, Alexander BD. New developments in the diagnosis and treatment of infections in lung transplant recipients. Respir Care Clin N Am 2004; 10(4):531–47.

10 Nierentransplantation

P. Fornara, A. Hamza, O. Rettkowski

10.1 Einführung

Mit der Verbreitung der Nierentransplantation als einziger kausaler Therapie der terminalen Niereninsuffizienz ist eine Verlagerung des Behandlungsschwerpunktes der nierentransplantierten Patienten zu beobachten. Während deren Nachbehandlung anfangs nahezu ausschließlich in der Hand der Transplantationszentren lag, sind in den vergangenen Jahrzehnten die niedergelassenen Nephrologen und in den letzten Jahren zunehmend auch die Hausärzte mit der Nachsorgebehandlung und den Routineuntersuchungen bei dieser Patientengruppe betraut. Die Ursachen dieser Entwicklung sind vielfältig – neben der erheblichen Zunahme der Zahl an dialysepflichtigen Patienten und der Verbreitung der Lebend-Nierenspende mögen auch Kostenaspekte eines an chronischer Finanzknappheit leidenden Gesundheitssystems eine Rolle spielen.

Im Folgenden soll ein orientierender Überblick über die spezielle Problematik der Nierentransplantation gegeben werden, der insbesondere den dafür primär nicht ausgebildeten Allgemeinmediziner in die Lage versetzen soll, die Nachbetreuung dieser Patienten durchzuführen, kleinere Probleme selbst zu diagnostizieren und zu lösen und ggf. die geeignete Entscheidung über eine Weitervermittlung der Patienten an ein spezialisiertes Zentrum zu treffen. Dabei soll nicht die vollständige Aufzählung aller Medikamentennebenwirkungen oder transplantationsassoziierten Komplikationen das Ziel sein – Literatur darüber existiert in Hülle und Fülle. Vielmehr sollen hier einige häufig auftretende Fragen aus der täglichen Praxis angesprochen und einfache, aus der praktischen Erfahrung erwachsene Hinweise und Empfehlungen ausgesprochen werden, die dem behandelnden Arzt als Richtschnur dienen können.

10.2 Organspende

Dialysepflichtige Patienten werden in der Regel eher vom Dialysearzt, den sie zwangsläufig dreimal wöchentlich sehen, als vom Hausarzt behandelt. Die Zahl der Patienten mit terminaler dialysepflichtiger Niereninsuffizienz in Deutschland beträgt derzeit über 58.000 und steigt seit längerem jährlich um ca. 4–5 %. Ein Ende dieser Entwicklung ist nicht absehbar. Hauptursache des Nierenversagens sind

Nierentransplantation als einzige kausale Therapie der terminalen Niereninsuffizienz

Zunehmend niedergelassene Nephrologen und Hausärzte in Nachsorge involviert

Über 58.000 Patienten mit terminaler dialysepflichtiger Niereninsuffizienz in Deutschland, Tendenz steigend

Hauptursachen des
Nierenversagens

▶ Diabetes mellitus

▶ arterielle Hypertonie

Wartezeit auf Spender-
niere 4−5 Jahre

Postmortale oder
Lebend-Nierenspende

die mittlerweile in epidemischem Ausmaß vorkommenden „Volks-
krankheiten" Diabetes mellitus und arterielle Hypertonie, wohingegen die verschiedenen Formen der Glomerulonephritis zunehmend
in den Hintergrund getreten sind. Demgegenüber steht eine relativ
geringe Zahl an Nierentransplantationen von ca. 2.000 pro Jahr, die
nicht mit der Zunahme der dialysepflichtigen Patients Schritt gehalten hat. Das hat dazu führt, dass die Wartezeit auf eine Spenderniere,
die in den letzten Jahren im Durchschnitt 4−5 Jahre betrug, tendenziell weiter steigt.

Neben der postmortalen Organspende, die das Einverständnis des
Patienten (Organspenderausweis) oder das mutmaßliche Einver-
ständnis nach Angabe der Angehörigen voraussetzt, ist in den letzten
Jahren die Lebend-Nierenspende mit einem Anteil von ca. 20 % aller
Nierentransplantationen als sinnvolle Alternative erkannt und genutzt worden. Voraussetzung hierfür ist eine weitgehende Gesundheit
des potenziellen Spenders, in erster Line Abwesenheit von relevanten
kardiopulmonalen oder chronischen Erkrankungen und normale
Nierenfunktionswerte. Das Risiko für den Spender ist unter diesen
Vorbedingungen gering, der Krankenhausaufenthalt nach einer Nierenspende relativ kurz und das weitere Leben mit keinerlei Einschränkungen verbunden.

10.3 Operationstechnik

Technik der
Nierentransplantation

Die Nierentransplantation erfolgt in die Fossa iliaca (Abb. 10.1).
Nach Unterbauchschnitt und Durchtrennung der Muskelschichten
wird das Peritoneum nach kranial abgeschoben, die Arteria und Vena
iliaca werden freipräpariert, mittels Satinsky-Klemmen ausgeklemmt
und die Gefäßanastomosen mit nicht resorbierbarem Nahtmaterial
genäht. Bei einer mehrfachen arteriellen Versorgung werden entwe-

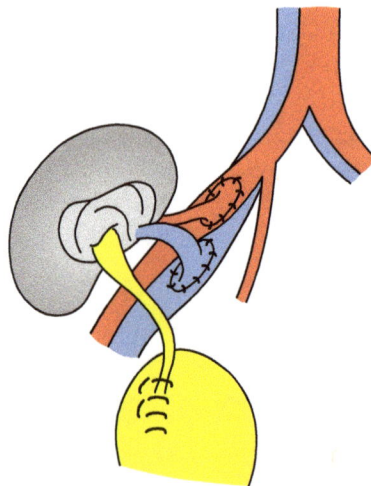

Abb. 10.1: Anatomische Lage der Transplantatniere extraperitoneal im
kleinen Becken.

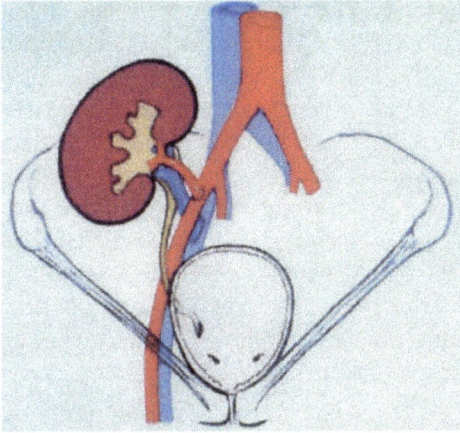

Abb. 10.2: Implantation des Ureters in die Harnblase, zum Schutz vor Ureter-Stenosen wird für einige Wochen ein „Doppel-J"-Katheter eingelegt.

der separate Anastomosen geschaffen oder die Gefäße zunächst miteinander verbunden und ein gemeinsamer Zugang zur Iliacal-Arterie angelegt.

Zum Schutz vor einem Reflux aus der Harnblase in die Transplantatniere wird der Ureter antirefluxiv in die Harnblase implantiert: Dessen distaler Anteil verläuft zwischen Musculus detrusor und Blasenschleimhaut, so dass ein miktionsbedingter Druckanstieg innerhalb der Harnblase zur Kompression des Ureters führt. Die meisten Transplantationszentren bevorzugen die Einlage eines Doppel-J-Katheters (Abb. 10.2), der etwa acht Wochen nach Transplantation entfernt wird und eine durch Vernarbung bedingte Ureterstenose verhindern soll.

> Einlage eines Doppel-J-Katheters zur Verhinderung einer durch Vernarbung bedingten Ureterstenose

10.4 Immunsuppression

Zur Vermeidung einer akuten oder chronischen Organabstoßung muss eine effektive Immunsuppression erfolgen, die in der Regel mit einer Dreifachkombination an Immunsuppressiva begonnen wird. Diese wird nach einigen Monaten, mitunter auch erst nach einigen Jahren, auf eine Zweifach- und später auf eine immunsuppressive Monotherapie umgestellt – dies ist Aufgabe des Transplantationszentrums. Die Führung der Immunsuppression ist ein Balanceakt zwischen Schutz der Transplantatniere einerseits und den nicht unbeträchtlichen Nebenwirkungen dieser Medikamentengruppe andererseits. Über die wichtigsten Immunsuppressiva und deren Handhabung sollten bei allen mit der Behandlung nierentransplantierter Patienten beschäftigten Ärzten einige Grundkenntnisse vorhanden sein.

> Effektive Immunsuppression zur Vermeidung einer akuten oder chronischen Organabstoßung

> Führung der Immunsuppression: Balanceakt zwischen Schutz der Transplantatniere und Nebenwirkungen

Die meisten Immunsuppressiva sind relativ teuer – die Kosten betragen pro Quartal ungefähr 1.400 €. Wenn die Diagnose Nierentransplantation mit verschlüsselt wird, unterliegen diese Medikamente jedoch nicht der Arzneimittel-Budgetierung und können daher auch vom Hausarzt problemlos rezeptiert werden.

> Immunsuppressiva kosten ca. 1.400 € pro Quartal und sind nicht budgetiert.

Für die genaue Zusammensetzung der immunsuppressiven Therapie gibt es keine allgemein anerkannten Vorschriften, sondern lediglich Rahmenvorgaben, die im Lauf der Zeit unter Transplantationsmedizinern einen Konsens gefunden haben. Dazu gehört beispielsweise eine initiale Dreifach-Kombinationstherapie, Applikation eines
Calcineurin-Inhibitors als Hauptstütze der Immunsuppression sowie
ein möglichst frühzeitiges Absetzen der sehr nebenwirkungsträchti-
gen Kortikosteroide. Die genaue Vorgehensweise im Langzeitverlauf
ist von einem Transplantationszentrum zum anderen unterschiedlich
und beruht auch im Zeitalter der evidenzbasierten Medizin in vielen
Fällen eher auf der Erfahrung der beteiligten Ärzte als auf harten
laborchemischen oder klinischen Kriterien.

10.4.1 Substanzen und Applikation

Das Spektrum der heute zur Verfügung stehenden immunsuppressiven Medikamente wird ständig weiterentwickelt und ergänzt, so dass
hier nur die gebräuchlichsten Substanzen aufgeführt sind. Zu jeder
dieser Substanzen ist beispielhaft der Markenname des Erstherstel-
lers angegeben. Mit dem Auslaufen des Patentschutzes kommen jedoch zunehmend auch Generika auf den Markt. Diese unterscheiden
sich möglicherweise in der Galenik und damit der Resorptionskinetik
von den Markenpräparaten. Da die Applikationsmenge mancher dieser Substanzen nach dem Plasmaspiegel gesteuert wird, sollte sich
der behandelnde Arzt auf ein Präparat festlegen und nicht zwischen
verschiedenen Präparationen desselben Wirkstoffes hin- und her-
wechseln.

Von der großen Vielzahl der Wirkungen und Nebenwirkungen sollen hier nur diejenigen beschrieben werden, die im klinischen Alltag
am häufigsten vorkommen und die im Zusammenhang mit der Gabe
von anderen, nicht unmittelbar transplantationsrelevanten Medikamenten von Bedeutung sein können.

Cyclosporin A (z. B. Sandimmun Optoral®) und **Tacrolimus** (z. B. Pro-
graf®). Cyclosporin A wird seit 1980 eingesetzt und war lange Zeit
das potenteste und „beste" Immunsuppressivum in der Transplantationsmedizin. Es wird von dem Pilz *Tolypocladium inflatum* produziert, der in Bodenproben von der Hochebene Norwegens gefunden
wurde. Es blockiert über eine Hemmung des Calcineurin-Calmodu-
lin-Komplexes hauptsächlich die Transkription von Interleukin 2
und damit die Aktivierung von T-Lymphozyten. Zusammen mit dem
1984 entdeckten Makrolid Tacrolimus (s. u.) bildet Cyclosporin die
Klasse der so genannten Calcineurin-Inhibitoren, die seit Jahrzehnten den Kern der immunsuppressiven Therapie ausmachen – mit nur
wenigen Ausnahmen beinhaltet die immunsuppressive Therapie von
nierentransplantierten Patienten eine dieser beiden Substanzen.

Wirkungsmechanismus und Nebenwirkungsprofil unterscheiden
sich relativ wenig: Beiden gemeinsam ist neben der bei allen Immunsuppressiva erhöhten Infektionsneigung eine ausgeprägte Nephro-

toxizität sowie eine teilweise drastische Blutdruckerhöhung. Cyclosporin führt eher zu Hirsutismus und Hyperlipidämie als Tacrolimus. Eine Gingivahyperplasie tritt nur unter Cyclosporin auf und bildet sich nach Umstellung auf Tacrolimus fast ausnahmslos zurück. Bei Tacrolimus ist die diabetogene Wirkung und eine sich mit Kopfschmerzen und Tremor manifestierende Neurotoxizität stärker ausgeprägt. Eine unter Tacrolimus gelegentlich auftretende Alopezie kommt bei Cyclosporin fast nie vor. Die insbesondere bei weiblichen Patienten oft als sehr belastend erlebte Alopezie kann mit 1×5 mg Biotin (nicht verschreibungsfähig!) manchmal deutlich gebessert werden. Diese Nebenwirkungen geben nicht selten zum Wechsel des Medikamentes Anlass, was im Prinzip ambulant erfolgen kann, jedoch mit einem Transplantationszentrum abgesprochen werden sollte.

> ▸ Nephrotoxizität
> ▸ Blutdruckerhöhung
> ▸ Hirsutismus, Hyperlipidämie, Gingivahyperplasie (CsA)
> ▸ diabetogene Wirkung, Neurotoxizität, Alopezie (Tacrolimus)

Die therapeutische Breite der beiden Calcineurin-Inhibitoren ist ausgesprochen klein. Die Dosierung richtet sich daher nach den Serum-Talspiegeln, die im Normalfall einmal monatlich jeweils morgens vor Medikamenteneinnahme im EDTA-Blut bestimmt werden sollten. Die Einnahme erfolgt alle 12 Stunden, die Dosis beträgt bei Cyclosporin durchschnittlich etwa 2×100 mg/Tag, bei Tacrolimus durchschnittlich 2×2 mg/Tag. Davon muss je nach Talspiegel zum Teil erheblich nach oben und unten abgewichen und die Dosis mitunter monatlich neu angepasst werden.

> Dosierung richtet sich nach Serum-Talspiegeln.

Durch den ausgeprägten vasokonstriktiven Effekt beeinflussen Cyclosporin und Tacrolimus neben dem systemischen Blutdruck über eine Kontraktion des Vas afferens auch die Nierendurchblutung – bei zu hohem Talspiegel steigt der Kreatininwert merklich an. Ein ungewöhnlich niedriger Kreatininwert sollte ebenfalls zu einer Spiegelkontrolle und Hinterfragung der Einnahmemodalitäten Anlass geben (siehe Tab. 10.1). Bereits kurze Zeit nach der Einnahme steigt der Serumspiegel erheblich, weshalb die Messung in dieser Situation keine sinnvolle Aussage liefern kann. Das pharmakodynamische „Equilibrium" des morgendlichen Talspiegels ist sehr labil, so dass bei nicht allzu großen Abweichungen vom Zielspiegel geringste Dosisänderungen bereits eine ausreichende Spiegelanpassung erlauben: Oftmals reicht bei Cyclosporin eine Veränderung um ± 10 mg und bei Tacrolimus um $\pm 0,5$ mg pro Tag. Im Fall deutlich zu hoher Spiegel kann durch eine einmalige abendliche Einnahmepause, Fort-

> Bei zu hohem Talspiegel deutlich erhöhter Kreatininwert

> Geringste Dosisänderungen erlauben ausreichende Spiegelanpassung.

Tab. 10.1: Beispiel für die Zielbereiche der Plasmaspiegel für Cyclosporin und Tacrolimus. Messung ca. einmal monatlich morgens vor Medikamenteneinnahme. (Achtung: Die Zielbereiche sind vom Messverfahren abhängig und sollten vom jeweiligen Labor erfragt werden!)

	Richtwert des Zielbereiches	Im Langzeitverlauf (> 3 Jahre nach Transplantation)
Cyclosporin A (z. B. Sandimmun®)	100 – 140 ng/ml	90 – 110 ng/ml
Tacrolimus (z. B. Prograf®)	5 – 7 ng/ml	4 – 6 ng/ml

setzung am nächsten Tag mit insgesamt nur etwas reduzierter Dosis und Spiegelkontrolle in drei bis vier Tagen eine rasche und gefahrlose Korrektur erreicht werden.

Metabolisierung der Calcineurin-Inhibitoren durch Cytochrom P 450

Drastische Spiegel-veränderungen durch Medikamente, die auch über Cytochrom P 450 abgebaut werden

Wechselwirkungen auch mit Zitrusfrüchten

Beide Calcineurin-Inhibitoren werden hepatisch durch das Cyto-chrom-P-450-System metabolisiert. Alle Medikamente, die ebenfalls über Cytochrom P 450 abgebaut werden, können zu drastischen Spiegelveränderungen führen und sollten daher nach Möglichkeit vermieden werden. Dazu zählen unter anderem die bei Atemwegsin-fekten beliebten Makrolid-Antibiotika (z. B. Azithromycin, Erythro-mycin, Klarithromycin), Kalzium-Antagonisten vom Diltiazem-Typ, Phenytoin, Carbamazepin und Johanniskraut-Präparationen. Einige Lebensmittel führen ebenfalls zu Wechselwirkungen: Bereits geringe Mengen Grapefruit (als Frucht, Saft oder als Bestandteil von Misch-obst-Säften) führt zu einem Anstieg der Cyclosporin- bzw. Tacroli-mus-Spiegel, desgleichen alle anderen Zitrusfrüchte und auch gele-gentlich die Aufnahme größerer Mengen der sonst als unbedenklich angesehenen Orangen bzw. von Orangensaft.

Mycophenolat-Mofetil, MMF (z. B. Cellcept®). Mycophenolsäure, die eine schlechte Bioverfügbarkeit hat und deshalb verestert als My-cophenolat-Mofetil (MMF) oral eingenommen wird, ist seit 1996 in Deutschland für die Nierentransplantation zugelassen. Unspezifische Esterasen im Blut wandeln MMF in den eigentlichen Wirkstoff My-cophenolsäure um, der den Purin-Stoffwechsel und damit die Mitose hemmt − in erster Linie sind hiervon B- und T-Lymphozyten betrof-fen. Die B-Zell-Hemmung ist relativ ausgeprägt. Dies führt dazu, dass die Produktion von Immunglobulinen abnimmt und die Infek-tionsanfälligkeit steigt. MMF hemmt ebenfalls die Proliferation von Fibroblasten, so dass gehäuft Wundheilungsstörungen auftreten, die ein perioperatives Pausieren der Einnahme ratsam erscheinen lassen.

Mycophenolat-Mofetil hemmt Purin-Stoff-wechsel und damit Mitose v. a. von B- und T-Lymphozyten, Fibroblasten.
▸ Infektionsanfälligkeit steigt
▸ Wundheilungs-störungen

Dosierung nach Standardvorgaben

MMF wird 2 × täglich per os eingenommen; die Dosierung be-trägt meist 2 × 500 mg oder 2 × 1.000 mg. Eine Dosierung nach Se-rumspiegel ist in den letzten Jahren von den meisten Transplanta-tionszentren verlassen worden. Es wird die Einnahme der angegebe-nen Standarddosis angestrebt und ggf. bei gastrointestinalen Neben-wirkungen reduziert. Die mit Abstand häufigsten Nebenwirkungen sind gastrointestinaler Art, meist in Form von schwer oder nicht the-rapierbaren Diarrhöen, die nicht selten zum Absetzen dieses Medika-mentes zwingen. Mitunter hilft eine Umverteilung der Einnahme auf 4 × täglich oder eine mehrwöchige „Eingewöhnungsphase" mit re-duzierter bzw. langsam steigender Dosierung.

Häufigste Nebenwirkung: gastrointestinale Störun-gen

Methylprednisolon, MP (z. B. Urbason®). Die hinlänglich bekannten Glukokortikoide, bei der Nierentransplantation vor allem das Me-thylprednisolon, werden seit den 1950er Jahren aufgrund ihrer im-munsuppressiven Wirkung zur Verhinderung bzw. Behandlung der Transplantatabstoßung eingesetzt. Die molekularbiologischen Me-chanismen der Kortikoid-bedingten Immunsuppression sind relativ

Kortikoide blockieren Protein-Transkription u. a. von lymphatischen Zellen.

komplexer Art und resultieren in einer Blockierung der Protein-Transkription u. a. von lymphatischen Zellen.

Die Glukokortikoide, die neben Azathioprin eines der Immunsuppressiva der ersten Stunde waren, sind sozusagen das etwas ungeliebte Kind der Transplantationsmediziner – die durch sie bewirkte Verhinderung von akuter und chronischer Transplantatabstoßung ist sehr überzeugend und zuverlässig, genauso zuverlässig wie die schweren Nebenwirkungen, die eine längerfristige Einnahme mit sich bringt. Die einmalige Applikation auch höchster Dosen hat nahezu keine relevanten Nebenwirkungen, 1×500 mg (i.v.) über wenige Tage, wie etwa bei der Akutbehandlung einer Organabstoßung, bedingen eine Infektionsgefährdung und erhöhen Blutzucker und Blutdruck. Niedrige Dosen über Monate und Jahre hingegen führen zu einer Vielzahl von Problemen, die in ihrer Gesamtheit erheblich zur Morbidität und Mortalität der damit behandelten Patientengruppe beitragen können.

▸ sehr zuverlässige Verhinderung einer akuten oder chronischen Transplantatabstoßung

▸ schwere Nebenwirkungen

Aus diesen Gründen wird in den letzten Jahrzehnten zunehmend eine kortikoidsparende immunsuppressive Therapie nach Nierentransplantation propagiert und vielfach erfolgreich praktiziert, bei der die initiale Dosis von ca. 500 mg pro Tag rasch reduziert und das Kortikoid nach einigen Monaten ausschleichend abgesetzt wird. Manche Einrichtungen benutzen Immunsuppressionsprotokolle, die bei immunologisch eher unbedenklichen Patienten (z. B. keine Zweittransplantation, keine Vorimmunisierung, die sich mit erhöhten Titern von Anti-HLA-Antikörpern zeigt) das Kortikoid bereits nach einer oder zwei Wochen absetzen.

Zunehmend kortikoidsparende immunsuppressive Therapie

Mit dem Absetzen der Steroide kann ein immunologisches „Rebound"-Phänomen auftreten, das zur Verschlechterung der Transplantatfunktion und zur akuten, im Langzeitverlauf auch subakuten bis subchronischen Transplantatabstoßung führen kann. Bei Patienten, die über wenigstens 12 Monate ein Kortikoid (in der typischen Dosierung von 4–8 mg pro Tag p.o. morgens) eingenommen haben, muss beim Absetzen in der Regel nicht mehr mit einer akuten Rejektion gerechnet werden. Falls ein Anstieg der Kreatininwerte oder eine zunehmende Proteinurie die Folge ist, tritt dies vielfach erst mit einer gewissen Latenz von mehreren Monaten auf, so dass engmaschigste Kontrollen der Nieren-Retentionswerte nicht erforderlich sind.

„Rebound"-Phänomen nach Absetzen der Steroide

▸ kann zur Verschlechterung der Transplantatfunktion und zur Transplantatabstoßung führen

Die mitunter angekündigte steroidfreie Immunsuppression im Zusammenhang mit einer Nierentransplantation ist bisher jedoch ein weitgehend unerfüllter Wunsch geblieben und auch die steroidsparenden Therapie-Regimes lassen sich bei einem Teil der Patienten nicht realisieren. Allen Studien und Fachpublikationen zum Trotz wird, wenn in den Monaten nach dem Absetzen der Steroide ein Arzt und Patient gleichermaßen beunruhigender fortwährender Kreatinin-Anstieg auffällt, die Steroidgabe letztlich doch fortgesetzt.

Steroidfreie Immunsuppression bisher gar nicht, steroidsparende nicht immer möglich

Ungeklärt ist die Frage, inwieweit eine Steroidmenge unterhalb der Cushing-Schwellendosis von ca. 7,5 mg Prednison-Äquivalent (entsprechend ca. 6 mg Methylprednisolon) längerfristig positive Auswirkungen auf die Transplantatfunktion hat. Kontrollierte Stu-

Akkumulation der Nebenwirkungen über Jahre

▶ Katarakt, Hautveränderungen, Osteoporose

Möglichst Versuch des Ausschleichens bzw. Absetzens der Steroide

Rapamycin hemmt Proliferation von B- und T-Lymphozyten, glatten Muskelzellen und Tumorzellen.

Nebenwirkungen

▶ Wundheilungsstörungen

▶ Anfälligkeit für Pneumocystis-carinii-Infektionen

Azathioprin hemmt Zellteilung von B- und T-Lymphozyten u. a. Zelllinien.

▶ Leuko- und Thrombozytopenie als typische Nebenwirkung

dien hierzu an nierentransplantierten Patienten liegen bislang nicht vor. Obwohl in diesem Dosisbereich die Entwicklung des Vollbildes eines Cushing-Syndroms nicht zu beobachten ist, akkumulieren doch letztlich im Laufe der Jahre die Nebenwirkungen bei nierentransplantierten Patienten, insbesondere Katarakt, Hautveränderungen und Osteoporose. Manche Studien deuten darauf hin, dass die längerfristige Einnahme niedriger Kortikoid-Dosen katabole Effekte besitzt und zu einer Reduktion der Muskelmasse führt.

Zusammenfassend lässt sich ein verbreiteter Konsens konstatieren, nach dem der Versuch des Ausschleichens bzw. Absetzens der Steroide in jedem Fall unternommen werden sollte. Bei Patienten mit erhöhtem immunologischem Risiko, z. B. nach stattgehabter Rejektion, wird man hier dennoch eher zurückhaltend agieren.

Rapamycin = Sirolimus (z. B. Rapamune®). Rapamycin wird von dem Bakterium *Streptomyces hygrocopicus* produziert, das in Bodenproben von der Osterinsel (Rapa Nui) gefunden wurde. Es ist seit dem Jahr 2000 in Europa zur Behandlung nach Nierentransplantation zugelassen. Rapamycin ist ein Makrolid-Antibiotikum, das die Proliferation von B- und T-Lymphozyten, aber auch von glatten Muskelzellen und Tumorzellen hemmt. Ein zunächst vermuteter Anti-Tumor-Effekt konnte beim Menschen bislang nicht bewiesen werden.

Eine der wesentlichsten Nebenwirkungen sind Wundheilungsstörungen durch die Proliferationshemmung der Fibroblasten. Deshalb sollte bei größeren Operationen oder Verletzungen die Einnahme perioperativ für einige Tage ausgesetzt werden. Da Rapamycin selten oder gar nicht als immunsuppressive Monotherapie eingesetzt, sondern vielfach mit einem Calcineurin-Inhibitor kombiniert wird, besteht bei diesen Patienten durch eine mehrtägige Einnahmepause kaum ein nennenswertes Risiko für das Transplantat. Rapamune führt zu einer im Vergleich zu anderen Immunsuppressiva auffälligen Anfälligkeit für Pneumocystis-carinii-Infektionen, so dass zur Prophylaxe dieser potenziell lebensbedrohlichen Form der atypischen Pneumonie eine Dauermedikation mit Cotrimoxazol obligat ist (in einer Dosierung von einmal täglich 80 mg Trimethoprim + 400 mg Sulfamethoxazol, entspr. 1 × ½ Tbl. Cotrim forte). Die Einnahme von Rapamycin erfolgt einmal täglich per os (Tabletten oder seltener Lösung), Standarddosis für die meisten Patienten ist 1 mg/Tag.

Azathioprin (z. B. Imurek®). Das 1942 entdeckte Azathioprin ist ein Anti-Metabolit des Purin-Stoffwechsels und ist praktisch dasjenige Immunsuppressivum, das die moderne Transplantationsmedizin überhaupt erst möglich machte. Es hemmt die Mitose und somit die Zellteilung von B- und T-Lymphozyten, aber auch anderer Zelllinien, was insbesondere eine Knochenmarksdepression mit daraus folgender Leuko- und Thrombozytopenie als typische Nebenwirkung verursachen kann.

Azathioprin wird heute kaum noch eingesetzt. Sehr wenige Langzeit-Nierentransplantierte aus der „Vor"-Sandimmun-Ära nehmen dieses Medikament jedoch weiterhin, meist in deutlich niedrigeren Dosen, als dies vor der Verfügbarkeit der sehr potenten Immunsuppressiva vom Calcineurin-Inhibitor-Typ üblich war. Azathioprin wird einmal täglich in einer Dosis von ca. 50−75 mg eingenommen. Entscheidende Vorteile dieses Medikamentes sind zum einen der niedrige Preis, der die Anwendung in Entwicklungs- und Schwellenländern möglicherweise begünstigt, und auch die fehlende teratogene Wirkung, die Azathioprin zum Mittel der Wahl im Fall einer Schwangerschaft macht.

Immunsuppression und Schwangerschaft. Die meisten heute verbreiteten Immunsuppressiva sind potenziell oder sogar bekanntermaßen teratogen. Bei Patientinnen nach Nierentransplantation ist das Risiko von Aborten und fetalen Missbildungen im Vergleich zur übrigen weiblichen Bevölkerung massiv erhöht. Während der Schwangerschaft besteht darüber hinaus ein erhöhtes Risiko für die Funktion der Transplantatniere und peripartal kann eine akute Transplantatabstoßung ausgelöst werden. Bei nierentransplantierten Frauen im gebärfähigen Alter sollte deshalb ggf. auch ohne ausdrücklich geäußerten Kinderwunsch auf die Notwendigkeit einer wirkungsvollen Kontrazeption hingewiesen werden. Interessanterweise sind gerade die älteren Immunsuppressiva, nämlich Azathioprin und Glukokortikoide, in dieser Beziehung am wenigsten bedenklich. Sollte ein unbedingter Kinderwunsch bestehen, ist die Kontaktaufnahme zum nächsten Nierentransplantationszentrum und die Mitbetreuung durch eine spezialisierte Sprechstunde für Risikoschwangerschaften dringend zu empfehlen. Im Fall einer unerwarteten Schwangerschaft muss das als besonders teratogen geltende MMF (z. B. Cellcept®) sofort abgesetzt werden.

10.4.2 Nebenwirkungen anderer Medikamente

Nichtsteroidale Antirheumatika (NSAR) blockieren über eine Hemmung der Zyklooxygenase u. a. die Bildung von Prostaglandin E2, einer Substanz, die für die renale Vasodilatation oder besser die Verhinderung einer renalen Vasokonstriktion und damit für die Sicherstellung der Nierendurchblutung eine entscheidende Rolle spielt. Gerade bei Anwesenheit von starken Vasokonstriktoren wie Cyclosporin oder Tacrolimus und/oder in Situationen mit aktiviertem Renin-Angiotensin-Aldosteron-System (z. B. bei Volumenkontraktion unter Diuretikatherapie) kann die durch NSAR hervorgerufene Perfusionseinschränkung des auch unter Normalbedingungen hart an der Grenze zur Ischämie befindlichen Tubulussystems zur Verschlechterung der Transplantatfunktion und zum Nierenversagen führen. Auf die NSAR-Gabe sollte daher bei nierentransplantierten Patienten möglichst verzichtet werden, insbesondere wenn die Transplantatfunktion schon aus anderen Gründen eingeschränkt ist. Bei sehr gu-

▸ heute kaum mehr eingesetzt

▸ preiswert
▸ keine teratogene Wirkung

Immunsuppressiva potenziell oder bekanntermaßen teratogen

Peripartal mögliche akute Transplantatabstoßung

Notwendigkeit einer wirkungsvollen Kontrazeption

Bei unbedingtem Kinderwunsch:
▸ Kontaktaufnahme zum Nierentransplantationszentrum
▸ Mitbetreuung durch spezialisierte Sprechstunde für Risikoschwangerschaften

Nichtsteroidale Antirheumatika können zur Verschlechterung der Transplantatfunktion und zum Nierenversagen führen.

Daher möglichst keine NSAR-Gabe bei nierentransplantierten Patienten

ter Transplantatfunktion hingegen ist eine gelegentliche Einnahme wahrscheinlich unkritisch.

Obwohl prinzipiell alle Antibiotika über eine interstitielle Nephritis ein Nierenversagen auslösen können, sollten neben den genannten Makroliden zumindest die nephrotoxischen Aminoglykoside vermieden und im Zweifelsfall ausschließlich streng spiegelkontrolliert gegeben werden. Da die Aminoglykoside nur für die i.v.-Applikation verfügbar sind, ist hiervon eher der stationäre Bereich betroffen.

Infolge der starken blutdruckerhöhenden Wirkung der Calcineurin-Inhibitoren Cyclosporin bzw. Tacrolimus ist bei vielen Patienten eine antihypertensive Kombinationstherapie unabdingbar. Die sehr wirkungsvollen ACE-Hemmer und AT1-Blocker sind entgegen der in den Fachinformationen und Beipackzetteln enthaltenen Warnungen für nierentransplantierte Patienten nicht nur anwendbar, sondern sogar wünschenswert. Aufgrund der neben der reinen Blutdruckwirkung bestehenden Vorteile dieser Substanzklassen, unter anderem Reduktion des kardiovaskulären Remodelling und nephroprotektive Wirksamkeit, sollten sie sogar als bevorzugte Antihypertensiva eingesetzt werden. In der Tat kann durch diese Medikamente ein Anstieg von Serum-Kreatinin und -Kalium auftreten, der auf einer Reduzierung des intraglomerulären Druckes und nicht auf einer toxischen Nierenschädigung beruht. Deshalb sollte die Dosierung einschleichend unter entsprechenden Kontrollen der genannten Parameter erfolgen. Ein Kreatinin-Anstieg um 10–15% des Ausgangswertes wird dabei allgemein als akzeptabel angesehen.

10.5 Langzeit-Nachsorge

In den ersten Monaten nach einer Nierentransplantation wird die Nachbehandlung und Nachkontrolle fast immer vom Transplantationszentrum durchgeführt. In Deutschland ergeben sich die Probleme nach Beendigung der auf drei Monate festgesetzten so genannten nachstationären Behandlung (Stand 2006), die von vielen Krankenkassen zum Anlass genommen wird, Transportkosten für die ambulante Folgebehandlung einzusparen. Die Anreise zur Nachsorgeuntersuchung obliegt dann dem Patienten selbst und wird durch dessen finanzielle und gesundheitliche Möglichkeiten beeinflusst.

Bei stabilen Verhältnissen seitens der Transplantatfunktion und des Gesundheitszustandes werden Nachsorgeuntersuchungen in etwa monatlichem Abstand empfohlen; bei langzeittransplantierten Patienten (10 Jahre und länger) kann das Intervall auf sechs bis acht Wochen verlängert werden. Während in den ersten Monaten und Jahren nach der Nierentransplantation das Hauptaugenmerk auf der Früherkennung von pathologischen Veränderungen in der Transplantatniere und der Überwachung von deren Funktion liegt, spielen im späteren Verlauf eher die Nebenwirkungen der Immunsuppressiva, vor allem das erhöhte Tumorrisiko eine Rolle. Jeder Arzt, der mit nierentransplantierten Patienten zu tun hat, sollte sich vergegenwärtigen, dass die kumulative Inzidenz von Malignomen zehn Jahre

Marginalien

Prinzipiell können alle Antibiotika über eine interstitielle Nephritis ein Nierenversagen auslösen.

Oft antihypertensive Kombinationstherapie wegen Wirkung der Calcineurin-Inhibitoren nötig
▸ ACE-Hemmer und AT1-Blocker bevorzugt

▸ Kreatinin-Anstieg um 10–15% des Ausgangswertes ist akzeptabel.

Nachstationäre Behandlung auf drei Monate festgesetzt

Danach Organisation der Nachsorge durch Patienten

Nachsorgeuntersuchungen etwa monatlich; bei langzeittransplantierten Patienten alle sechs bis acht Wochen
▸ Früherkennung pathologischer Veränderungen
▸ Transplantatfunktion
▸ Nebenwirkungen der Immunsuppression

nach der Transplantation bei 15−20%, 20 Jahre nach Transplantation sogar bei 40% liegt! Der größte Anteil der Malignome sind Hauttumoren, die bei dermatologischen Routinekontrollen leicht erkannt werden und ggf. auch relativ einfach kurativ operiert werden können. Neben einer halbjährlichen Vorstellung beim Dermatologen muss daher auf einen adäquaten UV-Schutz geachtet werden, der neben einer strikten Expositionsprophylaxe die Anwendung von Sonnenschutzcremes mit maximal möglichem Lichtschutzfaktor obligat erscheinen lässt.

Welche Routineuntersuchungen nach einer Nierentransplantation im Langzeitverlauf erforderlich sind, wird von einem zum anderen Transplantationszentrum unterschiedlich gehandhabt. Die Tab. 10.2 und 10.3 sollen als Anhaltspunkt dienen. Im Einzelfall muss von den Untersuchungsabständen abgewichen werden − beispielsweise wird man bei Patienten mit bekannter Herzerkrankung je nach Situation öfters die entsprechenden kardiologischen Untersuchungen veranlassen, als in der Tabelle angegeben. Die Patienten sollten aufgefordert werden, falls die Krebsvorsorgeuntersuchungen nicht von den Kassen übernommen werden (IGeL-Leistungen), diese aufgrund des deutlich erhöhten Karzinomrisikos nötigenfalls selbst zu bezahlen. Das Risiko für die Entwicklung von Malignomen bleibt auch nach dem eventuellen Funktionsverlust oder der Explantation einer funktionslosen Transplantatniere zeitlebens bestehen!

Grundsätzlich sollte eine routinemäßige Mitbetreuung der nierentransplantierten Patienten in einem Nierentransplantationszentrum erfolgen. Aufgrund des Kostendruckes im Gesundheitswesen und der Budgetierungen im niedergelassenen Bereich kann es mitunter sinnvoll sein, manche der aufgeführten Untersuchungen in Absprache mit dem Transplantationszentrum im Rahmen der dortigen ambulanten Nachsorge vorzunehmen. Auch unter diesem Gesichtspunkt ist eine enge Kooperation mit dem Transplantationszentrum empfehlenswert − darüber hinaus steht dort im Fall von Problemen und Nachfragen in der Regel rund um die Uhr ein Ansprechpartner zur Verfügung.

Kumulative Inzidenz von Malignomen 10 Jahre nach Transplantation bei 15−20%, nach 20 Jahren bei 40%
▸ halbjährliche Vorstellung beim Dermatologen
▸ adäquater UV-Schutz

Langzeit-Routineuntersuchungen vom Transplantationszentrum abhängig

Risiko für Entwicklung von Malignomen zeitlebens auch nach Funktionsverlust oder Explantation der Transplantatniere

Routinemäßige Mitbetreuung der nierentransplantierten Patienten in Nierentransplantationszentrum sinnvoll

Tab. 10.2: Beispiel für das jährliche Routine-Untersuchungsprogramm nach Nierentransplantation.

Routine-Untersuchungsprogramme	Zeitplan
Thorax-Röntgen in zwei Ebenen	alle 1 bis 1,5 Jahre
Sonografie des gesamten Abdomens	jährlich
EKG	jährlich
Gynäkologe	jährlich
Test auf okkultes Blut	mindestens jährlich
Echokardiogramm	jährlich
Augenarzt	jährlich, unter Steroid-Therpie halbjährlich
Hautarzt	halbjährlich
Urologe (einschließlich PSA-Wert)	jährlich

Tab. 10.3: Beispiel für das Routine-Untersuchungsprogramm nach Nierentransplantation.

Routine-Untersuchungsprogramm	Zeitplan
Kreatinin, Harnstoff-N	monatlich
Na, K, Ca, pH/Blutgase	monatlich
Blutbild, CRP	monatlich
Cyclosporin- bzw. Tacrolimus-Spiegel	monatlich
(Messzeit beachten! Vgl. Text)	
Glucose	monatlich
Urin-Stix, wenn auffällig: U-Sediment	monatlich
HDL-, LDL-Cholesterin, Triglyzeride	halbjährlich
Sonographie der Transplantatniere,	monatlich
möglichst einschließlich Power-Doppler	
und Messung der Doppler-Indizes PI und RI	
bei rezidivierenden Harnwegsinfektionen:	mindestens viertel- bis
Urin-Mikrobiologie mit Resistogramm	halbjährlich
ASAT (GOT), ALAT (GPT), GGT	vierteljährlich
Anti-HBs, Anti-HCV	jährlich
bei bekannter Hepatitis B: HBV-DNA	jährlich bis halbjährlich
bei bekannter Hepatitis C: HCV-RNA	jährlich bis halbjährlich
EBV, CMV	jährlich

Intrarenaler Druckanstieg mit konsekutiver Reduzierung des enddiastolischen Blutflusses und dadurch Anstieg des Resistenz- (RI) und Pulsatilitäts-Index (PI) können im Rahmen einer chronischen Transplantat-Nephropathie auftreten.

Die Power-Doppler-Untersuchung und Bestimmung der Fluss-Indizes ist mitunter Gegenstand der Diskussion – zum einen verfügt nicht jede Praxis zwangläufig über ein entsprechend ausgestattetes Gerät, zum anderen wird die Bedeutung der Transplantat-Doppleruntersuchung tendenziell überschätzt, vor allem von Ärzten, die mit der Betreuung nierentransplantierter Patienten nur in geringem Maße oder gar nicht befasst sind. Bei einer Rejektion der Transplantatniere kommt es in der Tat entzündungsbedingt manchmal zu einem intrarenalen Druckanstieg mit konsekutiver Reduzierung des enddiastolischen Blutflusses und dadurch Anstieg des Resistenz- (RI) und Pulsatilitäts-Index (PI). Ähnliche Veränderungen *können* auch im Rahmen einer so genannten chronischen Transplantat-Nephropathie auftreten. Diese ist ein Resultat von chronischen Abstoßungsvorgängen und/oder Cyclosporin-Toxizität, die beide im Endeffekt eine diffuse Fibrosierung und Vasosklerose zur Folge haben.

Veränderungen der Flussmuster im PW-Doppler unspezifisch

Letztlich besitzt, von wenigen Ausnahmefällen abgesehen, nur die langfristige Entwicklung der Doppler-Indizes eine gewisse Aussagekraft – sie stellen daher nur einen von mehreren diagnostischen Bausteinen in der Erkennung von pathologischen Veränderungen im Nierentransplantat dar, der noch dazu fast immer erst relativ spät Veränderungen aufweist.

10.6 Ernährung

Ernährungshinweise im Zusammenhang mit Immunsuppressiva

Auf die Notwendigkeit der Karenz von Zitrusfrüchten wurde im Zusammenhang mit den Immunsuppressiva vom Calcineurin-Inhibitor-Typ bereits hingewiesen. Milchprodukte sind wegen der Beeinflussung der intestinalen Resorption der Immunsuppressiva zwei Stunden vor und nach der jeweiligen Medikamenteneinnahme zu vermeiden. Nüsse, die oft von Pilzen befallen sind, sollten wegen des möglichen ösophagealen Schleimhautbefalls unter den Bedingungen der Immunsuppression ebenfalls vermieden werden, ebenso Käseprodukte mit Edelschimmel. Während die hier vorzufindenden Arten, u. a. *Penicillium camembertii* und *Penicillium roquefortii*, noch keine nachweisbare Infektion bei transplantierten Patienten hervorgerufen haben, sind von anderen *Penicillium*-Arten Einzelfallberichte über Infektionen bei immunsupprimierten Patienten bekannt.

Eine strikte Alkoholkarenz wird nach Nierentransplantation nicht erforderlich sein, jedoch sollte die Aufnahme größerer Mengen Alkohol wegen der ohnehin schon bestehenden medikamentös bedingten hepatischen Belastung unterbleiben.

10.7 Infektionen und Infektionsschutz

Das durch die Immunsuppression hervorgerufene Infektionsrisiko beinhaltet für nierentransplantierte Patienten ein dauerhaftes Gefährdungspotenzial. Dies betrifft sowohl banale Virusinfekte der oberen Atemwege als auch jede erdenkliche Art anderweitiger Infektionen. Neben einer Expositionsprophylaxe (u. a. Vermeidung größerer Menschenansammlungen in der feucht-kalten Jahreszeit) sollte bei immunsupprimierten Patienten auch beim leichten Virusinfekt großzügig die Indikation zur antibiotischen „Abschirmung" gestellt werden. Bei chirurgischen und auch zahnärztlichen Eingriffen ist eine perioperative Antibiotika-Prophylaxe obligat. Da viele Nierentransplantierte eine längere Dialysezeit hinter sich haben und Dialysepatienten überdurchschnittlich häufig eine Sklerosierung der Herzklappen aufweisen, muss anhand des Echokardiographie-Befundes kontrolliert werden, ob eine periinterventionelle Endokarditis-Prophylaxe (im deutschen Sprachraum nach den Richtlinien der Paul-Ehrlich-Gesellschaft) erfolgen muss.

> Durch Immunsuppression hervorgerufenes Infektionsrisiko dauerhaftes Gefährdungspotenzial
> ▸ Expositionsprophylaxe
> ▸ großzügige Indikation zur antibiotischen Abschirmung
>
> ▸ perioperative Antibiotika-Prophylaxe
>
> ▸ ggf. periinterventionelle Endokarditis-Prophylaxe

10.7.1 Viren der Herpes-Gruppe

Das Zytomegalievirus (CMV) kommt ubiquitär vor − die „Durchseuchung" der Bevölkerung beträgt 40−100 %. Die Infektion erfolgt in der Jugend und ist fast immer symptomlos, jedoch persistieren die Viren lebenslang im Körper und können im Zustand der Immunsuppression reaktiviert werden. Infektionen bei Nierentransplantierten erfolgen hauptsächlich in den ersten Monaten nach der Transplantation und führen zur direkten Tubulus-Schädigung der transplantierten Niere. Häufige, aber wenig spezifische extrarenale Symptome sind erhöhte Temperatur oder Fieber, Nachtschweiß und vor allem Diarrhöen unklarer Genese. Für die Behandlung stehen Ganciclovir (z. B. Cymeven® i.v.) und Valganciclovir (z. B. Valcyte® p.o.) zur Verfügung. Nicht vorimmunisierte Patienten mit negativem CMV-IgG, die eine Niere eines CMV-IgG-positiven Spenders erhalten, haben ein erhöhtes Risiko der CMV-Infektion und werden deshalb nach der

> 40−100 % der Bevölkerung mit CMV infiziert
> ▸ Viren persistieren lebenslang im Körper
> ▸ Reaktivierung unter Immunsuppression
>
> ▸ Behandlung mit Ganciclovir, Valganciclovir

Transplantation über drei Monate präventiv behandelt. Bei Kombination von MMF und Valganciclovir treten gehäuft mehr oder weniger schwere Leukozytopenien auf, die eine regelmäßige Blutbildkontrolle ratsam erscheinen lassen.

Infektionen mit Herpes simplex und Herpes zoster kommen unter der immunsuppressiven Therapie tendenziell häufiger vor, besonders bei Patienten, die Mycophenolat/MMF (z. B. Cellcept®) einnehmen, was eine starke B-Zell-Hemmung bewirkt. Eine Reduktion der Immunsuppression, z. B. Reduzierung der MMF-Dosis, ist sinnvoll und meist vertretbar. Bei leichten Fällen von Herpes zoster kann ein ambulanter Therapieversuch mit Aciclovir erfolgen, ansonsten ist eine stationäre Einweisung zur i.v.-Therapie mit Aciclovir erforderlich, um der Exazerbation zu einer potenziell lebensbedrohlichen Herpes-Enzephalitis vorzubeugen (das ebenfalls gebräuchliche Brivudin [z. B. Zostex®] ist in Deutschland zur Behandlung immuninkompetenter Patienten nicht zugelassen).

10.7.2 Hepatitis B und C

Die Hepatitis B und C, die bei Dialysepatienten überdurchschnittlich häufig vorkommt, wird durch die Immunsuppression ungünstig beeinflusst, und eine Verstärkung der Aktivität bzw. eine Reaktivierung ist infolge der Transplantation nahezu unvermeidlich. Als Gegenmaßnahme sollten Patienten mit Hepatitis B vom Zeitpunkt der Transplantation an eine lebenslange Dauertherapie mit dem Virostatikum Lamivudine (z. B. Epivir®) in der Dosierung von 1 × 150 mg bzw. bei sehr guter Nierenfunktion 1 × 300 mg p.o. erhalten. Eine ähnliche virostatische Therapie bei Hepatitis C ist derzeit nicht etabliert. Im Gegensatz zur Hepatitis B kommt bei der häufigeren C-Hepatitis unter Immunsuppression nur extrem selten eine fulminante Hepatitis mit Leberversagen vor.

Da der Versuch der Heilung der Hepatitis mit Interferon enthaltenden Therapieschemata bei nierentransplantierten Patienten mit einem hohen Risiko der Transplantatabstoßung behaftet ist, wird dies allgemein als kontraindiziert betrachtet und sollte *vor* einer möglichen Nierentransplantation erfolgen.

10.7.3 BK-Virus

Bei etwa 5 % der nierentransplantierten Patienten kommt eine Infektion mit dem BK-Virus (BKV) vor, das zusammen mit dem JC-Virus, dem Auslöser der meist tödlich verlaufenden progressiven multifokalen Leukoenzephalopathie (PML), zur Gruppe der Polyomaviren gehört. Die Buchstaben „BK" bzw. „JC" sind die Initialen der ersten Patienten, bei denen diese Viren nachgewiesen wurden.

Obwohl ungefähr 80 % aller Erwachsenen in der Jugend mit den lebenslang im Körper persistierenden BK-Viren asymptomatisch infiziert worden sind, sind derartige Infektionen nach Nierentransplantation erst seit 1995 bekannt. Eine BKV-Infektion führt bei mindes-

---

Infektionen mit Herpes simplex und Herpes zoster unter immunsuppressiver Therapie tendenziell häufiger

▸ Reduktion der Immunsuppression
▸ Therapie mit Aciclovir

Hepatitis B und C bei Dialysepatienten überdurchschnittlich häufig

Hepatitis B:

▸ lebenslange Dauertherapie mit Virostatikum Lamivudine

Virostatische Therapie bei Hepatitis C derzeit nicht etabliert

Interferon enthaltende Therapieschemata kontraindiziert

5 % der nierentransplantierten Patienten mit BK-Virus infiziert

tens der Hälfte der davon Betroffenen zum Verlust der Transplantat-funktion. Die „Therapie" beschränkt sich auf eine Reduktion der Immunsuppression und das gegen Herpesviren wirksame Cidofovir, das aufgrund seiner hochgradigen Nephrotoxizität von manchen Behandlern als gefährlicher angesehen wird als die damit behandelte Krankheit selbst.

▶ in 50 % der Fälle Transplantatverlust

▶ Reduktion der Immunsuppression

▶ Cidofovir (hoch nephrotoxisch!)

10.7.4 Haustiere

Einzelne Haustiere sind zwar als potenzielle Krankheitsüberträger anzusehen, jedoch sind dadurch verursachte Probleme sehr selten. Ein engerer Umgang mit den Tieren ist dennoch möglichst zu vermeiden. Größere Tierhaltungen, vor allem von Vögeln, sind dagegen schon eher als bedenklich einzustufen und Anwärtern für eine Nierentransplantation sollte zu einer Abschaffung dieser Tiere geraten werden.

Möglichst kein engerer Umgang mit Haustieren, keine größeren Tierhaltungen

10.7.5 Pflanzen und Gartenarbeit

Wegen der Belastung des Erdreichs mit Mikroorganismen, die inhalativ oder über Bagatellverletzungen aufgenommen werden können, müssen Gartenarbeiten mit Schutzhandschuhen und bei möglicher Staubentwicklung mit Mundschutz durchgeführt werden. Aus demselben Grund sollten Topfpflanzen im Haushalt von nierentransplantierten Patienten nicht auf Gartenerde, sondern auf Tongranulat oder in Hydrokultur gehalten werden. Eine besondere Gefahr für nierentransplantierte Patienten stellen Pilzinfektionen dar – aus der eigenen klinischen Erfahrung sind den Autoren mehrere Fälle von teilweise letal verlaufenen systemischem Mykosen bekannt, darunter eine schwere zerebrale Infektion mit (auch in der Gartenerde vorkommendem) *Aspergillus*.

Gartenarbeiten mit Schutzhandschuhen und bei möglicher Staubentwicklung mit Mundschutz

Topfpflanzen auf Tongranulat oder in Hydrokultur

Literatur

European best practice guidelines for renal transplantation (Part I–IV). Nephrol Dial Transplant 2000;15(Suppl. 7):1–85.

Hamza A, Rettkowski O, Osten B, Fornara P. Lebendspende für die Nierentransplantation. Urologe (A) 2003;42:961–74.

Kahan BD, Ponticelli C. Principles and practice of renal transplantation. Basel: Martin Dunitz Ltd, 2000.

Land WG. Immunsuppressive Therapie. 1st ed. Stuttgart: Thieme, 2005.

Pfitzmann R, Neuhaus P, Hetzer R, eds. Organtransplantation. Berlin: de Gruyter, 2001.

11 Lebertransplantation

H. Schrem, T. Becker, J. Klempnauer

11.1 Fortschritte und aktuelle Entwicklungen

Heutzutage ist die Lebertransplantation eine ausgereifte und weithin akzeptierte Therapieform für zahlreiche Lebererkrankungen, die als Routineeingriff angesehen werden kann. Nachdem die ersten Serien unter enttäuschenden Ergebnissen bei Patienten mit besonders ungünstigen Indikationen litten, folgte nach Einführung von Cyclosporin A und der Konsensus-Konferenz zur Lebertransplantation im Jahre 1983 mit Definition günstiger Indikationen der Aufstieg der Lebertransplantation zu einem Routineverfahren. Die immer weiter verbesserten Ergebnisse der Lebertransplantation haben zu einer enormen Zunahme der weltweit durchgeführten Transplantationen geführt. Der Bedarf an Transplantaten übersteigt weltweit zunehmend die Verfügbarkeit geeigneter Spenderorgane. Zahlreiche Innovationen wurden entwickelt, um den chronischen Spenderorganmangel anzugehen, da immer noch viele Patienten auf der Warteliste zur Lebertransplantation versterben. Hierzu zählen u. a. die Splitlebertransplantation und die zunehmende Verbreitung der Leberlebendspende bei Angehörigen oder besonders nahe stehenden Personen. Als Konsequenz dieser Entwicklungen hat die Wartezeit für Kinder auf eine Lebertransplantation abgenommen, nicht aber die für Erwachsene.

Lebertransplantation ist ausgereifte und weithin akzeptierte Therapieform für zahlreiche Lebererkrankungen.

Spenderorganmangel führt u. a. zu Split-Lebertransplantation und Leberlebendspende.

11.2 Indikationsstellung zur Lebertransplantation und zu erwartende Prognose

Die generelle Definition einer Indikation zur Lebertransplantation erscheint zunächst einfach: Unheilbare, chronische Lebererkrankungen

- metabolischer, z. B. Zirrhose bei nichtalkoholischer Steatohepatitis,
- genetischer, z. B. M. Wilson,
- vaskulärer, z. B. Budd-Chiari-Syndrom,
- infektiöser, z. B. posthepatitische Zirrhose nach HCV- oder HBV-Infektion,
- immunvermittelter, z. B. Autoimmunhepatitis, und
- toxischer, z. B. ethyltoxische Leberzirrhose,

Ätiologie führen ebenso wie das akute und fulminante Leberversagen unterschiedlichster Genese zur Lebertransplantation als die ultima-

Generelle Indikationen zur Lebertransplantation

Anzeichen, bei denen
Listung zur Transplan-
tation erfolgen sollte

Indikationen

tive Therapieoption. Eine Listung zur Transplantation sollte spätestens dann erfolgen, wenn die zu erwartende Lebenserwartung aufgrund der Lebererkrankung unter zwei Jahre beträgt oder ein Leberversagen absehbar bzw. eingetreten ist, welches mit therapierefraktärem Aszites, einer Hypalbuminämie unter 30 g/l, einer hepatischen Enzephalopathie und/oder einer Hyperbilirubinämie (bei cholestatischen Erkrankungen) von > 180 µmol/l einhergeht. Weiterhin sind

Tab. 11.1: Zusammenfassende Darstellung der häufigsten Indikationsgruppen und Erkrankungen, die zur Lebertransplantation führen können

Indikationsgruppe	Erkrankung
chronische Leberzirrhose	posthepatitische Zirrhose (HBV, HCV, HDV) sekundär sklerosierende Cholangitis alkoholische Zirrhose primär biliäre Zirrhose (PBC) primär sklerosierende Zirrhose (PSC) Autoimmunhepatitis chronisches Budd-Chiari-Syndrom nichtalkoholische Steatohepatitis (NASH) kryptogene Leberzirrhose
metabolische und genetische Erkrankungen	M. Wilson Hämochromatose α-1-Antitrypsinmangel M. Gaucher Glykogenose Typ 1 primäre Oxalurie Transthyretin-Amyloidose familiäre Hyercholesterinämie
Neoplasien	hepatozelluläres Karzinom Adenomatose der Leber Hämangioendotheliom
Anlagestörungen	polyzystische Lebererkrankung Caroli-Syndrom
infektiöse Ursachen akutes Leberversagen	Echinokokkose Ätiologie: traumatisch, toxisch, viral u. a.

Tab. 11.2: Darstellung der anteilmäßigen Verteilung der Indikationsgruppen zur Lebertransplantation in unserem eigenen Krankengut an der Medizinischen Hochschule Hannover im Zeitraum von 1972 bis 2005 (konsekutives Kollektiv mit insgesamt 2.176 Lebertransplantationen)

Indikationsgruppe	Anteil
Zirrhosen	28,5 %
cholestatische Erkrankungen	20 %
metabolische Erkrankungen	7,5 %
Neoplasien	18 %
andere	10 %

Tab. 11.3: Darstellung der Definitionen der Dringlichkeitsstufen bei der Indikationsstellung zur Lebertransplantation, die bei der Meldung bei Eurotransplant und Aufnahme auf die Warteliste Verwendung finden, und die damit verbundenen durchschnittlichen Wartezeiten (je nach Blutgruppe), bis ein passendes Organangebot aufgrund der Allokationsregeln durch Eurotransplant vermittelt werden kann

Dringlichkeitsstufe	Definition	durchschnittl. Wartezeit
T1 „high urgency"	akutes Leberversagen	0 – 7 Tage
T2	akut auf chronisches Leberversagen	14 – 150 Tage
T3	chronisches Leberversagen	350 – 650 Tage
T4	chronisches Leberversagen ohne Komplikationen	über 550 Tage
T6/NT	nicht transplantabel	entfällt

eine fortschreitende Muskeldystrophie, Lethargie, Knochendemineralisation, rezidivierende bakterielle Peritonitiden und ein refraktärer Pruritus bei chronischer cholestatischer Lebererkrankung deutliche Anzeichen, dass der Zeitpunkt für eine Lebertransplantation gekommen ist. Die Lebertransplantation ist am erfolgreichsten bei Patienten mit geringen Komorbiditäten unter 65 Jahren, die rechtzeitig auf die Warteliste zur Transplantation aufgenommen wurden und frühzeitig ein passendes Spenderorgan erhalten haben.

Die häufigsten Indikationen zur Lebertransplantation werden im Folgenden genauer erörtert und sind in Tabelle 11.1 zusammengefasst. Tabelle 11.2 zeigt die anteilmäßige Verteilung der verschiedenen Indikationsgruppen zur Lebertransplantation in unserem eigenen Patientengut. Definitionen der verschiedenen Dringlichkeitsstufen zur Lebertransplantation, wie sie bei Eurotransplant für die Allokation der Spenderorgane verwendet werden, sind in Tabelle 11.3 aufgeführt.

11.2.1 Stoffwechselerkrankungen, primär sklerosierende Cholangitis (PSC) und primär biliäre Zirrhose (PBC)

Heute gelten als ideale Indikationen zur Lebertransplantation seltene angeborene Stoffwechselerkrankungen und Speicherkrankheiten der Leber (z. B. Glykogenose Typ I, Hämochromatose, M. Wilson u. a.), die vor allem bei Kindern nach Lebertransplantation zu guten langfristigen Ergebnissen führen, sowie die primär sklerosierende Cholangitis (PSC) und die primär biliäre Zirrhose (PBC) mit exzellenten Ergebnissen nach Lebertransplantation bei Erwachsenen (10-Jahres-Überlebensrate bei PBC ca. 80 – 90 %), sofern diese zum richtigen Zeitpunkt transplantiert werden, bevor eine drastische Zustandsverschlechterung eingetreten ist. Bei diesen Erkrankungen ist insbesondere der richtige Indikationszeitpunkt noch eine Herausforderung.

▶ angeborene Stoffwechselerkrankungen und Speicherkrankheiten der Leber

▶ primär sklerosierende Cholangitis (PSC)

▶ primär biliäre Zirrhose (PBC)

Hier sollte darauf geachtet werden, dass frühzeitig im Erkrankungsverlauf mit einem Transplantationszentrum Kontakt aufgenommen und bezüglich des Indikationszeitpunktes möglichst eng zusammengearbeitet wird. Bei der Wahl des Indikationszeitpunktes und im Rahmen der ambulanten Betreuung vor der Transplantation sollte auch das zunehmende Malignomrisiko bei PSC und PBC bei längerem Krankheitsverlauf bedacht werden, das dem geringer eingeschätzten Malignomrisiko durch die Immunsuppression nach Transplantation gegenübergestellt werden muss. Das bedeutet, dass im Verlauf regelmäßig immer wieder nach dem Auftreten einer malignen Entartung in der Leber oder den Gallenwegen gesucht werden muss. Tritt allerdings ein cholangiozelluläres Karzinom bei einem Patienten mit PSC in der Leber oder den Gallenwegen auf, so besteht nach derzeitiger Auffassung eine Kontraindikation zur Lebertransplantation. Dieser Aspekt ist auch aufgrund des ubiquitären Spenderorganmangels für die Allokation der Organe wichtig.

11.2.2 Hepatitis B

Die Einführung der Hepatitis-B-Virus- (HBV-) Reinfektionsprophylaxe mit polyklonalem anti-HBs und der antiviralen Substanz Lamivudine hat zu erheblich verbesserten Ergebnissen nach Lebertransplantation bei Hepatitis-B-assoziierter Zirrhose geführt (Erfolgsrate ca. 97%). Allerdings muss diese kostspielige Reinfektionsprophylaxe lebenslang fortgesetzt werden, mit dem Risiko der Selektion resistenter Virusmutanten, z. B. YMDD-Mutanten. Es hat sich gezeigt, dass eine Virämie mit dem Hepatitis-B-Virus von unter 10^5 Viruskopien/ ml vor der Transplantation mit einem günstigeren langfristigen Ergebnis und einer geringeren Wahrscheinlichkeit einer HBV-Reinfektion trotz Reinfektionsprophylaxe mit polyklonalem anti-HBs und Lamivudine einhergeht. Aus diesem Grunde sollte vor einer vorgesehenen Transplantation versucht werden, die Virämie mit antiviralen Substanzen (z. B. Lamivudine oder alternativ mit Adefovir) möglichst deutlich zu reduzieren.

11.2.3 Hepatitis C

Eine weitere Routineindikation zur Lebertransplantation stellt die Leberzirrhose bei chronischer Hepatitis C dar. Obwohl hier noch keine effektive Reinfektionsprophylaxe gefunden werden konnte, kann trotz einer Reinfektionsrate der Transplantate mit dem Hepatitis-C-Virus (HCV) von praktisch 100% mit akzeptablen langfristigen Ergebnissen gerechnet werden. Die langfristigen Ergebnisse nach Lebertransplantation bei HCV-assoziierter Leberzirrhose sind allerdings weniger günstig als nach HBV-assoziierter (10-Jahres-Überlebensrate 60–70%). Es sollte vor der Transplantation ein Versuch unternommen werden, mit pegyliertem Interferon in Kombination mit Ribaverin ein virologisches Ansprechen im Sinne einer Beseitigung der Virämie zu erreichen (ca. 40% Erfolgswahrscheinlichkeit bei dem in Europa prävalenten Genotyp 1b).

Marginalien (linke Spalte):

Zunehmendes Malignomrisiko bei PSC und PBC bei längerem Krankheitsverlauf

Kontraindikation: cholangiozelluläres Karzinom bei Patienten mit PSC

▶ Hepatitis-B-assoziierte Zirrhose

lebenslange, kostspielige Reinfektionsprophylaxe

▶ Leberzirrhose bei chronischer Hepatitis C

Bislang keine effektive Reinfektionsprophylaxe

11.2.4 Alkoholtoxische Leberzirrhose

Neben der Autoimmunhepatitis mit Zirrhose (10-Jahres-Überleben nach Lebertransplantation: 75–85 %) und den viralen Hepatitiden mit konsekutiver Leberzirrhose stellt mittlerweile auch die alkoholtoxisch bedingte Leberzirrhose eine zunehmend häufige Indikation zur Lebertransplantation mit guten langfristigen Ergebnissen (10-Jahres-Überleben: 80–90 %) dar. Hierbei scheint ein möglichst langer Zeitraum sicherer Alkoholkarenz vor der Transplantation von mindestens einem halben Jahr, besser von deutlich über einem Jahr für die langfristige Prognose nach Transplantation günstig zu sein. Eine erfolgreich durchgeführte Suchttherapie mit unabhängiger Stabilitätsbeurteilung der sozialen Integration stellt hierbei eine willkommene und günstige Voraussetzung zur Lebertransplantation dar.

> ▸ Autoimmunhepatitis mit Zirrhose
> ▸ virale Hepatitiden mit konsekutiver Leberzirrhose
> ▸ alkoholtoxisch bedingte Leberzirrhose

11.2.5 Budd-Chiari-Syndrom

Das Budd-Chiari-Syndrom ist eine weitere Indikation zur Lebertransplantation, von der vorwiegend Frauen, welche die Pille zur Verhütung einnehmen und rauchen, betroffen sind. Es werden immer wieder Fälle mit akut verlaufendem Budd-Chiari-Syndrom beobachtet, die eine relativ rasche Indikationsstellung erzwingen. Es sollte beim Budd-Chiari-Syndrom stets der ernsthafte Versuch unternommen werden, außer der Anamnese einer oralen Kontrazeption bei Raucherinnen auch nach anderen möglichen Ursachen mit möglichen weit reichenden Folgen für die Behandlung zu fahnden. Hierbei ist insbesondere an Gerinnungsdefekte und hämatologische Erkrankungen (z. B. Thrombozytose) zu denken, die einen maßgeblichen Einfluss auf den Verlauf und die optimale Behandlung nach Transplantation haben können.

> ▸ Budd-Chiari-Syndrom

11.2.6 Malignome der Leber

Während fortgeschrittene Lebertumoren, wie das hepatozelluläre Karzinom (HCC), der Klatskin-Tumor und das cholangiozelluläre Karzinom, in der Anfangsära der Lebertransplantation vor allem aufgrund der Aussichtslosigkeit anderer Therapiealternativen mit einer Lebertransplantation mit drastisch schlechten Ergebnissen behandelt wurden, beschränkt man sich heute auf die Transplantation bei Patienten mit relativ kleinen und onkologisch günstigeren hepatozellulären Karzinomen. Hierbei sollten die Tumoren kleiner als 3 cm bei weniger als drei Herden in der Leber oder bei solitären HCCs kleiner als 5 cm sein. Weiterhin wird gefordert, dass in der Bildgebung Gefäßeinbrüche des Tumors ebenso wie extrahepatische Manifestationen ausgeschlossen sind.

Bei dieser strengen Indikationsstellung mit Erfüllung der so genannten Mailand-Kriterien (Tab. 11.4) ist die Lebertransplantation häufig eine ernsthafte Alternative zur Leberresektion, mit hervorragenden langfristigen Ergebnissen. Insbesondere bei begleitender Leberzirrhose, wahrscheinlich aber auch schon bei begleitender Leber-

> ▸ relativ kleine und onkologisch günstige hepatozellulären Karzinome

> Strenge Indikationsstellung mit Erfüllung der so genannten Mailand-Kriterien

Tab. 11.4: Die so genannten Mailand-Kriterien, die für die Indikationsstellung zur Lebertransplantation beim hepatozellulären Karzinom (HCC) erfüllt sein sollten

HCC-Knoten	Größe	Gefäßeinbrüche des Tumors	extrahepatische Manifestationen
solitär	< 5 cm	nein	nein
multifokal (max. 3 Tumoren)	alle < 3 cm	nein	nein

Hepatozelluläres Karzinom (HCC) unter bestimmten Voraussetzungen etablierte Indikation zur Lebertransplantation

Cholangiozelluläres Karzinom, Klatskin-Tumor: schlechte Erfahrungen bei Lebertransplantation

fibrose oder chronischer viraler Hepatitis, hat die Lebertransplantation die entscheidenden onkologischen Vorteile einer kompletten Beseitigung des veränderten Lebergewebes mit erhöhtem Karzinomrisiko und der in der Regel radikaleren Tumorresektion durch die totale Hepatektomie der patienteneigenen Leber.

Viele Transplantationszentren konnten beim HCC mit der oben genannten strengen Indikationsstellung hervorragende langfristige Ergebnisse berichten, so dass einige Zentren im Rahmen von Studien dazu übergegangen sind, die Indikationskriterien teilweise innerhalb multimodaler Behandlungsschemata wieder zu lockern. Während das HCC heute unter bestimmten Voraussetzungen eine etablierte Indikation zur Lebertransplantation darstellt, ist man sich weitgehend einig, dass beim cholangiozellulären Karzinom und beim Klatskin-Tumor eine Lebertransplantation aufgrund der bisher gemachten schlechten Erfahrungen nicht durchgeführt werden sollte. Inwieweit durch das Vorhandensein eines geeigneten verwandten Leberlebendspenders die Indikation bei malignen Lebertumoren ausgeweitet werden sollte, ist Gegenstand einer aktuellen Kontroverse, die in den Abschnitten 11.4.3 und 11.7 aufgrund der aktuellen Relevanz weiter ausgeführt wird. Die Rolle der Transplantation bei anderen Tumorerkrankungen, wie dem Hämangioendotheliom und hepatisch metastasierten neuroendokrinen Tumoren, ist derzeit noch nicht standardisiert festgelegt.

11.2.7 Akutes und fulminantes Leberversagen

Akutes und fulminantes Leberversagen
▶ Abklärung der Ursache

Beim akuten und beim fulminanten Leberversagen gleich welcher Ätiologie sollte unbedingt rasch Kontakt mit einem Transplantationszentrum aufgenommen werden. Neben der Abklärung der Ursache des Leberversagens – akute Hepatitis B, Hepatitis B und D oder besonders selten Hepatitis A oder Hepatitis C, Paracetamol-Intoxikation, Knollenblätterpilzvergiftung, Ecstasy-Drogenmissbrauch, akut dekompensierter M. Wilson, Halothan-Intoxikation usw. – ist die Feststellung der Schwere des Leberversagens und der Aussichten auf eine spontane Restitutio ad integrum erforderlich. Letzteres ist häufig nur sehr schwierig möglich. Als Anhaltspunkte

▶ Abklärung der Schwere der Erkrankung über King's College- und/ oder Clichy-Kriterien

können in der Kommunikation mit dem Transplantationszentrum die King's College- und/oder die Clichy-Kriterien (Tab. 11.5) heran-

Tab. 11.5: King's College- und Clichy-Kriterien für die klinische Einschätzung des akuten bzw. des fulminanten Leberversagens mit Einfluss auf die Indikation zur Lebertransplantation. Sind die Kriterien erfüllt, so muss rasch an eine Notfalltransplantation gedacht und diese mit dem zuständigen Transplantationszentrum abgeklärt und ggf. dort veranlasst werden

King's College-Kriterien
- Paracetamolintoxikation
  - pH < 7,3 oder
  - PTT > 6,5 (INR) und
  - Serumkreatinin > 3,4 mg/dl
- keine Paracetamolintoxikation
  - PTT > 6,5 (INR) oder
  - drei von fünf der folgenden Kriterien sind erfüllt:
    - Alter < 10 oder > 40 Jahre
    - Ätiologie: Non-A-non-B-Hepatitis, idiosynkratische Medikamentenreaktion
    - Dauer der Gelbsucht vor Beginn der Enzephalopathie >7 d
    - PTT > 3,5 (INR)
    - Serumbilirubin > 17,6 mg/dl

Clichy-Kriterien
hepatische Enzephalopathie und
- Faktor V < 20 % bei Patienten unter 30 Jahren
- Faktor V < 30 % bei Patienten ab 30 Jahren

gezogen werden. Im Zweifelsfalle sollte grundsätzlich nicht zu lange mit der Indikationsstellung zur notfallmäßigen „high urgency"-Transplantation gewartet werden, da dies insbesondere durch die drohende zerebrale Einklemmung tödliche Folgen für die Betroffenen haben kann. In diesen „high urgency"-Fällen wird den Betroffenen bevorzugt ein Lebertransplantat durch Eurotransplant zugeteilt. Eine Meldung bei Eurotransplant ist jedoch ausschließlich durch das Transplantationszentrum möglich. Beim akuten und beim fulminanten Leberversagen ist bei rechtzeitiger Indikationsstellung die Prognose nach Lebertransplantation in der Regel günstig.

> ▶ im Zweifelsfall Indikationsstellung zur notfallmäßigen „high urgency"-Transplantation

11.2.8 Dominolebertransplantation

Bei seltenen genetischen Stoffwechselerkrankungen kann vor dem Hintergrund des ubiquitären Spenderorganmangels bei noch relativ guter Leberfunktion eine Dominolebertransplantation in ausgewählten Einzelfällen erwogen werden. Eine Dominotransplantation bringt zwei Patienten in eine relativ bessere klinische Ausgangslage, indem der Patient mit der genetischen Stoffwechselerkrankung und der noch guten Leberfunktion zur Beseitigung der langfristigen Folgen seiner Erkrankung ein Lebertransplantat von einem hirntoten oder lebenden Spender erhält. Ein zweiter Patient, z. B. mit einem relativ fortgeschrittenen HCC und kurzer Lebenserwartung bei langer Wartezeit auf ein Organ − z. B. bei seltener Blutgruppe −, be-

> Dominolebertransplantation bei seltenen genetischen Stoffwechselerkrankungen und noch relativ guter Leberfunktion

kommt die explantierte Leber des ersten Patienten. Die Indikation zur Dominolebertransplantation ist sorgfältig abzuwägen und erfordert spezielle Erfahrungen mit dieser Art des Eingriffes.

11.3 Evaluation und Vorbereitung zur Lebertransplantation

Klinische Evaluation des Patienten im zuständigen Transplantationszentrum

Nachdem zunächst durch eine meist ambulante Vorstellung des Patienten im zuständigen Transplantationszentrum festgestellt wurde, dass eine Indikation zur Lebertransplantation grundsätzlich in Frage kommt, folgt die klinische Evaluation des Patienten, meist unter stationären Bedingungen. Hierbei müssen insbesondere klare Kontraindikationen zur Lebertransplantation ausgeschlossen und Befunde mit Relevanz für die technische Durchführung der Transplantation erhoben werden. Weiterhin müssen im Rahmen der klinischen Evaluation der Indikationszeitpunkt ebenso wie relevante weitere Erkrankungen mit maßgeblichem Einfluss auf das Operationsrisiko kritisch überprüft werden. Gegebenenfalls muss in diesem Stadium auch eine Optimierung der konservativen Behandlung des Grundleidens oder von relevanten Begleiterkrankungen erfolgen oder eingeleitet werden, um das Risiko während der Wartezeit auf ein passendes Spenderorgan und das Operationsrisiko so weit wie möglich zu reduzieren.

Absolute Kontraindikationen

Absolute Kontraindikationen für eine Lebertransplantation sind:

- schwere Infektionen, Pneumonie, Sepsis, Multiorganversagen
- extrahepatische Malignome
- fortgeschrittene kardiopulmonale Erkrankungen (in seltenen Fällen ggf. kombinierte Herz- und Lebertransplantation bzw. kombinierte Herz-Lungen-Lebertransplantation erwägen)
- HIV und AIDS (teilweise in der HAART-Ära umstritten)
- manifeste Alkoholkrankheit
- Non-Compliance des Patienten
- Alter des Patienten über 65 Jahre (umstritten, gilt bei uns als relative Kontraindikation).

Während Wartezeit immer enge Rücksprache und Zusammenarbeit mit Transplantationszentrum

Im Zweifel sollte auch während des weiteren Verlaufes bei klinischen Änderungen grundsätzlich immer eine enge Rücksprache und Zusammenarbeit mit dem zuständigen Transplantationszentrum erfolgen. Dies gilt insbesondere auch für die Wartezeit zwischen der klinischen Evaluation zur Lebertransplantation und der Transplantation, da typischerweise mit dem Auftreten von Kontraindikationen im Verlauf oder mit Zustandsverschlechterungen des Patienten während dieser Zeit zu rechnen ist. In letzterem Falle kann eine Höherstufung der Dringlichkeitsstufe des Wartelistenpatienten bei Eurotransplant durch das Transplantationszentrum sinnvoll und notwendig sein, um die Überlebenswahrscheinlichkeit mit einer erfolgreichen Transplantation zu verbessern.

Im Rahmen der klinischen Evaluation werden in unserem Vorgehen in enger Zusammenarbeit mit unseren hepatologischen Kollegen neben einer Überprüfung der Diagnose der Grunderkrankung der Leber eine CT-Untersuchung des Abdomens, eine Abdomensonographie mit Duplexsonographie, ggf. eine MRT-Untersuchung der Leber bei speziellen Fragestellungen (ggf. mit MRCP und MR-Angiographie), ein Röntgenthorax, ggf. eine CT-Thoraxuntersuchung, eine Knochenszintigraphie sowie eine umfangreiche kardiologische Diagnostik und eine Überprüfung der Lungenfunktion durchgeführt. In der modernen CT-Bildgebung kann eine kontrastverstärkte CT-Untersuchung in der arteriellen und der portalvenösen Kontrastmittelphase so durchgeführt werden, dass über den Datensatz eine detaillierte 3D-Darstellung der arteriellen und portalvenösen Versorgung der Leber generiert werden kann. Dieses Vorgehen hat sich für die Planung der operativ-technischen Durchführbarkeit der Lebertransplantation als hilfreich erwiesen.

In den allermeisten Fällen hat sich dadurch eine angiographische Darstellung der arteriellen und der mesenterikoportalen Strombahn im Rahmen der Evaluation erübrigt. Zum Gelingen der Transplantation muss möglichst schon vor dem Eingriff bekannt sein, ob die arterielle Anastomose des Transplantates direkt auf die Aorta erfolgen muss, z. B. bei Stenose des Truncus coeliacus, oder ob ein portalvenöser Anschluss des Transplantates bei einer in diesem Krankengut relativ häufigen Pfortaderthrombose, die bis in das mesenterikoportale Stromgebiet reichen kann, gefunden werden kann. Operativtechnisch begründete Kontraindikationen zur Lebertransplantation sind mittlerweile aufgrund der vorliegenden umfangreichen chirurgischen Erfahrungen eine Rarität geworden. Bei Auftreten eines klinischen Verdachtes auf ein extrahepatisches Tumorleiden wird diesem konsequent diagnostisch nachgegangen.

Aufgrund der erforderlichen Immunsuppression nach Lebertransplantation ist eine systematische Suche nach infektiösen, klinisch zunächst häufig inapparenten Foci sinnvoll, so dass diese frühzeitig vor der Transplantation eliminiert werden können. Hierbei sollte insbesondere der Zahnstatus und der Nasennebenhöhlenbereich Beachtung finden und ggf. saniert werden.

Chronisch entzündliche Darmerkrankungen (Colitis ulcerosa, M. Crohn) stellen keine prinzipiellen Kontraindikationen zur Lebertransplantation (z. B. bei PBC oder PSC) dar, da sich die Symptomatik häufig nach erfolgreicher Transplantation durch die erforderliche Immunsuppression bessert. Beim M. Crohn sollten jedoch Abszesse zum Zeitpunkt der Transplantation nicht vorliegen. Bei langjährigen Verläufen muss insbesondere bei der Colitis ulcerosa an das erhöhte Risiko für kolorektale Karzinome gedacht werden und in Einzelfällen ggf. vor oder nach der Transplantation je nach Verlauf zusätzlich eine Proktokolektomie durchgeführt werden.

Nach erfolgreichem Abschluss der klinischen Evaluation, Aufnahme des Patienten auf die Warteliste und Meldung bei Eurotransplant folgt die Wartezeit auf ein passendes, durch Eurotransplant

Untersuchungen im Rahmen der klinischen Evaluation zur Lebertransplantation

Systematische Suche nach infektiösen Foci
▸ Zahnstatus
▸ Nasennebenhöhlenbereich

Chronisch entzündliche Darmerkrankungen keine prinzipiellen Kontraindikationen

Während Wartezeit
sichere Erreich- und
Verfügbarkeit des
Patienten auch
kurzfristig nötig

Unmittelbare Operations-
vorbereitungen vor
Lebertransplantation

Organentnahme beim
hirntoten Spender mög-
lichst ausschließlich von
erfahrenen Chirurgen

Durchführung der
Entnahmeoperation

vermitteltes Organangebot. Während dieser Zeit muss eine sichere Erreich- und Verfügbarkeit des Patienten auch kurzfristig ermöglicht werden. Sobald ein passendes Organangebot vorliegt, muss sich der Empfänger zügig in das zuständige Transplantationszentrum begeben, um dort abschließend auf die Operation vorbereitet zu werden. Eine umfangreiche Aufklärung des Patienten, einschließlich einer Operationsaufklärung, wurde bereits im Vorfeld bei Aufnahme auf die Warteliste durchgeführt. Diese Aufklärung wird aus forensischen Gründen kurz vor der Transplantation im Rahmen der Vorbereitung wiederholt. Es wird im Rahmen der unmittelbaren Operationsvorbereitung eine größere Menge Blut zur Bestimmung der relevanten Laborparameter einschließlich Kreuzblut zur Bereitstellung von Erythrozytenkonzentraten entnommen, ein aktuelles Röntgenthoraxbild zum Ausschluss eines neu aufgetretenen Infiltrates oder Ergusses angefertigt und systematisch nach ggf. zwischenzeitlich aufgetretenen Kontraindikationen zur Durchführung der Transplantation gesucht. Eine aufwendige Schnittbildgebung wird hierbei jedoch in der Regel nicht wiederholt. Ab Benachrichtigung des Patienten über ein verfügbares geeignetes Spenderorgan sollte dieser aufgrund der anstehenden Operation nüchtern bleiben und auch auf das Rauchen verzichten.

11.4 Operativ-technische Aspekte der Lebertransplantation

11.4.1 Organentnahmeoperation beim hirntoten Spender

Die Organentnahme beim hirntoten Spender sollte im Abdomen ausschließlich von erfahrenen Chirurgen durchgeführt werden. Insbesondere eine fundierte Kenntnis der anatomischen Varianten der arteriellen Leberversorgung ist für eine kompetente Leberentnahme zur Transplantation unerlässlich. Häufig wird die Leberentnahme im Zusammenhang mit einer Multiorganentnahme durchgeführt. Diese wird in Deutschland von der Deutschen Stiftung Organtransplantation (DSO) organisiert.

Die Entnahmeoperation wird beim herzschlagenden, hirntoten Spender so durchgeführt, dass sich die Perfusion der zu entnehmenden abdominellen Organe (Leber, Pankreas und beide Nieren) auf das Abdomen beschränkt. Hierzu wird vor Beginn der Perfusion die Aorta unmittelbar am Durchtritt durch das Zwerchfell abgeklemmt. Zuvor erfolgt die Kanülierung der A. iliaca com. mit der Perfusionskanüle und der Verschluss der von der Kanüle distal gelegenen arteriellen Strombahn auf der ipsi- und der kontralateralen Seite mittels Ligatur. Unmittelbar vor Beginn der Perfusion wird die V. cava infrarenal eröffnet, so dass das Blut aus dem Abdominalbereich ebenso wie die Perfusionsflüssigkeit abfließen kann. Die Perfusion mit Organperfusionslösung − HTK- oder UW-Lösung − erfolgt bei ca. 4 °C ausschließlich mit hydrostatischem Druck. Mit Beginn der Perfusion beginnt die kalte Ischämiezeit des Transplantates, die je nach Qualität des Spenderorgans nicht mehr als 14 h betragen sollte. Die kalte Ischämiezeit endet mit dem Zeitpunkt der arteriellen und portalvenösen Reperfusion des Transplantates im Rahmen der Transplantation.

Besonders wichtig für die Leberentnahme ist eine kompetente Beurteilung des Spenderorgans bezüglich seiner Eignung zur Transplantation. Ein fortgeschrittener zirrhotischer Umbau der Leber ist leicht zur erkennen, das richtige Einschätzen der Eignung einer grenzwertig verfetteten Leber oder einer Leberfibrose erfordert dagegen eine umfangreiche klinische Erfahrung mit der Leberentnahme und der Lebertransplantation. Aufgrund des ubiquitären Spenderorganmangels und des deshalb drohenden Todes der Empfänger auf der Warteliste werden zunehmend auch grenzwertige Organe mit so genannten erweiterten Spenderkriterien zur Transplantation akzeptiert. Mehrere Transplantationszentren konnten, wie auch wir in unserem Krankengut, feststellen, dass auch mit diesen Lebern gute Ergebnisse nach Transplantation erzielt werden können. Spenderlebern mit erweiterten Spenderkriterien sollten nach Möglichkeit mit einer besonders kurzen kalten Ischämiezeit transplantiert werden. Für die nachfolgend dargestellte Splitlebertransplantation eignen sich grundsätzlich nur hervorragende Spenderorgane.

11.4.2 Splitlebertransplantation

Der Split einer Spenderleber von einem hirntoten Spender, der entweder bei der Spenderoperation in situ oder anschließend ex situ durchgeführt werden kann, ermöglicht die Verwendung einer Spenderleber für einen kindlichen und einen erwachsen zweiten Empfänger. Hierbei wird die Spenderleber anatomisch in einen linkslateralen Split (Lebersegmente II und III nach Couinaud) für den kindlichen Empfänger und einen erweiterten rechten Split (alle restlichen Lebersegmente) für den erwachsenen Empfänger aufgeteilt.

11.4.3 Lebendspende zur Lebertransplantation

Die Leberlebendspende von einem Angehörigen kann entweder für einen kindlichen oder einen erwachsenen Empfänger durchgeführt werden. Für kindliche Empfänger wird in der Regel der linkslaterale Leberlappen (Lebersegmente II und III nach Couinaud) beim gesunden verwandten Spender des erkrankten Kindes entnommen. Für einen erwachsenen Empfänger kann bei der Operation entweder der rechte Leberlappen (Segmente V bis VIII mit oder ohne Segment I) oder der linke Leberlappen (Segmente II bis IV) beim gesunden verwandten Spender entnommen werden.

Aus chirurgischer Sicht muss in diesem Zusammenhang auf das höhere Risiko eines lebenden Spenders im Rahmen der Entnahmeoperation für einen erwachsenen Empfänger im Vergleich zur Entnahmeoperation für einen kindlichen Empfänger hingewiesen werden, weil bei der Entfernung des rechten oder linken Leberlappens

---

Wichtig für Leberentnahme: kompetente Beurteilung des Spenderorgans bezüglich seiner Eignung zur Transplantation

Erweiterte Kriterien:
▸ grenzwertig verfettete Leber
▸ Leberfibrose

Split der Spenderleber ermöglicht Verwendung einer Spenderleber für einen kindlichen und einen erwachsen zweiten Empfänger.

Leberlebendspende von einem Angehörigen kann für kindlichen oder erwachsenen Empfänger durchgeführt werden.

Höheres Risiko eines lebenden Spenders bei Entnahmeoperation für einen erwachsenen Empfänger

▶ evtl. Spätfolgen durch
Manipulationen nahe
der zentralen Gallen-
gangstrukturen

▶ Restrisiko einer post-
operativen Leber-
insuffizienz wegen der
Entnahme von bis zu
60 % der Lebermasse

Sorgfältige Auswahl des
Lebendspenders
essenziell
▶ psychologische
Aspekte

▶ medizinische Aspekte

Evaluation des
Spenders:
▶ ausführliche
Anamnese
▶ umfangreiche Labor-
untersuchungen
▶ Abklärung kardialer,
vaskulärer und pulmo-
naler Erkrankungen

operative Manipulationen in unmittelbarer Nähe der zentralen Gal-
lengangstrukturen durchgeführt werden müssen, die langfristig zu
Komplikationen des Galleabflusses beim Spender führen können.
Außerdem ist bei der Lebendspenderoperation für einen erwachsenen Empfänger die Entnahme von einer erheblich größeren gesunden
Lebermasse erforderlich, die bis zu 60 % der Lebermasse des Spenders betragen kann. Hierdurch besteht auch bei einem gesunden
Spender ein Restrisiko einer postoperativen, zumindest temporären
Leberinsuffizienz, insbesondere wenn eine geringgradige Leberverfettung beim Spender im Rahmen der Evaluation übersehen oder falsch
eingeschätzt wurde. Grundsätzlich besteht bei der Leberlebendspende in jedem Einzelfall eine neue ethische Herausforderung für
die Medizin, da ein erheblicher operativer Eingriff bei einem idealerweise vollkommen Gesunden durchgeführt werden soll, der nicht unmittelbar selbst von diesem Eingriff profitiert, der aber das Risiko
des Eingriffes persönlich voll und ganz zu tragen hat. Hierbei handelt
es sich um eine völlig neue Dimension ärztlichen Handelns an Gesunden, die keine Beispiele aus der Medizingeschichte kennt.

Nach unserer Erfahrung kommt es bei der Leberlebendspende essenziell darauf an, dass der Spender möglichst sorgfältig ausgewählt
wird. Hierbei sind neben medizinischen Aspekten auch psychologische Aspekte der Beziehung zwischen dem Spender und dem Empfänger zu berücksichtigen. Es muss möglichst sicher ausgeschlossen
werden, dass der Spender von seinen Verwandten unter Druck gesetzt wird, einen Teil seiner Leber zu spenden. Die Leberlebendspende kann nur als altruistischer Akt des Spenders auf vollkommen
freiwilliger Basis akzeptiert werden. Letztlich muss die Lebendspende
als Akt der Liebe angesehen werden. Darüber hinaus müssen medizinische Ansprüche an den Spender von diesem erfüllt werden können.
So sind alle zusätzlichen Risikofaktoren für den Spender, z. B. kardiovaskuläre Vorerkrankungen oder pulmonale Risikofaktoren,
möglichst vollständig auszuschließen. Außerdem muss die Leberana-
tomie des potenziellen Spenders für die geplante Lebertransplantation geeignet sein. Die Untersuchung des Leberspenders mittels Spi-
ral-CT und anschließender 3D-Rekonstruktion des digitalen Daten-
satzes zur Darstellung des dreidimensionalen Verlaufes der Leberar-
terien, der Pfortaderäste und der Gallengänge mit Berechnung des
zu erwartenden Lebervolumens des Transplantates und der Restleber
des Spenders sind hierbei aus unserer Sicht unabdingbare Voraussetzungen bei der Evaluation eines potenziellen Leberlebendspenders.

Eine ausführliche Anamnese, umfangreiche Laboruntersuchungen
zur Abklärung von möglicherweise noch unerkannten Lebererkrankungen – z. B. seltene Speicherkrankheiten in frühen Stadien, begin-
nende Leberfibrose, Hepatitis A, B, C, D, Autoimmunhepatitis –
sowie die Abklärung kardialer, vaskulärer und pulmonaler Erkrankungen sind im Evaluationsprozess des Spenders erforderlich. Insbesondere eine möglicherweise bereits bestehende Leberverfettung, die
in unseren Breitengraden leider sehr häufig vorkommt, kann hierbei
nur schwer präoperativ exakt beurteilt und quantifiziert werden.

Eine Leberverfettung erhöht die Risiken für Spender und Empfänger. Aus diesem Grunde ist eine gründliche Anamnese beim Spender auch bezüglich der Trink- und Essgewohnheiten unerlässlich. In unserem Vorgehen werden alle potenziellen Lebendspender einer gründlichen psychosomatischen Evaluation vor der Spende unterzogen, die auch Aspekte der Freiwilligkeit der Spende und die Beziehung des Spenders zum Empfänger sowie die Erwartungen des Spenders von der Spende und mögliche postoperative Organverlusttrauer thematisiert und in die Evaluation der Eignung des Spenders mit einschließt. Aus unserer Sicht ist eine möglichst umfangreiche Erfahrung mit der Leberlebendspende im durchführenden Transplantationszentrum für den Erfolg und den möglichst komplikationslosen Verlauf für die Spender und Empfänger sehr wichtig. Das abschließende Wort über die Zulässigkeit der Leberlebendspende hat in jedem Einzelfall nach Vorlage aller Daten und Bildung eines eigenen Urteils die entsprechende Ethikkommission der zuständigen Ärztekammer.

Leberverfettung erhöht Risiken für Spender und Empfänger.

Gründliche psychosomatische Evaluation der Lebendspender wichtig

11.4.4 Empfängeroperation

Die Empfängeroperation beim Erwachsenen ist im Vergleich zu anderen Eingriffen eine weitestgehend standardisierte Operation. Nach der Empfängerhepatektomie mit Durchtrennung der supra- und infrahepatischen V. cava – die retrohepatische V. cava wird mit der empfängereigenen Leber entfernt – folgt die orthotope Implantation, wobei die supra- und die infrahepatische V. cava und die Pfortader des Spenders end-zu-end in fortlaufender Gefäßnahttechnik anastomosiert werden. In den meisten Fällen wird die spenderseitige A. hepatica propria in Branch-Patch-Technik mit Bildung eines Branch-Patches am spenderseitigen Abgang der A. gastroduodenalis und analog am empfängerseitigen Abgang der A. gastroduodenalis von der A. hepatica communis in fortlaufender Nahttechnik anastomosiert. Als Alternative kommt u. a. je nach anatomischen Voraussetzungen eine Anastomose des spenderseitigen Truncus coeliacus mit oder ohne Interponat auf die Aorta des Empfängers in Frage. Es folgt die Reperfusion der Spenderleber, wobei darauf zu achten ist, dass die Konservierungslösung über die untere Anastomose der V. cava (infrahepatische V. cava) über einen einliegenden Katheter abgelassen wird, um einen Herzstillstand durch die meist sehr kaliumhaltige Konservierungslösung zu vermeiden. Erst danach wird langsam schrittweise in enger Koordination mit dem Anästhesisten unter Kreislaufüberwachung die Klemme an der suprahepatischen V. cava freigegeben. Es folgt dann die End-zu-end-Anastomose des spenderseitigen Gallengangs auf den Empfängergallengang, außer bei Patienten mit PBC oder PSC. In diesen Fällen erfolgt die Gallengangdrainage aufgrund der Grunderkrankung über eine Hepatikojejunostomie. Beim Kleinkind muss die Transplantation des linkslateralen Spenderleberlappens (Segmente II und III) in der so genannten Piggy-Back-Technik erfolgen. In unserem Vorgehen wird bei dieser

Durchführung der Implantationsoperation

Zunehmende Erfahrung
mit der Lebertransplan-
tation als Routineeingriff
führt zu kürzeren
OP-Zeiten und besseren
Ergebnissen.

Vermeidung von
Komplikationen durch
perioperatives
Management

Wichtig:
Intensivmedizin mit
modernen Monitoring-
verfahren

Regelmäßige, zunächst
tägliche Ultraschalluntersuchung mit Doppler-
sonographie der Leber-
gefäße, um schnelles
Eingreifen bei Komplika-
tionen zu ermöglichen

Mögliche Komplikationen

Technik die linke spenderseitige Lebervene end-zu-seit auf die V. cava nach Hepatektomie der empfängerseitigen Leber unter Erhalt der retrohepatischen V. cava anastomosiert.

Insgesamt führt die zunehmende Erfahrung mit der Lebertransplantation als Routineeingriff zu immer kürzeren OP-Zeiten und immer besseren Ergebnissen.

11.5 Spezielle Aspekte des perioperativen Managements

Das endgültige Ziel des perioperativen Managements ist die möglichst vollständige und rasche Wiedereingliederung des Patienten in ein produktives und weitgehend normales Leben nach der Transplantation.

11.5.1 Intensivmedizin

Das perioperative Management soll in erster Linie Komplikationen vermeiden, diese gegebenenfalls rechtzeitig erkennen und sie so frühzeitig wie möglich behandeln. In diesem Zusammenhang kommt der Intensivmedizin mit den modernen Monitoringverfahren eine wichtige Rolle in der Frühphase nach Lebertransplantation zu. Hierbei sollte im Rahmen des Volumenmanagements auf einen ZVD von unter 10 cm H_2O geachtet werden, um eine Lebervenenstauung, die sich ungünstig auf die Erholung der Transplantatleber vom Ischämie/Reperfusionsschaden auswirkt, möglichst zu vermeiden. Eine frühzeitige enterale Ernährung und Mobilisation dienen zusammen mit intensivem Atemtraining und einer möglichst frühzeitigen Extubation des Patienten zur Prophylaxe der weitgehend vermeidbaren Komplikationen Thrombose, Lungenembolie und Pneumonie.

Die regelmäßige, zunächst tägliche Ultraschalluntersuchung des Patienten mit Dopplersonographie der Lebergefäße durch den Chirurgen selbst direkt am Intensivbett hat sich in unserem Vorgehen im frühen postoperativen Verlauf besonders bewährt, weil hierdurch Gefäßkomplikationen, wie z. B. eine Leberarterienthrombose oder ein Verschluss der Pfortader, venöse Abflusshindernisse oder ein Milzinfarkt, ebenso frühzeitig erkannt werden können wie ein Pleuraerguss oder ein intrahepatisches Hämatom und freie Flüssigkeit, z. B. bei Nachblutung. Hierdurch hat der Chirurg selbst jederzeit die Möglichkeit, schnell festzustellen, ob eine operative Intervention bei Komplikationen angezeigt ist. Dies ist vor allem bei Gefäßverschlüssen, z. B. Leberarterienthrombose, und Nachblutungen relevant, da hier der Faktor Zeit für die Prognose der Behandlung dieser Komplikationen eine wichtige Rolle spielt. Ferner ist die Sonographie hilfreich bei V.a. eine akute Abstoßung, da sie jederzeit eine transkutane ultraschallgesteuerte Leberbiopsie zur Verifizierung der Diagnose ermöglicht. Hierdurch können unnötige Verzögerungen der Therapie einer akuten Abstoßung vermieden werden.

Intensivmedizinische Herausforderungen können auf die behandelnden Ärzte bei initialer Nichtfunktion des Transplantates (INF),

Nachblutung, Gefäßverschlüssen und diffuser Blutung bei Hyperfibrinolyse, die nicht chirurgisch angehbar ist, zukommen.

Im Rahmen der perioperativen Betreuung muss mindestens einmal täglich eine gründliche körperliche Untersuchung des Patienten durchgeführt werden. Hierbei sollte immer auch auf die Sekrete, die über im Abdomen einliegende Drainagen austreten, geachtet werden. Die Untersuchung der Drainageflüssigkeit auf Bilirubin kann ein Galleleck nachweisen – der gemessene Wert in der Drainageflüssigkeit muss dann erheblich über dem Wert im Serum liegen –, das unter Umständen eine operative Revision erforderlich macht.

Täglich gründliche körperliche Untersuchung

Nachweis eines Gallelecks über Bilirubin in Drainageflüssigkeit

Bei initialer Nichtfunktion des Transplantates, die häufiger bei langen kalten und/oder warmen Ischämiezeiten sowie bei erweiterten Spenderkriterien zu erwarten ist und immer bei Entwicklung des Vollbildes des Small-for-Size-Syndroms auftritt, muss rechtzeitig die Indikation zur notfallmäßigen Retransplantation gestellt werden.

Notfallmäßige Retransplantation bei initialer Nichtfunktion des Transplantats

Intensivmedizinische Herausforderungen können auch vor Transplantation bei Patienten mit fulminantem Leberversagen, Ösophagusvarizenblutung und hepatorenalem Syndrom mit Leberdekompensation und Nierenversagen auftreten. In diesen Situationen ist eine spezielle intensivmedizinische Erfahrung von Vorteil. Beim fortgeschrittenen akuten oder fulminanten Leberversagen ist bei drohender zerebraler Einklemmung unbedingt auf den Hirndruck zu achten und dieser ggf. zu senken – Oberkörperhochlagerung, evtl. Kühlung des Patienten, ggf. Mannitolgabe. Die Platzierung einer Hirndrucksonde sollte erwogen werden. Eine Substitutionstherapie mit Gabe von Frischplasma und Gerinnungsfaktoren und ggf. die Transfusion von Thrombozyten und Erythrozytenkonzentraten wird insbesondere bei Blutungen, z. B. Ösophagusvarizenblutung, und beim akuten oder fulminanten Leberversagen in der Regel erforderlich sein. Beim hepatorenalen Syndrom mit Nierenversagen sollte eine effektive Nierenersatztherapie durchgeführt werden. Die Beherrschung einer Ösophagusvarizenblutung erfordert normalerweise eine Kombination aus Optimierung der Gerinnungsverhältnisse, einer temporären Platzierung einer Sengstakensonde und einer notfallmäßigen, effektiven endoskopischen Intervention zur Blutstillung und Rezidivprophylaxe. Ein transjugulärer intrahepatischer portosystemischer Shunt (TIPS), der bei uns von interventionell tätigen Radiologen platziert wird, spielt im Rahmen der Therapie dieser Patienten im Verlauf und in einzelnen Fällen auch im Notfall zur Senkung des Pfortaderhochdrucks eine große Rolle. In seltenen Fällen muss bei anders nicht beherrschbarer Ösophagusvarizenblutung eine Sperroperation in Kombination mit einem notfallmäßig operativ angelegten portokavalen Shunt, z. B. Warrenshunt, erwogen werden. Bei drastischen Zustandsverschlechterungen wird eine erfolgreich durchführbare Transplantation immer unwahrscheinlicher, obwohl sie die einzige langfristig Erfolg versprechende Therapieoption bleibt. Eine Therapiebegrenzung ist bei Vorliegen einer klaren Kontraindikation gegen eine Lebertransplantation (siehe oben) in diesen Fällen grundsätzlich zu erwägen.

Intensivmedizinische Komplikationen können vor Transplantation bei Patienten mit fulminantem Leberversagen, Ösophagusvarizenblutung und hepatorenalem Syndrom mit Leberdekompensation und Nierenversagen auftreten.

Therapiebegrenzung bei Vorliegen einer klaren Kontraindikation gegen eine Lebertransplantation ist in diesen Fällen zu erwägen.

Eingehende mikro-
biologische Diagnostik
bei jedem Verdacht
auf eine Infektion

Bei jedem Verdacht auf eine Infektion muss sofort eine eingehende mikrobiologische Diagnostik durchgeführt werden. Insbesondere ist auf mögliche Katheterinfektionen − ggf. großzügige Indikation zum Katheterwechsel stellen −, Pneumonien − auch atypische Legionellenpneumonie − und Pilzinfektionen − insbesondere durch Aspergillus oder Candida − zu achten. Ein Keimnachweis ggf. auch mittels Blutkultur, bronchoalveolärer Lavage (BAL), Wundabstrichen und Untersuchung der Sekrete aus den Drainagen mit Erstellung eines Antibiogramms ist auf jeden Fall anzustreben. Eine akute Cholangitis nach Lebertransplantation sollte konsequent therapiert werden und auch in der Frühphase nach Lebertransplantation an eine evtl. zu kurze Roux-Y-Schlinge bei Gallengangsdrainage über eine Hepatikojejunostomie denken lassen.

11.5.2 CMV-Prophylaxe

Sofortige Durchführung
einer CMV-Infektions-
prophylaxe nach Leber-
transplantation bei
Vorliegen einer CMV-
Risikokonstellation oder
manifester CMV-Infektion
nach Transplantation

Das Vorliegen einer CMV-Risikokonstellation, d. h. ein CMV-IgG-Nachweis beim Spender, aber nicht beim Empfänger, führt in unserem Vorgehen zur sofortigen Durchführung einer CMV-Infektionsprophylaxe nach Lebertransplantation mit Ganciclovir (Cymeven®), welches dosisadaptiert an die Nierenfunktion, am besten an der Kreatitin-Clearance orientiert, gegeben werden sollte. Eine manifeste CMV-Infektion nach Transplantation mit Nachweis des CMV-pp65-Antigens muss auf jeden Fall antiviral behandelt werden.

11.5.3 Immunsuppression

Einleitung der Immun-
suppression unmittelbar
postoperativ

Die Immunsuppression des Patienten wird unmittelbar postoperativ eingeleitet. Hierbei kommt in erster Linie zunächst eine Calcineurin-Inhibitor-basierte Behandlung in Frage, z. B. Cyclosporin A oder Tacrolimus. Zur Induktion erhalten unsere Patienten intraoperativ und am vierten postoperativen Tag den Interleukin-2-Rezeptor-Antagonisten Simulect® intravenös verabreicht. Je nach Grunderkrankung bekommen die Patienten entweder eine steroidfreie Immunsuppression mit einem Calcineurin-Inhibitor − in unserem Vorgehen in der Regel Cyclosporin A − und den Purinsynthesehemmer Mycophenolat-Mofetil (MMF) bei viraler Hepatitis als Grunderkrankung oder bei allen anderen Indikationen anstatt MMF Steroide (Methylprednisolon bzw. Prednisolon) nach einem festen Schema in langsam absteigender Dosierung. Bei Patienten, die aufgrund eines hepatozellulären Karzinoms transplantiert wurden, kann erwogen werden, ein immunsuppressives Protokoll mit Sirolimus (Rapamune®) zu verwenden, für das in vitro eine antitumoröse Wirkung gezeigt werden konnte. Dieser Einsatz von Sirolimus bei Patienten mit HCC ist Gegenstand aktueller klinischer Studien.

Zusammensetzung der
immunsuppressiven
Therapie in Abhängigkeit
von der Grunderkrankung

Zuverlässiges
Drugmonitoring der
Immunsuppressiva
nötig

Besonders wichtig ist bereits in der Frühphase ein zuverlässiges Drugmonitoring, je nach verwendeter Immunsuppression entweder für Cyclosporin A, Tacrolimus oder Sirolimus, wegen der geringen therapeutischen Breite der verwendeten Medikamente und der Erfordernis einer effektiven Immunsuppression. Bei Verwendung von Cyclosporin A hat sich das so genannte C2-Monitoring durchgesetzt, womit durch den Medikamentenspiegel im Blut zwei Stunden nach Gabe ein zuverlässiges Maß für die „area under the curve" (AUC) für die Steuerung der Dosierung erreicht werden kann. Die AUC ist entscheidend für die Toxizität und die gewünschte Wirkung des Medikamentes. Bei Verwendung von Cyclosporin A hat sich weiterhin in zahlreichen Studien gezeigt, dass die Gabe der Ölimmersionsgalenik mit dem Handelsnamen Sandimmun optoral® vorteilhaft für das Erreichen stabiler Blutspiegel nach oraler Gabe ist. Zur Steuerung der Dosierung bei Verwendung von Tacrolimus werden die Talspiegel vor der morgendlichen Applikation bestimmt, ebenso bei Verwendung von Sirolimus (Rapamune®) oder im Rahmen von Studien bei Verwendung des neuen Medikamentes Everolimus (Certican®). Bei Patienten mit Niereninsuffizienz setzt man Calcineurin-Inhibitor-sparende Protokolle unter Verwendung von MMF ein, um die Nephrotoxizität der Calcineurin-Inhibitoren zu vermeiden.

▶ Cyclosporin A: Dosissteuerung über C2-Monitoring

▶ Tacrolimus, Sirolimus, Everolimus: Dosissteuerung über Talspiegelbestimmung vor morgendlicher Applikation

11.6 Nachsorge und Langzeitprognose nach Lebertransplantation

11.6.1 Akute und chronische Abstoßung

Immunologische Reaktionen im Sinne von akuten Abstoßungsreaktionen treten hauptsächlich in der frühpostoperativen Phase nach Transplantation, meist innerhalb des ersten Monats auf (bis zu 30 % akute Abstoßungen im ersten Monat). Mit Einführung der Induktionstherapie mit dem Interleukin-2-Rezeptor-Antagonisten Simulect® konnte die Häufigkeit akuter Abstoßungsreaktionen innerhalb des ersten Monats in unserem eigenen Vorgehen deutlich gesenkt werden. Die Tatsache, dass wir Cyclosporin in der Anfangsphase mit relativ hohen C2-Zielspiegeln zwischen 800 und 1.200 ng/ml intravenös verabreichen, kann hierbei ebenfalls eine Rolle spielen. Die Wahrscheinlichkeit des Auftretens akuter Abstoßungsepisoden muss durch ein zuverlässiges Drugmonitoring und eine entsprechende Dosisanpassung der Immunsuppression so weit wie möglich verringert werden. Eine akute Abstoßung sollte immer bei einem laborchemischen Transaminasen- (ALT, AST) und Bilirubinanstieg im Verlauf vermutet und mittels einer transkutanen ultraschallgesteuerten Biopsie möglichst schnell abgeklärt werden. Als mögliche Differenzialdiagnose kommt die Reinfektion des Transplantates insbesondere bei Hepatitis-C-assoziierter Zirrhose als Grundkrankheit in Frage. Weiterhin kann eine CMV-Erkrankung im Sinne einer CMV-Reaktivierung oder einer CMV-Infektion und in sehr seltenen Fällen bei Überimmunsuppression eine EBV-Hepatitis als Ursache in Betracht kommen. Zusätzlich muss differenzialdiagnostisch grundsätzlich an eine mögliche Durchblutungsstörung des Transplantates (z. B. durch Leberarterienthrombose) gedacht werden, die rasch mittels Dopplersonographie und ggf. mittels Angio-CT definitiv abgeklärt werden

Akute Abstoßungsreaktionen meist innerhalb des ersten Monats

▶ zuverlässiges Drugmonitoring und Dosisanpassung der Immunsuppression nötig

▶ Differenzialdiagnose: Reinfektion des Transplantates bei HBC-assoziierter Zirrhose als Grundkrankheit, CMV-Reaktivierung oder -Infektion, sehr selten EBV-Hepatitis; mögliche Durchblutungsstörung des Transplantates

▸ meist erfolgreiche
Behandlung mit
Steroidbolustherapie

muss, da diese Diagnose eine sofortige operative Intervention zur Rettung des Transplantates verlangen kann.

In der Regel können akute Abstoßungsreaktionen nach Lebertransplantation mit einer Steriodbolustherapie mit jeweils 500 mg Methylprednisolon i.v. über insgesamt drei konsekutive Tage gut beherrscht und erfolgreich behandelt werden. Meist kommt es rasch zu einer Normalisierung der Transaminasen und des Bilirubins. Steroidresistente akute Abstoßungsreaktionen sind heutzutage selten geworden und erfordern eine Intensivierung der Immunsuppression, ggf. mit Konversion von Cyclosporin A auf Tacrolimus und evtl. einer additiven Gabe von Mycophenolat-Mofetil. In speziellen, sehr seltenen Einzelfällen kann eine vorübergehende Therapie mit OKT3 erforderlich werden. Aufgrund der aktuellen Datenlage muss davon ausgegangen werden, dass Steroidbolustherapien und OKT3-Behandlungen bei akuter Abstoßung das Auftreten und den Verlauf der HCV-Reinfektion nach Lebertransplantation langfristig ungünstig beeinflussen. Auch aus diesem Grunde ist eine sichere und rasche Differenzialdiagnostik bei V. a. eine akute Abstoßung notwendig. Eine HCV-Reinfektion kann eine akute Abstoßungsreaktion triggern.

Die chronische Abstoßung, die u. a. histologisch durch das sog. Vanishing-Bile-Duct-Syndrom charakterisiert ist, wird nach Lebertransplantation heutzutage viel seltener beobachtet als früher. Dies ist sicher ein Verdienst der deutlich verbesserten Effektivität der modernen Immunsuppression. Heute berichten die meisten Zentren Häufigkeiten von 4–8 % für die chronische Rejektion im langfristigen Verlauf. Bekannte Risikofaktoren für eine chronische Abstoßung sind die Retransplantation bei vorausgegangener chronischer Abstoßung, die PSC, PBC sowie die Autoimmunhepatitis als Grunderkrankungen, die zur Transplantation führten, die CMV-Infektion und zu niedrige Spiegel im Drugmonitoring der Immunsuppression, z. B. auch bei Non-Compliance des Patienten hinsichtlich der Medikamenteneinnahme. Eine Intensivierung der Immunsuppression, z. B. mit Konversion von Cyclosporin A auf Tacrolimus und ggf. einer Addition von Mycophenolat-Mofetil, ist nur in frühen Stadien der chronischen Abstoßung Erfolg versprechend und sollte grundsätzlich nur in Absprache mit dem zuständigen Transplantationszentrum erfolgen. Da bei chronischer Abstoßung die Lebersyntheseleistung relativ lange weitgehend stabil bleibt, kann in Abhängigkeit vom klinischen Zustand des Patienten die elektive Retransplantation des Patienten indiziert werden, die bei rechtzeitiger Indikationsstellung in der Regel eine gute Prognose ermöglicht.

Chronische Abstoßung
dank moderner
Immunsuppression
immer seltener

Risikofaktoren für
chronische Abstoßung:

▸ Retransplantation bei
vorausgegangener
chronischer
Abstoßung

▸ PSC, PBC, Auto-
immunhepatitis als
Grunderkrankungen

▸ CMV-Infektion

▸ zu niedrige Spiegel
im Drugmonitoring der
Immunsuppression

11.6.2 Gallengangsprobleme nach Lebertransplantation

Behandlung von
Gallengangsproblemen:
endoskopische Interven-

Gallengangsprobleme nach Lebertransplantation können nur schwer oder überhaupt nicht sinnvoll von der chronischen Abstoßung abgegrenzt werden. Bei den sog. ischemic-type biliary lesions (ITBL) sind eher die großen Gallengänge (häufig intra- und extrahepatisch) betroffen als die kleinen Gallengänge, wie beim Vanishing-Bile-Duct-Syndrom bei der chronischen Abstoßung. Es wird diskutiert, dass bei einer ITBL ein Konservierungsschaden des Transplantates und/oder eine Mikrozirkulationsstörung im Bereich der Gallenwege ursächlich in Frage kommen. Bei ITBL und dadurch bedingter Cholestase können endoskopische Interventionen (z. B. Stentplatzierung) oder operative Interventionen mittels einer Hepatiko- oder Hepatojejunostomie indiziert sein. Häufig ist jedoch eine Retransplantation im Verlauf unumgänglich.

tionen, Hepatiko- oder Hepatojejunostomie oder Retransplantation

11.6.3 Akute und chronische Cholangitis nach Lebertransplantation

Eine akute Cholangitis nach Lebertransplantation unter Immunsuppression darf nicht unterschätzt werden. Sie sollte sofort nach Probengewinnung mittels Blutkultur und, wenn möglich, Abstrich von einer ggf. vorhandenen Gallenwegdrainage bis zum Eintreffen des Antibiogramms empirisch antibiotisch behandelt werden. Darüber hinaus sollte stets versucht werden, der Ursache auf die Spur zu kommen (z. B. Cholestase bei ITBL oder umschriebener Stenose der Gallenganganastomose, aszendierende Infektion bei Hepatikojejunostomie, ein infizierter Gallengangstent oder eine infizierte Gallenwegdrainage), um sie beseitigen zu können. Es kann in einigen Fällen sinnvoll sein, über einen längeren Zeitraum eine antibiotische Rezidivprophylaxe, z. B. mit zirkulierender oraler Antibiose – vier Wochen Ciprobay im Wechsel mit vier Wochen Amoxycillin p.o. – durchzuführen, um die Entwicklung einer chronischen Cholangitis mit der Folge einer biliären Zirrhose des Transplantates und der Notwendigkeit einer Retransplantation zu vermeiden.

Empirische antibiotische Behandlung der akuten Cholangitis

Ggf. antibiotische Rezidivprophylaxe über längeren Zeitraum sinnvoll

11.6.4 Opportunistische Infektionen nach Lebertransplantation

Opportunistische Infektionen mit Pilzen (Candida, Aspergillus) oder anderen Keimen (z. B. Legionellen, Mykobakterien u. a.) treten nach Lebertransplantation meist in der frühen postoperativen Phase oder bei deutlicher Überimmunsuppression auf. Diese Infektionen können lebensbedrohliche Qualitäten haben und müssen neben einer effektiven antiinfektiösen Therapie unter Umständen sogar durch eine kalkulierte temporäre Pausierung oder zumindest deutliche Reduktion der Immunsuppression begleitet werden. Das gilt auch für das Auftreten einer Sepsis nach Lebertransplantation aus anderen Gründen, z. B. bei Kolonperforation oder Pneumonie. Einfache Harnwegsinfekte oder Rhinolaryngitiden im Rahmen von normalen Erkältungen können jedoch im ambulanten Bereich vom Hausarzt antibiotisch behandelt werden. Tritt jedoch keine rasche Besserung unter Antibiose ein, sollte unbedingt mit dem zuständigen

Opportunistische Infektionen nach Lebertransplantation meist in früher postoperativer Phase oder bei deutlicher Überimmunsuppression

▸ Antibiotikabehandlung

▸ ggf. Reduktion der Immunsuppression

Durchfallerkrankungen oder Erbrechen: Auswirkungen auf Blutspiegel der Immunsuppression

Transplantationszentrum Kontakt aufgenommen werden. Bei Durchfallerkrankungen oder Erbrechen im ambulanten Bereich muss unbedingt an die Auswirkungen auf die Blutspiegel der Immunsuppression gedacht werden. Eine grundsätzliche Änderung der Immunsuppression, die über die üblichen Anpassungen der Dosis anhand des Drugmonitorings hinausgeht, sollte jedoch nicht ohne Rücksprache mit dem zuständigen Transplantationszentrum erfolgen. Bei erforderlichen Eingriffen, wie Zahnextraktionen oder Koloskopien, sollte bei Patienten nach Lebertransplantation nach unserer Empfehlung grundsätzlich eine antibiotische Prophylaxe analog wie bei Patienten mit Herzklappenersatz durchgeführt werden.

Zahnextraktionen, Koloskopien o. ä.: grundsätzlich antibiotische Prophylaxe

11.6.5 Rezidiv der Grunderkrankung im Transplantat

Reinfektion durch Hepatitis-B-Viren möglich

Die Reinfektion des Lebertransplantates mit HBV führt häufig zur Zirrhose mit nachfolgendem Transplantatversagen im Verlauf. Aus diesem Grunde ist die Verfügbarkeit einer effektiven Reinfektionsprophylaxe bei Hepatitis B ein Segen, der verbesserte langfristige Ergebnisse nach Transplantation bei Hepatitis-B-assoziierter Zirrhose ermöglicht hat. Trotzdem ist eine Reinfektion z. B. durch Lamivudine-resistente Hepatitis-B-Viren und/oder Escape-Mutanten, die sich der Immunprophylaxe mit anti-HBs entziehen, möglich und wird hin und wieder beobachtet. In der Nachsorge muss darauf geachtet werden, dass der anti-HBs-Spiegel möglichst nicht unter 100 IU/ml fällt. Bei Annäherung an diesen Wert ist eine Auffrischung der passiven Impfung durch Gabe von polyklonalem anti-HBs (Hepatect®) erforderlich. Die sehr hohen Kosten für die Immunprophylaxe mit Hepatect® können neuerdings in Deutschland mit den Kassen abgerechnet werden. Es konnte gezeigt werden, dass die Kombinationsprophylaxe einer Reinfektion durch HBV mit Lamivudine und Hepatect® am erfolgreichsten ist.

Ggf. Auffrischung der passiven Impfung nötig

Reinfektion des Transplantates mit Hepatitis-C-Viren ist grundsätzlich zu erwarten.

Bei Hepatitis C ist eine Reinfektion des Transplantates grundsätzlich zu erwarten. Diese tritt in der Regel in Kombination mit einem Transaminasenanstieg und einer Bilirubinerhöhung auf und muss aus therapeutischen Gründen, wie oben erläutert, dringend von der Differenzialdiagnose einer akuten Abstoßung abgegrenzt werden. Interessanterweise geht eine Reinfektion mit HCV nach Transplantation aus noch unbekannten Gründen mit einem geringeren Zirrhoserisiko einher als nach HBV-Reinfektion. Trotzdem wird nach Reinfektion mit HCV die Prognose des Überlebens nach Lebertransplantation negativ beeinflusst. Es sollte eine Kombinationstherapie mit pegyliertem Interferon und Ribaverin bei Reinfektion für mindestens sechs Monate nach nachweisbarer HCV-RNA-Negativität im Blut mittels PCR durchgeführt werden. In vielen Fällen muss jedoch bei sich langsam verschlechternder Transplantatfunktion nach HCV-Reinfektion eine Retransplantation durchgeführt werden.

▶ Kombinationstherapie über längere Zeit

▶ Retransplantation

Bei Rezidiv des Alkoholmissbrauchs: rechtzeitige

Bei Patienten, die aufgrund einer alkoholtoxischen Leberzirrhose transplantiert wurden, ist bei Rezidiv des Alkoholmissbrauchs möglichst vor dem Auftreten einer erneuten Zirrhose rasch eine Krisenintervention in der Suchttherapie angezeigt. Bei Retransplantation aufgrund einer erneuten alkoholtoxischen Leberzirrhose ist mit deutlich schlechteren Ergebnissen im Langzeitverlauf zu rechnen und die Indikation zur Retransplantation bei bekanntem, nicht erfolgreich behandeltem Rezidiv des Alkoholmissbrauchs grundsätzlich in Frage zu stellen.

Ein intra- und/oder extrahepatisches Tumorrezidiv nach Lebertransplantation bei HCC stellt ein onkologisches Problem dar. Ist das Tumorrezidiv auf die Leber beschränkt, kann je nach Situation eine Leberresektion der Transplantateber im Sinne einer Tumorresektion oder eine erneute Transplantation erwogen werden.

Rezidive der Grunderkrankung wurden auch bei PSC, PBC und Autoimmunhepatitis berichtet. Allerdings ist ihre Rolle in der Literatur noch sehr umstritten. Eine Abgrenzung eines Rezidivs von anderen Komplikationen (z. B. ITBL, chronische Rejektion usw.) ist in diesen Fällen häufig sehr schwierig.

11.6.6 Überleben nach Lebertransplantation

Wie sich in mehreren Untersuchungen gezeigt hat, ist das Risiko für das Überleben im ersten Jahr nach Transplantation am größten und erreicht danach relativ stabile Werte. Das langfristige Überleben nach Lebertransplantation hängt im Wesentlichen von dem Auftreten der oben aufgeführten und diskutierten Komplikationen und der typischen langfristigen Komplikationen der Immunsuppression – Lymphome, Melanome und andere Malignome, Diabetes, Hypertension, Hyperlipidämie, Hypertonus – ab. Das frühzeitige Erkennen und Behandeln dieser Komplikationen hat für das langfristige Überleben eine besonders große Bedeutung.

11.7 Aktuelle Kontroversen und Ausblick

Aktuelle Fragestellungen kreisen darum, ob die Verfügbarkeit eines Lebendspenders aus dem Verwandtenkreis eine Ausweitung der Indikationsstellung zur Lebertransplantation z. B. beim hepatozellulären Karzinom auch bei dann bekanntermaßen schlechterer Prognose für den Empfänger rechtfertigen kann. Die Langzeitrisiken für Leberlebendspender insbesondere an den zentralen Gallenwegen sind aufgrund mangelnder Erfahrungen über längere Zeiträume noch völlig unbekannt, während es nachweislich bereits zu Todesfällen gesunder Leberlebendspender in der frühpostoperativen Phase durch chirurgische Komplikationen kam. Dies zeigt die Dimension der hierdurch aufgeworfenen ethischen Fragestellungen, die in verzweifelten individuellen Situationen noch dramatisch akzentuiert werden und somit die behandelnden Ärzte in schwierige Konflikte bringen können. Es fehlt noch ein weit tragender und dringend benötigter internationaler Konsens darüber, wie viel Risiko einem gesunden Spender zugemutet werden kann und ob eine Ausweitung der Indikation zur Lebertrans-

Marginalien (rechte Spalte):

Krisenintervention in der Suchttherapie angebracht

Intra- und/oder extrahepatisches Tumorrezidiv nach Lebertransplantation bei HCC onkologisches Problem

Langfristiges Überleben nach Lebertransplantation abhängig vom Auftreten der o.g. Komplikationen und typischen langfristigen Komplikationen der Immunsuppression

Aktuelle Fragestellungen

▶ Rechtfertigt Verfügbarkeit eines Lebendspenders aus dem Verwandtenkreis eine Ausweitung der Indikationsstellung zur Lebertransplantation auch bei schlechterer

Prognose für den
Empfänger?

▶ Umgang mit
Immunsuppression
nach Transplantation
von Teillebern

▶ Qualität der ambulan-
ten Nachsorge

▶ Entwicklung neuartiger
immunsuppressiver
Medikamente mit
geringeren Neben-
wirkungen

plantation mit schlechterer Prognose für den Empfänger bei Verfügbarkeit eines nahe stehenden Lebendspenders mit dessen Risiko vereinbar ist.

Weiterhin ist der optimale Umgang mit der Immunsuppression
nach der Transplantation von Teillebern, die zur Induktion der Le-
berregeneration in den Transplantaten mit potenziellen Folgen für
den hepatischen Metabolismus der Medikamente führt, ein aktuell
zu klärendes wissenschaftliches Thema.

Zunehmend wird klar, dass die langfristige Prognose nach Lebertransplantation auch unmittelbar von der Qualität der ambulanten
Nachsorge abhängt. Hier bekommen Risikofaktoren wie Hypertonus, Diabetes mellitus und Hyperlipidämie eine immer wichtigere Bedeutung. Leider handelt es sich ausgerechnet bei diesen Risikofaktoren für ein langfristiges Überleben um typische Nebenwirkungen der
erforderlichen Immunsuppression, so dass ein optimales konservati-
ves Management und die Behandlung dieser Risikofaktoren eine
große langfristige Bedeutung erlangen. Die optimale Steuerung der
Immunsuppression ist zur Vermeidung einer Überimmunsuppression
mit den schwerwiegenden und gefährlichen Folgen opportunistischer
Infektionen, der Nephrotoxizität, Hypertension, Hyperlipidämie, der
verminderten Glukosetoleranz und möglicher Malignome ebenso
wichtig wie für die Vermeidung einer potenziell lebensgefährlichen
akuten oder chronischen Abstoßung des Transplantates aufgrund einer Unterimmunsuppression.

Weitere Verbesserungen der Langzeitprognose nach Lebertransplantation können in der Zukunft möglicherweise mit neuartigen immunsuppressiven Medikamenten mit geringeren Nebenwirkungen
oder der Verwirklichung des ultimativen Traums der Transplantationsmedizin − der erfolgreichen Induktion der spezifischen Trans-
plantattoleranz − erreicht werden. Optimierungen können auch von
einem tieferen Verständnis der pathogenen Mechanismen, die zur
chronischen Transplantatdysfunktion oder zum Rezidiv der Grunderkrankung im Transplantat führen, erwartet werden, wenn dieses
Verständnis verbesserte prophylaktische oder therapeutische Konzepte ermöglicht.

Eine effektivere Behandlung der CMV-Erkrankung nach Lebertransplantation, eine Konditionierung des hirntoten Organspenders
vor Organentnahme ebenso wie die Vermeidung oder die Verringerung der Folgen des Ischämie/Reperfusionsschadens am Transplantat sind die Ziele aktueller Forschungsbemühungen.

Literatur

Bussutil RW, Klintmalm GB. Transplantation of the liver. 1st ed. Philadel-
phia, London, Toronto, Montreal, Sydney, Tokyo: WB Saunders Com-
pany, 1996.

Jain A, Reyes J, Kashyap R, et al. Long-term survival after liver transplantation in 4,000 consecutive patients at a single center. Ann Surg 2000;
232:490−500.

Klempnauer J, Manns MP. Hepatitis und Lebertransplantation. Chirurg 2000;71:404–9.

Klempnauer J, Schrem H, Becker T, et al. Liver transplantation today. Transplant Proc 2002;33:3433–5.

Schrem H, Lück R, Becker T, et al. Update on liver transplantation using cyclosporine. Transplant Proc 2004;36:2525–31.

Schrem H, Schütze S, Becker T, et al. Determinants of long-term graft and patient survival after transplantation of kidney and liver. Graft 2002;5(2):80–5.

Strassburg CP, Becker T, Klempnauer J, et al. Lebertransplantation zwischen Indikation und Spenderallokation. Internist 2004;45:1233–45.

12 Pankreastransplantation

O. Drognitz, P. Pisarski, U. T. Hopt

12.1 Grundsätzliche Überlegungen zur Pankreastransplantation

In den USA und in Europa leiden über 5 % der Bevölkerung an einem Diabetes mellitus. Pathophysiologisch muss zwischen dem juvenilen Typ-I-Diabetiker, bei dem im Rahmen einer Autoimmunerkrankung eine rasche Insulinpflichtigkeit durch eine selektive Zerstörung der insulinproduzierenden Beta-Zellen eintritt, und dem Typ-II-Diabetiker unterschieden werden, der an einem komplexen metabolischen Syndrom mit einer peripheren Insulinresistenz und meist noch vorhandener endogener Insulinproduktion leidet. Ca. 10 % aller Diabetiker werden als Typ-I-Diabetiker klassifiziert. Kennzeichen dieser Patienten sind häufige, z. T. rapide Schwankungen der Blutzuckerwerte selbst unter einer engmaschigen Blutzuckerkontrolle im Rahmen der intensivierten Insulintherapie. Diese Schwankungen führen kurzfristig zu den bekannten metabolischen Entgleisungen mit zum Teil lebensbedrohlichen Hypo- und Hyperglykämien.

Viel gravierender sind jedoch die diabetischen Spätschäden, welche bei der Hälfte aller Patienten die charakteristischen mikrovaskulären Veränderungen der Augen, der Nieren, der Nerven und der Extremitäten hervorrufen. Diabetes ist in den industrialisierten Ländern die häufigste Ursache für Blindheit bei Erwachsenen. Über ein Drittel der Patienten wird im Verlauf der Erkrankung terminal niereninsuffizient und benötigt eine Nierenersatztherapie. Diabetiker haben ein 15fach erhöhtes Risiko für periphere Amputationen und eine signifikant erhöhte Prävalenz der koronaren Herzkrankheit. Die diabetischen Spätschäden sind die Ursache für eine erhöhte Morbidität und eine deutlich reduzierte Lebenserwartung der betroffenen Patienten, verglichen mit der Durchschnittsbevölkerung.

Es gilt heutzutage als gesichert, dass durch eine engmaschige Blutzuckereinstellung die Ausbildung diabetischer Spätschäden vermindert bzw. ihre Progredienz verzögert werden kann. Durch die Pankreastransplantation wird der Mechanismus der physiologischen rückkopplungsgesteuerten Insulinsekretion wiederhergestellt. Hierdurch wird der Blutzucker – wie beim Gesunden – in physiologischen Grenzen konstant gehalten. Zahlreiche Studien konnten zeigen, dass die erfolgreiche Pankreastransplantation zu einer Normalisierung des Glukosemetabolismus, d. h. zu normalen Nüchtern-Blutzuckerspiegeln bzw. HbA1c-Werten, führt. Die Normalisierung des Glukosestoffwechsels bleibt auch im Langzeitverlauf nach Pankreastransplantation erhalten.

Typ-I-Diabetiker: Häufige, z. T. rapide Schwankungen der Blutzuckerwerte auch unter engmaschiger Blutzuckerkontrolle führen kurzfristig zu metabolischen Entgleisungen mit z. T. lebensbedrohlichen Hypo- und Hyperglykämien.

Diabetische Spätschäden sind Ursache für erhöhte Morbidität und deutlich reduzierte Lebenserwartung.

Wiederherstellung des Mechanismus der physiologischen rückkopplungsgesteuerten Insulinsekretion durch Pankreastransplantation

12.2 Indikation

Klassische Indikation:
juveniler Typ-I-Diabetiker
mit negativem C-Peptid
und terminaler bzw.
präterminaler Nieren-
insuffizienz

Indikation zur alleinigen
Pankreastransplantation:
Blutzucker kann trotz
intensiver Bemühungen
mit Insulintherapie nicht
stabil eingestellt werden,
Patient leidet unter
rezidivierenden
lebensgefährlichen
Hypoglykämien und/oder
ketoazidotischen
Entgleisungen.

Funktionierende
Eigennieren mit
Kreatinin-Clearance
> 60–70 ml/min obligat

Die klassische Indikation zur simultanen Pankreas-Nieren-Transplantation ist der juvenile Typ-I-Diabetiker mit negativem C-Peptid und terminaler bzw. präterminaler Niereninsuffizienz. In großen nordamerikanischen Zentren beträgt der Anteil der präemptiv transplantierten Patienten bereits bis zu 40%.

Die Indikation zur alleinigen Pankreastransplantation ist bei Typ-I-Diabetikern prinzipiell dann gegeben, wenn der Blutzucker trotz intensiver Bemühungen im Rahmen der Insulintherapie nicht stabil eingestellt werden kann und der Patient unter rezidivierenden lebensgefährlichen Hypoglykämien und/oder ketoazidotischen Entgleisungen leidet (Tab. 12.1). Aufgrund der Nephrotoxizität der Basisimmunsuppressiva (Tacrolimus, Cyclosporin) gelten funktionierende Eigennieren mit einer Kreatinin-Clearance von mehr als 60–70 ml/min als obligate Voraussetzung für dieses Verfahren. Für den Fall einer alleinigen Pankreastransplantation nach erfolgreicher Nierentransplantation wird von den meisten Zentren eine Kreatinin-Clearance der transplantierten Niere von über 40–50 ml/min gefordert. In den USA beträgt der Anteil der alleinigen Pankreastransplantation 8% und der Anteil der Pankreas-nach-Nierentransplantation 21% an allen Bauchspeicheldrüsentransplantationen. Außerhalb der USA dagegen ist der Anteil der alleinigen Pankreastransplantation (PAK und PTA) deutlich geringer.

Tab. 12.1: Indikationen zur Pankreastransplantation (SPK = simultaneous pancreas-kidney transplant, PKA = pancreas after kidney transplant, PTA = pancreas transplant alone)

simultane Pankreas-/ Nieren-Transplantation (SPK)	Diabetes mellitus Typ I mit terminaler oder präterminaler Niereninsuffizienz
Pankreas-nach-Nierentransplantation (PAK)	bereits nierentransplantierte Typ-I-Diabetiker mit gut funktionierendem Nierentransplantat (Kreatinin-Clearance > 40–50 ml/Min.)
isolierte Pankreastransplantation (PTA)	Typ-I-Diabetiker mit stabiler Funktion der Eigennieren (Kreatinin-Clearance > 60–70 ml/Min.) und • rezidivierenden, lebensbedrohlichen Hyperglykämien (Hypoglykämiewahrnehmungsstörung/ Störung der Gegenregulation) und/ oder • rascher Progredienz der diabetischen Spätschäden trotz optimaler Betreuung und/oder • unverhältnismäßig starke Einschränkung der Lebensqualität
Diabetes mellitus Typ II	momentan in Deutschland nur sehr eingeschränkt erlaubt, in den USA beträgt der Anteil der Typ-II-Diabetiker an allen Pankreastransplantierten ca. 5%

Die Frage, ob auch Typ-II-Diabetiker mit diabetischer Nephropathie simultan pankreas-/nierentransplantiert werden sollen, wird national und international kontrovers diskutiert. Bei sorgfältiger Empfängerselektion ist die Erfolgsrate mit der beim Typ-I-Diabetiker vergleichbar. Die Patienten benötigen zwar keine exogene Insulinzufuhr mehr, die übrige, dem Typ-II-Diabetes zugrunde liegende komplexe metabolische Problematik besteht aber nach Transplantation weiter fort. Darüber hinaus würde der bereits bestehende Organmangel insbesondere für den Bereich der Nierentransplantation durch eine prinzipielle Erweiterung des Empfängerkollektivs noch verschärft werden. Die Richtlinien der Ständigen Kommission Organtransplantation der Bundesärztekammer sowie das Eurotransplant Advisory Commitee beschränken derzeit die Pankreastransplantation auf Typ-II-Diabetiker mit auch im Stimulationstest negativem C-Peptid. In den USA dagegen wird an manchen Zentren keine Differenzierung zwischen Typ-I- und Typ-II-Diabetikern vorgenommen. Laut internationalem Pankreastransplantationsregister beträgt der Anteil von Typ-II-Diabetikern an allen Pankreastransplantat-Empfängern weltweit ca. 5%.

Frage, ob Typ-II-Diabetiker mit diabetischer Nephropathie simultan pankreas-/nierentransplantiert werden sollen, wird national und international kontrovers diskutiert.

Die allgemeinen Kontraindikationen für eine Pankreastransplantation unterscheiden sich nicht wesentlich von denen anderer Organtransplantationen. Allerdings ist aufgrund der Komorbidität von Diabetikern vor einer Aufnahme auf die Warteliste eine umfassende − z.T. auch invasive − Diagnostik erforderlich. Diese dient dem Ausschluss bzw. der vorherigen Behandlung allgemeiner und spezieller Empfänger-Risiken. Die Altersobergrenze liegt je nach Zentrum zwi-

Allgemeine Kontraindikationen wie bei anderen Organtransplantationen

Tab. 12.2: Kontraindikationen Empfänger

Absolute Kontraindikationen	• bestehende Malignomerkrankung oder
	• Zeitpunkt der Transplantation innerhalb von 3−5 Jahren nach vollständiger Remission bei Malignomerkrankung
	• Sepsis
	• schwere Allgemeininfektionen wie z.B. HIV
	• Pneumonie
	• schwere psychische Störungen
	• anamnestische Hinweise für Non-Compliance
	• Alkohol- oder Drogenabhängigkeit
	• C-Peptid-positiver Typ-II-Diabetes (Ausschluss nicht nach klinischen Kriterien, sondern nach den momentanen Allokationsrichtlinien der Bundesärztekammer)
Relative Kontraindikationen	• Empfängeralter > 50−60 Jahre
	• BMI > 30 kg/m^2
	• generalisierte schwere Arteriosklerose
	• Z.n. Major-Amputationen
	• Z.n. Myokardinfarkt

Umfassende, z. T. auch invasive Diagnostik erforderlich

schen 45 und 55 Jahren und bezieht sich mehr auf das biologische als auf das numerische Alter. Von besonderer Bedeutung ist die sorgfältige Erfassung möglicher kardialer Vorschädigungen des Empfängers. Patienten mit schwerer koronarer Herzkrankheit (KHK) oder einem bereits durchgemachten Myokardinfarkt haben nach Transplantation ein signifikant erhöhtes Mortalitätsrisiko. Vor dem Hintergrund, dass sich allein durch die klinische Symptomatik und das vorliegende kardiologische Risikoprofil bei niereninsuffizienten Diabetikern eine KHK nicht sicher ausschließen lässt, ist bei allen potenziellen Empfängern eine mitunter auch invasive kardiale Diagnostik erforderlich. Signifikante Koronararterienstenosen sollten vor Aufnahme auf die Warteliste erkannt und entsprechend therapiert werden. Tab. 12.2 gibt einen Überblick über absolute und relative Kontraindikationen.

12.3 Spenderselektion

Da das operative Risiko einer Pankreastransplantation im Vergleich mit dem einer isolierten Nierentransplantation größer ist, gelten für

Tab. 12.3: Spenderkriterien

Spenderalter	• mögliches Alter 6−50 Jahre • ideales Alter 10−40 Jahre
Absolute Ausschlusskriterien	• Malignomerkrankung • abdominelle/systemische Infektion (z. B. HIV) • Diabetesanamnese • Z. n. chronischer oder akuter Pankreatitis • Z. n. Operation am Pankreas • Z. n. traumatischer Pankreasverletzung • Blutgruppeninkompatibilität • positives Crossmatch
Relative Ausschlusskriterien	• BMI > 30 kg/m² • Polytrauma mit abdomineller Beteiligung • vaskuläre Todesursache/ Arteriosklerose • erhöhter Katecholaminbedarf • Kinder unter 10 Jahre (ggf. Transplantation nur bei schlanken/ kleinwüchsigen Empfängern) • Intensivtherapie > 10 Tage • Z. n. Reanimation
Keine sicheren Ausschlusskriterien	• Hyperglykämie ohne Diabetesanamnese bei unauffälligen HbA1c-Werten • mäßige Hyperlipasämie, Hyperamylasämie ohne direktes Pankreastrauma und ohne Phasen einer schweren Hypotonie

die Akzeptanz eines Pankreasangebotes wesentlich strengere Kriterien (Tab. 12.3). Wie eng diese Kriterien gefasst werden, wird durch die einzelnen Zentren festgelegt. Einigkeit besteht im Moment darüber, dass sich Spender mit einer Alkohol- oder Diabetes-Anamnese, einem abdominellen Trauma unter Mitbeteiligung des Pankreas, einer Sepsis oder einem extrakraniellen Malignom generell nicht als Pankreas-Spender eignen. Darüber hinaus konnte gezeigt werden, dass sich die Ergebnisse nach Pankreastransplantation bei einem Spenderalter über 45 Jahre signifikant verschlechtern. Daher gilt an den meisten Zentren ein Spenderalter von 40–50 Jahren als Obergrenze. Relative Kontraindikationen für eine Pankreasentnahme sind Spender mit einem BMI von über 30 kg/m^2, länger dauernde Phasen der Hypotonie und hohe Dosen kreislaufunterstützender Katecholamine. Die endgültige Entscheidung für oder gegen die Akzeptanz eines Pankreastransplantates obliegt dem Transplanteur, der bei der vorbereitenden Organpräparation vor Beginn der Narkose des Empfängers die Organqualität nach dem Grad der Fibrose, dem Grad der Verfettung und dem Vorhandensein vaskulärer atheromatöser Läsionen abschließend beurteilen muss.

12.4 Pankreasallokation in Deutschland

Die Kriterien für die Pankreasallokation in Deutschland werden durch die Richtlinien der Bundesärztekammer auf der Grundlage des vom Transplantationsgesetz geforderten aktuellen Standes der Wissenschaft festgelegt. Demnach haben Patienten mit einer Doppeltransplantation Vorrang vor Patienten mit einer Ein-Organtransplantation. Dies führt dazu, dass die durchschnittliche Wartezeit für eine simultane Pankreas-Nieren-Transplantation ca. 12–18 Monate, dagegen die durchschnittliche Wartezeit für eine alleinige Nierentransplantation aufgrund des Organmangels ca. sechs Jahre beträgt. Begründung für diese „Ungleichbehandlung" ist die Tatsache, dass Typ-I-Diabetiker unter einer Dialysebehandlung eine viel schlechtere Lebenserwartung haben als Patienten, die aus anderen Gründen dialysepflichtig geworden sind.

Grundlage für die Zuteilung der Pankreata in Deutschland ist eine bundeseinheitliche Warteliste, die sich aus den Wartelisten der einzelnen Zentren zusammensetzt. Hierdurch wurde die vor dem Inkrafttreten des Transplantationsgesetzes bestehende Praxis einer überwiegend regionalen Pankreasallokation verlassen. Nach den aktuellen Allokationsrichtlinien wird die Wartezeit mit 60 % und die Ischämiezeit (Regionalität) mit 40 % bewertet. Bei der Pankreasallokation hat die Ganzorgantransplantation prinzipiell Vorrang vor der Inselzelltransplantation; allerdings werden Pankreata von Organspendern über 50 Jahre und mit einem BMI größer 30 kg/m^2 primär Inselzelltransplantatempfängern zugeteilt. Voraussetzung für eine Pankreastransplantation ist die Blutgruppenkompatibilität zwischen Spender und Empfänger sowie der Ausschluss präformierter zytotoxischer Antikörper gegen das Spenderorgan (Cross-match-Test). Während

Strenge Kriterien für die Akzeptanz eines Pankreasangebotes durch die Zentren

Endgültige Entscheidung für oder gegen Akzeptanz eines Pankreastransplantates obliegt Transplanteur.

Patienten mit Doppeltransplantation haben Vorrang vor Patienten mit Ein-Organtransplantation.

Wartezeit für simultane Pankreas-Nieren-Transplantation ca. 12–18 Monate

Zuteilung der Pankreata über bundeseinheitliche Warteliste

Ganzorgantransplantation hat prinzipiell Vorrang vor Inselzelltransplantation.

die menschliche Niere eine Ischämietoleranz von 24 bis maximal 48 Stunden hat, sollte bei der Pankreastransplantation aufgrund der geringen Kaltischämietoleranz der Bauchspeicheldrüse eine Konservierungszeit von unter 12 bis 16 Stunden eingehalten werden. Aus Zeitgründen wird bei der Pankreasallokation der Grad der Gewebeübereinstimmung von Spender und Empfänger (HLA-Kompatibilität) in aller Regel nicht berücksichtigt.

Aus Zeitgründen wird bei Pankreasallokation HLA-Kompatibilität i. d. R. nicht berücksichtigt.

12.5 Operative Technik

Die klinische Pankreastransplantation war nach ihrer Einführung durch Lillehei und Kelly an der Universität von Minnesota im Jahre 1966 durch eine sehr hohe peri- und postoperative Morbidität und Mortalität sowie durch eine inakzeptable 1-Jahres-Funktionsrate gekennzeichnet. Durch konzeptionelle Änderungen der operativen Technik sowie durch Verbesserungen auf dem Gebiet der Immunsuppression und der Organkonservierung konnten in den letzten 30 Jahren die Ergebnisse so entscheidend verbessert werden, dass die simultane Pankreas-Nieren-Transplantation heutzutage von anerkannten diabetologischen Fachgesellschaften als etabliertes und akzeptiertes Verfahren in der Behandlung von niereninsuffizienten Typ-I-Diabetikern gilt. Ein sicheres Management der exokrinen Pankreassekretion ist bei der Pankreastransplantation von zentraler Bedeutung, da die lokale Freisetzung von aktivierten Pankreasenzymen ähnlich wie bei der akuten Pankreatitis zu gravierenden lokalen Gewebeschädigungen führen kann. Standard der Pankreastransplantation ist heutzutage die Ganzorgantransplantation, bei der das gesamte Pankreas inklusive eines kurzen Zwölffingerdarmsegmentes des Spenders transplantiert wird.

Simultane Pankreas-Nieren-Transplantation etabliertes und akzeptiertes Verfahren in Behandlung von niereninsuffizienten Typ-I-Diabetikern

Standard: Ganzorgantransplantation

Im Gegensatz zur alleinigen Nierentransplantation, welche traditionell extraperitoneal durchgeführt wird, erfordert die Pankreastransplantation ein intraperitoneales Vorgehen, um bei Komplikationen, insbesondere bei Infektionen im Rahmen der Transplantatpankreatitis, eine mitunter schwer beherrschbare retroperitoneale Entzündung zu vermeiden. Das Pankreas wird aufgrund der Gefäßanatomie arteriell an die rechte, die Niere im Falle einer Simultantransplantation an die linke Beckenachse angeschlossen (Abb. 12.1).

Pankreastransplantation erfordert intraperitoneales Vorgehen.

Die venöse Ableitung des Pankreas kann systemisch-venös an die V. iliaca externa bzw. V. cava inferior oder portal-venös an einen Ast oder den Stamm der V. mesenterica superior erfolgen. Die Frage nach der sinnvolleren Form wird kontrovers diskutiert. Sicher ist, dass durch die von Gaber et al. eingeführte Methode der portal-venösen Drainage die unphysiologische Hyperinsulinämie, welche nach Pankreastransplantation mit systemisch-venösem Anschluss beobachtet wird, verhindert werden kann (Abb. 12.2). Ob diese Technik dadurch klinische Vorteile gegenüber der systemisch-venösen Drainage hat, konnte bisher nicht zweifelsfrei bewiesen werden. In den USA betrug im Zeitraum von 2000 bis 2004 der Anteil der Pankreata mit portal-venöser Drainage ca. 20 % an allen Pankreastransplantationen.

Kontroverse Diskussion, ob venöse Ableitung des Pankreas systemisch-venös oder portal-venös sinnvoller

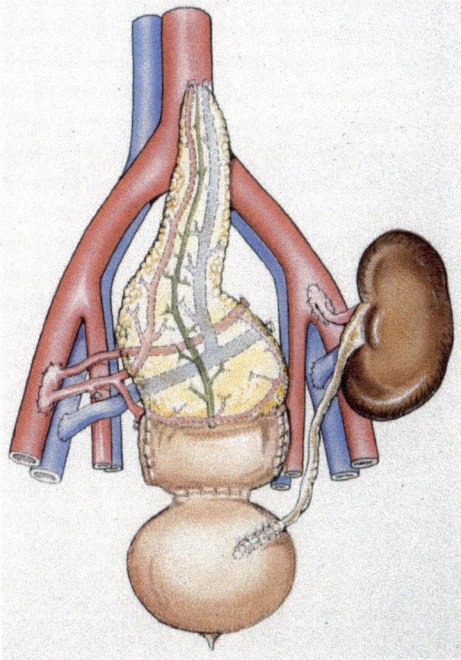

Abb. 12.1: Prinzip der Pankreasduodenaltransplantation mit Anschluss des Pankreas über das Duodenalsegment an die Harnblase. Das Pankreastransplantat wird bei der Simultantransplantation in der Regel in die rechte, die Niere in die linke Beckenregion transplantiert. Die Ableitung des exokrinen Sekretes erfolgt bei diesem Beispiel über eine Duodeno-Zystostomie (Blasendrainage), das insulinreiche Blut gelangt über die Iliakalvene in den systemischen Kreislauf (systemisch-venöse Drainage). Die Methode der Blasendrainage ist verbunden mit einer hohen Frequenz an urologischen Komplikationen, der systemisch-venöse Anschluss bedingt eine periphere Hyperinsulinämie.

Die Ableitung des exokrinen Sekretes erfolgt überwiegend durch eine Anastomosierung des Spenderduodenums mit dem Jejunum des Empfängers (sog. enterale Drainage). Der in den 80er Jahren bei den meisten Empfängern durchgeführte Anschluss des Duodenalsegmentes Seit-zu-Seit an die Harnblase (sog. Blasendrainage) wird inzwischen von den meisten Zentren wegen signifikanter urologischer Probleme und einem z. T. erheblichen Bikarbonatverlust nicht mehr praktiziert. So betrug der Anteil pankreastransplantierter Patienten mit Blasendrainage im Zeitraum von 2000 bis 2004 in den USA nur noch 19 %, mit weiter abnehmender Tendenz. Es ist zu erwarten, dass auch in Deutschland die enterale Drainage mittelfristig den Therapiestandard darstellen und die Blasendrainagetechnik verdrängen wird.

Ableitung des exokrinen Sekretes erfolgt überwiegend durch Anastomosierung des Spenderduodenums mit Jejunum des Empfängers (sog. enterale Drainage).

Blasendrainage führt zu urologischen Problemen und z. T. erheblichem Bikarbonatverlust.

12.6 Komplikationen

Trotz der Verbesserungen im Bereich der operativen Technik, der Organkonservierung und der Immunsuppression ist die Komplikati-

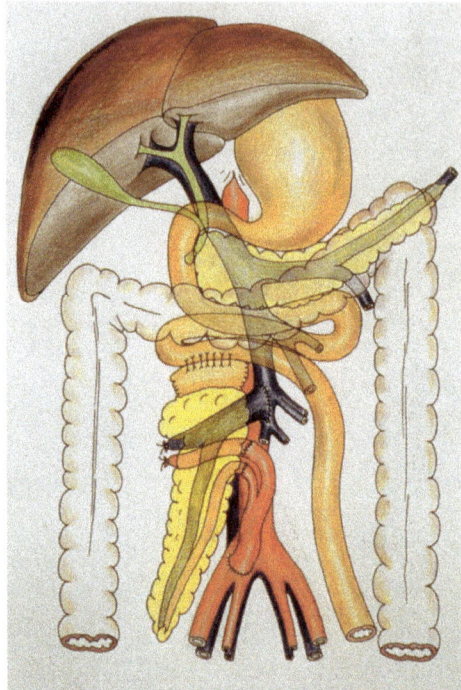

Abb. 12.2: Schema der Implantation des Pankreastransplantates mit der von uns zurzeit favorisierten Technik. Die Ableitung des exokrinen Sekretes erfolgt über eine Anastomose mit dem oberen Jejunum des Empfängers (enterale Drainage), der venöse Anschluss des Transplantates erfolgt an einen Ast der V. mesenterica superior (sog. portalvenös-enterale Drainage).

Komplikationsrate im ersten Jahr rel. hoch

onsrate nach simultaner Pankreas-Nieren-Transplantation höher als nach alleiniger Nierentransplantation. Dies gilt jedoch nur für das erste Jahr nach Transplantation. Danach sinkt die Komplikationsrate deutlich ab und unterscheidet sich nicht mehr signifikant von der nach alleiniger Nierentransplantation.

Chirurgische Komplikationen
▶ Transplantatthrombosen
▶ Anastomoseninsuffizienzen
▶ Nachblutungen
▶ Komplikationen durch intraabdominelle Infektionen
▶ Transplantatpankreatitis

Ischämie-/Reperfusionsschaden spielt zentrale Rolle.

Zu den chirurgischen Komplikationen gehören Transplantatthrombosen, Anastomoseninsuffizienzen, Nachblutungen oder Komplikationen durch intraabdominelle Infektionen. Die Transplantatthrombose führt in der Regel zu einem sofortigen und irreversiblen Transplantatverlust. Ihre Inzidenz hat in den letzten zehn Jahren abgenommen und beträgt heute ca. 5 bis 6 %. Ursache ist neben technisch bedingten Komplikationen u. a. die im Rahmen der Transplantatpankreatitis zu beobachtende Hyperkoagulopathie. Die Inzidenz der Transplantatpankreatitis liegt bei 1,4 bis 16 % und kann, ähnlich wie bei der genuinen Pankreatitis, in einer ödematösen oder auch nekrotisierenden Form auftreten.

Neben spenderspezifischen Faktoren spielt in der Pathogenese der Transplantatpankreatitis der Ischämie/Reperfusionsschaden eine zentrale Rolle. Entscheidend für die Prognose ist ein frühzeitiges und aggressives Vorgehen mit ggf. wiederholten abdominellen Lavagen und Entfernung peripankreatischer Nekrosen. Da trotz der Applikation von Polyvidon-Iod in das Lumen des Spenderduodenums das Pankreastransplantat meist nicht völlig steril ist, treten abdominelle Infektionen häufiger auf als nach alleiniger Nierentransplantation. Lokale Verhalte können interventionell drainiert werden, bei Zeichen der Peritonitis oder bei Verdacht auf eine Anastomoseninsuffizienz ist immer die chirurgische Intervention indiziert. Leckagen im Bereich der Duodeno-Zystostomie oder Duodeno-Enterostomie sind selten, die Inzidenz liegt unter 1 %.

Die in direktem Zusammenhang mit der Blasendrainagetechnik stehende Morbidität durch rezidivierende Zystiden, Urethra-Strikturen, Blutungen aus der Harnblase und einen z. T. erheblichen Bikarbonatverlust kann im Langzeitverlauf die Lebensqualität der Patienten deutlich vermindern und erfordert nicht selten eine Konversionsoperation mit Aufhebung der Blasenanastomose und Anschluss des Pankreastransplantates an das Jejunum. Die Inzidenz einer solchen Konversionsoperation wird in der Literatur mit ca. 24 % innerhalb von fünf Jahren angegeben. Durch den primären Anschluss des Transplantates an den Dünndarm (enterale Drainage) kann das Auftreten solcher urologischen Komplikationen sicher vermieden werden.

12.7 Ergebnisse

Weltweit sind bis Ende 2004 mehr als 23.000 Pankreastransplantationen durchgeführt worden, davon über 17.000 allein in den USA. Die 1-Jahres-Funktionsrate (Insulinfreiheit) nach Simultantransplantation beträgt heutzutage 85 % für das Pankreas- und 92 % für das Nierentransplantat, bei einem Patientenüberleben von 95 %. Im Vergleich hierzu waren die Funktionsraten nach alleiniger Pankreastransplantation deutlich schlechter. Seit Mitte der 90er Jahre hat sich dies geändert. Nach den neuesten Daten des International Pancreas Transplant Registry (IPTR) liegt die 1-Jahres-Pankreasfunktionsrate inzwischen bei 77 %. An ausgewählten Zentren werden sogar 1-Jahres-Funktionsraten von über 90 % erzielt.

Während die 1-Jahres-Ergebnisse vor allem die Qualität der operativen Technik und die Fortschritte auf dem Gebiet der immunsuppressiven Therapie reflektieren, konnte in verschiedenen Publikationen Ende der 90er Jahre ein signifikanter Überlebensvorteil für Patienten nach simultaner Pankreas-Nieren-Transplantation, verglichen mit einer alleinigen Nierentransplantation, gezeigt werden (Abb. 12.3). Dabei liegt das 10-Jahres-Überleben der Patienten in großen US-amerikanischen Single-Center-Studien zwischen 60 bis 75 % bei einer 10-Jahres-Funktionsrate von 45 bis 65 % sowohl für das Pankreas- als auch für das Nierentransplantat. Bei der Beurteilung der genannten Langzeitergebnisse muss berücksichtigt werden, dass die durchschnittliche Lebenserwartung niereninsuffizienter Typ-I-Diabetiker auf der Warteliste nur ca. acht Jahre beträgt (Abb. 12.4). Aufgrund der exzellenten Langzeitergebnisse muss die Pankreastransplantation als eine lebensverlängernde Therapieoption angesehen werden. Verschiedene Arbeiten gehen davon aus, dass dies

Abdominelle Infektionen häufiger als nach alleiniger Nierentransplantation

In Zusammenhang mit Blasendrainagetechnik stehende Morbidität kann im Langzeitverlauf Lebensqualität der Patienten deutlich vermindern.

Nicht selten Konversionsoperation nötig

1-Jahres-Funktionsrate nach Simultantransplantation: 85 % für Pankreas- und 92 % für Nierentransplantat; Patientenüberleben: 95 %

1-Jahres-Pankreasfunktionsrate bei 77 %

Aufgrund exzellenter Langzeitergebnisse muss Pankreastransplantation als lebensverlängernde Therapieoption angesehen werden.

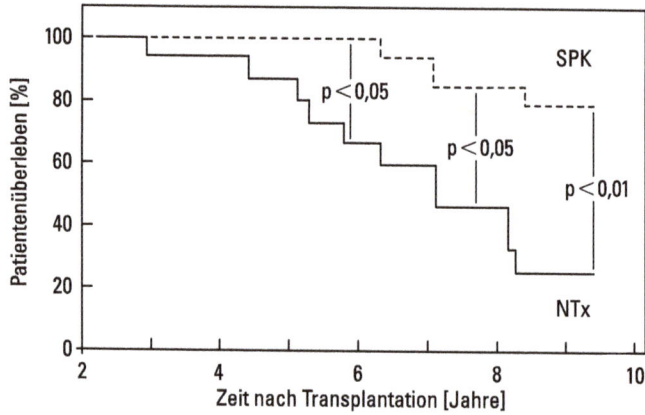

Abb. 12.3: Vergleich des Patientenüberlebens nach simultaner Pankreas-/Nierentransplantation (SPK) und alleiniger Nierentransplantation (NTx) bei niereninsuffizienten Typ-I-Diabetikern. Nach ca. sechs Jahren zeigt sich ein signifikant besseres Überleben der simultan transplantierten Patienten im Vergleich mit Patienten nach alleiniger Nierentransplantation, wobei der Unterschied in der Überlebensrate mit steigender Beobachtungsdauer weiter zunimmt. Der durchschnittliche HbA1c-Wert lag bei den Patienten nach SPK bei 5 % und bei den Patienten nach NTx bei 10 % (nach Tyden et al.).

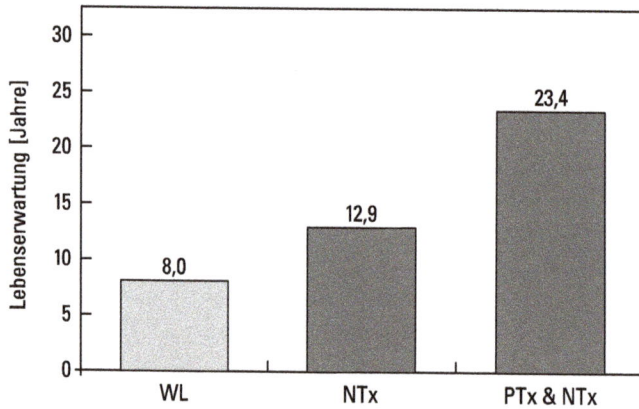

Abb. 12.4: Lebenserwartung niereninsuffizienter Typ-I-Diabetiker auf der Warteliste (WL), nach alleiniger Nierentransplantation (NTx) und nach kombinierter Bauchspeicheldrüsen- und Nierentransplantation (PTx & NTx; nach Ojo AO et al.).

im Wesentlichen auf einen Rückgang kardial bedingter Todesfälle zurückzuführen ist. Dennoch stellen kardiale Komplikationen auch nach erfolgreicher simultaner Pankreas-Nieren-Transplantation die häufigste Todesursache im Langzeitverlauf dar.

Kardiale Komplikationen nach erfolgreicher simultaner Pankreas-Nieren-Transplantation häufigste Todesursache im Langzeitverlauf

12.8 Kosten

Behandlung des Typ-I-Diabetikers sehr kostenintensiv

Die Behandlung des Typ-I-Diabetikers, insbesondere die des Typ-I-Diabetikers mit Komplikationen, ist sehr kostenintensiv. Durch die Begrenzung der Ressourcen im Gesundheitswesen spielen ökonomische Aspekte eine immer wichtigere Rolle. Die unkomplizierte simultane Pankreas-Nieren-Transplantation wird nach den aktuellen Vorgaben dem Transplantationszentrum einmalig mit ca. 35.000 € vergütet (die unkomplizierte singuläre Nierentransplantation ergibt mit ca. 19.000 € etwas mehr als die Hälfte). Hinzu kommen noch jährliche Aufwendungen von ca. 8.000−10.000 € für die ambulante Nachsorge. Demgegenüber stehen geschätzte jährliche Aufwendungen in der Behandlung des Diabetes mellitus Typ I von ca. 15.000 € pro Fall und Jahr. Hinzu kommen die Kosten einer Hämo- oder Peritonealdialyse von ca. 30.000−40.000 € pro Jahr und Patient. Die Transplantation ist somit mittelfristig die kostengünstigere Alternative in der Behandlung des niereninsuffizienten Typ-I-Diabetikers.

Transplantation ist mittelfristig kostengünstigere Alternative.

12.9 Einfluss der Pankreastransplantation auf die diabetischen Spätschäden

Es gilt inzwischen als sicher, dass nach einer erfolgreichen Pankreastransplantation das weitere Fortschreiten bestimmter diabetischer Spätschäden verhindert wird. In vielen Studien wird sogar ein Rückgang der Spätschäden beobachtet. Dies gilt insbesondere für die Mikroangiopathie, die Polyneuropathie und die autonome Neuropathie. Allerdings sind diese Effekte oft erst mit einer Latenz von etwa fünf Jahren zu beobachten. Darüber hinaus ist inzwischen unstrittig, dass die erfolgreiche Pankreastransplantation im Langzeitverlauf einen protektiven Effekt auf die simultan transplantierte Niere hat und ein Wiederauftreten der diabetischen Nephropathie im Transplantat auf lange Sicht verhindert wird. Allerdings muss man davon ausgehen, dass es für alle fortgeschrittenen diabetischen Spätschäden einen so genannten „point of no return" gibt, ab dem eine Verbesserung auch bei vollständiger Normalisierung des Blutzuckers nicht mehr erzielt werden kann.

Verhinderung des Fortschreitens bestimmter diabetischer Spätschäden nach erfolgreicher Pankreastransplantation

Pankreastransplantation hat im Langzeitverlauf protektiven Effekt auf simultan transplantierte Niere.

12.10 Lebensqualität nach Pankreastransplantation

In einer Vielzahl von Publikationen konnte inzwischen nachgewiesen werden, dass die Lebensqualität nach kombinierter Pankreas-Nieren-Transplantation zum Teil deutlich ansteigt. Eine Verbesserung wird allerdings bei den meisten Patienten erst ein halbes Jahr nach Transplantation erreicht. Nach einer erfolgreichen kombinierten Pankreas-Nieren-Transplantation entfallen die Dialysebehandlungen, die exogenen Insulinapplikationen, die Trinkmengenbeschränkungen und die meisten Diätvorschriften. Für die Patienten bedeutet dies im Vergleich zu einer alleinigen Nierentransplantation eine Verbesserung der individuellen Selbstbestimmung und eine Rückgewinnung von Freiheit und Normalität.

Lebensqualität nach kombinierter Pankreas-Nieren-Transplantation steigt deutlich an.

12.11 Inselzelltransplantation

Die Inselzelltransplantation hat in den letzten Jahren erhebliche Fortschritte gemacht. Durch methodische Verbesserungen bei der Inselisolation und durch die Einführung potenterer und weniger diabetogener immunsuppressiver Protokolle hat sich die Inselzelltransplantation inzwischen klinisch etabliert. Während ein großer Teil der Patienten im sog. „Edmonton-Protokoll" aus dem Jahre 2000 noch zwei bis drei Spenderorgane benötigte, bis eine Insulinfreiheit erzielt werden konnte, werden inzwischen von anderen Zentren Arbeiten publiziert, die zeigen, dass auch bei Transplantation von Inselzellen von nur einem Spenderpankreas eine Insulinfreiheit erzielt werden kann. Die oben genannten Erfolge dürfen jedoch keineswegs darüber hinwegtäuschen, dass die Langzeitergebnisse nach Inseltransplantation nach wie vor nicht zufrieden stellend sind. Renommierte Zentren erreichen heutzutage eine durchschnittliche Insulinfreiheit für die Dauer von unter 15 Monaten. Nach fünf Jahren sind weit unter 10 % der transplantierten Patienten noch insulinfrei. Dabei ist zu berücksichtigen, dass die Ergebnisse der Mehrzahl der übrigen Zentren noch weit unter denen ausgewiesener Zentren liegen. Zurzeit sind für eine isolierte Inselzelltransplantation vor allem Kandidaten zu berücksichtigen, die stärkste Instabilitäten der Blutzuckerkontrolle und Wahrnehmungsstörungen im Niedrigzuckerbereich trotz optimaler Insulintherapie aufweisen.

12.12 Nachsorge

Der Erfolg einer simultanen Pankreas-Nieren-Transplantation ist entscheidend von der Qualität der Patientennachsorge abhängig. Da das Risiko für Komplikationen wie Abstoßungsreaktionen oder Infektionen im ersten Jahr nach Transplantation am größten ist, muss für diesen Zeitraum die Nachsorge besonders engmaschig sein. Hierzu ist nach Entlassung des Patienten aus der stationären Behandlung eine intensive Zusammenarbeit zwischen der Transplantationssprechstunde des zugehörigen Zentrums und dem betreuenden Dialyse- und/oder Hausarzt notwendig. Transplantierte Patienten verursachen, bedingt durch die umfangreichen Laborkontrollen und die zu rezeptierenden Immunsuppressiva, im ambulanten Bereich höhere Kosten als der Patientendurchschnitt. Die besonderen Aufwendungen für die Labordiagnostik können als sog. Ausnahmeindikation budgetneutral über die EBM-Nummer 32020 abgerechnet werden.

Durch die höhere Immunogenität der Bauchspeicheldrüse ist eine absolut gesehen stärkere Immunsuppression nach Pankreastransplantation erforderlich als z. B. nach einer alleinigen Nieren- oder Lebertransplantation. Momentaner Standard in der Pankreastransplantation ist eine Quadrupeltherapie, bestehend aus einem Calcineurin-Inhibitor, einem Antimetaboliten, einem Glukokortikoid und einem depletierenden oder nicht depletierenden antilymphozytären Antikörper in der Induktionstherapie. Verschiedene Studien konnten inzwischen die Überlegenheit von Tacrolimus (Prograf®) im Vergleich mit Cyclosporin (Sandimmun®Optoral bzw. Neoral®) nach Pankreastransplantation nachweisen. In den USA erhalten ca. 2/3

der Patienten nach Pankreastransplantation heutzutage eine Basisimmunsuppression bestehend aus Tacrolimus, Mycophenolat-Mofetil (Cellcept®) und Kortison. Unter dieser Kombination kann nach
simultaner Pankreas-Nieren-Transplantation auch ohne antilympho-
zytäre Antikörper die Abstoßungsfrequenz von ehemals 60−80 % innerhalb des ersten Jahres auf bis ca. 20 % reduziert werden. Parallel
hierzu ist der immunologisch bedingte Transplantatverlust zwischen
1987 und 2002 nach Simultantransplantation von 5 % auf ca. 2 %
und nach alleiniger Pankreastransplantation von 37 % auf 9 % zu-
rückgegangen.

Da die T-Zell-depletierende Induktionstherapie mit einem Anti-T-
Lymphozytenglobulin nebenwirkungsreich ist, wurde ihre Verwendung in den letzten Jahren zunehmend eingeschränkt. Mit Daclizumab (Zenapax®) und Basiliximab (Simulect®), zwei hoch wirksamen und dabei sehr nebenwirkungsarmen IL-2-Rezeptorantikörpern,
hat die antikörpervermittelte Immunsuppression in den letzten Jahren eine Renaissance erfahren. Inwieweit sich durch den Einsatz
des antiproliferativ wirksamen mTOR-Inhibitors Sirolimus (Rapa-
mune®) bzw. dessen Derivat Everolimus (Certican®) die Inzidenz des
chronischen Transplantatversagens, insbesondere der kotransplantierten Niere, reduzieren lässt, bleibt abzuwarten. Beide Substanzen
sind im Gegensatz zu den Calcineurin-Inhibitoren nicht nephrotoxisch und verzögern möglicherweise die Progression der Intimaverdi-
ckung im Rahmen des chronischen Transplantatversagens.

Die Immunsuppression muss lebenslang kontinuierlich eingenommen werden, da auch bei stabiler Transplantatfunktion keine Toleranz gegenüber den Gewebeantigenen des Spenders induziert wird.
Bei den Calcineurin- und mTOR-Inhibitoren sind Spiegelkontrollen
zwingend erforderlich, weil bei Unterdosierung Abstoßungsreaktionen und bei Überdosierung u. a. neurologische Störungen, Infektionen oder Nierentransplantatschädigungen auftreten können. In den
ersten Wochen nach Transplantation sind wöchentlich mindestens
zwei Spiegelkontrollen zur Dosisadaptation notwendig. Später sind
bei dokumentierter Stabilität 5−6 Kontrollen pro Jahr ausreichend.
Die übrigen Basisimmunsuppressiva benötigen keine Spiegelkontrollen. Das Kortison wird nach einem festgelegten Schema schrittweise
auf eine Gesamttagesdosis von 5 mg nach sechs Monaten reduziert.
Ein generelles Absetzten der Kortikosteroide ist bei stabiler Transplantatfunktion grundsätzlich möglich.

Im Rahmen der Nachsorge ist das rechtzeitige Erkennen einer Abstoßungsreaktion von entscheidender Bedeutung, da nur bei frühzeitiger Therapie die abstoßungsbedingte Schädigung des Transplantates reversibel ist. Kommt es nach simultaner Pankreas-Nieren-Transplantation zu einer Rejektion, so sind in der überwiegenden Mehrzahl der Fälle beide Organe betroffen. Eine isolierte Abstoßung des
Pankreastransplantates ist sehr selten. Somit lässt sich mit Hilfe der
Retentionsparameter der kotransplantierten Niere die Funktion beider Organe problemlos und präzise kontrollieren. Jeder signifikante
Kreatininanstieg (> 20−30 % über Ausgangswert) erfordert immer

Antikörpervermittelte
Immunsuppression und
Einsatz von mTOR-
Inhibitoren als neben-
wirkungsärmere
Alternativen

Immunsuppression
lebenslang kontinuierlich
nötig, da auch bei stabiler
Transplantatfunktion
keine Toleranz gegen-
über Gewebeantigenen
des Spenders induziert
wird.

Medikamentenspiegel-
Kontrollen zwingend
erforderlich

Rechtzeitiges Erkennen
einer Abstoßungsreak-
tion von entscheidender
Bedeutung, da nur bei
frühzeitiger Therapie
abstoßungsbedingte
Schädigung des Trans-
plantates reversibel ist.

Klinische Symptome für
eine Abstoßungsreaktion

Perkutane Nieren-
transplantatbiopsie
sichert Diagnose.

Pankreasbiopsie
Ausnahme

Blutzuckeranstieg
Spätsymptom der
Transplantatschädigung

Therapie: Hochdosis-
Bolusgabe von Kortison,
ggf. mit Antikörpern

Alternativ anstelle der
Antikörper Erhöhung
des Tacrolimusspiegels

Erkennen von Infektionen
in ambulanter Nach-
sorge sehr wichtig

Nach ca. 6 Monaten sinkt
Risiko für opportunis-
tische Infektionen.

Patienten unter Immun-
suppression benötigen
für alle operativen und
invasiven diagnosti-
schen Maßnahmen
Antibiotikaprophylaxe.

Auch nach erfolgreicher
Transplantation häufig

eine umgehende Abklärung. Weitere klinische Symptome für eine Abstoßungsreaktion sind Fieber, Schmerzen im Bereich der transplantierten Organe, ein Rückgang der Diuresemenge und ein Anstieg des Körpergewichtes. Die Patienten werden in der Regel bereits durch das Transplantationszentrum über diese einfachen Hinweise informiert und können so selbst zur Transplantatüberwachung beitragen. Die perkutane Nierentransplantatbiopsie sichert die Diagnose einer akuten Rejektion, dagegen wird eine perkutane oder offene Pankreasbiopsie nur in Ausnahmefällen durchgeführt.

Die Überwachung der Pankreastransplantatfunktion mit Hilfe des Nüchternblutzucker-Spiegels ist wenig hilfreich, da dieser erst dann ansteigt, wenn bereits über 90 % der Inselzellen geschädigt worden sind. Der Blutzuckeranstieg ist damit ein Spätsymptom der Transplantatschädigung. Daneben kann auch ein erhöhter Tacrolimusspiegel oder eine Infektion zu einem postoperativen Blutzuckeranstieg führen.

Die Antirejektionstherapie besteht in der Hochdosis-Bolusgabe von Kortison, in Einzelfällen auch in Verbindung mit antilymphozytären Antikörpern (ATG, ALG) bzw. Anti-CD3-Antikörpern (OKT3). Alternativ und weniger nebenwirkungsreich kann anstelle der Antikörpertherapie der Tacrolimusspiegel auf Werte um 15–20 ng/ml passager angehoben werden. Mit diesem Schema kann der überwiegende Teil der Abstoßungen erfolgreich behandelt werden.

Neben der Abstoßungsproblematik spielt das Erkennen von Infektionen in der ambulanten Nachsorge eine entscheidende Rolle. Durch die Immunsuppression können trotz nachgewiesener systemischer Infektion allgemeine Entzündungszeichen wie Fieber und Leukozytose fehlen, was die richtige Diagnosestellung in der Praxis erschwert. Besonders opportunistische Erreger wie *Candida albicans*, Pneumozystis carinii, Herpes-simplex- (HSV) und Zytomegalieviren (CMV) können zum Teil schwere Infektionen bei den immunkompromittierten Patienten hervorrufen. An den meisten Zentren wird daher grundsätzlich nach Pankreastransplantation eine CMV-Prophylaxe mit Valganciclovir (Valcyte®) oder Ganciclovir (Cymeven®), ggf. kombiniert mit einer antimykotischen Abschirmung mit Fluconazol, für insgesamt 90 Tage nach Transplantation durchgeführt. Zusätzlich erhalten die meisten Patienten eine Pneumozystis-carinii-Prophylaxe mit Trimethoprim/Sulfamethoxazol für insgesamt 120 Tage. Bei bestehendem Infektionsverdacht sollte der Patient umgehend dem Transplantationszentrum zugewiesen werden. Nach ca. sechs Monaten sinkt schließlich das Risiko für opportunistische Infektionen, und das Erregerspektrum und die Infektlokalisation gleichen sich derjenigen der Normalbevölkerung an. Dennoch benötigen Patienten unter Immunsuppression auch später für alle operativen und invasiven diagnostischen Maßnahmen grundsätzlich eine Antibiotikaprophylaxe.

Bei einem Großteil der Patienten nach simultaner Pankreas-Nieren-Transplantation besteht auch nach erfolgreicher Transplantation ein behandlungspflichtiger arterieller Hypertonus und eine Hyperlipidämie. Es gilt inzwischen als gesichert, dass ein unkorrigierter Hypertonus die Transplantatfunktionsrate negativ beeinflusst. Aus diesem Grund ist eine konsequente Einstellung des Blutdrucks zwingend erforderlich. Antihypertonika der Wahl sind Diuretika, Betablocker, ACE-Hemmer, Kalzium-Antagonisten, AT1-Rezeptorantagonisten (Sartane) und im späteren Verlauf ACE-Hemmer in der Mono- und Kombinationstherapie. Daneben gibt es Hinweise, dass eine Hyperlipidämie nicht nur zu einer Erhöhung der kardiovaskulär bedingten Morbidität und Mortalität beim Empfänger führt, sondern auch eine Rolle bei der Entstehung der chronischen Transplantatvaskulopathie und der Transplantatabstoßung spielt. Mittel der Wahl zur Lipidabsenkung sind HMG-CoA-Reduktasehemmer.

behandlungspflichtiger arterieller Hypertonus und Hyperlipidämie

12.13 Schlussfolgerungen

Die simultane Pankreas-Nieren-Transplantation hat sich inzwischen als Verfahren mit kalkulierbarem Risiko in der kausalen Behandlung des niereninsuffizienten Typ-I-Diabetikers etabliert. Sie gilt für dieses Patientenkollektiv aufgrund der exzellenten Langzeitergebnisse hinsichtlich des Patientenüberlebens, der Transplantatfunktionsraten und der Lebensqualität als Therapieverfahren der Wahl. Neuentwicklungen auf dem Gebiet der Immunsuppression und der operativen Technik machen eine weitere Verbesserung der Langzeitergebnisse nach Pankreastransplantation wahrscheinlich. Im Hinblick auf die guten europäischen und deutschen Ergebnisse sollten vermehrt Anstrengungen erfolgen, die Akzeptanz dieses Verfahrens hierzulande weiter zu erhöhen.

Simultane Pankreas-Nieren-Transplantation für niereninsuffiziente Typ-I-Diabetiker aufgrund exzellenter Langzeitergebnisse Therapieverfahren der Wahl

Literatur

Drognitz O, Benz S, Pfeffer F, et al. Long-term follow-up of 78 simultaneous pancreas-kidney transplants at a single center institution in Europe. Transplantation 2004;78:1802−8.

Gaber AO, Shokouh-Amiri H, Grewal HP, et al. A technique for portal pancreatic transplantation with enteric drainage. Surg Gynecol Obstet 1993; 177:417−9.

Gruessner AC, Sutherland DE. Pancreas transplant outcomes for United States (US) and non-US cases as reported to the United Network for Organ Sharing (UNOS) and the International Pancreas Transplant Registry (IPTR) as of June 2004. Clin Transplant 2005;19:433−55.

Hopt UT, Drognitz O. Pancreas organ transplantation. Short and long-term results in terms of diabetes control. Langenbecks Arch Surg 2000;385: 379−89.

Ojo AO, Meier-Kriesche HU, Hanson JA, et al. The impact of simultaneous pancreas-kidney transplantation on long-term patient survival. Transplantation 2001;71:82−90.

Smets YF, Westendorp RG, van der Pijl JW, de Charro FT, Ringers J, de Fijter JW, Lemkes HH. Effect of simultaneous pancreas-kidney transplantation on mortality of patients with type-1 diabetes mellitus and end-stage renal failure. Lancet 1999;353:1915−9.

Sollinger HW, Odorico JS, Knechtle SJ et al. Experience with 500 simultaneous pancreas-kidney transplants. Ann Surg 1998;228:284–96.

Stratta RJ, Taylor RJ, Sindhi R et al. Analysis of early readmissions after combined pancreas-kidney transplantation. Am J Kidney Dis 1996;28: 867–77.

Sutherland DE, Gruessner RW, Dunn DL, et al. Lessons learned from more than 1,000 pancreas transplants at a single institution. Ann Surg 2001;233: 463–501.

Tyden G, Bolinder J, Solders G, et al. Improved survival in patients with insulin-dependent diabetes mellitus and end-stage diabetic nephropathy 10 years after combined pancreas and kidney transplantation. Transplantation 1999;67:645–8.

13 Dünndarm- und Multiviszeraltransplantation

A. Pascher, P. Neuhaus

13.1 Einleitung

Die Dünndarmtransplantation (DTx) ist die einzige kausale Therapie des Kurzdarmsyndromes (KDS) bzw. des unwiderruflichen Funktionsversagens des Dünndarmes mit lebenslänglicher Abhängigkeit von total parenteraler Ernährung (TPN). Die DTx entwickelte sich im Vergleich zur Transplantation anderer Organe wesentlich langsamer, da der Dünndarm aufgrund des hohen Gehaltes an immunkompetenten Zellen eine starke Immunreaktion des Empfängerorganismus mit daraus resultierenden hohen Abstoßungsraten hervorruft und andererseits ein höheres Risiko für eine Graft-versus-Host-Reaktion in sich trägt. Aufgrund der niedrigen Erfolgsrate und fehlender historischer Daten über das Langzeit- und Kurzzeit-Patienten- sowie das Transplantatüberleben galt die DTx bisher als Komplementärverfahren zur TPN, nicht jedoch als Therapie der ersten Wahl. Die Verbesserungen der klinischen Erfolgsrate in den vergangenen Jahren, zusammen mit neuen Erkenntnissen zur Kosteneffektivität des Verfahrens, machen jedoch möglicherweise in der nahen Zukunft eine neue Definition der Indikation zur DTx notwendig – als primäre therapeutische Option. Dies trifft v. a. auf die isolierte DTx, kombinierte Leber- und Dünndarmtransplantation und Multiviszeraltransplantation (MVTx) bei Erwachsenen zu, die ca. 40 % der Dünndarmempfänger stellen und eine höhere Erfolgsrate als kindliche Empfänger aufweisen.

13.2 Entwicklung der Dünndarm- und Multiviszeraltransplantation

Die erste erfolgreiche DTx wurde im Rahmen einer Multiviszeraltransplantation im November 1987 in Pittsburgh, USA, bei einem Kind durchgeführt, das eine Cyclosporin-A-basierte Immunsuppression erhielt. Das Kind starb nach sechs Monaten an einem B-Zell-Lymphom. Im August 1988 unternahmen Deltz und Mitarbeiter an der Universität Kiel die erste Lebendspende-DTx. Die Patientin überlebte 56 Monate mit einem über lange Zeit gut funktionierenden Transplantat. In der Folgezeit führten Grant et al. (London, Kanada), Margreiter et al. (Innsbruck), Williams et al. (Chicago) und Goulet (Paris) mehrere DTx durch, allerdings meist im Rahmen von MVTx.

Dünndarmtransplantation einzige kausale Therapie des Kurzdarmsyndromes (KDS) bzw. des unwiderruflichen Funktionsversagens des Dünndarmes

Dünndarmtransplantation: aufgrund des hohen Gehaltes an immunkompetenten Zellen starke Immunreaktion des Empfängerorganismus und höheres Risiko für Graft-versus-Host-Reaktion

Bisher Komplementärverfahren zur total parenteralen Ernährung

Erste erfolgreiche Dünndarmtransplantation 1987

Inzwischen nahm die Zahl der DTx kontinuierlich auf mittlerweile über 1.000 Transplantationen zu. Jährlich werden derzeit ca. 100– 120 Transplantationen durchgeführt. Während das 1- und 3-Jahres-Transplantatüberleben vor 1991, d. h. vor der klinischen Einführung von Tacrolimus, bei ca. 30 % bzw. 20 % lag, wurden zwischen 1995 und 1997 bereits 1- und 3-Jahres-Überlebensraten von 60 % und ca. 50 % erreicht. Mittlerweile werden 1-Jahres- und 5-Jahres-Patienten- und Transplantatüberlebensraten von annähernd 70–80 % bzw. 50 % berichtet. Die derzeitige Entwicklung erinnert an die rasche klinische Etablierung der Lebertransplantation nach der Einführung von Cyclosporin A. Langzeitüberlebensraten liegen noch nicht in ausreichendem Umfang vor.

Mittlerweile 1-Jahres- und 5-Jahres-Patienten- und Transplantatüberlebensraten von ca. 70–80 % bzw. 50 %

13.3 Derzeitiger Stand der Dünndarm- und Multiviszeraltransplantation

Tacrolimus (Prograf®) etablierte sich als vorherrschendes Basisimmunsuppressivum für die DTx und ermöglichte die Entwicklung der DTx zu einer ursächlichen Therapie des KDS bzw. Dünndarmversagens. Überwiegend wurde eine auf Tacrolimus basierende Kombinationsimmunsuppression mit Steroiden und Azathioprin, später Mycophenolat-Mofetil (Cellcept®) durchgeführt. Der Einsatz der monoklonalen Interleukin-2-Rezeptorantikörper (Daclizumab [Zenapax®] bzw. Basiliximab [Simulect®]) ab 1998 und die Anwendung von T-Zell-depletierenden Antikörpern (Antithymozytenglobulin [Thymoglobulin®] und Alemtuzumab [Campath®]) führten in Zentren mit einem Transplantationsaufkommen von mehr als zehn DTx pro Jahr zu einer weiteren Verbesserung der 1-Jahres-Überlebensraten auf ca. 70–80 %. Die akute, nicht immunsuppressiv beherrschbare Transplantatabstoßung stellt jedoch weiterhin den bedeutendsten Risikofaktor für den Transplantatverlust dar. Wie von unserer Arbeitsgruppe kürzlich gezeigt, bietet der Antikörper Infliximab (Remicade®) für diese Patienten eine neuartige Therapieoption und könnte die Rate an nicht beherrschbaren Abstoßungen vermindern helfen.

Tacrolimus (Prograf®) vorherrschendes Basisimmunsuppressivum

Verbesserung der 1-Jahres-Überlebensraten auf ca. 70–80 % durch Einsatz von monoklonalen Interleukin-2-Rezeptorantikörpern und T-Zell-depletierenden Antikörpern.

Nicht immunsuppressiv beherrschbare Transplantatabstoßung ist bedeutendster Risikofaktor für Transplantatverlust.

13.4 Indikationen und Kontraindikationen

Generell ist für alle Patienten, die dauerhaft auf eine totale parenterale Ernährung (TPN) angewiesen sind, die Indikation zur Dünndarmtransplantation gegeben. TPN kann nach individuell variabler Zeitdauer zu einer cholestatischen Leberdysfunktion und, im weiteren Verlauf, zur Leberfibrose bzw. Leberzirrhose führen. Zudem ist TPN mit verschiedenen Nebenwirkungen, wie Katheter-bedingten Thrombosen mit drohendem Verlust des venösen Gefäßzuganges und der Unmöglichkeit der Portanlage, schweren Infektionen bis hin zur Sepsis und Multiorganversagen sowie bei Kindern mit Wachstumsstörungen behaftet. Eine echte, kurative Alternative zur lebens-

Totale parenterale Ernährung (TPN) kann nach individuell variabler Zeitdauer zu einer cholestatischen Leberdysfunktion sowie zur Leberfibrose bzw. Leberzirrhose führen.

Tab. 13.1: Kriterien für die Indikatiosstellung zur Dünndarmtransplantation gemäß Konsensussitzung auf dem VIII. International Small Bowel Transplant Symposium, Miami, 2003

		Kriterien zur Indikationsstellung
Prinzipielle Transplantationskriterien	• irreversibles intestinales Versagen mit wesentlichen Komplikationen • Verlust von zwei oder mehr zentralvenösen Zugangswegen • rezidivierende und nicht beherrschbare Störungen des Flüssigkeitshaushaltes • Versagen der Ernährungstherapie • Gewichtsverlust, Hypoalbuminämia < 3 mg/dl • schwere oder rezidivierende Kathetersepsis • schwere Leberfunktionsstörung • Bilirubin > 3 mg/dl (50 µmol/l) • portale Hypertension • TPE-Abhängigkeit > 6 Monate	

Kriterin zur isolierten oder in Kombination durchgeführten Dünndarmtransplantation	• isolierte Dünndarmtransplantation
	  – keine oder reversible Leberdysfunktion
	  – milde oder keine portale Hypertension
	• kombinierte Leber- und Dünndarmtransplantation
	  – progressive moderate bis schwere Lebererkrankung
	  – intestinales Versagen mit Hyperkoagulabilitätssyndrom
	• – Multiviszeraltransplantation
	  – kombiniertes Organversagen
	  – „frozen abdomen"
	  – Gardner-Syndrom (Desmoidtumor und familiäre adenomatöse Polyposis)	

langen TPN ist daher nur die Dünndarmtransplantation. Vorteile, Nutzen und Risiken müssen jedoch sorgfältig abgewogen werden.

Die Dünndarmtransplantation muss allerdings trotz zunehmender Langzeiterfolge noch als Komplementär-, nicht als Konkurrenzverfahren zur TPN gesehen werden.

Voraussetzung für die Indikationsstellung zur Dünndarmtransplantation ist die Sicherstellung der Diagnose eines permanenten Kurzdarmsyndromes oder intestinalen Versagens, welches eine lebenslange TPN notwendig macht (Tab. 13.1) Nach umfangreicher Resektion des Dünndarmes sollte ein Zeitintervall von ca. 12 Monaten (je nach Länge des Restdarmes) als Adaptationsphase abgewartet werden, bevor ein endgültiges Votum über eine funktionelle Erholung des Restdarmes gefällt wird.

Weitere Nebenwirkungen der TPN

Dünndarmtransplantation als Komplementärverfahren zur TPN

Voraussetzung für Indikationsstellung ist Sicherstellung der Diagnose eines permanenten Kurzdarmsyndromes oder intestinalen Versagens.

13.5 Spenderkriterien

Die streng gewählten Spenderkriterien umfassen die in Tab. 13.2 dargestellten Kriterien. Die Mehrzahl der Dünndarmentnahmen wird als parallele Dünndarm-/Pankreasentnahme bzw. als Multiviszeral-

Spendereinschluss- und Ausschlusskriterien

Tab. 13.2: Spendereinschluss- bzw. -ausschlußkriterien zur Dünndarmtransplantation

Allgemeine, für jeden Spender zu fordernde Ausschlussfaktoren	• bekannte HIV-/HCV-Infektion • Tumorerkrankung • schwere Systemerkrankungen Sepsis u. a.
Dünndarmspezifische absolute Voraussetzungen	• Spenderalter geringer als 45 Jahre • Body Mass Index < 25 • Intensivaufenthalt < 4 Tage, präferenziell mit enteraler Ernährung • negatives Cross-match • Serumnatrium < 160 mmol/l (Referenzbereich 134–148 mmol/l) • negativer CMV-Status. • kalte Ischämiezeit (inkl. Transport) von sechs Stunden realisierbar
Dünndarmspezifische potenzielle (fakultative) Ausschlusskriterien	• Begleiterkrankungen • Raucherstatus • Katecholaminpflichtigkeit während der Intensivtherapie • hypotensive Phasen • vorausgegangene Operationen • Aberrationen in weiteren Laborparametern • Überschreiten der maximalen kalten Ischämiezeit von sechs Stunden durch verlängerte Transportzeit bei zentrumsfernen Entnahmeorten • Abdominaltraumata

entnahme vom zentrumseigenen Entnahmeteam durchgeführt. Als Organkonservierungslösung kommt in der Regel University-of-Wisconsin-Lösung zum Einsatz.

13.6 Organexplantation

Wichtig: schonende Behandlung des Transplantates

Während der Multiorganentnahme ist auf eine schonende Behandlung des Transplantates („no touch"-Technik) sowie kurzzeitige Kompromittierung des venösen Abflusses des Dünndarmes, besonders bei der Präparation des Kolons aus dem Retroperitoneum, Kanülierung etc., zu achten. Nach Präparation der Leber erfolgt die Durchtrennung des Ligamentum gastrocolicum sowie die Ligatur der Aa. und Vv. gastricae breves. Magen und Netz werden nach kranial verlagert bzw. abgesetzt, und die Mesenterialwurzel wird sichtbar. Es erfolgt die Präparation von Milz und Pankreas aus dem Retroperitoneum, die Durchtrennung des Treitz-Ligaments sowie Präparation der A. und V. mesentericae superiores. Anschließend werden die Duodenaläste sowie Aa. und Vv. colicae dextrae und mediales stammnah ligiert und das Mesenterium durchtrennt.

Falls keine Pankreasentnahme erfolgt, werden auch die zum Pankreas ziehenden Gefäße ligiert. In jedem Fall sollte eine saubere Darstellung von A. und V. mesentericae superiores im Bereich der Mesenterialwurzel bis zum Pankreasoberrand erfolgen. Letzterer Schritt gilt nicht für die kombinierte Leber-/Dünndarm-Entnahme nach der Technik des Transplantationszentrums in Omaha, Nebraska, USA, die zur Stabilisierung der portalvenösen Achse eine Mittransplantation des Pankreaskopfes vorsieht.

Bei der Entnahme von Multiviszeralpaketen entfällt die Präparation des Mesenteriums vollständig. Die zur Transplantation vorgesehenen Organe, definitionsgemäß inklusive Magen, Duodenum, Pankreas, Dünndarm und, fakultativ, der Leber, Niere und des Kolons, werden en bloc unter Mitnahme des entsprechenden versorgenden Aortenabschnittes und entsorgenden Cavaabschnitts entnommen

Die Organperfusion wird in typischer Weise durchgeführt. Nach der fakultativen Kanülierung der Portalvene ist diese nach kaudal komplett zu durchtrennen, um einen freien Ausfluss aus der Mesenterialvene zu gewährleisten. Bei kombinierter Leber-/Dünndarm-Transplantation muss über die V. mesenterica inferior perfundiert werden, um den Konfluens von V. mesenterica superior in die V. porta intakt zu lassen. Nach arterieller Perfusion von 500 ml sollte die A. mesenterica superior direkt an der Aorta mit der Femoralisklemme oder manuell vorsichtig verschlossen werden. Eine übermäßige Perfusion des Darmes (> 0,5–1 l) kann die Mikrovaskulatur der Mukosa erheblich schädigen, was nach Reperfusion zum Verlust der Villusepithelien führt.

Vor Entnahme wird der Dünndarm mit Hilfe eines gastrointestinalen Anastomosengerätes (GIA) im Bereich des proximalen Jejunums und terminalen Ileums durchtrennt. Unterschiedlich wird die Frage nach Perusion des Darmlumens gehandhabt. Experimentelle Daten sprechen gegen eine Perfusion des Darmlumens, da dies ebenfalls zu einer deutlichen Schädigung der Mikrovaskulatur der Mukosa des Dünndarmes führen kann. Nach Ligatur der V. lienalis wird die Portalvene in ganzer Länge (bis zur Durchtrennung im Hilusbereich bei isolierter DTX) entnommen.

13.7 Prinzipien der Operationstechnik

1. Die kalte Ischämiezeit sollte unter sechs Stunden liegen.
2. Das präoperative Cross-match sollte immer negativ sein.
3. Die Anastomosierung der A. mesenterica erfolgt meist mittels Iliakalarterien-Interponat, seltener direkt auf die infrarenale Aorta (Abb. 13.1).
4. Die Drainage der Transplantatvene (zumeist V. mesenterica superior, selten Portalvene) kann je nach Präferenz des transplantierenden Zentrums (bei mehreren venösen Ostien nach Back-Table-Rekonstruktion mittels Iliakalvene) in das portale oder cavale Stromgebiet erfolgen. Die bisherigen Erfahrungen mit der präferenziellen Anastomosierung auf die V. mesenterica inferior (alternativ auf V. mesenterica superior, Pfortader oder auf den Konfluens) in unserem Zentrum sind als positiv zu bewerten. Bei der venösen Anastomose ist besonders auf einen weiten, uneinge-

Entnahme von Multiviszeralpaketen

Übermäßige Perfusion des Darmes (> 0,5–1 l) kann Mikrovaskulatur der Mukosa erheblich schädigen.

Experimentelle Daten sprechen gegen Perfusion des Darmlumens.

Technische Prinzipien
▸ kalte Ischämiezeit < 6 h
▸ Cross-match negativ
▸ Anastomosierung der A. mesenterica auf infrarenale Aorta
▸ Drainage der Transplantatvene kann in portales oder cavales Stromgebiet erfolgen.

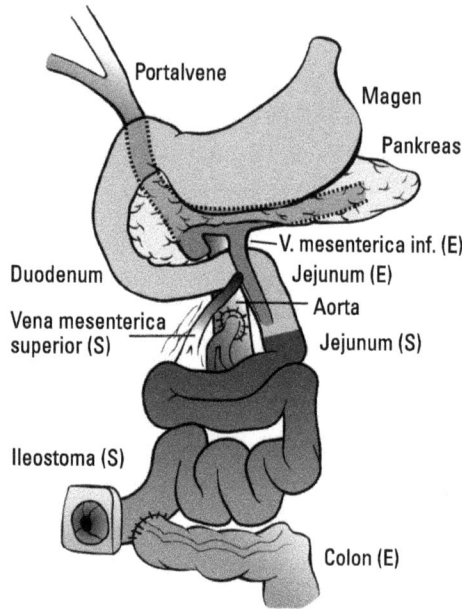

Labels in figure:
Portalvene
Magen
Pankreas
V. mesenterica inf. (E)
Duodenum
Jejunum (E)
Aorta
Vena mesenterica superior (S)
Jejunum (S)
Ileostoma (S)
Colon (E)

Abb. 13.1: Schematische Darstellung der Transplantationstechnik bei der isolierten Dünndarmtransplantation.

schränkten Abfluss des Mesenterialvenenblutes in die V. porta des Empfängers zu achten. Eine venöse Stase würde in der Reperfusionsphase den Konservierungs- und Reperfusionsschaden erheblich verstärken und unter Umständen zum frühen bzw. sofortigen Transplantatversagen führen (Abb. 13.1).

▶ Anastomosierung des Darmes erfolgt End-zu-End.

5. Die Anastomosierung des Darmes erfolgt proximal End-zu-End. Ist dies wegen der Kürze des verbliebenen Duodenums des Empfängers technisch nicht möglich, kann die Anastomose auch in Seit-zu-Seit-Technik erfolgen (Abb. 13.1).

▶ Distales Transplantatende wird als terminales Ileostoma („Chimney") ausgeleitet.

6. Das distale Ende des Transplantates wird als terminales Ileostoma („Chimney") durch die Bauchdecken ausgeleitet, wobei die intestinale Kontinuität zum Kolon (End-zu-Seit) direkt hergestellt werden sollte. Das Ileostoma ist als diagnostisches Stoma zur Durchführung von Protokollbiopsien gedacht und wird in der Regel nach sechs Monaten durch einen sehr begrenzten zirkulären parastomalen Eingriff verschlossen. Bei fehlendem Kolon kann eine Ileumpouch-anale Anastomose erwogen werden, sie birgt jedoch das Risiko der Insuffizienz unter Immunsuppression in sich. Oftmals wird daher ein definitives, terminales Ileostoma angelegt.

▶ transnasale Ernährungssonde zur enteralen Ernährung

7. Zur enteralen Ernährung wird eine transnasale Ernährungssonde eingelegt. In seltenen Fällen kann ein Jejunalkatheter in das Transplantat eingenäht und durch die Bauchdecke ausgeleitet werden.

▶ Modifizierung des operativen Vorgehens, wenn nötig

8. Je nach Voroperationen und Vorerkrankungen wird das operative Vorgehen häufig modifiziert werden müssen. Dies gilt v. a. für die kombinierte Leber-/Dünndarm-Transplantation und Multiviszeraltransplantation.

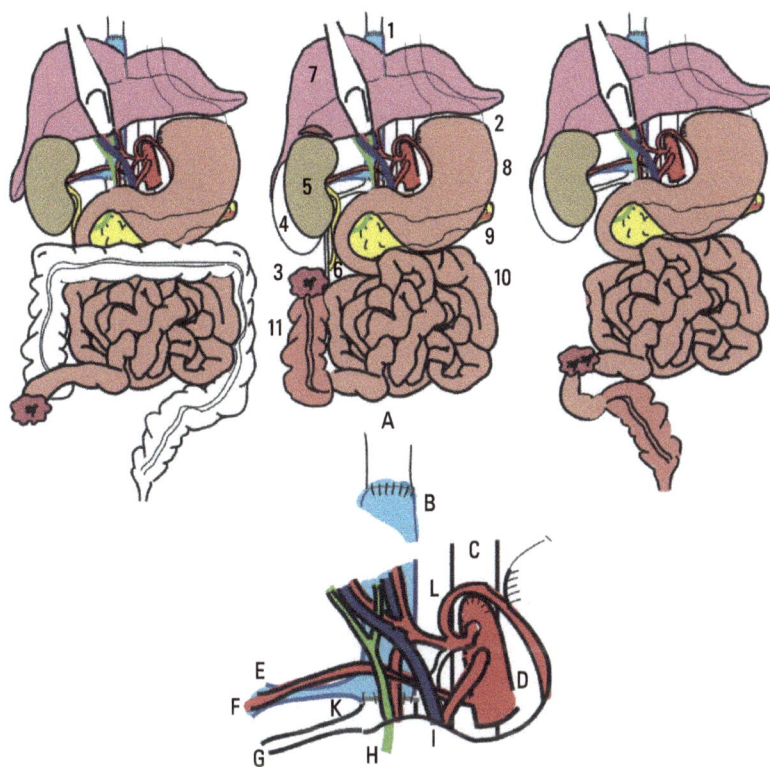

Abb. 13.2: Schematische Darstellung der Transplantationstechnik bei der Multiviszeraltransplantation. Variationen eines Verfahrens auf der Basis einer einheitlichen Gefäßanastomosentechnik.

1 suprahepatische cavo-cavale Anastomose
2 End-zu-Seit-Gastro-Gastrostomie (Kardio-Funostomie)
3 terminales Ascenostoma des Kolontransplantates
4 rechte Empfängerniere
5 Spenderniere
6 End-zu-Seit-Uretero-Ureterostomie
7 Lebertransplantat
8 Magentransplantat
9 Pankreastransplantat
10 Dünndarmtransplantat
11 Kolontransplantat

A Spender-Vena cava inferior/ rechter Vorhof
B Empfänger-Vena cava inferior (suprahepatisch)
C Empfänger-Aorta abdominalis
D Spenderaorta
E rechte Nierenvene (Transplantat)
F rechte Nierenarterie (Transplantat)
G rechte Nierenvene (originäre Niere)
H Ductus choledochus
I Pfortader
K End-zu-End-Cavo-Cavostomie
L Neotrunkus (End-zu-Seit-Aorto-Aortostomie)

9. Die kombinierte Leber- und Dünndarmtransplantation kann unter isolierter Transplantation der beiden Organe bzw. en bloc erfolgen. Bei letzterem Vorgehen verhindert der Erhalt des Pankreaskopfes eine Torsion der portalvenösen Achse.

▶ kombinierte Leber- und Dünndarmtransplantation einzeln bzw. en bloc

▶ Technik der Gefäß-
anastomosierung
erlaubt „modulare"
Variation der Multi-
viszeraltransplantation.

10. Bei der in Abb. 13.2 exemplarisch dargestellten Multiviszeraltransplantation erfolgt die Wiederherstellung der Gefäßversorgung in der Regel mit Hilfe der Schaffung eines so genannten
Neotrunkus unter Verwendung der mit entnommenen Spenderaorta. De venöse Drainage des Organpaketes erfolgt über die
Vena cava des Spenders, die in Form einer Cavainterposition
oder im Sinne einer Piggy-back-Technik in die untere Hohlvenen
des Empfängers eingeleitet wird. Die Multiviszeraltransplantation variiert erheblich in der Anzahl und Zusammenstellung der
transplantierten Organe, entsprechend den individuellen Emp-
fängerbedürfnissen. Die Technik der Gefäßanastomosierung erlaubt eine „modulare" Variation der MVTx.

13.8 Immunsuppression

Nachdem die ersten klinischen DTx zwischen 1988 und 1990 die
prinzipielle klinische Machbarkeit dieser Therapieform bei jedoch
sehr niedrigen Langzeiterfolgen bewiesen, erlebte die immunsuppressive Therapie Anfang der 90er Jahre einen bedeutenden Wandel
durch den erfolgreichen Einsatz von Tacrolimus in der isolierten oder
im Rahmen von Multiviszeraltransplantationen durchgeführten DTx

Tacrolimus als vor-
herrschendes Basis-
immunsuppressivum
etabliert

im Rattenmodell. Verschiedene Arbeitsgruppen berichteten die höhere Effektivität von Tacrolimus im Vergleich zu Cyclosporin A. Tacrolimus etablierte sich in der Folgezeit als vorherrschendes Basisimmunsuppressivum in den wenigen Zentren, die in der ersten Hälfte
der 90er Jahre eine relevante Anzahl von Dünndarmtransplantationen durchführten, und ermöglichte die Entwicklung der DTx zu einer kausalen Therapie im intestinalen Versagen.

Kombinationsimmun-
suppression mit
Steroiden und
Azathioprin, später
Mycophenolat-Mofetil

Überwiegend wurde eine auf Tacrolimus basierende Kombinationsimmunsuppression mit Steroiden und Azathioprin, später Mycophenolat-Mofetil durchgeführt. Des Weiteren wurden verschiedene
Induktionsimmunsuppressiva eingesetzt, von denen sich jedoch Cyclophosphamid nicht bewährte. Anders die monoklonalen Interleu-
kin-2-Rezeptor- (IL-2R-) Antikörper, (Daclizumab [Zenapax®] bzw.
Basiliximab [Simulect®]), die ab ca. 1998 einen erneuten wesentlichen
Schritt zur Verbesserung des kurzfristigen Transplantat- und Patientenüberlebens darstellten.

Eine Bedeutung zur Verbesserung des Kurz- und Langzeitüberlebens und Verminderung der Tacrolimus-assoziierten Langzeitnebenwirkungen könnte der Verwendung von Sirolimus (Rapamune®,
Everolimus®) zukommen. Allerdings bestehen Bedenken hinsichtlich
einer höheren Inzidenz von Anastomoseninsuffizienzen, Wundheilungsstörungen und hämatologischer Nebenwirkungen in der unmittelbaren postoperativen Phase. In klinischen Studien betrugen das

Überleben durch
Einführung von Sirolimus
auf 91,7% verbessert

1-Jahres-Transplantat- und -Patientenüberleben unter Tacrolimus,
Steroiden und Antikörperinduktion (Daclizumab bzw. OKT3) 57,9%
bzw. 79% (n = 19). Nach Einführung von Sirolimus (Quadrupel-Im-
munsuppression: Tacrolimus, Sirolimus, Steroide, Antikörperinduktion) verbesserten sich die Ergebnisse signifikant auf 91,7% (n = 12).

Die Inzidenz akuter Rejektionen innerhalb der ersten 30 Tage sank signifikant von 73,7 % auf 16,7 %.

In der aktuellen Diskussion sind v. a. depletierende Induktionsregime mit dem Anti-CD52-Antikörper Alemtuzumab (Campath 1H®) und Antithymozytenglobulin (Thymoglobulin®, ATG Fresenius®), die z. T. als so genannte tolerogene Immunsuppressionsregime in Kombination mit Tacrolimus dargestellt werden. Dabei ist erwähnenswert, dass in der Kombination Alemtuzumab und Tacrolimus die Rejektionsraten deutlich gesenkt werden konnten, jedoch nicht wesentlich unter das Niveau, das unsere Arbeitsgruppe und andere unter Induktion mit Daclizumab beschrieben. Von spezieller immunologischer Bedeutung bei den depletierenden Antikörpern, die nicht zu einer Depletion von Gedächtnis-T-Zellen führen, könnte die homöostatische Proliferation residueller alloreaktiver T-Zellen sein, die verzögert starke Abstoßungsreaktionen bewirken können. Die diesbezügliche Bewertung der klinischen Vorteile und Risiken der genannten immunsuppressiven Regime steht noch aus. Nimmt man den engeren Sinn der immunologischen Toleranz, der Allotransplantatakzeptanz ohne chronische Immunsuppression, als Maßstab, so ist die Bezeichnung „tolerogen" als verfrüht zu bewerten. Jedoch kann evtl. eine Verringerung der Nebenwirkungen der chronischen, konventionellen Immunsuppression erreicht werden.

13.9 Transplantatabstoßung

Die Abstoßungsraten nach Dünndarmtransplantation sind wesentlich höher als nach Transplantation anderer viszeraler Organe und bewegen sich weiterhin zwischen 50−80 %, selten darunter. Goldstandard zur Diagnose der Transplantatabstoßung ist die Transplantatbiopsie. Mehr als in anderen Organen ist die Protokollbiopsie v. a. im unmittelbaren Verlauf nach Transplantation von Bedeutung. Aus diesem Grund wird im Rahmen der DTx ein diagnostisches Ileostoma angelegt, welches gewöhnlich nach ca. sechs Monaten verschlossen wird. Noninvasive Diagnoseverfahren, wie z. B. Videoendoskopie und Intravitalmikroskopie, sind derzeit in Erprobung und könnten potenziell eine noninvasive Diagnostik der Rejektion mit Hilfe der Beurteilung der Zottenperfusion/-mikrozirkulation ermöglichen.

13.9.1 Klassifikation

Die histologische Klassifikation der Rejektion in intestinalen Allotransplantaten ist mittlerweile international standardisiert.

Indeterminierte Rejektion. Sie ist definiert durch die variable und in geringerer Ausprägung vorliegende Präsenz der drei wesentlichen Charakteristika der akuten Rejektion − gemischtes, aber überwiegend mononukleäres zelluläres Infiltrat inklusive blastische bzw. aktivierte Lymphozyten, Schädigung/Alteration des Kryptenepithels,

Inzidenz akuter Rejektionen innerhalb der ersten 30 Tage sank von 73,7 % auf 16,7 %.

Von spezieller immunologischer Bedeutung bei den depletierenden Antikörpern könnte homöostatische Proliferation residueller alloreaktiver T-Zellen sein.

Abstoßungsraten nach Dünndarmtransplantation zwischen 50−80 %, wesentlich höher als nach Transplantation anderer viszeraler Organe

Noninvasive Diagnoseverfahren (z. B. Videoendoskopie, Intravitalmikroskopie) im Test

Indeterminierte Rejektionen Zufallsbefunde in Protokollbiopsien

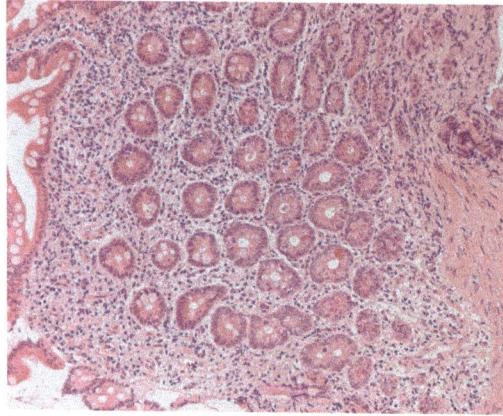

Abb. 13.3: Milde akute Rejektion. Intakte mukosale Architektur, deutlich erhöhte Apoptoserate, deutliches zelluläres Infiltrat mit Eosinophilie (HE, 40fache Vergrößerung).

erhöhte Anzahl von Kryptenapoptosen. Die Ausprägung ist meist fokal und unterhalb der Kriterien für eine milde akute Rejektion, d. h. gewöhnlich unterhalb sechs Apoptosen auf zehn Krypten. Die Klassifikation „indeterminiert" sollte nur für Veränderungen Anwendung finden, die hinweisend für eine akute Rejektion sind, im Ausmaß einer milden akuten Rejektion aber noch nicht entsprechen, nicht jedoch für andere nicht näher definierbare mukosale Alterationen. Indeterminierte Rejektionen sind gewöhnlich Zufallsbefunde in Protokollbiopsien, die sich in der Regel (noch) der klinischen Diagnose entziehen.

(Noch) keine klinische Diagnose

Bei milder akuter Rejektion Verkürzung der Mikrovilli und zelluläre Infiltrate

Milde akute Rejektion. Die milde akute Rejektion (Abb. 13.3) ist durch ein mildes gemischtes, aber überwiegend mononukleäres, z. T. fokales zelluläres Infiltrat inklusive blastischen bzw. aktivierten Lymphozyten charakterisiert, welches präferenziell perivenulär in der Lamina propria lokalisiert ist. Die Mukosa ist intakt, zeigt jedoch Schädigung des Kryptenepithels, wie z. B. Muzindepletion, zytoplasmatische Basophilie, Zellabflachung, Zellkernvergrößerung und Hyperchromasie sowie ein inflammatorisches Infiltrat. Die Apoptoserate liegt über sechs Apoptosen pro zehn Krypten. Es kann bereits zu einer Verkürzung der Mikrovilli kommen und die mukosale Architektur durch eine Zunahme der Dicke der Lamina propria durch zelluläre Infiltrate gestört sein.

Bei moderater akuter Rejektion zelluläres Infiltrat und erhöhte Apoptoserate

In der moderaten akuten Rejektion (Abb. 13.4) sind das zelluläre Infiltrat weit über die Lamina propria und die Kryptenschädigungen generalisierter verteilt. Die Mikrovilli zeigen zumeist eine deutlichere Abflachung. Die Apoptoserate ist höher als in der milden akuten Rejektion, z. T. kommt es zu konfluierenden Apoptosen. Eine milde intimale Arteriitis ist selten zu beobachten, da die entnommenen Gewebeproben meist nicht die dazu notwendige Tiefe erreichen. Gele-

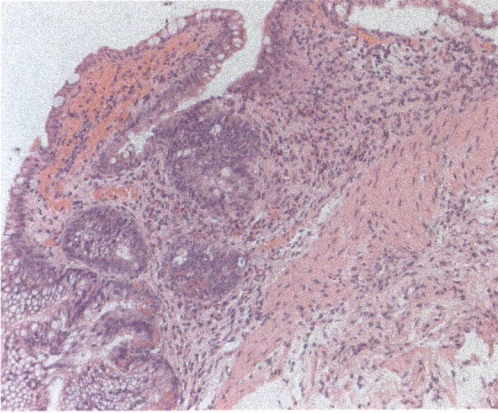

Abb. 13.4: Moderate akute Rejektion mit massivem zellulären Infiltrat, ausgeprägter Eosinophile und konfluierenden Apoptosen
(PAS, 20fache Vergrößerung).

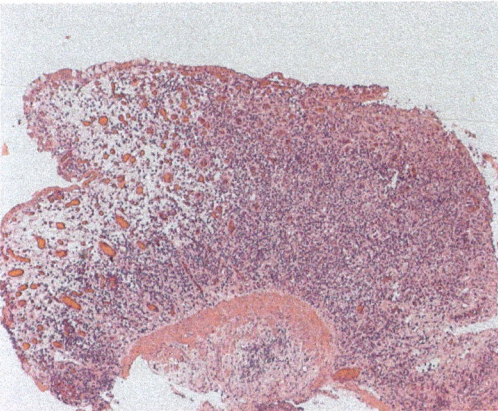

Abb. 13.5: Schwere akute Rejektion mit erosiver, z. T. ulzerativer Mukosaschädigung, intensivem neutrophilen Infiltrat und breitem Granulationsgewebesaum mit ausgeprägter Kapillareinsprossung
(HE, 10fache Vergrößerung).

gentlich können Erosionen auftreten, Ulzerationen hingegen sind Zeichen einer schweren Rejektion.

Schwere akute Rejektion. Hierbei werden ausgeprägte Zeichen der Kryptenschädigung, Kryptenrarifizierung, Mikrovilliverlust und mukosale Ulzerationen sichtbar. Aufgrund der mukosalen Destruktion induzieren luminale Einflussfaktoren, wie z. B. Darmbakterien, ein neutrophilenreiches Infiltrat und eine Ausschwitzung von fibrinösem Exsudat im Sinne einer Pseudomembran. Die residuelle Mukosa weist stark ausgeprägte histologische Zeichen einer Rejektion auf (Abb. 13.5).

Schwere akute Rejektion mit z. T. ulzerativer Mukosaschädigung

13.9.2 Klinische Symptomatik

Sensitivste Zeichen einer Rejektion sind klinische Parameter, v. a. Zunahme der Stuhlgangsfrequenz bzw. die Verminderung der Stuhlkonsistenz.

Die sensitivsten Zeichen einer Rejektion sind nach wie vor klinische Parameter, vor allem die Zunahme der Stuhlgangsfrequenz bzw. die Verminderung der Stuhlkonsistenz. Erfahrungsgemäß sind abdominelle Schmerzen oder Flankenschmerzen, Meteorismus, Abgeschlagenheit, Fieber etc. fakultative klinische Zeichen, die zudem oft erst sekundär auftreten. Veränderungen der Stuhlgangscharakteristik sollten unmittelbar weitere Diagnostik, in der Regel eine Transplantatbiopsie, nach sich ziehen. Die genannten klinischen Zeichen sind typisch, jedoch nicht charakteristisch für die akute Rejektion. Insbesondere virale oder bakterielle Enteritiden durch Durchfallerreger bzw. Zytomegalie- und Ebstein-Barr-Virus äußern sich ähnlich. Bei genauer Kenntnis der patienttypischen Ausprägung der Symptomatik gewinnen individuelle gastrointestinale Symptome bzw. klinische Zeichen und Epiphänomene an besonderer Bedeutung. Für eine differenzialdiagnostische Unterscheidung von Rejektions- oder Virusinfekt-assoziierten Beschwerden ist außerdem das immunologische und virologische Monitoring unabdingbar.

Weitere klinische Zeichen typisch, aber nicht charakteristisch für akute Rejektion

13.9.3 Immunologisches und pharmakodynamisches Monitoring

Abgesehen von der engmaschigen klinischen Nachsorge, der Bestimmung von Immunsuppressivaspiegeln und der Durchführung von Protokollbiopsien, hat sich das immunologische Monitoring als hilfreich erwiesen, Rejektionen differenzialdiagnostisch von anderen Transplantatstörungen zu unterscheiden bzw. die immunsuppressive Therapie zu steuern.

Immunologisches Monitoring hilfreich für Differenzialdiagnostik

Neben etablierten Markern zur Beurteilung der immunologischen Kompetenz, wie z. B. die HLA-DR-Expression auf Monozyten, die als Supportivparameter zur Steuerung der Intensität der Immunsuppression in der initialen Phase nach DTx verwendet werden kann, gewinnt die pharmakodynamische Steuerung der Immunsuppression zunehmend an Bedeutung. Als ein Beispiel sei die Messung von löslichem IL-2R und der CD25-Expression auf CD4$^+$-T-Zellen genannt, mit der eine Individualisierung und Reduzierung der Applikation der monoklonalen IL-2R-Antikörpern erreicht werden kann.

Zunehmende Bedeutung der pharmakodynamischen Steuerung der Immunsuppression

Im weiteren Verlauf sind sowohl sIL-2R als auch TNF-alpha als Marker für die refraktäre Rejektion wertvoll. Darüber hinaus ist die frühe intestinale Translokation, die sich in einer Erhöhung des C-reaktiven Proteins und des LPS-Bindungsproteins niederschlägt, ein unspezifischer Frühmarker der Rejektion.

Erhöhung des C-reaktiven Proteins und des LPS-Bindungsproteins unspezifischer Frühmarker der Rejektion

13.9.4 Therapie

Die Therapie der akuten Rejektion nach DTx besteht für die milde akute Rejektion in der Methylprednisolon-Stoßtherapie (3 × 1.000 mg) und Erhöhung der Basisimmunsuppression. Die indeterminierte Rejektion ist in der Regel suffizient mittels Methylpredniso-

Therapie der akuten Rejektion:

▸ **milde akute Rejektion:** Methylprednisolon-

lon-Stoßtherapie niedrigerer Dosierung (3 × 500 mg) zu behandeln. Ein relevanter Anteil der Rejektionen verläuft steroidresistent. Viele Zentren sind daher dazu übergegangen, moderate und schwere akute Rejektionen bereits initial mit OKT3 (Orthoclone®) zu behandeln. Eine Alternative hierzu ist die Gabe von Antithymozytenglobulin. Aletuzumab (Campath 1H®) ist erfolgreich in der Herz-/Lungen-Transplantation zur Therapie der steroidresistenten Rejektion angewendet worden und sicherlich auch für die DTx interessant. Wir beschrieben kürzlich die erfolgreiche Applikation des chimären, monoklonalen Anti-TNF-alpha-Antikörpers Infliximab (Remicade®) als Ultima-Ratio-Therapie für die Steroid- und OKT3-resistente Rejektion.

13.10 Virologisches/infektiologisches Monitoring

Das virologische Monitoring muss die relevanten viralen Infektionserreger, d. h. vor allem Zytomegalievirus (CMV) und Ebstein-Barr-Virus (EBV), sowie häufige Erreger viraler und bakterieller gastrointestinaler Infekte umfassen. Das Monitoring anderer opportunistischer Erreger entspricht dem in der Transplantation anderer solider Organe. Die Suche nach bakteriellen (Salmonellen, Shigellen, *Campylobacter*, *Escherichia coli* etc.) bzw. viralen Durchfallerregern (v. a. Adeno- und Rotaviren) erfolgt nur bei vorliegender Symptomatik. HHV6 und HHV7 scheinen keine relevante Morbidität nach DTx zu verursachen.

Das Monitoring von CMV- und EBV-Infekten spielt eine zentrale Rolle in der Nachsorge, da eine präemptive Therapie frühzeitig beginnen muss, um eine gewebeinvasive Erkrankung des Transplantates oder die Entwicklung von PTLD (post-transplant lymphoproliferative disorders) zu verhindern. Einige Zentren wenden eine z. T. länger dauernde antivirale Prophylaxe mit Ganciclovir bzw. Valganciclovir an. Der Nutzen einer generellen antiviralen Prophylaxe gegenüber einem Verzicht darauf und gleichzeitiger frühzeitiger präemptiver Therapie ist bisher umstritten. Das CMV-Monitoring erfolgt engmaschig über CMV-Ag (pp65) und CMV-PCR. Für das EBV-Monitoring hat sich die Durchführung von qualitativer und quantitativer PCR bewährt. Jede histopathologische Veränderung im Transplantat muss außerdem mit einem molekularbiologischen Ausschluss einer CMV- oder EBV-Enteritis einhergehen. Mit dieser engmaschigen Kontrolle kann auf eine antivirale Prophylaxe verzichtet und die präemptive Therapie gezielt gesteuert werden.

13.11 Transplantatfunktion

Globale Parameter der Transplantatfunktion sind vor allem der Gewichtsverlauf und die Stuhlgangscharakteristik. Des Weiteren kann z. B. die Vitamin-B$_{12}$-Resorption orientierend verwendet werden. Diese Parameter gelten jedoch nicht als Akutparameter und unterliegen Störfaktoren.

Bisher eingesetzte Funktionstests, wie z. B. Xylose-Resorptionstests und indirekte Kalorimetrie, sind hilfreich, jedoch zu ungenau, um diskrete Störungen der Transplantatphysiologie oder die funktionelle, absorptive Dünndarmlänge anzuzeigen.

In diesem Zusammenhang könnte die Messung von Citrullin von potenziellem Nutzen sein. Citrullin ist eine nichtessenzielle Aminosäure, die nicht in endogene oder exogene Proteine eingebaut wird und spezifisch von den Enterozyten im Rahmen des Harnstoffzyklus produziert wird. In dieser Reaktionsfolge katalysiert die Ornithin-Transcarbamoylase die Übertragung von Carbamoylphosphat auf Ornithin unter Entstehung von Citrullin. Unter Anhängung von Aspartat entsteht daraus Argininosuccinat, das nachfolgend unter Abspaltung von Fumarat in Arginin umgewandelt wird. Tierexperimentelle Ergebnisse bestätigten, dass über ersteren Vorgang mit hoher Gewebespezifität in Enterozyten die Synthese von Arginin aus Glutamin stattfindet. Dies erklärt, warum Arginin nach Verlust großer Anteile des Dünndarmes zur essenziellen Aminosäure wird.

Crenn und Mitarbeiter evaluierten die Messung der postabsorptiven Citrullin-Plasmakonzentration als Marker der absorptiven Enterozytenmasse im intestinalen Versagen im Menschen. Nach einer Adaptationsphase von zwei Jahren wurde die postabsorptive Citrullin-Plasmakonzentration als sehr aussagekräftiger, unabhängiger Marker zur Unterscheidung von temporärem und persistierendem intestinalem Versagen identifiziert. Pappas und Kollegen zeigten in initialen Untersuchungen, dass der Plasma-Citrullin-Spiegel zum Zeitpunkt von akuten Rejektionen signifikant abfiel und mit dem Ausmaß der Rejektion korrelierte.

Überdies können supportiv Funktionstest für die Bestimmung der Fettresorption eingesetzt werden.

13.12 Ökonomische Aspekte und Perspektive

Die verbesserten Behandlungsmöglichkeiten nach DTx, die zu einer 1-Jahres-Überlebensrate von nahezu 70–80 % geführt haben, erfordern eine Neudefinition der Indikation zur Transplantation und eine Abgrenzung bzw. Neupositionierung gegenüber der konservativen Therapie des KDS. Hierbei ist jedoch eine differenzierte Betrachtungsweise der Ursachen des KDS anzumahnen. V. a. Patienten mit Ultra-KDS (< 40 cm Restdünndarmlänge beim Erwachsenen) kommen aufgrund des schlechten Langzeitüberlebens unter TPE für eine frühzeitige DTx in Frage.

Die erfolgreiche DTx eröffnet die Möglichkeit zur vollständigen körperlichen, sozialen und beruflichen Rehabilitation. Dies wurde in mehr als 50 % der in unserem Zentrum behandelten Patienten innerhalb eines Jahres erreicht.

Die Gründe für die Verbesserung der Erfolgsraten nach DTx und MVTx sind multifaktoriell; die Fortschritte in der immunsuppressiven Therapie spielen jedoch die vorherrschende Rolle, d. h. die Einführung von Tacrolimus, Induktionstherapie mit Anti-IL-2R-Antikörpern und T-Zell-depletierenden Antikörpern.

Die zukünftige Entwicklung wird mutmaßlich von mehreren Faktoren abhängen, einschließlich des Fortschrittes bei immunsuppressiven Strategien, modifizierten Sekretionskriterien für Patienten und der Reduktion von Langzeitnebenwirkungen und auslösenden Faktoren für eine chronische Allotransplantatschädigung.

Zunehmend müssen ökonomische Aspekte der Behandlung des KDS diskutiert werden. In einem aktuellen Review des Langzeitüberlebens und der ökonomischen Rahmenbedingungen beim KDS wird das 5-Jahres-Überleben unter TPN mit durchschnittlich 70 % beziffert. Obwohl durch heimparenterale Ernährung eine signifikante Reduktion der stationären Krankenhauskosten erreicht wurde, bezifferten Schalamon und Kollegen die jährlichen Kosten für Patienten mit KDS und TPN auf 100.000 bis 150.000 $. Eine erfolgreiche DTx war bereits nach zwei Jahren kostengünstiger als die TPN. Eigene Berechnungen stützen die angegeben Kosten von durchschnittlich ca. 150.000 € für eine Dünndarmtransplantation im ersten Jahr. Derzeit sind diese Kosten noch unzureichend im deutschen DRG-System als unbepreiste DRG abgebildet, was zu einer erheblichen Belastung der Haushaltsbudgets der transplantierenden Kliniken führt. Kostenübernahmen müssen individuell mit der jeweiligen kostentragenden Krankenkasse ausgehandelt werden, decken jedoch in den meisten Fällen nicht die tatsächlichen Kosten. In diesem Bereich besteht insofern noch ein erheblicher Verbesserungsbedarf gegenüber anderen entwickelten Medizinsystemen. So wird die DTx von den US-amerikanischen Versicherungssystemen Medicare und Medicaid als Therapie des KDS anerkannt und dementsprechend finanziert.

Für die Patientenselektion ergeben sich aus den genannten Fakten folgende Schlussfolgerungen: Die Indikation zur DTx sollte, wenn eine Anpassung und ein Ausgleich der Funktion des Dünndarmes auf der Basis der vorliegenden Restdünndarmlänge theoretisch möglich ist (d. h. bei Erwachsenen > 40−50 cm), erst nach Ablauf eines Zeitraumes von ungefähr einem Jahr geprüft werden. Die Indikationsstellung sollte selektiv in Abhängigkeit von der zugrunde liegenden Erkrankung, dem Patientenalter und dem Auftreten von Komplikationen der TPN gestellt werden. Sie sollte am besten vor dem Eintritt einer unwiderruflichen Funktionsstörung der Leber erfolgen. Dies wir durch Daten des Dünndarmtransplantations-Registers (Intestinal Transplant Registry) gestützt, das einen deutlichen Einfluss der Erkrankungsschwere des Empfängers auf den Langzeitverlauf nach DTx nachwies. Patienten, die zum Zeitpunkt der Transplantation bettlägerig im Krankenhaus waren, zeigten eine deutlich schlechtere Prognose. Dies unterstreicht die Notwendigkeit der früheren Vorstellung von Patienten mit Kurzdarmsyndrom in spezialisierten Zentren − insbesondere bevor lebensbedrohliche Komplikationen der TPN, d. h. TPN-assoziierte Lebererkrankungen und Katheterkomplikationen, eintreten. Dies würde auch die hohe Rate an

---

Marginalien:

Erfolgsraten, v. a. Verbesserung der Immunsuppression

Jährliche Kosten für Patienten mit KDS und TPN bei 100.000 bis 150.000 $

Erfolgreiche DTx nach zwei Jahren kostengünstiger als TPN

Zz. Kosten unzureichend im deutschen DRG-System abgebildet

DTx von amerikanischen Versicherungssystemen als Therapie des KDS anerkannt und finanziert

Indikationsstellung sollte selektiv vor Eintritt einer unwiderruflichen Funktionsstörung der Leber erfolgen.

Patienten, die zum Zeitpunkt der Transplantation bettlägerig im Krankenhaus waren, zeigten deutlich schlechtere Prognose.

Frühere Vorstellung
könnte hohe Rate
an kombinierten
Transplantationen
reduzieren.

kombinierten Transplantationen – insgesamt ca. 60 % der DTx-Patienten – reduzieren. Die Weiterverbreitung der Vorstellungs- als auch Indikationskriterien zur DTx würde hiermit nicht nur den Zugang zur Transplantation für Patienten, die an einem KDS leiden, erleichtern, sondern auch die Erfolgsrate des Verfahrens günstig beeinflussen.

Literatur

Abu-Elmagd K, Reyes J, Bond G, et al. Clinical intestinal transplantation: A decade of experience at a single center. Ann Surg 2001;234:404–17.

Crenn P, Coudray-Lucas C, Thuillier F, et al. Postabsorptive plasma citrulline concentration is a marker of absorptive enterocyte mass and intestinal failurein humans. Gastroenterology 2000;119:1496–1505.

Deltz E, Schroeder P, Gebhardt H, et al. Successful clinical small bowel transplantation: Report of a case. Clin Transplant 1989;3:89–91.

Fishbein TM, Florman S, Gondolesi G, et al. Intestinal transplantation before and after introduction of sirolimus. Transplantation 2002;73:1538–42.

Grant D. Intestinal transplantation: 1997 report of the International Registry. Transplantation 1999;67:1061–64.

Grant D, Wall W, Mimeault R, et al. Successful small-bowel / liver transplantation. Lancet 1990;335:181–4.

Grant D, Abu-Elmagd K, Reyes J, Tzakis A, Langnas A, Fishbein T, Goulet O, Farmer D, on behalf of the Intestine Transplant Registry. 2003 report of the intestine transplant registry: a new era has dawned. Ann Surg 2005;241(4):607–13.

Goulet O, Revillon Y, Brousse N, et al. Successful small bowel transplantation in an infant. Transplantation 1992;53:940–3.

Goulet O, Lacaille F, Colomb V, et al. Intestinal Transplantation in Children: paris Experience. Transplant Proc 2002;34:1887–8.

Kato T, Nishida S, Selvaggi G, et al. Zoom endoscopic scoring for small bowel graft surveillance in intestinal transplant recipients. Am J Transplant 2003;3/Suppl 5:389.

Langnas A, Chinnakotla S, Sudan D, et al. Intestinal transplantation at the University of Nebraska Medical center: 1990–2001. Transplant Proc 2002;34:958–60.

Lee RG, Nakamura K, Tsamandas AC, et al. Pathology of human intestinal transplantation. Gastroenterology 1996;110:1820.

Margreiter R, Koenigsrainer A, Schmid T, et al. Successful multivisceral transplantation. Transplant Proc 1992;24:1226–7.

Murase N, Kim D, Todo S, et al. Induction of liver, heart and multivisceral graft acceptance with a short course of FK506. Transplant Proc 1990;22:74–5.

Pappas PA, Saudubray JM, Tzakis AG, et al. Serum citrulline and rejection in small bowel transplantation: a preliminary report. Transplantation 2001;72:1212–6.

Pascher A, Radke C, Dignass A, et al. Successful Infliximab treatment of steroid and OKT3 refractory acute cellular rejection in two patients after intestinal transplantation. Transplantation 2003;76(3):615–8.

Pascher A, Klupp J, Schulz RJ, Kohler S, Junge G, Sauer IM, Veltzke-Schlieker W, Adler A, Guckelberger O, Nüssler NC, Dignass A, Langrehr JM,

Neuhaus P. Klinische Ergebnisse der Dünndarm- und Multiviszeraltransplantation an der Berliner Charité. Dtsch Med Wschr 2005;130:387−92.

Pascher A, Radke C, Dignass A, Schulz R, Sauer IM, Platz KP, Klupp J,
Neuhaus P, Mueller AR. Late graft loss after intestinal transplantation in
an adult patient due to necrotizing enterocolitis. Am J Transplantation
2003;3(8):1033−5 .

Starzl TE, Rowe MI, Todo S, et al. Transplantation of multiple abdominal
viscera. JAMA 1989;261:1449−57.

Starzl TE, Murase N, Abu-Elmagd K, et al. Tolerogenic immunosuppression
for organ transplantation. Lancet 2003;361:1502−10.

Sudan DL, Kaufman SS, Shaw JR BW, et al. Isolated intestinal transplantation for intestinal failure. Am J Gastroenterol 2000;95/6:1506−15.

The Intestinal Transplant Registry. www.intestinaltransplant.org.

Tzakis AG.Kato T, Nishida S, et al. Preliminary experience with campath
(C1H) in intestinal and liver transplantation. Transplantation 2003;75:
1227−31.

Tzakis AG, Kato T, Nishida S, et al. Alemtuzumab (campath 1H) combined
with tacrolimus in adult intestinal and multivisceral transplantation.
Transplantation 2003;75;512−17.

Wakabayashie Y, Yamada E, Yoshida T, Takahashi H. Arginine becomes an
essential amino acid after massive resecton of rat small intestine. J Biol
Chem 1994;269:32667−71.

Wu T; Abu-Elmagd K, Bond G, et al. A schema for histologic grading of
small intestine allograft acute rejection. Transplantation 2003;75:1241−8.

14 Knochen- und Gelenktransplantation

G. O. Hofmann

14.1 Einleitung

Allogene, vaskularisierte Transplantationen am Skelett (Knochen- und Gelenktransplantationen) mit anschließender Notwendigkeit einer immunsuppressiven Therapie stehen derzeit im Stadium der klinischen Einzelfallerprobung. Sie dürfen nach kritischer Würdigung des Falles nur dann zur Anwendung kommen, wenn andere bewährte Verfahren aus verschiedenen Gründen ausscheiden. Es sind deshalb an Indikationsstellung und Umfang der Patientenaufklärung höchste Ansprüche zu stellen. Insbesondere die möglicherweise lebenslange Immunsuppression muss dem Patienten in voller Tragweite zu Bewusstsein gebracht werden.

1994 führte unsere Arbeitsgruppe erstmals die allogene Transplantation von Femurdiaphysen so durch, dass diese durch Gefäßanschluss und anschließende Immunsuppression einer allogenen Organtransplantation vollständig vergleichbar waren. Zwei Jahre später, im April 1996, erfolgte durch unsere Arbeitsgruppe die weltweit erste Transplantation eines Kniegelenkes mit Gefäßanschlüssen von einem Organspender auf ein Unfallopfer. Vorausgegangen waren umfangreiche Untersuchungen zur Immunologie des Knochens und die schrittweise Entwicklung des Operationsverfahrens in postmortalen anatomischen Studien.

Allogene, vaskularisierte Transplantationen am Skelett (Knochen- und Gelenktransplantationen) mit anschließender immunsuppressiver Therapie in Einzelfallerprobung

1994 erstmals allogene Transplantation von Femurdiaphysen

1996 weltweit erste Transplantation eines Kniegelenkes

14.2 Indikation zur Transplantation

Die allogene, vaskularisierte Transplantation von diaphysären Knochensegmenten und ganzen Gelenken stellt ein klinisch neues Therapiekonzept dar, das nur dann zur Anwendung kommen sollte, wenn alle anderen herkömmlichen Alternativmethoden ausgeschöpft oder kontraindiziert sind. Diese alternativen Behandlungsverfahren sind:

- autologe Transplantation von Spongiosa oder kortikospongiösen Spänen
- autologe mikrovaskuläre Transplantation von Knochen- oder osteomyokutanen Lappen
- allogene Knochentransplantation aus der Knochenbank
- Distraktionsosteogenese (Ilisarov-Verfahren)
- alloplastischer technischer Ersatz.

Alternative Behandlungsverfahren außer Transplantation

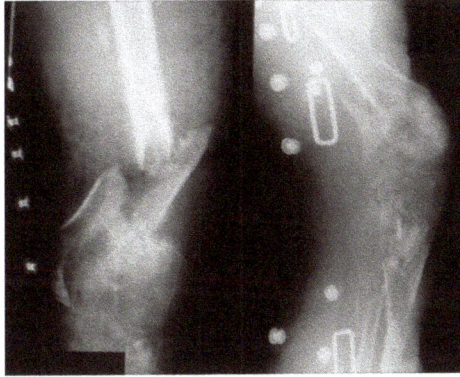

Abb. 14.1: 35-jährige Patientin, Motorradunfall, III.-gradig offener Verrenkungsbruch im Bereich des linken Kniegelenkes. Völliger Verlust der gelenktragenden Knochenanteile und des Kniegelenkstreckapparates.

Sehr strenge Indikationsstellung zur vaskulierten Gelenktransplantation

Die Indikation zur vaskularisierten Gelenktransplantation wird von uns nur dann gestellt, wenn aufgrund ausgedehnter Zerstörungen der knöchernen und knorpeligen Gelenkanteile und der ligamentären Strukturen, insbesondere des kompletten Streckapparates, alle anderen konventionellen Behandlungsverfahren, v. a. auch ein massiver endoprothetischer Ersatz, technisch nicht zur Anwendung kommen können und die einzige Alternative die Amputation oder Versteifung unter starker Verkürzung wäre (Abb. 14.1). In letzterem Fall könnte zwar diese Beinlängenverkürzung durch eine Verlängerungsoperation später vielleicht wieder ausgeglichen werden, die Versteifung jedoch, der Verlust eines beweglichen Kniegelenkes, bliebe definitiv.

Bei Indikationsstellung muss Notwendigkeit einer temporären (Knochentransplantation) bzw. permanenten (Gelenktransplantation) Immunsuppression beachtet werden.

Bei der Frage der Indikationsstellung muss die Notwendigkeit einer temporären (Knochentransplantation) bzw. permanenten (Gelenktransplantation) Immunsuppression diskutiert werden. Wie bei einer Nieren- oder Bauchspeicheldrüsentransplantation erfolgt eine solche Transplantation in erster Linie unter dem Gesichtspunkt einer Lebensqualitätsverbesserung. Die Entscheidung für oder gegen eine solche Transplantation mit anschließend notwendiger Immunsuppression muss unter offener Abwägung aller Für und Wider sowie intensiver ärztlicher Aufklärung der unmittelbar betroffene Patient selbst treffen.

14.3 Kontraindikationen

Kontraindikationen ergeben sich v. a. aus postoperativ notwendiger medikamentöser Immunsuppression.

Die Kontraindikationen zu einer vaskularisierten allogenen Knochen- oder Gelenktransplantation ergeben sich in erster Linie aus der postoperativ notwendigen medikamentösen Immunsuppression. Alle derzeit verfügbaren Immunsuppressiva sind bei chronischen bakteriellen oder viralen Infektionen ebenso wie bei bösartigen Erkrankungen kontraindiziert, weil es durch die unspezifische Unterdrückung der körpereigenen Abwehrmechanismen zu einer Reaktivierung der Infektion einerseits bzw. zu einer unkontrollierbaren, explosionsartigen Ausbreitung der Tumorerkrankung andererseits kommen könnte. Im Falle von posttraumatischen Zerstörungen von Skelettabschnitten muss sichergestellt sein, dass eine chronisch schwelende Knochen- und Weichgewebsinfektion durch radikale operative Maßnahmen saniert wurde. Instabile Haut- und Weichteilverhältnisse erfordern nötigenfalls im Vorgriff plastisch-chirurgische Sanierungsmaßnahmen durch freie Lappenplastik.

14.4 Spenderauswahl

Grundsätzlich orientiert sich die Spenderauswahl an den generell üblichen Kriterien der postmortalen Organspende: abgeschlossene Hirntoddiagnostik, uneingeschränkte Einverständniserklärung bezüglich der zu entnehmenden Organe, keine Ausschlusskriterien wie maligne Grunderkrankungen (Fremdanamnese, Risikogruppenausschluss) und eine negative Serologie für HBsAg, HCV, HIV-1 und HIV-2.

Zusätzlich haben wir für Kniegelenksspender eine Altergrenze bis zu 45 Jahren definiert, um altersbedingte Verschleißerscheinungen an den artikulierenden Gelenkflächen auszuschließen.

Da wir ferner keine vitale Indikation bedienen, muss die Infektionsgefahr durch das Transplantat auf ein Minimum reduziert werden. Die Multiorganspender dürfen vor Gewinnung der Transplantate kein Fremdblut oder Blutderivate erhalten haben.

Die Transplantationen erfolgen unter Berücksichtigung der Blutgruppenkompatibilität, jedoch ohne Beachtung der HLA-Konstellation. Um eine hyperakute Abstoßung zu vermeiden, muss die präoperative Kreuzprobe zum Ausschluss präformierter zytotoxischer Antikörper negativ ausfallen.

Zusätzliche Berücksichtigung findet die geometrische Kompatibilität zwischen dem Spendergelenk und dem kontralateralen gesunden Empfängergelenk. Um sicherzustellen, dass das Spendergelenk in einem passenden Größenverhältnis zum Empfänger steht, werden entsprechende Messungen an a. p. und seitlichen Röntgenaufnahmen durchgeführt. Um einen problemlosen Weichgewebsverschluss über dem Transplantat zu ermöglichen, werden nur Spendergelenke ausgewählt, die gleich groß oder günstigerenfalls etwas kleiner sind als das kontralaterale gesunde Gelenk des Empfängers.

14.5 Transplantatgewinnung

Die Gewinnung der Transplantate erfolgt im Rahmen einer Multiorganspende nach In-situ-Perfusion des Spenderbeines über einem in der A. iliaca externa einliegenden Perfusionskatheter mit 4 Litern UW- (University-of-Wisconsin-) Lösung.

Nach Abschluss der Perfusion erfolgt die Entnahme des kompletten Gelenkes inklusive großzügig resezierter Teile der inserierenden

---

Spenderauswahl nach generell üblichen Kriterien der postmortalen Organspende

Zusätzlich für Kniegelenksspender: Alter < 45 Jahre

Multiorganspender ohne Fremdblut- oder Blutderivat-Übertragung

Blutgruppenkompatibilität, aber keine HLA-Typisierung

Geometrische Kompatibilität muss beachtet werden.

Gewinnung der Transplantate bei Multiorganspende

Entnahme des kompletten Gelenkes inkl.

Teile der inserierenden
Muskulatur und arteriel-
lem und venösem
Gefäßstiel

Kunststoffendoprothese
für optische Unversehrt-
heit des Spenders

Muskulatur und mit einem langen arteriellen und venösen Gefäßstiel. Das Transplantat wird in üblicher Technik dreimal steril verpackt und ohne direkten Kontakt auf Eis gelagert. Die Transplantationen sollen so schnell wie möglich unter Einhaltung einer kalten
Ischämiezeit (CIT) von unter 24 Stunden durchgeführt werden.

Um eine optische Unversehrtheit des Spenders zu gewährleisten,
wird das Bein mit einer eigens mitgeführten Kunststoffendoprothese
versorgt und fachgerecht mit einer fortlaufenden Hautnaht verschlossen.

14.6 Vorbereitungen des Empfängers und Transplantation

Auch hier Wartezeit auf
Transplantationsliste

Der Zeitpunkt des Verletzungseintritts beim späteren Transplantatempfänger fällt naturgemäß nicht mit der Verfügbarkeit eines passenden Transplantates aus einem Multiorganspender zusammen.
Deshalb ist es erforderlich, ein mehr oder weniger lang ausgedehntes
Zeitintervall im Sinne einer Wartezeit auf der Transplantationsliste
zu überbrücken.

14.6.1 Vorbereitungen am Empfänger

In den besonderen Fällen, welche die unter Kapitel 14.2 aufgeführten
Indikationskriterien erfüllen, stellt sich das Ausmaß des posttraumatischen Infektes meistens erst im Laufe der Traumabehandlung in der
gesamten Tragweite dar. Meistens sind diese ausgedehnten Knochen-
und Gewebsdefekte an der unteren Extremität im Bereich des Kniegelenkes mit zusätzlichen infektiösen Problemen behaftet. Eine radi-
Radikale Sanierung der
lokalen Infektion durch
ein vollständiges
chirurgisches
Debridement ist erste
Voraussetzung.
kale Sanierung der lokalen Infektion durch ein vollständiges chirurgisches Debridement ist die erste unabdingbare Voraussetzung für
das gesamte weitere Vorgehen. Zur Deckung des Weichgewebsman-
tels müssen nicht selten lokale oder gefäßgestielte Lappenplastiken
zum Einsatz kommen.

Als vorübergehender Platzhalter in der Defekthöhle des verlorenen
Gelenkes werden Kombinationen aus Polyethylenrohren, Knochen-
zement und Gentamycin-Palacos-Ketten eingesetzt. Die Stabilisie-
Mit künstlichen Platz-
haltern und Fixateur
externe Stabilisierung
des Beines
rung des Beines erfolgt zunächst über einen Fixateur externe als
Transfixation von der Mitte des Oberschenkels auf die Mitte der
Tibia.

Nach Beherrschung der lokalen Infektion erfolgt dann ein Verfah-
renswechsel bei den Osteosynthesen: Umstieg vom Fixateur externe
auf intramedulläre Kraftträger. Auf die Spitzen des antegrad eingebrachten Femur- und des retrograd eingebrachten Tibiamarknagels
wird eine provisorische Scharniergelenksendoprothese montiert
(Abb. 14.2). Diese Anordnung ermöglicht eine passive Mobilisierung
Passive Mobilisierung
des Beines in Höhe
des ehemaligen
Kniegelenkes während
Wartezeit
des Beines in Höhe des ehemaligen Kniegelenkes durch eine CPM-
Motorschiene während der Wartezeit bis zur Transplantation.

Zur Akquisition eines geeigneten Spenderorganes müssen die Blutgruppe und das geometrische Match des Empfängers an jene Trans-

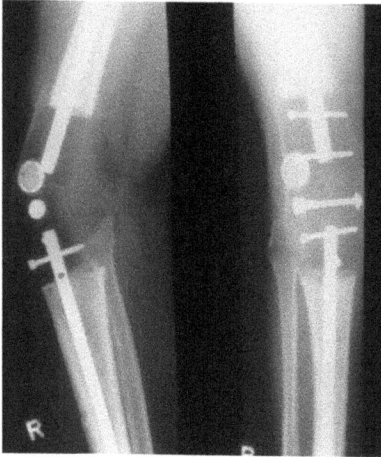

Abb. 14.2: Vorbereitung zur Kniegelenktransplantation: Auf die implantierten Marknägel in Tibia und Femur ist eine provisorische Scharnierendoprothese aus Polyäthylen aufgesetzt. Zusätzlich wurde ein Silikongewebeexpander mit Injektionsport in die Defekthöhle eingebracht, um eine Schrumpfung der Weichgewebe über dem Gelenkdefekt zu vermeiden.

plantationszentren gemeldet werden, die logistisch für eine Zusammenarbeit mit unserem Zentrum geeignet sind. Eine Anmeldung zur Transplantation und die entsprechende Vorbereitung können derzeit in der Bundrepublik Deutschland ausschließlich über eine der folgenden Adressen erfolgen:

- Klinik für Unfall-, Hand- und Wiederherstellungschirurgie der Friedrich-Schiller-Universität Jena
  Erlanger Allee 101
  07747 Jena
  Tel.: 03641/9322-800
  Fax: 03641/9322-802
  Gunther.Hofmann@med.uni-jena.de

- Klinik für Unfall- und Wiederherstellungschirurgie
  Berufsgenossenschaftliche Kliniken Bergmannstrost
  Merseburger Straße 165
  06112 Halle (Saale)
  Tel.: 0345/132-6324
  Fax: 0345/132-6326
  Gunther.Hofmann@Bergmannstrost.com

- Berufsgenossenschaftliche Unfallklinik Murnau
  Dr. med. Frithjof D. Wagner
  Prof.-Küntscher-Straße 8
  82418 Murnau
  Tel.: 08841/48-0
  Fax: 08841/48-2203
  fwagner@bgu-murnau.de

Meldung von Blutgruppe und geometrischem Match des Empfängers an entsprechende Transplantationszentren

Transplantationszentren für Knochen- und Gelenktransplantationen

14.6.2 Operationsverfahren

Direkt im Anschluss an die Explantation wird unter Berücksichtigung einer möglichst kurzen kalten Ischämiezeit das Transplantat in Back-Table-Präparation anatomisch-chirurgisch vorbereitet. Die unmittelbar folgende Implantation setzt sich im Wesentlichen aus fünf Schritten zusammen:

Durchführung der Implantation

1. Freilegung der Empfängergefäße: Darstellung der A. und V. femoralis superaficialis auf Höhe des Adduktorenkanals.
2. Präparation des Transplantatlagers: Entfernung der einliegenden Platzhalterimplantate, insbesondere der Scharnierprothese und der Marknägel. Erneutes Debridement und Lavage sowie erneute Osteotomie des distalen Femurs und der proximalen Tibia zur Schaffung frischer Schnittränder, um optimale knöcherne Einheilungsbedingungen zu schaffen.
3. Osteosynthesen: Die Femur- und Tibiaosteosynthesen erfolgen über so genannte Kompressionsmarknägel, wobei der femorale Nagel in antegrader Richtung, der tibiale in retrograder Richtung eingebracht wird. Die Längen des femoralen Anteils der Transplantate variieren je nach Defekt zwischen 10 und 35 cm, die des tibialen Anteils zwischen 5 und 15 cm. Die Kniegelenkskapsel bleibt intakt (Abb. 14. 3).
4. Gefäßanschluss des Transplantates: Die Gefäßanastomosen werden in der klassischen End-zu-Seit-Technik zwischen A. und V. femoralis superficialis und dem Gefäßpedikel des Transplantates mit $6-0$ nicht resorbierbarem Fadenmaterial angefertigt.
5. Muskel- und Sehnennähte: Die Quadrizepssehne des Spenders wird mittels klassischer Sehnennahttechnik an die verbleibenden Sehnenanteile des Streckapparates im Empfänger eingeflochten. Zusätzlich werden das Pes anserinus, die Bizepsmuskeln und der Tractus iliotibialis des Empfängers an das Transplantat angeheftet.

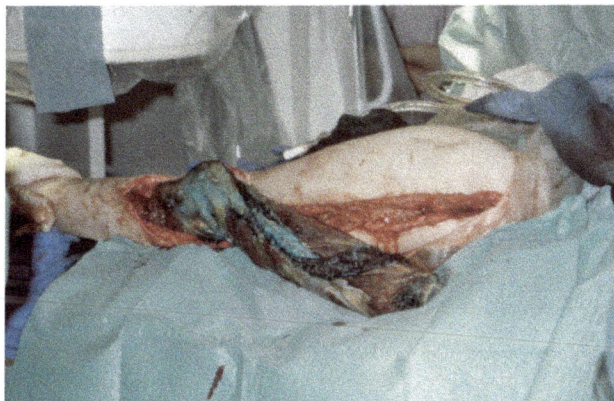

Abb. 14.3: Defektüberbrückung von 34 cm Femur und 10 cm Tibia durch ein 44 cm langes Femurdiaphysen- und Kniegelenkstransplantat. Tibiale Osteosynthese abgeschlossen, Zustand vor Einbringung des femoralen Marknagels. Die Blaufärbung des Transplantates rührt von einer Vitalblaufärbung im Rahmen der Back-Table-Präparation.

14.7 Nachsorge des Empfängers

Muskuloskeletale Transplantate stellen ein Konglomerat aus verschiedenen Geweben dar: Knochen, Knochenmark, Knorpel, Sehnen, Synovia, Muskeln, Gefäßendothel. Diese Transplantate werden als so genannte composite tissue allografts (CTA) bezeichnet. Sie scheinen nach bisherigen Erfahrungen relativ stark immunogen zu sein und aktivieren das Immunsystem des Empfängers in sehr spezifischer Weise. Dabei laufen die Reaktionen sowohl gegen Klasse-I- als auch gegen Klasse-II-Antigene des HLA-Komplexes vom Spender ab. Als wie stark immunologischer Reiz die allogenen Bänder, Sehnen, Muskelfasern einzuschätzen sind, ist eine nach wie vor unbekannte Variable. Knochen jedenfalls scheint in höherem Maße immunogen zu wirken als andere Organe, wie Herz, Leber und Pankreas, am ehesten vergleichbar mit der allogenen Stimulation durch Nieren-, Lungen- und Knochenmarktransplantate. Hinzu kommt noch die sehr stark wirkende Synovia der Gelenke. Aus unseren bisherigen Erfahrungen müssen wir die vorläufige Schlussfolgerung ziehen, dass durch die Summe der vielen einzelnen Antigenitäten bei der gefäßgestielten Knietransplantation eine kontinuierliche Immunsuppression erforderlich ist.

14.7.1 Immunsuppression

Noch während der Transplantation wird mit der medikamentösen Immunsuppression des Empfängers begonnen. Sie startet als eine Vierfachinduktionstherapie für die ersten sieben Tage:

- Anti-T-Lymphozytenglobulin, ATG, 4 mg/kg KG
- Methylprednisolon 250 mg i. v. für 3 Tage
- FK506 (Tacrolimus, Prograf®): 10 mg p. o.
- Mycophenolat-Mofetil (MMF, Cellcept®): 2 g

Ab der zweiten Woche wird die Immunsuppression auf eine orale Zweifachtherapie unter stufenweiser, aber zügiger Ausschleichung der Kortisontherapie gestellt:

- FK506 (Tacrolimus, Prograf®): 10 mg p. o. pro Tag
- Mycophenolat-Mofetil (MMF, Cellcept®): 2 g pro Tag

Während der ersten Woche werden zur Verbesserung der Hämodilution zusätzlich täglich 250 ml Dextran verabreicht. Die Thromboseprophylaxe erfolgt durch niedrig dosiertes Heparin völlig analog zu anderen orthopädischen oder unfallchirurgischen Eingriffen.

Für die Immunsuppression wird bezüglich des FK506 ein Serumspiegel von $8-10$ µg/l angestrebt. Nach Ablauf eines halben Jahres wird der angestrebte FK506-Spiegel auf $6-8$ µg/l herabgesetzt.

14.7.2 Funktionsuntersuchungen

Der Mechanismus der Einheilung allogener Knochen- und Gelenktransplantate ist noch weitgehend ungeklärt. Falls eine immunologische Konfrontation zwischen Empfänger und Transplantat stattfin-

Muskuloskeletale Transplantate sind Konglomerat aus verschiedenen Geweben.

▸ relativ stark immunogen

▸ viele einzelne Antigenitäten
▸ kontinuierliche Immunsuppression erforderlich

Vierfachinduktionstherapie für die ersten sieben Tage

Zweifachtherapie ab zweiter Woche

Verbesserung der Hämodilution und Thromboseprophylaxe

Mechanismus der Einheilung noch weitgehend ungeklärt

det, sind die klinischen Anzeichen einer solchen „akuten Abstoßungsreaktion" derzeit noch unzureichend definiert. Spezifische Anzeichen der Dysfunktion eines transplantierten Organs stehen beim
Knochen und Gelenk nicht zur Verfügung. Der Verlust eines Transplantates aufgrund einer akuten oder chronischen Abstoßungsreaktion lässt sich beim allogen transplantierten Knochen nur schwer
nachweisen. Deshalb bedarf es zur Kontrolle der immunologischen
Abwehrlage und des Einheilungsprozesses des Transplantates noch
weiterer, zum Teil unfallchirurgischer und nuklearmedizinischer Untersuchungen.

Sämtliche speziell der Situation der Kniegelenkstransplantation
angepassten Untersuchungen werden postoperativ engmaschig durchgeführt, im weiteren Verlauf vergrößern sich dann, bei Beschwerde-
freiheit des Patienten, die Zeitintervalle.

Bei allen transplantierten Patienten stellen Klinik und das Labor
die wichtigsten Parameter dar. Unmittelbar post transplantationem
werden Blutbild, CRP und FK506-Spiegel täglich, ab der 6. postoperativen Woche 2 × wöchentlich kontrolliert. Zusätzlich kommen in
der Frühphase des Transplantatmonitorings folgende technische Untersuchungsverfahren zum Einsatz:

- Röntgen: Seitliche und a.p.-Aufnahmen ermöglichen die Beurteilung der Gelenkstellung, der Lage des Osteosynthesematerials und
  der Kallusbildung, die in ihrem Ausmaß deutlich mit dem Einhei-
  lungsprozess korreliert.
- Angiographie (DSA): Zur Dokumentation der makroskopischen
  Transplantatdurchblutung und Darstellung der arteriellen Strombahn des betroffenen Beines werden zwei Angiographien in DSA-
  Technik über die Femoralarterie angefertigt (Woche 1, Woche 26).
- Duplexsonographie: Zwischen den angiographischen Darstellun-
  gen wird die Durchgängigkeit der arteriellen und venösen Anastomose dopplersonographisch in wöchentlichen Abständen dokumentiert. Diese Untersuchung lässt sich ohne großen Aufwand
  und technisch einfach im Bereich des Adduktorenkanals an der
  Stelle der End-zu-Seit-Anastomisierungen durchführen.
- SPECT-Szintigraphie: Während DSA und Doppler nur die makroskopische Durchblutungssituation wiedergeben, lassen sich mit
  dieser nuklearmedizinischen Untersuchung die Mikrozirkulation
  und der Knochenstoffwechsel im Transplantat erfassen. Zum
  Einsatz kommt ^{99m}Tc-Diacarboxydiphosphonat (DPD) in der
  SPECT-Technik.
- Arthroskopie: Neben der unmittelbaren visuellen Begutachtung
  der artikulierenden Gelenkflächen bietet diese Methode zwei weitere Vorteile: Einerseits lässt sich über die so genannte Intravitalmikroskopie das Kapillarnetz an der Synovia soweit vergrößern,
  dass Aussagen über beispielsweise entzündliche Reaktionen an
  derselben getroffen werden können, andererseits nutzen wir den
  operativen Situs dieses minimalinvasiven Verfahrens, um Synovi-
  alflüssigkeit und Biopsiematerial für die zytologische bzw. histolo-

Klinische Anzeichen
einer akuten
Abstoßungsreaktion
noch unzureichend
definiert

Daher zur Kontrolle
diverse Untersuchungen
nötig

Anfangs engmaschige
Kontrolle, später in
größeren Intervallen

Klinik und Labor
wichtigste Parameter

Untersuchungsverfahren
in Frühphase des
Transplantatmonitorings:

▶ Röntgen

▶ Angiographie (DSA)

▶ Duplexsonographie

▶ SPECT-Szintigraphie

▶ Arthroskopie

gische Befundung zu gewinnen. Die Indikation zu einer Arthroskopie wird immer dann gestellt, wenn sich klinisch oder laborchemisch der Verdacht auf eine akute oder chronische Abstoßungsreaktion ergibt.

Nach Entlassung des Patienten aus unserer Betreuung empfehlen wir eine wöchentliche Vorstellung beim Hausarzt. Die ambulante Weiterbetreuung sollte günstigerweise in der Regel von einem Kollegen übernommen werden, der über eine mehrjährige Erfahrung im Umgang mit transplantierten Patienten verfügt und regelmäßig über den aktuellen Status des Patienten berichtet. Wie bei allen anderen transplantierten Patienten hängt der langfristige Erfolg des Verfahrens ganz entscheidend von der konsequenten und kontinuierlichen Patientenführung ab.

Regelmäßige ambulante Weiterbetreuung nach Entlassung

14.8 Ergebnisse und Komplikationen

Bislang wurden durch unsere Gruppe drei Femurdiaphysen (bis zu 33 cm Länge) transplantiert. Bei adäquater Präparationstechnik lässt sich ein Kreislauf im Diaphysentransplantat herstellen. Unter der oben beschriebenen Immunsuppression bleiben die Transplantatgefäße angiographisch offen. Die Szintigraphien ergaben eine regelrechte Aufnahme des Radionuklids und einen intakten Stoffwechsel der Knochenzellen. Die Osteotomien zeigten eine regelrechte knöcherne Konsolidierung. In zwei Fällen konnten die Marknägel zwei Jahre nach der Transplantation nach abgeschlossener Einheilung des Knochens entfernt werden. In einem Fall musste aufgrund einer schweren posttraumatischen Gonarthrose am betroffenen Bein eine zusätzliche Kniegelenksendoprothese unmittelbar distal des Femurtransplantates eingebracht werden. Deshalb wurde der Nagel in situ belassen und die Kniegelenksendoprothese zusätzlich aufgesetzt.

Bislang drei Femurdiaphysen transplantiert, mit erfolgreichen Ergebnissen

Die drei Patienten sind mittlerweile unter Vollbelastung schmerzfrei mobilisiert und zeigen eine weitgehend uneingeschränkte Beweglichkeit im angrenzenden Hüft- und Kniegelenk. Zum Zeitpunkt der Materialentfernung wurden bei zwei Patienten Biopsien aus der Mitte des Markkanals des Transplantates gewonnen. Dabei zeigten sich 21 bzw. 23 Monate nach der Transplantation in der Histologie vitale Knochenzellen. Bei den gewonnenen Knochenzellen muss davon ausgegangen werden, dass es sich um Zellen des allogenen Transplantates handelt, da die ehemaligen Osteotomiezonen als die Grenze zum eigenen Knochen bei den langstreckigen Transplantaten bis zu 15 cm entfernt lagen. Die medikamentöse Immunsuppression wurde in allen drei Fällen mittlerweile abgesetzt. In einem Fall zwang eine generalisierte CMV-Infektion des Empfängers, in einem anderen Fall eine lokale bakterielle Infektion dazu. Beide Infektionen konnten nach Absetzen der Immunsuppression beherrscht werden. Beim dritten Patienten erfolgte das Absetzen der Immunsuppression nach Abschluss der knöchernen Einheilung des Transplantates. Die Gefäßpedikel der Transplantate verdämmerten in der Folgezeit. Die Transplantate jedoch blieben vital, wie Biopsien aus dem Knochen

Patienten sind unter Vollbelastung schmerzfrei mobilisiert und zeigen weitgehend uneingeschränkte Beweglichkeit im angrenzenden Hüft- und Kniegelenk.

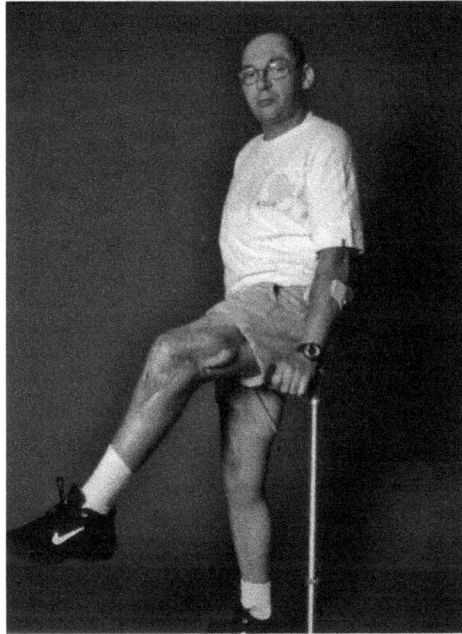

Abb. 14.4: 41-jähriger Patient nach kombinierter Femurdiaphysen- und Kniegelenkstransplantation, 40 Monate nach Transplantation aus Abb. 14.3.

Bislang sechs allogene, vaskularisierte Transplantationen von frischen und perfundierten menschlichen Kniegelenken

zum Zeitpunkt der Materialentfernung bzw. Endoprothesenimplantation zeigten.

Die allogene, vaskularisierte Transplantation von frischen und perfundierten menschlichen Kniegelenken wurde durch unsere Gruppe mittlerweile sechsmal durchgeführt (Empfänger: männlich, 17 Jahre; männlich, 30 Jahre; weiblich, 34 Jahre; männlich, 43 Jahre; männlich, 23 Jahre; männlich, 41 Jahre). Der Verlust aller Kniegelenke war unfallbedingt. In allen Fällen war eine operative Frakturenbehandlung nach den Richtlinien der AO vorausgegangen. In fünf der Fälle zwang eine lokale Infektion im Verlauf der Vorbehandlung zum radialen Debridement, welches die entsprechenden Defekte an Knochen, Gelenken und Weichgeweben zurückließ. Die Patienten kamen zwischen einem Monat und zwei Jahre nach dem Unfallereignis mit komplettem Verlust des Kniegelenkes in unsere Behandlung. Der bislang größte zu überbrückende Defekt betrug 44 cm (femoral: 34 cm, tibial: 10 cm; Abb. 14.4 und 14.5).

Fünf der sechs transplantieren Kniegelenke heilten zunächst gut ein. Bei einer Patientin kam es unter der zwingenden Immunsuppression zum Wiederaufflackern der vorbestehenden Infektion, was die Transplantatentfernung erforderlich machte. Die anderen fünf Patienten konnten zwischen vier und acht Wochen nach der Transplantation aus der stationären Behandlung entlassen werden. Zu diesem Zeitpunkt waren sie an zwei Unterarmstützen mobilisiert, und eine Teilbelastung von 40 kg des operierten Beines wurde zugestanden.

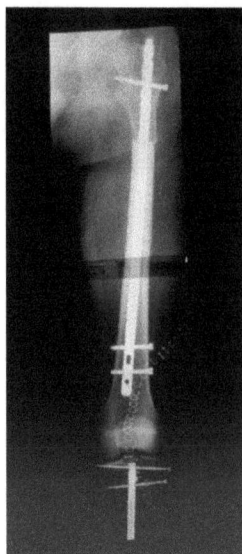

Abb. 14.5: Patient wie Abb. 14.4, linkes Bein a. p. Einliegend das Transplantat, bestehend aus 34 cm Femur und 10 cm Tibia, noch mit beiden Marknägeln.

Die Thromboseprophylaxe wurde auf Marcumar umgesetzt und für ein Jahr nach der Transplantation beibehalten. Bislang traten keine Komplikationen mit der Knochenheilung auf. Die Röntgenbilder zeigen eine zeitlich regelrechte Kallusbildung und knöcherne Konsolidierung der Osteotomien. Gelegentlich unter bestimmten Indikationen durchgeführte Arthroskopien der Gelenke zeigten einen regelrechten Knorpel auf den Gelenkflächen und eine gut perfundierte Synovialmembran bei der Mikroarthroskopie. Bei allen Transplantaten konnte zunächst szintigraphisch eine regelrechte Tracer-Aufnahme und damit ein intakter Stoffwechsel im Transplantat gezeigt werden.

Anfangs Erfolg versprechender Heilverlauf

Bis dato wurden wir mit vier akuten Abstoßungskrisen konfrontiert, welche mit Fieber und Schmerz zwischen drei Wochen und 28 Monate nach der Transplantation auftraten. Unter dreitägiger Gabe von jeweils 250 mg Methylprednisolon i. v. konnten diese Abstoßungskrisen beherrscht werden.

Bei drei der sechs Patienten stellte sich jedoch im weiteren Verlauf nach wiederholten klinischen Abstoßungskrisen ein langsamer Abfall der szintigraphischen Perfusion des Transplantates ein. Die Arthroskopien der Kniegelenke erbrachten zu diesem Zeitpunkt eine signifikante Synovialitis, einen beginnenden Knorpelschwund und eine subchondrale Knochennekrose. Diese drei Patienten wurden im weiteren Verlauf als Ersatz des zugrunde gegangenen Transplantates mit zusätzlichen Endoprothesen versorgt. Bei drei der Patienten kam es jedoch im weiteren Verlauf zu Infektrezidiven in den betroffenen Gelenken. In zwei dieser Fälle musste aufgrund der fortschreitenden infektbedingten Zerstörung der Gelenke eine Oberschenkelamputa-

Im weiteren Verlauf z. T. Abstoßungskrisen, Infektionen, Transplantatverlust

tion durchgeführt werden. Einer dieser Patienten entschied sich bei Wiederauftreten der Infektkomplikation aus beruflichen und persönlichen Gründen zur Oberschenkelamputation, um das Behandlungsverfahren zu beenden, obgleich aus objektiver Sicht zu diesem Zeitpunkt eine Chance auf Beherrschung der Infektion und Erhalt des Gelenkes bestanden hätte.

14.9 Ausblick

Derzeit noch keine breite Anwendung der allogenen, vaskularisierten Transplantation von Knochen und Gelenken

Gewinnung der Transplantate aus Multiorganspendern

Die allogene, vaskularisierte Transplantation von Knochen und Gelenken befindet sich derzeit auf der Stufe des klinisch-experimentellen Therapieansatzes und kann im jetzigen Stadium einer breiten Anwendung noch nicht zugeführt werden. Dennoch stellt es als neues Behandlungsverfahren eine Herausforderung dar, neue Brücken von der Transplantations- in die Unfallchirurgie zu schlagen. Frische perfundierte Transplantate können aus Multiorganspendern gewonnen werden. Potente immunsuppressive Medikamente wie FK 506 bzw. MMF und neue Methoden der Osteosynthese haben die vaskularisierte Transplantation allogener Knochen und Gelenke Realität werden lassen. Sie wird möglicherweise in Zukunft ein weiterer therapeutischer Ansatz für junge Patienten mit großen knöchernen und Gelenkdefekten nach Trauma oder benignen Knochentumoren sein.

Gefäßanastomosen zwischen Empfänger und Transplantat ermöglichen frühe Vaskularisierung des Transplantates, allerdings unter konsequenter medikamentöser Immunsuppression des Empfängers.

Die Gefäßanastomosen zwischen Empfänger und Transplantat ermöglichen eine frühe Vaskularisierung des Transplantates, allerdings unter konsequenter Inkaufnahme einer medikamentösen Immunsuppression des Empfängers. Es konnte experimentell gezeigt werden, dass vaskularisierte Transplantate mechanisch signifikant stärker und steifer sind als nicht vaskularisierte. Die Wiederherstellung der Blutversorgung stellt möglicherweise einen Schlüssel für die Erhaltung der mechanischen Integrität von großsegmentigen kortikalen Transplantaten dar. Dennoch stellt die hohe Inzidenz von Komplikationen aus derzeitiger Sicht das Verfahren auf den Prüfstand einer höchst kritischen Indikationsstellung. Andererseits darf auch nicht übersehen werden, dass nach einer zunächst erfolgreichen Transplantation selbst bei mittelfristigem Verlust des Knochens sich für den betroffenen Patienten die Chance einer Endoprothetik und damit der Erhalt des Gelenkes ergibt, was anderenfalls ohne das eingeheilte Transplantat als Grundstock nicht möglich gewesen wäre. Eine ex ante rechtfertigende Indikation ergibt sich auch für jene Patienten, die später doch noch amputiert werden mussten. Sie hatten zumindest eine letzte Chance auf den Gliedmaßenerhalt und die drohende Amputation konnte zeitlich hinausgeschoben werden.

Chance auf Gliedmaßenerhalt und Endoprothetik

Maligne Knochentumoren bei Kindern und Jugendlichen häufig in enger anatomischer Beziehung zum Kniegelenk

Unsere aktuellen wissenschaftlichen Bemühungen richten sich auf eine weitere Zielgruppe: Maligne Knochentumoren bei Kindern und Jugendlichen treten häufig in enger anatomischer Beziehung zum Kniegelenk auf. Bedauerlicherweise setzten diese Tumoren schon sehr früh Metastasen, so dass die Behandlung sich keinesfalls auf die betroffene Extremität fokussieren darf. Noch vor 30 Jahren lag die Sterblichkeit der Heranwachsenden bei dieser Diagnose wegen der frühen Metastasierung bei rund 80 %. Deshalb spielte auch damals die Frage des Gliedmaßenerhaltes nur eine nachgeordnete Rolle.

Dank enormer Fortschritte in der Chemotherapie hat sich die Chance der betroffenen Kinder, diese Erkrankung langfristig zu überleben, deutlich auf fast 60 % erhöht. Eingebettet in ein interdisziplinäres, onkologisches Behandlungskonzept mit chemotherapeutischer Vor- und Nachbehandlung, konzentriert sich der operative Behandlungsteil auf die Erhaltung eines beweglichen und belastbaren Beines. Hier liegt derzeit noch die Domäne der Tumor-Endoprothetik.

Erhaltung eines beweglichen und belastbaren Beines ist Domäne der Tumor-Endoprothetik.

Technisch hoch ausgereifte Prothesensysteme können praktisch nach Baukastenmuster jeweils das ersetzen, was unter dem Gesichtspunkt tumorchirurgischer Radikalität entfernt werden muss. Dennoch bleiben entscheidende Nachteile. Neben den Problemen, die allen Endoprothesen anhaften und ihre technische Lebensdauer limitieren (Infektion, Lockerung, Verschleiß), haben sie im Fall der heranwachsenden Patienten einen weiteren, ganz entscheidenden Nachteil: Sie wachsen nicht mit. Ein mitwachsender biologischer Ersatz, ein Transplantat, wäre, käme es zum Einsatz, ein ganz entscheidender Vorteil. Die in der Onkologie zum Einsatz kommenden Anti-Tumor-Medikamente haben mit den Immunsuppressiva pharmakologisch durchaus ähnliche Wirkungsmechanismen. Würde es gelingen, die Chemotherapie und die Immunsuppression mit ein- und denselben Medikamenten durchzuführen, wäre die Tür zum biologisch-rekonstruktiven Gliedmaßenerhalt für die vaskularisierte allogene Knochen- und Gelenktransplantation geöffnet. Könnte dann noch sichergestellt werden, dass ein solches Transplantat unter der Therapie im Gegensatz zur Endoprothese auch adäquat mitwächst, wäre ein weiterer innovativer Brückenschlag von der Transplantationschirurgie zur Unfallchirurgie und Orthopädie gelungen.

Ziel: Transplantate als mitwachsende Gelenke für Kinder

Chemotherapie und die Immunsuppression mit denselben Medikamenten könnte biologisch-rekonstruktiven Gliedmaßenerhalt für die vaskularisierte allogene Knochen- und Gelenktransplantation ermöglichen.

Aktuell jedoch stellen nach heutiger Kenntnis bösartige Knochentumoren zumindest innerhalb der ersten fünf Jahre nach der Tumorresektion eine Kontraindikation aufgrund der obligaten Immunsuppression nach Transplantation dar. Möglicherweise eröffnet aber auch die Entdeckung von sicheren und mit weniger Nebenwirkung behafteten immunsuppressiven Medikamenten und Verfahren die Chance, die Transplantation von so genannten composite tissue allografts (ganze Extremitäten oder Extremitätenteile) in die Unfall- und Wiederherstellungschirurgie einzuführen.

Problem: Bösartige Knochentumoren stellen innerhalb der ersten fünf Jahre nach Tumorresektion Kontraindikation aufgrund der obligaten Immunsuppression nach Transplantation dar.

Literatur

Bensusan JS, Davy DT, Goldberg VM, Shaffer JW, Stevenson S, Klein L, Field G. The effects of vascularity and cyclosporine A on the mechanical properties of canine fibular autografts. J Biomech 1992;25:415−20.

Brauns L, Hofmann GO, Kirschner MH, Wagner FD, Nerlich A, Bühren V. Abstoßungsmonitoring und immunsuppressive Therapie nach gefäßgestielter, allogener Kniegelenktransplantation. Tx Med 1997;9148−52.

Burwell RG, Gowland G. Studies in the transplantation of bone II. The changes occurring in the lymphoid tissue after homografts and antograft of fresh cancellous bone. J Bone Joint Surg [Br] 1961;43:820−43.

Chiron P, Colombier JA, Tricoire JL, et al. Une allogreffe massive vascularisée de diaphyse femoral chez l'homme. Int Orthop 1990;14:267−72.

Doi K, Akino T, Shigetomi M, Muramatsu K, Kawai S. Vascularized bone allografts: review of current concepts. Microsurgery 1994;15:831−41.

Friedlaender GE, Strong DM, Sell KW. Studies on the antigenicity ofe bone. II Donor-specific anti-HLA-antibodies in human recipients of freeze-dried allografts. J Bone Joint Surg [Am] 1984;66:107−12.

Hofmann GO, Kirschner MH, Bühren V, Land W. Allogeneic vascularized transplantation of a human femoral diaphysis under cyclosporine A immunosuppression. Transpl Int 1995;8:418−9.

Hofmann GO, Kirschner MH, Wagner FD, Land W, Bühren V. First vascularized knee joint transplantation in man. Tx Med 1996;8:46−7.

Hofmann GO, Kirschner MH, Wagner FD, Land W, Bühren V. Allogeneic vascularized grafting of a human knee joint with postoperative immunosuppression. Arch Orthop Trauma Surg 1997;116:125−8.

Hofmann GO, Falk C, Wangemann T. Immunological transformations in the recipient of grafted allogeneic human bone. Arch Orthop Trauma Surg 1997;116:143−50.

Hofmann GO, Kirschner MH, Wagner FD, Brans L, Gonschorek O, Bühren V. Allogeneic vascularized transplantation of human femoral diaphyses and total knee joints − first clinical experiences. Transpl Proceedings 1998; 30:2754−61.

Hofmann GO, Kirschner MH, Wagner FD, Brauns L, Gonschorek O, Bühren V. Allogeneic vascularized grafting of human knee joints under postoperative immunosuppression of the recipient. World J Surg 1998;22: 818−23.

Hofmann GO, Kirschner MH. Clinical experience in allogeneic vascularized bone and joint allografting. Microsurgery 2000;20:375−83.

Innis PC, Randolph MA, Paskert JP, Burdik JF, Clow LW, Yaremchuk MJ, Weiland AJ. Vascularized bone allografts: in vitro assessment of cell-mediated and humeral responses. Plast Reconstruct Surg 1991;87:315−25.

Kirschner MH, Hofmann GO. Vorläufige Ergebnisse der Transplantation allogener gefäßgestielter Femurdiaphysen unter Immunsuppression. Tx Med 1996;8:48−53.

Kirschner MH, Menck J, Hofmann GO. Anatomical bases of a vascularized allogeneic knee joint transplantation: arterial blood supply of the human knee joint. Surg Radiol Anat 1996;18:263−9.

Kirschner MH, Menck J, Nerlich A, Walser R, Bühren V, Hofmann GO. The arterial blood supply of the human patella. Surg Radiol Anat 1997;19: 345−51.

Kirschner MH, Menck J, Hennerbichler A, Gaber O, Hofmann GO. Importance of arterial blood supply to the femur and tibia for transplantation of vascularized femoral diaphyses and knee joints. World J Surg 1998; 22:845−52.

Kirschner MH, Mathey N, Tatsch K, Nerlich A, Hahn K, Hofmann GO. Use of three-phase bone scans and SPECT in the follow-up of patients with allogeneic vascularized femur transplants. Nucl Med Communications 1999;20:517−24.

Lee MY, Finn HA, Lazda VA, Thistlethwaite JR, Simon MA. Bone allografts are immunogenic and may preclude subsequent organ transplants. Clin Orthop 1977;340:215−9.

Lee WPA, Pan YC, Kesmarky S, et al. Experimental orthotopic transplantation of vascularized sceletal allografts: functional assessment and long-term survival. Plast Reconstr Surg 1995;95:336−53.

Mankin HJ, Doppelt S, Tomford W. Clinical experience with allograft implantation. Clin Orthop 1983;174:69−86.

Manthey N, Kirschner MH, Nerlich A, Hofmann GO, Tatsch K, Hahn K. 3-Phase bone imaging and SPECT in the follow up of patients with allogeneic vascularized knee joint transplants. Nuklearmedizin 2001;40:187−92.

Ortiz-Cruz E, Gebhardt MC, Jennings LC, Springfield DS, Mankin HJ. The results of transplantation of intercalary allografts after resection of tumors. J Bone Joint Surg [Am] 1997;79:97−106.

Reeves B. Studies on vascularized homotransplants of the knee joint. J Bone Joint Surg [Br] 1968;50:226−7.

Rosso R, Schäfer D, Fricker R, Schläpfer R, Brennwald J, Heberer M. Experimentelle vaskularisierte Kniegelenkstransplantation an einem Hundemodell. Langenbecks Arch Chir 1993;1:363−7.

Rosso R, Schäfer D, Fricker R, et al. Functional and morphological outcome of knee joint transplantation in dogs depends on control of rejection. Transplantation 1997;63:1723−33.

Siliski JM, Simpkin S, Green CJ. Vascularized whole knee joint allografts in rabbits immunosuppressed with cyclosporine A. Arch Orth Trauma Surg 1984;103:26−35.

Volkov M. Allotransplantation of joints. J Bone Joint Surg [Br] 1970;52:49−53.

Walker N. Das vaskularisierte Knochentransplantat zur Überbrückung großer Knochendefekte. Handchirurgie 1981;13:100−2.

15 Transplantation hämatopoetischer Stammzellen

P. Dreger, A. D. Ho

15.1 Vorbemerkung

Die Transplantation hämatopoetischer Stammzellen (HSCT) spielt bei der Therapie nahezu aller malignen hämatologischen Systemerkrankungen eine wichtige Rolle. Sie dient dem Ersatz der hämatopoetischen Funktion bei Zerstörung oder intrinsischen Erkrankungen der hämatopoetischen Stammzellen (HSC) (Tab. 15.1).

Transplantation hämatopoetischer Stammzellen bedeutet kompletten Austausch der hämatopoetischen Funktion.

Tab. 15.1: HSCT-Indikationen allgemein

Neoplasien der HSC	• myelodysplastische Syndrome
	• myeloproliferative Syndrome
	  – chronische myeloische Leukämie
	  – Osteomyelofibrose

Zerstörung der HSC	• Autoimmunopathien (aplastische Anämie) • myeloablative Therapie (im Rahmen der autologen oder allogenen HSCT) • immuntherapeutische Effekte (im Rahmen der allogenen HSCT)
hereditäre Defekte (Fanconi-Anämie, Thalassämie etc.)	

Grundsätzlich läuft die HSCT immer auf die Eradikation der im Patienten befindlichen HSC hinaus, sei es durch der Stammzellübertragung unmittelbar vorausgehende zytotoxische Myeloablation oder durch nach der (allogenen) Stammzellübertragung ablaufende immuntherapeutische Effekte. Als „myeloablativ" bezeichnet man solche Behandlungsmaßnahmen, die zu einer irreversiblen Schädigung der hämatopoetischen Stammzellen und damit der Knochenmarksfunktion führen, z. B. Ganzkörperbestrahlung und/oder Hochdosischemotherapie, aber auch biologische Formen der Myeloablation. Um das Überleben des Patienten nach einer solchen Therapie zu ermöglichen, müssen die zerstörten Stammzellen ersetzt werden. Dies kann grundsätzlich auf zweierlei Weise geschehen: Zum einen erfolgt ein Transfer von Stammzellen, welche von einem anderen, genetisch differenten, gesunden Individuum gewonnen wurden. Dieses Vorgehen wird als „allogene" Stammzelltransplantation bezeichnet; als

Unterscheidung:

▶ allogene HSCT: Transplantation von Stammzellen eines genetisch differenten, gesunden Individuums

> autologe HSCT:
> Transplantation
> patienteneigener
> Stammzellen

Zur autologen HSCT
heute fast ausschließlich
Verwendung von
Blutstammzellen
> leichtere Gewinnung
> bessere Möglichkeit
  der Ex-vivo-
  Manipulation
> wesentlich raschere
  Repopulationskinetik

Einsatz von PBSC auch
zur Verkürzung der
Aplasiedauer nach
nicht myeloablativer
Chemotherapie

HSC können über das
CD34-Antigen identifiziert
und quantifiziert werden.

Stammzellspender fungiert idealerweise ein HLA-identisches Geschwister. Zum anderen können patienteneigene Stammzellen, die vor der Hochdosistherapie gesammelt und außerhalb des Organismus konserviert wurden, zurückgegeben werden und im Knochenmarkstroma des Patienten die Blutbildung wieder aufnehmen. Hierbei handelt es sich um die sog. „autologe" Stammzelltransplantation.

Während man bis Ende der 80er Jahre ausschließlich auf Knochenmark als Stammzellquelle angewiesen war, haben neuere Entwicklungen, insbesondere die Verfügbarkeit rekombinanter hämatopoetischer Wachstumsfaktoren, speziell granulocyte-colony stimulating factor (G-CSF), dazu geführt, dass in der autologen Situation G-CSF-mobilisierte periphere Blutstammzellen (PBSC) Knochenmark als Stammzellquelle nahezu vollständig abgelöst haben; und auch für die allogene Transplantation stellen PBSC mittlerweile die bevorzugte Transplantatart dar. Vorteile der PBSC gegenüber Knochenmarktransplantaten bestehen hauptsächlich in der leichteren Gewinnung, in der besseren Möglichkeit der Ex-vivo-Manipulation („graft engineering") sowie in einer wesentlich rascheren Repopulationskinetik. Darüber hinaus ist die Verwendung von Nabelschnurblut für die allogene Transplantation grundsätzlich möglich; die vorgegebene Begrenztheit der Progenitorzellzahl in Nabelschnurblutprodukten sowie die bisher geringe Menge verfügbarer Transplantate haben eine größere Verbreitung der Nabelschnurblut-Transplantation aber bisher verhindert (in Deutschland weniger als 1% der allogenen Transplantationen).

Die einfache Möglichkeit der Gewinnung großer Mengen und die rasche Regenerationskinetik autologer PBSC haben schließlich auch ihren Einsatz im Rahmen intensiver nicht myeloablativer Chemotherapien interessant gemacht. Bei dieser Anwendung ist die Reinfusion von Stammzellen keine unverzichtbare Voraussetzung zur Erhaltung der Knochenmarksfunktion, sondern stellt eher – analog den CSF – eine supportive Maßnahme zur Verkürzung der Aplasiedauer und zur Ermöglichung einer zeitgerechten Fortführung der Chemotherapie dar.

15.2 Hämatopoetische Stamm- und Progenitorzellen

Hämatopoetische Progenitorzellen machen nur einen sehr geringen Anteil von 1–4% der Knochenmarkszellen aus. Die eigentlichen Stammzellen, welche durch die Fähigkeit zur Selbsterneuerung und zur Ausdifferenzierung in sämtliche Entwicklungsrichtungen der Hämatopoese und Lymphopoese charakterisiert sind, kommen noch viel seltener vor. Die Progenitorzellen ähneln morphologisch kleinen Blasten bzw. unreifen Lymphozyten. Zur Abgrenzung und Quantifizierung wesentlich besser geeignet als die Morphologie ist die Immunphänotypisierung, welche sich des progenitorzellspezifischen CD34-Antigens bedient. Beim CD34-Antigen handelt es sich um ein Membranprotein mit einem Molekulargewicht von 115 kD, das auf allen hämatopoetischen Vorläuferzellen einschließlich der pluripotenten Stammzelle und der lymphopoetischen Stammzelle exprimiert ist.

Als Minimum für ein zeitgerechtes − d. h. Erholung von Granulopoese und Thrombopoese innerhalb von zwei Wochen − Transplantatanwachsen nach autologer HSCT wird eine Menge von 2×10^6/kg CD34-positiver Zellen angesehen; zur Gewährleistung optimaler Dynamik und Stabilität der hämatopoetischen Regeneration werden allerdings $5-10 \times 10^6$/kg CD34-positive Zellen empfohlen. Bei der allogenen Transplantation sollte die Progenitorzellmenge 4×10^6/kg CD34-positive Zellen oder mehr betragen.

Optimal: Übertragung von $5-10 \times 10^6$/kg CD34-positiven Zellen bei autologer, 4×10^6/kg bei allogener Transplantation

15.3 Autologe Stammzelltransplantation

15.3.1 Prinzip

In der Regel ist bei der autologen HSCT (auto-HSCT) die Zerstörung der im Patientenorganismus befindlichen HSC nicht das primäre Ziel, sondern stellt sozusagen eine unvermeidliche Nebenwirkung dosisintensiver Therapie zur Behandlung von chemotherapiesensitiver Neoplasien dar. Da den transplantierten HSC im Allgemeinen keine genuine antineoplastische Wirkung innewohnt, handelt es sich bei der auto-HSCT um eine ausschließlich „regenerative" Stammzelltherapie, die dem Ersatz des im Rahmen myeloablativer Therapie akzidentell zerstörten Hämatopoeseorgans dient. Voraussetzung für die sinnvolle Anwendung der auto-HSCT ist, dass die HSC nicht selbst vom neoplastischen Prozess betroffen sind und dass die maligne Grunderkrankung durch eine myeloablative Dosisintensivierung erfolgreich behandelt werden kann, d. h. Hochdosistherapie-sensitiv ist.

Auto-HSCT ist reine Supportiv-Maßnahme zum Ersatz des im Rahmen myeloablativer Therapie akzidentell zerstörten Hämatopoeseorgans.

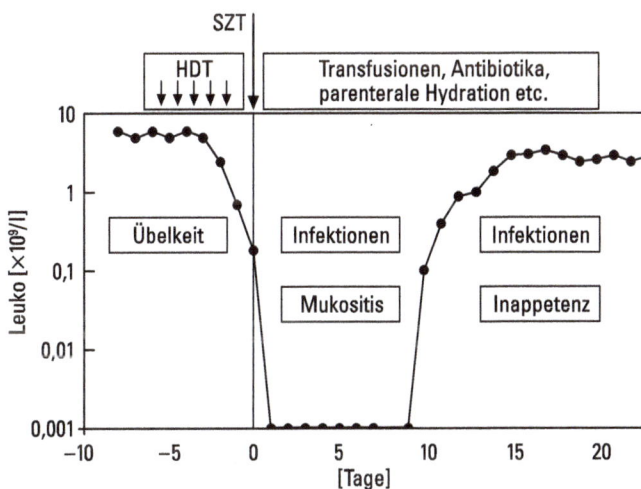

Abb. 15.1: Ablauf der autologen Transplantation peripherer Blutstammzellen (PBSCT).

Nach Gewinnung und Kryokonservierung einer adäquaten Progenitorzellmenge erhält der Patient eine Hochdosistherapie, welche primär auf die Reduktion bzw. Elimination der Tumorzellen abzielt (Abb. 15.1). Die Reinfusion des Transplantats erfolgt in der Regel unmittelbar nach Beendigung der Hochdosistherapie durch i. v. Gabe. Vermittelt durch so genannte „Homing"-Rezeptoren, siedeln sich die Progenitorzellen wieder im Knochenmarkstroma an. Je nach Art und Menge des zurückgegebenen Materials dauert es etwa 10–20 Tage bis zum Wiedererscheinen der ersten reifen Elemente der Hämatopoese im peripheren Blut („Engraftment"). Während dieser Phase der absoluten Zytopenie ist der Patient hauptsächlich durch Infektionen und Blutungen gefährdet und bedarf entsprechender supportiver Maßnahmen (s. u.).

Reinfusion der Progenitorzellen unmittelbar nach Beendigung der Hochdosistherapie

Nach ca. 10–20 Tagen erste reife Zellen im peripheren Blut

Während Zytopenie Gefährdung durch Infektionen, Blutungen

15.3.2 Indikationen

Für eine auto-HSCT eignen sich grundsätzlich Erkrankungen, die folgende Kriterien erfüllen:

Indikationen für autologe Transplantation hämatopoetischer Stammzellen

- hohe Chemotherapiesensitivität
- fehlende leukämische Ausschwemmung
- keine Beteiligung des HSC-Kompartiments an der malignen Grunderkrankung.

Dies trifft zwar neben hämatologischen Systemerkrankungen auch auf einige solide Tumoren, speziell das Mammakarzinom, zu, für welches daher in der Vergangenheit die Wirksamkeit der auto-HSCT sehr intensiv untersucht wurde. Für die adjuvante Situation erlauben die randomisierten Studien den Schluss, dass das Prinzip der Dosisintensität beim Mammakarzinom wirkt, aber offensichtlich nicht in dem Umfang, wie ursprünglich erhofft. Auf der anderen Seite kann davon ausgegangen werden, dass eine wirksame Dosisintensitätssteigerung bei dieser Entität auch auf andere Weise als durch die auto-HSCT erreicht werden kann. Für die metastasierte Situation hingegen ist das durch die auto-HSCT vermittelte Plus an Tumorreduktion zu gering, um bisher eine messbare Verbesserung der Überlebenszeit zu ermöglichen. Aus diesem Grunde kann die auto-HSCT beim Mammakarzinom nach wie vor nicht als Standardindikation angesehen werden und sollte ausschließlich im Rahmen klinischer Studien Anwendung finden. Ähnliches gilt mit Ausnahme des rezidivierten Hodentumors für alle anderen soliden Neoplasien. Dementsprechend machen diese derzeit nur einen sehr geringen Teil der in Deutschland durchgeführten auto-HSCT aus.

Auto-HSCT hat bei soliden Tumoren keinen gesicherten Stellenwert.

Hauptindikationen der auto-HSCT sind hingegen hämatologische Malignome, allen voran das multiple Myelom und maligne Lymphome. Für diese Entitäten existieren für definierte klinische Situationen valide klinische Daten aus großen prospektiv randomisierten Studien, die einen evidenzbasierten Einsatz der auto-HSCT als Standardtherapeutikum begründen. Einzelheiten sind in Tab. 15.2 wiedergegeben.

Hauptindikationen der auto-HSCT sind hämatologische Neoplasien.

Tab. 15.2: Standardindikationen für die auto-HSCT (Europäische Gesellschaft für Blut- und Knochenmarktransplantation [EBMT], 2006, Auswahl). gne = generell nicht empfohlen; niS = nur in Studien; KO = klinische Option; S = Standard

Entität	1. Remission	2. Remission	andere Krankheitssituation
akute myeloische Leukämie (AML), Standard- und Hochrisiko	S	S	gne
akute lymphatische Leukämie (ALL), Standard- und Hochrisiko	niS	gne	gne
chronische lymphatische Leukämie (CLL) Hochrisiko	KO	KO	gne
follikuläres Lymphom	KO	S	KO
Mantelzell-Lymphom	S	S	gne
aggressives B-Zell-Lymphom	KO	S	gne
Hodgkin-Lymphom	gne	S	KO
Myelom	S	S	S
Hodentumor	gne	S	KO
Mammakarzinom	niS	niS	niS

15.3.3 Transplantatgewinnung und Transplantatherstellung

Knochenmarktransplantate (KMT). Die Gewinnung erfolgt unter sterilen Bedingungen in Allgemeinnarkose oder Spinalanästhesie aus den Christae iliacae bzw. den Spinae iliacae posteriores. Im Falle der allogenen Transplantation schließt sich in der Regel unmittelbar die Transfusion in den Empfänger an, während Produkte für den autologen Gebrauch nach Erythrozytendepletion kryokonserviert werden.

Gewinnung von Knochenmark-transplantaten

Blutstammzellgewinnung. Da unter physiologischen Bedingungen nur sehr geringe Stammzellmengen im peripheren Blut zirkulieren, ist vor Asservierung von PBSC mittels Leukapherese ihre Mobilisierung aus den Knochenmarksräumen erforderlich. Dies geschieht am wirksamsten durch die exogene Applikation von granulozytenstimulierendem Wachstumsfaktor (G-CSF). Die mobilisierende Wirkung von G-CSF ist am ausgeprägtesten während der Regenerationsphase nach einer myelosuppressiven Chemotherapie (wahrscheinlich aufgrund der zusätzlichen Wirksamkeit endogen freigesetzter Zytokine), so dass die PBSC-Sammlung im Rahmen der auto-HSCT in der Regel durch eine Kombination aus Chemotherapie und G-CSF erfolgt, während man sich bei gesunden Spendern für die allogene Transplantation aus nahe liegenden Gründen auf G-CSF beschränkt.

Gewinnung von Blutstammzellen

Verwendung von G-CSF zur Blutstammzell-mobillsierung

Wirkmechanismus von
G-CSF bei Stammzell-
mobilisierung noch nicht
genau verstanden

Künftige Vereinfachung
der Mobilisierung durch
neu entwickelte direkte
Antagonisten

Blutstammzellgewinnung
möglichst frühzeitig

Stammzellsammlung
zum Zeitpunkt der
maximalen Mobilisierung
CD34-positiver Zellen
mittels Leukapherese

Kryokonservierung

Nach auto-HSCT trotz
Stammzellreinfusion
9 – 14-tägige
Total-Aplasie

Folge der Neutropenie ist
erhöhtes Infektionsrisiko.

Der Wirkmechanismus von G-CSF bei der Stammzellmobilisierung ist immer noch nicht genau verstanden, vermutlich spielen aber aus durch G-CSF aktivierten neutrophilen Granulozyten liberierte Enzyme wie Elastase eine entscheidende Rolle, welche zur proteolytischen Desintegration von für die Stammzell-Stromazell-Adhäsion relevanten Adhäsionsmolekülen im Knochenmark führen. Demgegenüber wirken die in jüngster Zeit entwickelten direkten Antagonisten der Interaktion zwischen Stammzellrezeptoren und entsprechenden stromazellständigen Liganden (CXCR4, SDF-1) wie AMD3100 unmittelbar und dürften die Stammzellmobilisierung künftig weiter vereinfachen.

Da die Stammzellmobilisierbarkeit durch Noxen wie Großfeldbestrahlung und Chemotherapie mit stammzelltoxischen Substanzen, z. B. BCNU oder Melphalan, stark beeinträchtigt werden kann, empfiehlt es sich, die Transplantatgewinnung bei absehbarer Transplantationsindikation möglichst frühzeitig vorzunehmen.

Zum Zeitpunkt der maximalen Mobilisierung CD34-positiver Zellen wird mit der Stammzellsammlung begonnen. Er ist bei alleiniger G-CSF-Gabe ziemlich regelhaft nach 4 bis 5 Tagen erreicht; bei einer Kombination von G-CSF mit Chemotherapie wird er durch die regelmäßige Bestimmung von CD34-positiven Zellen im Blut erfasst, wobei erst nach Anstieg der Leukozyten auf 5×10^9/l oder mehr mit optimaler Mobilisierung zu rechnen ist. Die Stammzellsammlung erfolgt mittels Leukapherese mit geeigneten Zellseparationsgeräten über periphere Venen oder einen zentralvenösen Katheter. In der Regel wird das für die auto-HSCT gewonnene Leukaphereseprodukt kryokonserviert und bis zur Verwendung in der Gasphase flüssigen Stickstoffs gelagert.

15.3.4 Ablauf der auto-HSCT

Hochdosistherapie (HDT). Nach Insertion eines zentralvenösen Katheters erfolgt zunächst die myeloablative Therapie. Bisher existieren für keine Entität Daten, die eine eindeutige Überlegenheit eines speziellen Regimes belegen.

Transplantation und Zytopeniephase. Ein bis drei Tage nach Beendigung der Hochdosistherapie (= d_0) wird das Transplantat aufgetaut und dem Patienten reinfundiert. Die in die Blutbahn gegebenen hämatopoetischen Stamm- und Progenitorzellen gelangen mit dem Blut ins Knochenmark, wo sie sich im Stroma ansiedeln und Proliferation und Differenzierung aufnehmen. Es dauert allerdings längere Zeit, bis in der Peripherie reife und funktionstüchtige hämatopoetische Zellen wieder nachweisbar sind: nach PBSCT unter Standardbedingungen zwischen 9 und 14 Tage für die Neutrophilenregeneration und zwischen 7 und 12 Tage für die Thrombozytenregeneration.

Infektiöse Komplikationen. Folge der Neutropenie ist ein erhöhtes Infektionsrisiko. Darüber hinaus wird aufgrund der fehlenden Granulozytenfunktion die Reparatur der ebenfalls durch die Hochdosisthe-rapie verursachten Organschäden, insbesondere der Mukositis im Be-reich von Mund und Magen-Darm-Trakt, verhindert. Neben einer Beeinträchtigung des subjektiven Befindens resultieren hieraus wei-tere Infektionsrisiken sowie die Möglichkeit gastrointestinaler Prob-leme. Zusätzlich kann die auto-HSCT eine lang anhaltende Suppres-sion bzw. Reduktion der spezifischen Immunfunktionen mit sich bringen. Bis zur annähernden Normalisierung insbesondere von T- und B-Zellfunktionen werden ca. sechs Monate und mehr benötigt. Dennoch ist bei Verwendung von unmanipulierten Transplantaten das Risiko relativ gering, an Infektionen mit opportunistischen Erre-gern wie dem Zytomegalievirus, dem Herpes-simplex-Virus, Pneu-mocystis carinii oder *Toxoplasma gondii* zu erkranken.

Die Thrombopenie bringt naturgemäß ein erhöhtes Blutungsrisiko mit sich. Durch adäquate Thrombozytensubstitution lassen sich fa-tale Blutungen aber in der Regel vermeiden. Auch die Erythropoese wird vorübergehend komplett ausgeschaltet; aufgrund der langen biologischen Lebensdauer ihrer Endprodukte, der Erythrozyten, ent-stehen hieraus in der Regel aber keine unmittelbaren Risiken für den Patienten. Gelegentliche Transfusionen reichen aus, um die resultie-rende Anämie in einem tolerablen Bereich zu halten.

Weitere Komplikationen. Unter Mukositis versteht man die Entzün-dung der Schleimhaut, die innerhalb der ersten Tage als Folge der zytotoxischen Wirkung der Hochdosistherapie eintritt. Ihr Auftreten variiert und ist von der Konstitution des Patienten, der Art der Hochdosistherapie und der Begleitmedikation abhängig. Mit dem Wiedererscheinen der Granulozyten bildet sich die Mukositis rasch zurück. Eine Lebervenenverschlusskrankheit (VOD = veno-occlu-sive disease) ist eine seltene Komplikation der auto-HSCT und äu-ßert sich durch Gewichtszunahme, Aszites, Leberkapselschmerz und Ikterus. Weitere organspezifische Komplikationen umfassen die toxi-sche Pneumonitis (v. a. nach Regimes, welche Carmustin bzw. Ganz-körperbestrahlung enthalten), die u. U. erst Monate nach der HSCT auftritt, und die hämorrhagische Zystitis (v. a. nach Busulfan-halti-gen Regimes). Bei Verwendung einer ausreichenden Stammzelldosis ist ein komplettes oder partielles Transplantatversagen eine Rarität. Insgesamt beträgt das Risiko, an der Transplantation oder ihren Fol-gen zu versterben, heutzutage weniger als 5 %.

Die Hochdosistherapie ist zumindest bei Männern in der Regel von einer irreversiblen Infertilität begleitet. Auch bei Frauen kommt es häufig zu einer ovariellen Insuffizienz, so dass u. U. eine hormo-nelle Ersatzbehandlung angezeigt ist.

Das Risiko einer Zweitneoplasie ist nach auto-HSCT erhöht. Ein besonderes Problem stellen myelodysplastische Syndrome bzw. akute myeloische Leukämien dar, welche vor allem in den ersten fünf Jah-ren nach Transplantation auftreten. Für diese Komplikation werden kumulative Häufigkeiten von 10 % oder mehr angegeben (!).

Annähernde Normali-sierung von T- und B-Zellfunktionen nach ca. sechs Monaten

Folge der Thrombo-penie ist erhöhtes Blutungsrisiko.

Gelegentliche Transfusionen gegen resultierende Anämie

Häufigste nicht hämatologische Komplikationen der auto-HSCT ist Mukositis.

Weitere organspezifische Komplikationen:
▶ Lebervenenver-schlusskrankheit (selten)
▶ toxische Pneumonitis
▶ hämorrhagische Zystitis
▶ Transplantatversagen (sehr selten)

▶ Infertilität

Sekundäre akute myeloische Leukämie ernsthafte Komplikation der auto-HSCT

15.4 Allogene Stammzelltransplantation

15.4.1 Prinzip

Im Gegensatz zur auto-HSCT ist bei der allogenen HSCT (allo-HSCT) in der Regel die Zerstörung der im Patientenorganismus befindlichen HSC, also der Empfänger-Hämatopoese, das primäre oder sekundäre Ziel der Transplantation; sei es, weil das HSCT-Kompartiment selbst von der Grunderkrankung betroffen ist, sei es, weil ein suffizienter Graft-versus-Hämatopoese-Effekt die Voraussetzung für eine erfolgreiche immuntherapeutische Eradikation der (hämatologischen) Grunderkrankung ist. Auch bei der allo-HSCT erfüllen die transplantierten hämatopoetischen Stammzellen somit eher regenerative Funktionen, während das eigentliche therapeutische Moment von den mittransplantierten lymphatischen Effektorzellen ausgeht.

Daraus ergibt sich, dass allogene und autologe HSCT als grundsätzlich unterschiedliche Therapiemodalitäten aufzufassen sind: Wirkung − und Komplikationen − der auto-HSCT beruhen ausschließlich auf den direkt durch die Hochdosistherapie vermittelten zytotoxischen Effekten. Vom biologischen Ansatz her unterscheidet sich die auto-HSCT dementsprechend von der konventionellen Chemotherapie lediglich durch eine gesteigerte Dosisintensität und eventuell durch die Hinzunahme einer radiotherapeutischen Komponente (Abb. 15.2).

Auf der anderen Seite ergänzt bei der allo-HSCT ein weiterer biologischer Wirkmechanismus in Gestalt der Graft-versus-Leukämie-Aktivität (GvL) der mit dem Transplantat übertragenen T-Lymphozyten die direkte physikalische oder chemische Zytotoxizität. Die hierdurch wirksamen immuntherapeutischen Effekte dürften für die beobachteten überlegenen antileukämischen Wirkungen ebenso verantwortlich sein wie für die wesentlich ausgeprägtere Toxizität der allogenen Transplantation. Darüber hinaus richtet sich der immunologische Effekt der Spender-T-Zellen grundsätzlich auch gegen die physiologischen hämatopoetischen Gewebe des Empfängers. Dies kann ausgenutzt werden, um auch mit dosisreduzierter, per se nicht

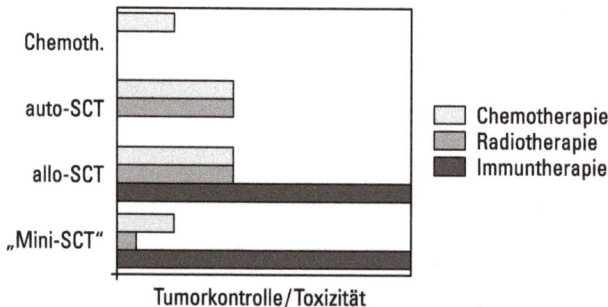

Abb. 15.2: Art und Ausmaß therapeutischer Wirkprinzipien bei konventioneller Chemotherapie, autologer Stammzelltransplantation (auto-SCT), konventioneller allogener Stammzelltransplantation (allo-SCT) sowie dosisreduzierter allogener Stammzelltransplantation („Mini-SCT").

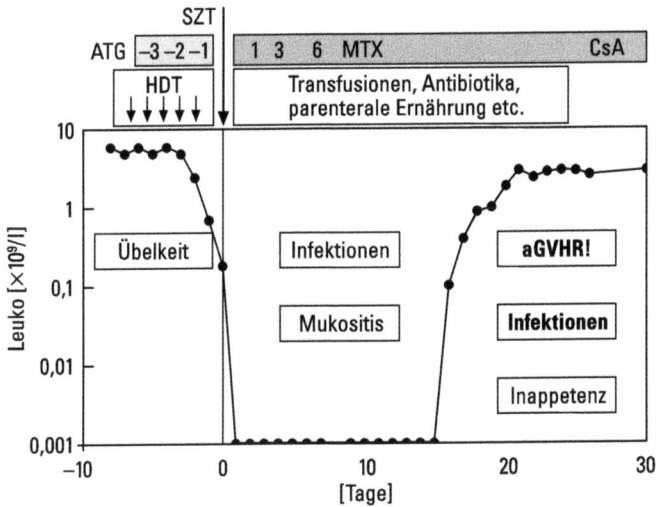

Abb. 15 3: Ablauf der allogenen hämatopoetischen Stammzelltransplantation (HSCT) mit myeloablativer Konditionierung.

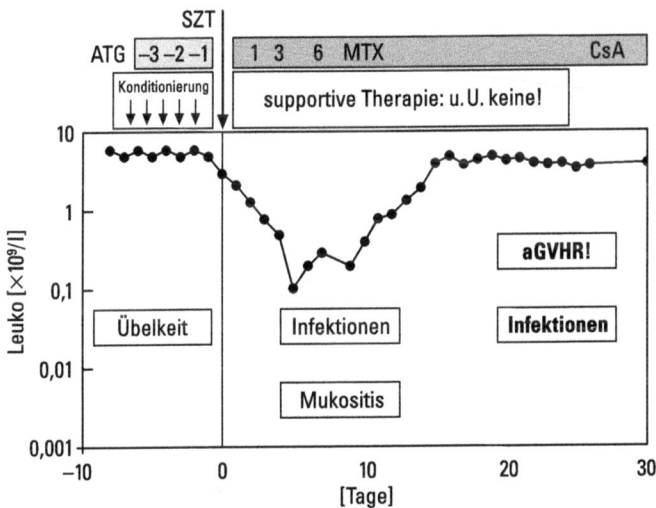

Abb. 15.4: Ablauf der allogenen hämatopoetischen Stammzelltransplantation (HSCT) mit dosisreduzierter Konditionierung.

myeloablativer Behandlung einen kompletten Chimärismus zu erzielen. Voraussetzung ist allerdings, dass es gelingt, durch die Konditionierung beim Empfänger eine Immunsuppression zu erzielen, welche ausreicht, um eine Abstoßung der transplantierten Spenderstammzellen zu verhindern (sog. „reduced-intensity conditioning", RIC-HSCT).

Der Vorteil der allo-HSCT gegenüber der auto-HSCT besteht also zum einen in der Tatsache, dass sie auch bei Erkrankungen, die das HSC-Kompartiment selbst betreffen, erfolgreich eingesetzt werden

Vorteile der allo-HSCT gegenüber auto-HSCT:

▶ auch bei Erkrankungen, die das HSC-Kompartiment selbst betreffen, erfolgreich

▶ über den Mechanismus der T-Zell-vermittelten Immuntherapie zusätzliches Therapieprinzip

Größte Komplikation der allo-HSCT: Graft-versus-Host-Reaktion

▶ längerfristige Immunsuppression nötig

Indikationen für allogene Transplantation hämatopoetischer Stammzellen

Transplantationsindikationen durch Vergleich mit alternativen Therapiemodalitäten in ständigem Fluss

kann, zum anderen darin, dass sie über den Mechanismus der T-Zell-vermittelten Immuntherapie ein zusätzliches, u. U. sehr effektives Therapieprinzip realisiert. Die auto-HSCT stellt also im Prinzip nichts anderes als eine sehr effektive supportive Maßnahme zur Kupierung der hämatopoetischen Toxizität einer dosisintensiven Therapie dar. Demgegenüber kann die allo-HSCT als *Initialzündung einer permanenten zellulären Immuntherapie* aufgefasst werden.

Die Kehrseite der immunvermittelten Anti-Empfänger-Aktivität besteht in der Graft-versus-Host-Reaktion (GvHR). Hierunter versteht man T-Zell-bedingte inflammatorische Prozesse an lebenswichtigen Organen, welche lebensbedrohliche Ausmaße annehmen können und die Hauptursache für die vergleichsweise hohe Mortalität der allo-HSCT darstellen. Zur Kontrolle der GvHR ist eine längerfristige medikamentöse Immunsuppression des allogen Transplantierten erforderlich.

15.4.2 Indikationen

Eine allo-HSCT ist vom Prinzip her für die gleichen Indikationen wie die auto-HSCT geeignet, darüber hinaus aber zusätzlich auch für Erkrankungen, die durch

● Immuntherapiesensitivität und/oder
● Beteiligung des HSC-Kompartiments

charakterisiert sind. Wegen ihrer höheren Toxizität macht ihr Einsatz allerdings immer dann keinen Sinn, wenn aufgrund qualitativ gleichwertiger Stammzellverfügbarkeit und fehlender GvL-Sensitivität der Grunderkrankung eine auto-HSCT möglich ist.

Hauptindikationen der allo-HSCT sind demnach Stammzellerkrankungen, wie myeloproliferative und myelodysplastische Syndrome, sowie akute Leukämien, aplastische Anämien und schließlich GvL-sensitive Lymphome. Einzelheiten sind in Tab. 15.3 wiedergegeben.

Wie auch bei der auto-HSCT ist bei der allo-HSCT zu bedenken, dass sich die Transplantationsindikationen in ständigem Fluss befinden, indem sie immer wieder an alternativen Therapiemodalitäten zu messen sind. Ein sehr eindrückliches Beispiel hierfür ist die Einführung der Tyrosinkinasehemmer (Hauptvertreter: Imatinib) in die Behandlung der chronischen myeloischen Leukämie (CML), welche durch ihre vergleichsweise minimale Toxizität bei exzellenter, wenn auch nicht kurativer anti-leukämischer Wirkung die allo-HSCT von ihrer angestammten Rolle als Standard-Primärtherapie weitgehend verdrängt haben. Die allo-HSCT stellt bei der CML nur noch für solche Patienten den Behandlungsstandard dar, die sehr jung sind und/oder ein unzureichendes Ansprechen auf Imatinib zeigen.

15.4.3 Ablauf

Spenderauswahl. Die Spenderauswahl wird durch das HLA-Muster des Patienten determiniert. Angestrebt wird ein HLA-identischer

Tab. 15.3: Standardindikationen für die allo-HSCT von einem HLA-identischen verwandten oder unverwandten Spender (EBMT, 2006, Auswahl). gne = generell nicht empfohlen; niS = nur in Studien; KO = klinische Option; S = Standard

Entität	1. Remission	> 1. Remission	andere Krankheitssituation
akute myeloische Leukämie (AML), Standard- und Hochrisiko	S	S*)	KO bzw. niS
akute lymphatische Leukämie (ALL), Standard- und Hochrisiko	S	S	gne
chronische myeloische Leukämie (CML), chronische oder akzelerierte Phase	S	–	gne
andere myeloproliferative Syndrome	KO	–	–
myelodysplastische Syndrome	S	–	–
chronische lymphatische Leukämie (CLL), Hochrisiko	S	S	KO
follikuläres Lymphom	gne	niS	niS
aggressives Lymphom	gne	niS	niS
Hodgkin-Lymphom	gne	niS	niS
Myelom	niS	niS	niS
schwere aplastische Anämie	S**)	S	S
solide Tumoren	gne	gne	gne

*) unverwandter Spender: klinische Option
**) unverwandter Spender: generell nicht empfohlen!

Spender, im Idealfall ein genotypisch übereinstimmendes Geschwister. Letzteres findet sich in etwa 30% der Fälle. Für die übrigen Patienten muss entweder auf andere Verwandte oder HLA-kompatible unverwandte Spender zurückgegriffen werden. Aufgrund der in jüngster Zeit zur Verfügung stehenden hoch auflösenden molekularen Typisierungsverfahren lassen sich heutzutage häufig unverwandte Spender mit nur noch minimaler immungenetischer Differenz identifizieren, so dass sich die klinischen Ergebnisse zwischen Geschwistertransplantation und Fremdspendertransplantation zunehmend angleichen. Die Wahrscheinlichkeit, in den bestehenden Spenderdateien fündig zu werden, beträgt für einen mitteleuropäischen Patienten etwa 80%. Nach dem „Dritten Deutschen Konsensus zur immungenetischen Spenderauswahl für die allogene Stammzelltransplantation" liegt eine phänotypische HLA-Identität zwischen unverwandten Personen dann vor, wenn eine komplette Über-

HLA-Identität aller 10 immungenetisch relevanten HLA-Allele wird angestrebt.

Wahrscheinlichkeit für passenden Spender aus bestehenden Spenderdateien beträgt für einen mitteleuropäischen Patienten etwa 80%.

einstimmung der HLA-Testresultate auf vierstelligem Niveau aller zehn HLA-A-, -B-, -C-, -DRB1- und -DQB1-Allele besteht (www. dag-kbt.de/KonsensusSpenderauswahl/).

Konditionierung. Hierunter versteht man die immunsuppressive und ggf. zytotoxische Vorbehandlung des Empfängers, welche Grundvoraussetzung für die Etablierung eines lymphohämatopoetischen Donorchimärismus ist. Idealerweise sollten Konditionierungsregimes für die allo-HSCT zwei Voraussetzungen erfüllen:

1. Sie sollten eine maximale zytotoxische Wirkung auf die Zellen der Grunderkrankung entfalten.
2. Sie sollten das Empfänger-Immunsystem so stark supprimieren, dass eine Abstoßung der transplantierten Spender-Hämatopoese verhindert wird.

Die myeloablativen Standardschemata für die allogene Transplantation sind fraktionierte Ganzkörperbestrahlung (total body irradiation, TBI) in einer Gesamtdosis von 10–12 Gy oder Busulfan in einer Dosierung von 4 mg/kg Körpergewicht oder mehr, jeweils kombiniert mit Hochdosiscyclophosphamid. Zahlreiche Modifikationen sind möglich.

In jüngerer Zeit sind verschiedene Strategien zur Reduktion der Toxizität der Konditionierungstherapie bei gleichzeitiger Erhaltung ihrer immunsuppressiven Wirkung entwickelt worden, die auf der Integration von niedrig dosierter Ganzkörperbestrahlung (2–4 Gy) und/oder Fludarabin in das Konditionierungsregime bei gleichzeitigem Verzicht auf die oben beschriebenen myeloablativen Elemente beruhen (reduced-intensity conditioning HSCT, RIC-HSCT). Es besteht kein Zweifel, dass derartige Modifikationen zu einer erheblichen Reduktion der Akuttoxizität mit entsprechenden Auswirkungen auf die transplantationsassoziierte Mortalität führen können. Eine Verbesserung der Transplantationsergebnisse kann mit diesen Verfahren vor allem für solche Entitäten erwartet werden, die sich durch eine hohe Sensitivität gegenüber immuntherapeutischen Mechanismen (GvL) auszeichnen, wie z. B. die chronische lymphatische Leukämie (CLL) und indolente Lymphome. Neben der Verminderung der Akuttoxizität besteht ein weiteres Charakteristikum der RIC-HSCT in einer veränderten Kinetik der Chimärismusentwicklung. Da sich das neue Immunsystem sozusagen selbst „Platz schaffen" muss, kann es bis zum kompletten Donorchimärismus u. U. Monate dauern.

Transplantation und Zytopeniephase. Transplantation und Zytopeniephase unterscheiden sich insofern von der autologen Transplantation, als dass zur Kontrolle der GvHR eine medikamentöse Immunsuppression erfolgen muss. Goldstandard hierfür ist zurzeit noch die Kombination aus Cyclosporin A (CsA) und Methotrexat (MTX). Da MTX nicht nur das Transplantatanwachsen signifikant verzögert, sondern auch zu einer erheblichen Aggravation der Mukositis führt, wird momentan versucht, es durch andere Immunsuppressiva wie Mycophenolat-Mofetil (MMF) zu substituieren. Auch wenn diese Modifikationen im Vergleich zur auto-HSCT nicht gravierend erscheinen, so bedeuten sie doch eine entscheidende Steigerung der Morbidität und mit entsprechender Zunahme des Risikos opportunistischer Infektionen (CMV!).

Eine Alternative zur systemischen Immunsuppression des Patienten stellt die selektive Entfernung der T-Lymphozyten aus dem Transplantat dar, die sog. „T-Zell-Depletion" (TCD). Die TCD erfolgt in der Regel durch monoklonale Antikörper, die entweder zur isolierten Behandlung des Transplantats vor Transfusion („Ex-vivo-TCD") verwendet oder dem Patienten kurz vor Transplantation systemisch verabreicht werden („In-vivo-TCD"). Dieses elegante Verfahren vermag in der Tat das Risiko einer GvHR nahezu vollständig auszuschalten. Allerdings ist die TCD mit gesteigerten Transplantatabstoßungsraten und vor allem bei GvL-sensitiven Erkrankungen mit einem teilweise stark erhöhten Rezidivrisiko assoziiert, so dass sie bislang keinen Eingang in die klinische Routine gefunden hat.

T-Zell-Depletion (TCD) bisher ohne Bedeutung in der klinischen Routine

Infektiöse Komplikationen sind aufgrund der stärkeren Mukositis und der längeren Zytopeniedauer häufiger und schwerwiegender als nach auto-HSCT. Insbesondere *Pilzinfektionen* muss besondere Beachtung geschenkt werden, auch nach Neutrophilenregeneration, wenn zur GvHR-Therapie Steroide gegeben werden. Darüber hinaus führt die anhaltende Störung der T-Zellfunktion zu einer deutlichen Erhöhung des Risikos *opportunistischer Infektionen* (CMV, PCP, Toxoplasmose), so dass einschlägige Prophylaxen empfohlen werden (s. u.).

Infektiologisch bedeutsam: Pilze und opportunistische Erreger

GvHR. Man unterscheidet eine akute von einer chronischen GvHR. Während die akute GvHR bei 40–60 % konventionell allogen transplantierter Patienten innerhalb der ersten 90 Tage nach HSCT auftritt und durch akute entzündliche Veränderungen an Haut, Darmschleimhaut und/oder Leber gekennzeichnet ist, manifestiert sich die chronische GvHR nach dem dritten Monat in Form sklerodermiformer Hautveränderungen, einer häufig als sehr belastend empfundenen Sicca-Symptomatik an Konjunktiven und Mundschleimhaut, Leberfermenterhöhungen oder einer chronischen Bronchiolitis. Entscheidend für Behandlungsbedarf und Prognose beider Formen ist der jeweilige Schweregrad (Tab. 15.4, 15.5). Die Häufigkeit der chronischen GvHR hängt u. a. von der Stammzellquelle ab und wird nach PBSCT bei bis zu 80 % der Fälle beobachtet, wohingegen sie nach KMT seltener ist.

Die Therapie besteht in einer Wiederaufnahme oder Intensivierung der Immunsuppression, primär in der Regel durch Hinzunahme von Steroiden. Dennoch lassen sich schwerere Verlaufsformen häufig nicht ausreichend kontrollieren und führen direkt oder durch das Auftreten infektiöser Komplikationen zum Tode. Akute und chronische GvHR sind die Hauptursache dafür, dass die therapieassoziierte

Graft-versus-Host-Reaktion (GvHR):
▸ determiniert die Mortalität der allo-HSCT
▸ akute und chronische Form der GvHR

▸ Schweregrad entscheidend für Behandlungsbedarf und Prognose beider Formen

Therapie: Wiederaufnahme oder Intensivierung der Immunsuppression

Therapieassoziierte Mortalität der allo-HSCT

Tab. 15.4: Klinische Stadieneinteilung der akuten GvHR

Grad	Haut	Leber	Darm
I	makulopapulöses Exanthem < 50 % der Körperoberfläche	0	0
II	generalisierte Erythrodermie	*oder* Bilirubin 2–3 mg/dl	*oder* Diarrhoe 500–1.000 ml/d
III		Bilirubin > 3 mg/dl	*oder* Diarrhoe > 1.000 ml/d
IV	generalisierte Erythrodermie mit Blasenbildung/Epidermiolyse		*oder* Diarrhoe mit schweren Tenesmen
	und schwere Beeinträchtigung des Allgemeinzustandes		

Tab. 15.5: Klinische Stadieneinteilung der chronischen GvHR

limitiert	• lokalisierte Hautbeteiligung und/oder • hepatische Dysfunktion
extensiv	• generalisierte Hautbeteiligung oder • Leberhistologie vereinbar mit chronisch aggressiver Hepatitis • Augenbeteiligung • Beteiligung der Speicheldrüsen bzw. der Mundschleimhaut • Beteiligung anderer Organe

10–30 % wegen akuter und chronischer GvHR

Mortalität der allogenen Transplantation immer noch zwischen 10 und 30 % liegt.

Weitere Komplikationen entsprechen den bei der autologen Transplantation beschriebenen. Das Risiko einer Transplantatabstoßung kann sich allerdings beträchtlich erhöhen, insbesondere wenn

• eine TCD des Transplantates erfolgt ist oder
• dosisreduzierte Konditionierungsregimes verwendet wurden.

Kein erhöhtes AML-Risiko nach allo-HSCT

Das Risiko einer Zweitneoplasie nach allo-HSCT ist nach allem Anschein niedriger als in der autologen Situation, allerdings existieren zu diesem Problem kaum informative Untersuchungen. Speziell gibt es bisher keine Hinweise für eine vermehrte Inzidenz myelodysplastischer Syndrome nach allo-HSCT.

15.5 Supportive Maßnahmen

Den genannten Komplikationen wird durch eine umfangreiche supportive Behandlung begegnet, die letztlich entscheidend zum Erfolg der HSCT beiträgt, andererseits aber auch den großen Ressourcenverbrauch dieser Behandlungsform begründet.

15.5.1 Antiinfektiöse Maßnahmen

Supportive Behandlung zur Vermeidung bzw.

Ein wesentlicher Anteil der supportiven Behandlung dient der Vermeidung bzw. Bekämpfung von Infektionen. Zur *antibakteriellen*

Prophylaxe wird derzeit aufgrund effektiverer Verhütung vor allem gramnegativer Infekte, besserer Verträglichkeit und fehlender Myelosuppression Chinolonen der Vorzug gegeben. Der Stellenwert einer *antimykotischen Prophylaxe* ist in der autologen Situation wegen der kurzen Neutropeniedauer unklar und wird nicht generell empfohlen. Hingegen darf nach allogener Transplantation eine routinemäßige Prophylaxe mit systemisch gegebenem Fluconazol als ausreichend gesichert betrachtet werden. Eine Überlegenheit neuerer, auch Aspergillus-wirksamer Azol-Antimykotika für diese Indikation zeichnet sich ab.

Eine *antivirale Prophylaxe* mit Aciclovir (800–1.600 mg p. o. bzw. 3 × 250 mg i. v.) zur Vermeidung von Herpes-simplex-Infektionen wird dagegen generell für sinnvoll erachtet, insbesondere um einer Aggravation der Mukositis vorzubeugen. Nach hämatopoetischer Rekonstitution erscheint eine längere Fortführung der Aciclovirgabe mit niedrigeren Dosen (800–1.000 mg p. o.) jedoch nur bei solchen Patienten gerechtfertigt, bei denen mit einer stark eingeschränkten T-Zellfunktion und dadurch mit einem deutlich erhöhten Risiko der Reaktivierung von Varizella-zoster-Infektionen gerechnet werden muss: Patienten mit allogener SCT und eventuell Empfänger CD34-selektionierter autologer Stammzelltransplantate.

Klinisch relevante CMV-Infektionen treten nach autologer Transplantation unmanipulierter PBSC nicht auf. Da aus einigen Zentren eine erhöhte Inzidenz von CMV-Reaktivierungen nach Gabe CD34$^+$-selektionierter Produkte berichtet wurde, erscheint bei CMV-positiven Patienten in dieser Situation ebenso wie nach allogener Transplantation eine präemptive Strategie sinnvoll, d. h. Virämie-Screening mit virostatischer Intervention bei gesichertem Nachweis einer Virusreplikation. Auch eine Pneumocystis-carinii-Prophylaxe mit niedrig dosiertem Cotrimoxazol für 3–6 Monate wird in solchen Situationen empfohlen, bei denen mit einer längerfristig eingeschränkten T-Zellfunktion zu rechnen ist, wie außer nach allo-HSCT nach auto-HSCT bei Lymphomen, Verwendung CD34-selektionierter Transplantate oder Vorbehandlung mit Purin-Analoga.

15.5.2 Transfusionen

Die Indikation zur Transfusion von Erythrozytenkonzentraten stellt sich erst bei Auftreten von Symptomen, in der Regel bei Hämoglobinwerten von < 8 g/dl. Die Erythrozytenkonzentrate sollten einer Leukozytenfilterung unterzogen werden, um eine HLA-Immunisierung des Patienten zu vermeiden. Außerdem reduziert die Verwendung von Leukozytenfiltern das Risiko einer CMV-Übertragung. Eine zusätzliche Bestrahlung der Konzentrate zur Prävention einer Transfusions-GvHR ist bei T-Zell-defizienten Patienten erforderlich. Bei Fehlen von Blutungszeichen ist es ausreichend, Thrombozytentransfusionen erst bei Plättchenwerten von unter 10×10^9/l zu verabreichen.

Bekämpfung von Infektionen:

▸ antibakteriell: Chinolone

▸ antimykotisch: Fluconazol

▸ antiviral: Aciclovir

▸ Zytomegalievirus: präemptive Strategie

▸ Pneumocystis-carinii-Prophylaxe: Cotrimoxazol.

Transfusion von Erythrozytenkonzentraten bei Hämoglobinwerten < 8 g/dl

▸ Leukozytenfilterung
▸ Bestrahlen der Konzentrate

15.5.3 Mukositis

Die Mukositis kann sowohl nach auto- als auch nach allo-HSCT ein Problem darstellen. Präventive Maßnahmen umfassen im Wesentlichen sorgfältige Mundpflege, die Vermeidung von Schleimhautläsionen aufgrund von Erbrechen und Diarrhoe sowie eine effektive antiinfektiöse Prophylaxe (s. o.). Die Mukositistherapie beschränkt sich auf suffiziente Analgesie durch i. v. applizierte Opiate und ggf. Infektionsbehandlung. Dennoch ist häufig über mehrere Tage eine aktive Nahrungsaufnahme unmöglich, so dass die Indikation zur parenteralen Ernährung besteht.

Literatur

Dreger P, Schmitz N. Sources of stem cells: autografts. In: Apperley J, Gluckman E, Gratwohl A, eds. Blood and Marrow Transplantation – The EBMT Handbook. Paris: European School of Haematology 1998:73–86.

Dreger P. Supportive Therapie. In: Bruhn HD, Fölsch UR, Kneba M, Löffler H, eds. Onkologische Therapie. Stuttgart: Schattauer, 2004.

Glucksberg H, Storb R, Fefer A, Buckner CD, Neiman PE, Clift RA, et al. Clinical manifestations of GvHD in human recipients of marrow from HL-A-matched sibling donors. Transplantation 1974;18:295–302.

Gratwohl A, Brand R, Apperley J, Crawley C, Ruutu T, Corradini P, et al. Allogeneic hematopoietic stem cell transplantation for chronic myeloid leukemia in Europe 2006: transplant activity, long-term data and current results. An analysis by the Chronic Leukemia Working Party of the European Group for Blood and Marrow Transplantation (EBMT). Haematologica 2006;91:513–21.

Ljungman P, Urbano-Ispizua A, Cavazzana-Calvo M, Demirer T, Dini G, Einsele H, et al. Allogeneic and autologous transplantation for haematological diseases, solid tumours and immune disorders: definitions and current practice in Europe. Bone Marrow Transplant 2006;37:439–49.

Ottinger HD, Müller C, Goldmann SF, Albert E, Arnold R, Beelen DW, et al. Second german consensus on immunogenetic donor search for allotransplatation of hematopoietic stem cells. Ann Hematol 2001;706–14.

Schetelig J, Dreger P. Chronische lymphatische Leukämie: Neue Perspektiven durch allogene Stammzelltransplantation für Hochrisiko-Patienten? Deutsches Ärzteblatt 2006;103:A1372–7.

Stem Cell Trialists' Collaborative Group. Allogeneic peripheral blood stem-cell compared with bone marrow transplantation in the management of hematologic malignancies: an individual patient data meta-analysis of nine randomized trials. J Clin Oncol 2005;23:5074–87.

16 Corneatransplantation

F. Birnbaum, T. Reinhard

16.1 Einleitung

Die Corneatransplantation, auch als Hornhauttransplantation oder perforierende Keratoplastik bezeichnet, nimmt eine Sonderstellung unter den Transplantationen ein. Sie ist sowohl die am häufigsten als auch die am erfolgreichsten durchgeführte Transplantation weltweit. Bereits vor über 100 Jahren, im Dezember 1905, wurde erstmals eine erfolgreiche homologe perforierende Keratoplastik von dem Augenarzt Dr. Eduard Zirm im heutigen Tschechien durchgeführt. Dieser Eingriff verhalf einem an einer Kalkverätzung erblindeten Patienten für über ein Jahr zu neuem Augenlicht.

Die Hornhauttransplantation erlebte einen deutlichen Vorschub durch die Einführung des Operationsmikroskops und die Entwicklung der Mikrochirurgie mit feinsten Instrumenten, Nadeln und Nylonfäden durch Harms und Mackensen in den sechziger Jahren des letzten Jahrhunderts. Auch die verbesserte medikamentöse Nachbehandlung mit Steroiden, Antibiotika und Virustatika verbesserte das Transplantatüberleben deutlich. Schließlich führte die Konservierung in Kulturmedien und die Lagerung und Verteilung der Transplantate durch Hornhautbanken zu einer Optimierung der Erfolgswahrscheinlichkeit der perforierenden Keratoplastik. Als wichtigster limitierender Faktor des Transplantatüberlebens wurde die Abstoßungsreaktion erkannt, die tierexperimentell bereits 1951 von Maumenee und 1969 von Khodadoust beschrieben wurde.

Heute werden weltweit ca. 60.000 Hornhauttransplantationen pro Jahr durchgeführt, davon ungefähr 40.000 in den USA und ca. 5.000 in Deutschland. Dennoch existiert auch im Bereich der Hornhauttransplantation ein Transplantatmangel.

16.2 Indikationen, Kontraindikationen und Voruntersuchungen

16.2.1 Indikationen

Man unterscheidet zwischen so genannten optischen, tektonischen und therapeutischen Indikationen für eine Hornhauttransplantation. Ziel bei der *optischen* Indikation ist die Verbesserung der Sehschärfe bzw. die Wiederherstellung der Sehfähigkeit bei zentral eingetrübter Hornhaut. Zu den häufigsten Indikationen gehören die bullösen Keratopathien nach Kataraktoperation, die Hornhautdystrophien,

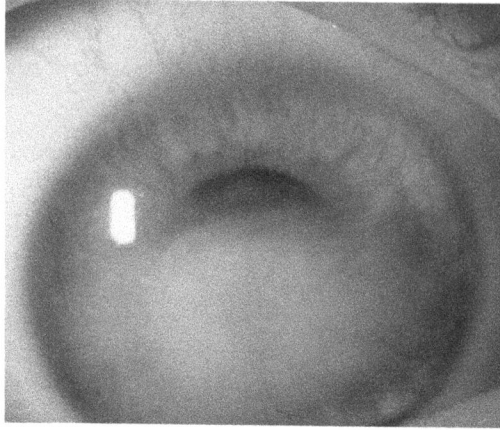

Abb. 16.1: Zentrale Hornhautnarbe nach Herpes-simplex-Virus-Keratitis.

z. B. Fuchs-Endotheldystrophie, Wölbungsanomalien wie der Keratokonus oder zentrale Hornhautnarben (Abb. 16.1) nach Entzündungen oder Verletzungen. Eine *tektonische* Indikation ist gegeben, falls es zu schweren strukturellen Veränderungen der Hornhaut, z. B. Verdünnung, Descemetozele, durch akute Entzündungen, z. B. rheumatisches Hornhautrandulkus, gekommen ist. Die tektonische Keratoplastik erfolgt dann, um den Bulbus zu erhalten. Schwere bakterielle oder virale Entzündungen der Hornhaut, welche nicht konservativ beherrscht werden können, werden durch eine *therapeutische* „à chaud"-Keratoplastik behandelt. Unter diesem Begriff versteht man eine akute Hornhauttransplantation oder Notfallkeratoplastik.

Des Weiteren unterscheidet man bei der Hornhauttransplantation autologe und homologe Transplantationen. Der Anteil der *autologen* Keratoplastiken liegt unter 1 %. Dazu zählt die ipsilaterale autologe Rotationskeratoplastik, bei welcher das Hornhautscheibchen trepaniert, gedreht und wieder eingenäht wird. Dieses Verfahren findet bei zentral liegenden Hornhautnarben Anwendung und hat den Vorteil, dass es nicht zu Abstoßungsreaktionen kommen kann. Der Hauptnachteil ist das Auftreten einer hohen irregulären Hornhautverkrümmung (Transplantat-Astigmatismus), welcher das Tragen von harten Kontaktlinsen erforderlich macht. Eine weitere Form der autologen perforierenden Keratoplastik ist die kontralaterale perforierende Keratoplastik. Im Falle eines blinden kontralateralen Auges kann von diesem die Spenderhornhaut entnommen werden. Das Spenderauge wird dann entweder mit einem homologen Transplantat oder mit der getrübten Hornhaut des Empfängerauges versorgt.

Bei der *homologen* Keratoplastik unterscheidet man die perforierende und die lamelläre Keratoplastik. 99 % aller Hornhauttransplantationen erfolgen perforierend, d. h. die Trepanation umfasst die gesamte Hornhautdicke. Der Vorteil dieses Verfahrens ist die Erreichbarkeit optimaler Visusergebnisse, der Nachteil das mögliche

▶ tektonische Indikationen

▶ therapeutische Indikationen

Unterscheidung von autologen (< 1 %) und homologen (> 99 %) Transplantationen

▶ autologe Keratoplastik

▶ homologe Keratoplastik: Unterscheidung zwischen perforierender (99 %)

Auftreten von Immunreaktionen gegen alle zellulären Transplantat-schichten. Die tiefe anteriore lamelläre Keratoplastik findet vor al-lem bei Keratokonus-Patienten Anwendung und hat den Vorteil, dass keine endothelialen Immunreaktionen auftreten können. Durch Interface-Irregularitäten werden jedoch oft suboptimale Visusergeb-nisse erzielt. Außerdem ist dieses operative Verfahren komplex und bis heute bezüglich der Operationsmethodik noch nicht ausreichend standardisiert. Die posteriore lamelläre Keratoplastik über einen skleralen Zugang findet Anwendung bei Dystrophien, welche v. a. das Hornhaut-Endothel betreffen, z. B. die Fuchs-Endotheldystro-phie. Dieses Verfahren befindet sich derzeit noch in einem experi-mentellen Stadium.

und lamellärer Keratoplastik

Eine weitere Sonderform der Hornhauttransplantation ist die zent-rale Limbo-Keratoplastik. Der Unterschied zur konventionellen Technik mit Transplantation eines zentral trepanierten Scheibchens liegt in der exzentrischen Trepanation der Spenderscheibe mit Lim-busanteilen über etwa 40 % der Zirkumferenz. Dieses Verfahren fin-det Anwendung zur Rehabilitation von Patienten mit schwerer Lim-busstammzellinsuffizienz, z. B. nach Verätzung, bei okulärem Pem-phigoid, bei Kontaktlinsenschaden oder idiopathisch.

Sonderform der Hornhauttransplantation: zentrale Limbo-Keratoplastik

Bezüglich der Langzeitprognose der perforierenden Corneatrans-plantation hat sich eine Einteilung in Grundkrankheiten mit guter Prognose, den Normalrisikokeratoplastiken, sowie Grundkrankhei-ten und Ausgangssituationen mit schlechter Prognose, den Hochrisi-kokeratoplastiken, bewährt. Zu den Normalrisikokeratoplastiken ge-hören die Hornhautdystrophien, die Wölbungsanomalien, z. B. zent-raler Keratokonus, bullöse Degenerationen, z. B. nach intraokularen Eingriffen, und nichtvaskularisierte Hornhautnarben nach Trauma oder Entzündungen.

Langzeitprognose der perforierenden Corneatransplantation: Einteilung in Grundkrankheiten mit guter (Normalrisiko-keratoplastiken) sowie Grundkrankheiten und Ausgangssituationen mit schlechter Prognose (Hochrisikokerato-plastiken)

Die Grundkrankheiten und Ausgangssituationen mit schlechter Prognose lassen sich wie folgt einteilen:

Einteilung von Grundkrankheiten und Ausgangssituationen mit schlechter Prognose (Hochrisikokerato-plastiken)

- Gruppe 1: Postoperativ erhöhtes Risiko für Immunreaktionen als einziger Risikofaktor bei
  a) Re-Keratoplastiken
  b) „à chaud"-Keratoplastiken
  c) limbusnaher Transplantatposition
  d) Vaskularisationen in drei oder vier Quadranten
- Gruppe 2: Postoperativ erhöhtes Risiko für Immunreaktionen und Epithelheilungsstörungen bei
  a) endogenem Ekzem
  b) Limbusstammzellinsuffizienz bei
    - Verätzung/Verbrennung
    - primäres/sekundäres Pemphigoid
    - Lyell-Syndrom
    - kongenitale Aniridie
    - Sklerocornea
  c) weiteren Erkrankungen
    - chronische Blepharokeratokonjunktivitis

- Zoster-Keratitis
- rheumatische Keratitis
- Keratopathia e lagophthalmo
- neuroparalytische Keratopathie
- Xerophthalmie
- Gruppe 3: Postoperativ erhöhtes Risiko für Immunreaktionen und infektiöse Rezidive bei
  a) Herpes-simplex-Keratitis
  b) Amöbenkeratitis
- Gruppe 4: Postoperativ erhöhtes Risiko für Immunreaktionen und besondere Probleme bei Säuglingen und Kleinkindern: alle Hornhauttrübungsformen im Säuglings- und Kleinkindesalter
- Gruppe 5: Glaukomaugen: bullöse Degenerationen bei Buphthalmus oder Winkelblockglaukomen.

Grenzwerte bei Indikationsstellung zur perforierenden Corneatransplantation

Bei der Indikationsstellung zur perforierenden Corneatransplantation gelten folgende Grenzwerte der Sehschärfe (Visus): Bei Grunderkrankungen mit guter Prognose kann bei einem Visus von $< 0,3 - 0,4$ die Indikation gestellt werden, bei Grunderkrankungen mit schlechter Prognose je nach Untergruppe bei einem Visus von $< 0,1 - 0,3$. Bei starken Schmerzen bei beispielsweise bullösen Degenerationen ist die Indikationsstellung unabhängig von der Funktion. Bei Hornhautperforationen wird ohne Berücksichtigung von Visus und Grunderkrankung operiert.

16.2.2 Kontraindikationen

Kontraindikationen für perforierende Keratoplastik

Eine eingeschränkte Patienten-Compliance oder Augenerkrankungen, z. B. Sehnervenschädigung oder Netzhauterkrankung, welche keine Verbesserung der Funktion nach Hornhauttransplantation erwarten lassen, sind Kontraindikationen für eine perforierende Keratoplastik. Auch Hornhauttrübungen im Säuglingsalter können wegen der schlechten Transplantatprognose unter Umständen eine Kontraindikation darstellen.

16.2.3 Voruntersuchungen

Obligate Voruntersuchungen

Obligate Voruntersuchungen sind Visus mit bester Korrektur, Spaltlampenbefund, Augeninnendruck − Palpation/Applanation, evtl. jedoch intraokulare elektronische Messung − und der Fundusbefund bzw. Ultraschallkontrolle von Glaskörper/Netzhaut bei fehlendem Einblick.

Allgemeine Untersuchungen bei Grunderkrankungen mit schlechter Prognose

Allgemeine Untersuchungen sind nur bei Grunderkrankungen mit schlechter Prognose v. a. im Hinblick auf eine mittelfristige systemische Immunsuppression erforderlich: Blutabnahmen mit Bestimmung von Nieren-, Leberfunktionsparametern, Kreatinin-Clearance, Gerinnungsstatus, Elektrolyte, Protein-Elektrophorese, komplettes Blutbild sowie Thorax-Röntgen und EKG.

16.3 Transplantatentnahme, Ausschlusskriterien

16.3.1 Transplantatentnahme

Auch bei der Transplantatentnahme nimmt die Hornhauttransplantation eine Sonderstellung ein, da es sich um ein nicht perfundiertes Gewebe handelt. Bis zu 72 Stunden nach Versterben des Spenders ist eine Entnahme möglich. Dabei kann der gesamte Bulbus oder nur eine Korneoskleralscheibe entnommen werden. Letzteres führt zu deutlich höheren Zustimmungsquoten der Angehörigen des Verstorbenen zur Hornhautentnahme, da der Augapfel erhalten bleibt. Nach der Entnahme des Korneoskleralscheibchens mit Hilfe eines Trepans (Durchmesser 14−16 mm) wird der Bulbus mit einer Polymethylmethacrylat- (PMMA-) Kontaktlinse verschlossen und die Lider werden vernäht oder verklebt, so dass für Angehörige keine Veränderung bemerkbar ist.

Die Korneoskleralscheibe kann dann in einer Hornhautbank in Spezialbehälter mit Organkulturmedium eingebracht werden und bei 30−37 °C in einem Brutschrank maximal sechs Wochen aufbewahrt werden. Während der Organkultur erfolgen regelmäßige mikrobiologische Kontrollen des Kulturmediums sowie mikroskopische Kontrollen aller zellulären Schichten des Transplantats.

Falls eine Enukleation durchgeführt wird, darf der Bulbus in einem Spezialaufbewahrungsbehälter bei 4 °C maximal 24 Stunden aufbewahrt werden, bevor die weitere Präparation erfolgt.

16.3.2 Ausschlusskriterien für die Corneaentnahme

Ausschlusskriterien für die Corneaentnahme sind in Tab. 16.1 aufgeführt.

16.4 HLA-Matching, Altersanpassung

16.4.1 HLA-Matching

Aufgrund der besonderen immunologischen Situation bei der Hornhauttransplantation und der daraus resultierenden niedrigen Abstoßungsrate, verglichen mit der Transplantation solider Organe, war es früher üblich, Hornhäute ohne HLA-Matching zu transplantieren. Dies ist bei den Normalrisikokeratoplastiken auch heute großteils noch der Fall. Es konnte mittlerweile jedoch in einigen Studien gezeigt werden, dass das Transplantatüberleben mittels HLA-Matching statistisch signifikant verbessert wird. Daher wird heute v. a. bei den Hochrisikokeratoplastiken, falls möglich, aber auch bei den Normalrisikokeratoplastiken, ein HLA-Matching durchgeführt. Berücksichtigt werden derzeit die HLA-Loci A, B und DR.

Bei allen Hornhautspendern und allen Keratoplastikpatienten sollte deshalb eine HLA-Typisierung in qualitätskontrollierten Laboren durchgeführt werden. Die HLA-Klasse I kann molekulargenetisch oder serologisch, die HLA-Klasse II muss molekulargenetisch

Entnahme der Hornhaut bis 72 Stunden post mortem möglich

Entnahme des gesamten Bulbus oder nur Korneoskleralscheibe

Aufbewahrung der Korneoskleralscheibe max. sechs Wochen in Hornhautbank

Aufbewahrung des Bulbus max. 24 Stunden vor weiterer Präparation

Ausschlusskriterien für Corneaentnahme

Normalrisikokeratoplastiken: Transplantation auch ohne HLA-Matching möglich, aber Transplantatüberleben mittels HLA-Matching signifikant verbessert

Daher heute v. a. bei Hochrisikokeratoplastiken Durchführung des HLA-Matching

HLA-Typisierung in qualitätskontrollierten Laboren

Tab. 16.1: Ausschlusskriterien für die Corneaentnahme

Absolute Ausschlusskriterien zur Verwendung der Spendercornea	
Spender aus Hochrisikogruppen für AIDS	
systemische Spendererkrankungen	AIDS, Virus-Hepatitis (HBV, HCV), Rabies, kongenitale Röteln, Slow-Virus-Erkrankungen, zentralnervöse Erkrankungen unklarer Genese bzw. bestimmte neurologische Erkrankungen (Creutzfeld-Jakob-Krankheit, Demenz, M. Alzheimer), Pilzsepsis, Hyperbilirubinämie unklarer Genese, aktive Leukämien, aktive Lymphome
auffällige Serologie: HIV-Antikörper, HBV-S-Antigen, HCV-Antikörper	
fehlende serologische Tests infolge zu schlechter Spenderblutqualität	
Spezielle Ausschlusskriterien (Entscheidung liegt beim Leiter der zuständigen Hornhautbank)	
Spenderhornhaut → Endothel	• Zelldichte < 2000 Zellen/mm² • deutliche Pleomorphie der Endothelzellen • Zellverlust > 20 % während der Organkultur
Spenderhornhaut → Keratozyten: deutliche Dichteminderung oder Formveränderungen	
Spenderhornhaut → Epithel: totaler Verlust (zwei Tage präoperativ)	
Spenderhornhaut → zentrale Hornhautnarben	
Mikrobiologie der Medien: positiver Befund im Aufbewahrungsmedium, alle sichtbaren Veränderungen von Farbe und Klarheit der Kulturmedien	
weitere ophthalmologische Spendererkrankungen	• corneale Vorerkrankungen oder Operationen (z. B. LASIK) • u. U. vorausgegangene intraokulare Eingriffe • intraokulare Entzündungen • okuläre Tumoren

Berechnung der statistischen Wartezeit auf ein gematchtes Transplantat

typisiert werden. HLA-typisierte Transplantate sollten über Bio Implant Services in Leiden, Niederlande, allokiert werden.

Mit Hilfe eines mathematischen Modells wird die statistische Wartezeit auf ein gematchtes Transplantat berechnet. Je nach Leidensdruck des Patienten wird individuell entschieden, welche Übereinstimmung, z. B. 0, 1 oder 2 Mismatches oder ungematcht = „random", angestrebt wird. Bei Patienten mit extrem langer Wartezeit auf ein „full match" ist es möglich, mit Hilfe des HLA-Matchmaker-Algorithmus die „Gefährlichkeit" einzelner Mismatches vorherzusagen.

Untersuchungen im Hinblick auf die Erfassung weiterer HLA-Loci oder von so genannten Minor-Antigenen werden kritisch verfolgt und werden evtl. in Zukunft berücksichtigt werden.

16.4.2 Altersanpassung

Bedingt durch den physiologischen Endothelzellverlust der menschlichen Hornhaut (ca. 0,5 % pro Jahr), kommt es im Alter zur Abnahme der Endothelzelldichte. Daher wird versucht, bei Spendern und Empfängern eine Altersanpassung durchzuführen.

Altersanpassung
bei Spendern und
Empfängern

16.5 Operation

16.5.1 Operationsvorbereitung, Lagerung, Desinfektion

Präoperativ wird eine mindestens 20-minütige Okulopression durchgeführt. Dies ist ein Augendruckverband mit einstellbarem Druck (normalerweise ~ 40 mmHg), welcher zu einer Reduktion des Augen- und v. a. des Glaskörperdrucks führt. Dadurch sinkt das Risiko des intraoperativen Verlusts von Augeninhalt (Linse, Glaskörper) nach Eröffnen des Augapfels. Um diesen Effekt zu unterstützen, werden präoperativ 500 mg Acetazolamid i. v. verabreicht.

Präoperative
Vorbereitungen

Der Patient wird in Rückenlage gelagert. Dabei ist darauf zu achten, dass die Kopfebene und die Limbusebene (Limbus = „Hornhautrand") parallel zum Boden ausgerichtet werden, um eine Verkippung während der Trepanation zu vermeiden.

Lagerung des Patienten

Es erfolgt eine Spülung des Bindehautsacks mit 1,25 % PVP-Iodlösung mit einer Einwirkzeit von fünf Minuten, anschließend wird eine Spülung mit Kochsalzlösung durchgeführt. Die Hautdesinfektion der periokulären Region erfolgt ebenfalls mit PVP-Iodlösung.

Desinfektion des Auges

16.5.2 Anästhesie

Die perforierende Keratoplastik wird in Retrobulbäranästhesie oder in Vollnarkose durchgeführt. Bei der Retrobulbäranästhesie werden 5−10 ml Lokalanästhetikum retrobulbär verabreicht.

Retrobulbäranästhesie
oder Vollnarkose

16.5.3 Operative Technik

Zur Einteilung autolog/homolog, lamellär/perforierend und konventionell/Limbo-Keratoplastik siehe Kapitel 16.2.1.

Es wird im Folgenden genauer auf die Technik der allogenen perforierenden Keratoplastik eingegangen:

Nach Einsetzen des Lidsperrers wird eine gründliche Spülung des Bindehautsackes mit steriler Kochsalzlösung vorgenommen, um die evtl. nach der Desinfektion verbliebenen Keime auf der Augenoberfläche zu minimieren. Als erster Schritt wird eine Diszision (Vorderkammerpunktion) angelegt, und es wird intraokular Acetylcholin zur Pupillenverengung verabreicht.

Technik der allogenen
perforierenden
Keratoplastik

Trepanationsverfahren. Es existieren heute mehrere verschiedene Trepanationsverfahren. Früher war die Trepanation mit Handtrepanen, z. B. nach Franceschetti, Standard. Diese werden auch heute noch in schwierigen Situationen, z. B. Limbo-Keratoplastik, sehr große oder

Mehrere verschiedene
Trepanationsverfahren

▶ Trepanation mit
  Handtrepanen

sehr kleine Trepanationsdurchmesser, benötigt. Die Trepanation des Transplantats erfolgt von endothelial, die Trepanation der Wirtshornhaut von epithelial.

Um die Hornhautverkrümmung im Transplantat, eines der Hauptprobleme nach perforierender Keratoplastik, zu minimieren, wurden alternative Trepanationsverfahren entwickelt.

Das „geführte Trepanationssystem" nach Krumeich (GTS) findet heute weite Verbreitung. Es liegen Studien vor, die einen niedrigeren postoperativen Astigmatismus im Vergleich zu Handtrepanen bestätigen. Hauptvorteil dieses Verfahrens ist die von epithelialer Seite durchgeführte Trepanation von Spender- *und* Wirtshornhaut. Dies wird bei der Trepanation des Transplantats durch Herstellen einer künstlichen Vorderkammer mittels Infusionsdruck im geschlossenen System ermöglicht. Damit ergeben sich kongruentere Schnittflächen und -winkel, und die bei Trepanation mit Handtrepanen erforderliche positive Disparität − d. h. der Durchmesser des Spenderscheibchens ist 0,2 mm größer als der Trepanationsdurchmesser der Wirtshornhaut − entfällt.

Die Erlanger Technik der nichtmechanischen Excimer-Laser-Trepanation soll ebenfalls zu besseren astigmatischen Ergebnissen als die perforierende Keratoplastik mit Handtrepanen führen, das Verfahren erfordert allerdings einen hohen maschinellen und logistischen Aufwand und findet derzeit noch keine weite Verbreitung.

Nach Trepanation der Wirtshornhaut werden gegebenenfalls hintere Stufen ausgeschnitten und das Transplantat wird eingenäht. Zuerst wird das Transplantat mit vier so genannten Situationsnähten eingepasst. Danach erfolgt die fortlaufende Naht (Abb. 16.2). Zum Schluss wird die Vorderkammer mit Ringerlösung gespült. Gegebenenfalls werden zusätzliche Einzelknüpfnähte bis zum wasserdichten Wundverschluss durchgeführt. Im Falle von engen Vorderabschnittsverhältnissen sollte eine periphere Iridektomie durchgeführt werden.

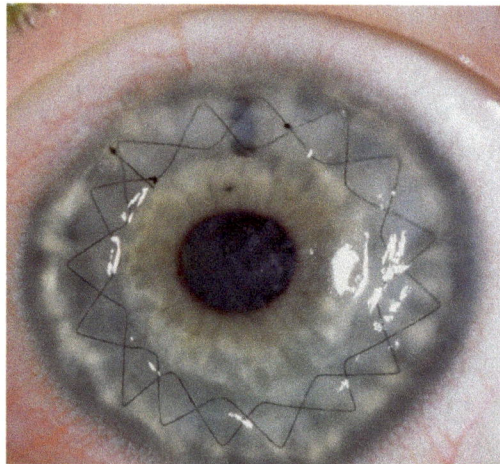

Abb. 16.2: Z. n. Keratoplastik.

Die perforierende Keratoplastik kann auch mit anderen Operationen kombiniert werden: Die häufigste Kombination ist die so genannte „Triple-Procedure", bestehend aus perforierender Keratoplastik, Linsenentfernung und Kunstlinsenimplantation. Aber auch Linseneinnähungen, Eingriffe an der Iris oder an Glaskörper und Netzhaut können simultan durchgeführt werden.

Kombination der perforierenden Keratoplastik mit anderen Operationen

16.5.4 Intraoperative Komplikationen

Die gefürchtetste Komplikation ist die expulsive Blutung der Aderhaut. Sie entsteht durch den plötzlichen Druckabfall bei der Trepanation und kann den Verlust des gesamten Augeninhalts bedeuten. Auch ohne Aderhautblutung besteht bei der perforierenden Keratoplastik die Gefahr, dass durch „Druck von hinten" die Linse und Teile des Glaskörpers verloren gehen. Diese schweren Komplikationen sind jedoch sehr selten (< 1:1.000).

Leichtere Komplikationen sind: Dezentrierung der Trepanation, Verletzung der Iris durch den Trepan oder beim Ausschneiden des Transplantats mit der Hornhautrundschere, Blutung aus Hornhautvaskularisationen.

Schwere Komplikationen selten

▸ **expulsive Blutung der Aderhaut**

▸ **Verlust von Linse und Glaskörperteilen durch Druck**

Leichtere Komplikationen

16.6 Kosten

Das DRG-Entgelt für eine stationär durchgeführte perforierende Keratoplastik beträgt im Jahr 2006 4.306 €. Darin sind nur 361 € für das Transplantat enthalten. Dieser Betrag deckt die Kosten für das Transplantat jedoch nicht annähernd. Die Sektion Cornea der Deutschen Ophthalmologischen Gesellschaft empfiehlt eine Festsetzung des Transplantat-Betrages auf 2.000 €.

DRG-Entgelt 2006: 4.306 €

16.7 Postoperative Betreuung, medikamentöse Nachbehandlung, Komplikationen

16.7.1 Kontrolluntersuchungen

Eine Entlassung aus der stationären Behandlung ist bei komplikationslosem Verlauf ab dem zweiten oder dritten postoperativen Tag möglich. Die Nachkontrollen beim Operateur sollten nach sechs Wochen, vier, zwölf und 18 Monaten erfolgen, danach einmal jährlich. Der niedergelassene Augenarzt sollte in den ersten sechs Wochen wöchentlich kontrollieren, im ersten Jahr einmal monatlich und bei stabilem Befund ab dem zweiten Jahr alle drei Monate.

Unabhängig davon sollte der Patient instruiert werden, dass er sich bei allen selbst wahrgenommenen Verschlechterungen, z. B. Rötung, Schmerzen, Sehverschlechterung, sofort beim niedergelassenen Augenarzt oder in der Klinik des Operateurs vorstellen sollte. Bei Komplikationen, wie Trauma, vom Augenarzt erkannte Komplikationen, sollte ebenfalls eine sofortige Vorstellung beim Operateur erfolgen.

Regelmäßige Nachkontrollen nötig

Bei allen selbst wahrgenommenen Verschlechterungen sofort Vorstellung beim niedergelassenen Augenarzt oder Operateur

16.7.2 Spezifische Nachbehandlung

Direkt postoperativ wird eine antibiotische Augensalbe verabreicht. Danach wird die ersten fünf Tage postoperativ bzw. bis zum Epithelschluss mit antibiotischer Augensalbe, z. B. Kanamycin AS 5 ×, therapiert. Sobald das Epithel geschlossen ist, können Kortikosteroid-Salbe/Tropfen angesetzt werden. Dabei sollte eine konservierungsmittelfreie Therapie angestrebt werden. Die Kortikosteroid-Augentropfen werden über fünf Monate ausschleichend appliziert, je nach Oberflächensituation: Dexamethason-EDO AT oder Prednisolon AT. Letztere sind nicht konservierungsmittelfrei erhältlich, penetrieren aber besser.

Systemisch werden Kortikosteroide über drei Wochen postoperativ ausschleichend verabreicht, beginnend mit 0,8 mg/kg KG Methylprednisolon am Operationstag, alle drei Tage reduzieren. Zur prophylaktischen Augeninnendrucksenkung sollte Acetazolamid verordnet werden. Dosierung: 2 × 250 mg am Operationstag, danach 2 × 125 mg über fünf Tage.

Zusätzliche Nachbehandlung bei oder nach Hochrisikokeratoplastik. (Gruppeneinteilung s. Kapitel 16.2.1.) Auch wenn eine systemische Immunsuppression erfolgt, sollte bei *allen Hochrisikokeratoplastiken* außer Steroidresponseglaukom eine über sechs Monate hinausgehende lokale, niedrig dosierte Kortikosteroid-Applikation zur Prophylaxe von Immunreaktionen erwogen werden, z. B. Dexamethason-EDO AT 1−3 × täglich, nur bei intaktem Epithel.

Bei Hornhauttransplantation nach Herpes-Keratitis sollte zusätzlich eine orale Aciclovir-Prophylaxe verabreicht werden: 3 × 400 mg Aciclovir täglich bei elektiven und 5 × 400 mg bei „à-chaud"-Keratoplastiken. Die Dauer der Prophylaxe sollte je nach Rezidivdruck gewählt werden, bei hohem Rezidivdruck evtl. über 1−2 Jahre. Der Patient sollte instruiert werden, viel zu trinken und regelmäßig Kontrollen der Nierenfunktion durch den Hausarzt durchführen zu lassen.

Bei perforierenden Keratoplastiken nach Akanthamöbenkeratitis muss eine lang dauernde Anti-Amöbentherapie erwogen werden, z. B. mit Polyhexamethylenbiguanid, Diamidin-Derivaten sowie Aminoglykosiden zur Therapie des bakteriellen Begleitinfektes.

Kommt es zu einem Augeninnendruckanstieg bei Steroidresponseglaukom, müssen Kortikosteroide vermieden werden.

Systemische Immunsuppression. Bis heute ist kein Immunsuppressivum für die Behandlung nach perforierender Keratoplastik zugelassen. Die Anwendung erfolgt bislang im Rahmen von Studien oder als so genannter „off-label-use". In klinischen Studien konnte jedoch gezeigt werden, dass v. a. das kurz- und mittelfristige Transplantatüberleben nach Hochrisikokeratoplastik durch eine sechsmonatige systemische Immunsuppression statistisch signifikant verbessert werden kann. Bislang stehen zwei Medikamente zur Verfügung: Cyclosporin A (CsA) und Mycophenolat-Mofetil (MMF). Die beiden

Möglichst konservierungsmittelfreie Therapie mit Antibiotika und Kortikosteroiden

Prophylaktische Augeninnendrucksenkung

Bei allen Hochrisikokeratoplastiken längerfristige Kortikosteroid-Applikation zur Prophylaxe von Immunreaktionen

Bei Hornhauttransplantation nach Herpes-Keratitis zusätzlich orale Aciclovir-Prophylaxe

Bei perforierenden Keratoplastiken nach Akanthamöbenkeratitis Anti-Amöbentherapie

Keine Kortikosteroide bei Steroidresponseglaukom

Zz. kein Immunsuppressivum für Behandlung nach perforierender Keratoplastik zugelassen

Kurz- und mittelfristiges Transplantatüberleben nach Hochrisikokeratoplastik

Medikamente zeigten in einer prospektiven Studie eine vergleichbare Effektivität, unterscheiden sich allerdings deutlich hinsichtlich ihres Nebenwirkungsprofils.

Die Entscheidung, ob überhaupt, und wenn ja, welche systemische Immunsuppression durchgeführt werden soll, wird bei jedem Patienten individuell getroffen.

Generell sollte in den Hochrisikogruppen 1 und 2 systemisch immunsupprimiert, in Gruppe 3 bei Re-Keratoplastiken, Vaskularisationen oder übergroßen Transplantaten eine systemische Therapie erwogen werden. Dabei muss allerdings das evtl. erhöhte Risiko des mikrobiellen Rezidivs beachtet werden. In Gruppe 5 sollte nur bei bekannter Kortikosteroidresponse CsA oder MMF verordnet werden.

Bei der systemischen Immunsuppression mit Cyclosporin A sind Talspiegelbestimmungen erforderlich: EDTA-Bluttalspiegel, gemessen 12 h nach der Einnahme, von 120–150 ng/ml. Zunächst sind tägliche, später zweitägige, dann wöchentliche, schließlich monatliche Spiegelkontrollen erforderlich. Bei der Verwendung von Mycophenolat-Mofetil in einer fixen Dosis von 2×1 g/Tag entfallen die Spiegelkontrollen, was sich insbesondere bei älteren Patienten und Patienten mit Compliance-Problemen als Vorteil erweist. Außerdem hat MMF ein „günstigeres" Nebenwirkungsprofil.

16.7.3 Fadenentfernung

Fadenentfernungen sollten, wann immer möglich, in der Klinik des Operateurs vorgenommen werden. Bei jeder Kontrolle in der Klinik wird eine Hornhaut-Topographie durchgeführt. Je nach Astigmatismus werden Einzelknüpfnähte elektiv, d. h. Einzelknüpfnaht liegt im steilen Meridian des Transplantats, evtl. schon bei der ersten Kontrolle sechs Wochen postoperativ entfernt. Falls es zur Lockerung einer Einzelknüpfnaht kommt, sollte diese sofort – auch beim niedergelassenen Augenarzt – entfernt werden, um der Entstehung von Fadeninfiltraten, Infektionen und Immunreaktionen vorzubeugen.

Der erste fortlaufende Faden wird nach vier, der zweite fortlaufende Faden frühestens nach 18 Monaten entfernt. Bei gutem astigmatischem Ergebnis ($<$ 3 dpt) und reizfreiem Transplantat können die Intervalle verlängert werden. Je nach Compliance und nach Absprache mit dem Patienten und falls es nicht zu einer Abflachung gekommen ist (Refraktion sphärisch $< +3$ dpt) können die fortlaufenden Nähte unter jährlichen Kontrollen auch länger belassen werden.

Lokale Kortikosteroide müssen vor der Fadenentfernung nicht abgesetzt werden. Bei offenem Epithel nach der Fadenentfernung erfolgt eine lokale antibiotische Abdeckung, z. B. Kanamycin AS oder AT 5 ×/Tag, bis zum Epithelschluss. Nach Entfernung eines fortlaufenden Fadens sollten nach Epithelschluss Dexamethason-EDO AT 3 ×/Tag über drei Wochen ausschleichend verordnet werden, um eine durch die Fadenentfernung geförderte Immunreaktion zu verhindern.

Randnotizen:

durch Immunsuppression signifikant verbessert

Immunsuppression abhängig von Gruppe der Hochrisiko-keratoplastik

Systemische Immunsuppression mit Cyclosporin A oder Mycophenolat-Mofetil

Fadenentfernungen möglichst in Klinik des Operateurs, notfalls auch beim niedergelassenen Augenarzt

Entfernung der Fäden in Intervallen

Antibiotika sowie Dexamethason-EDO AT zur Verhinderung einer durch Fadenentfernung geförderten Immunreaktion

16.7.4 Komplikationen

Sehr seltene ernste
Komplikation:
Endophthalmitis

Eine glücklicherweise sehr seltene ernste Komplikation ist die Endophthalmitis, eine eitrige Entzündung des Augeninneren mit einer Häufigkeit etwa von 1:1.000. Sie wird im Allgemeinen in den ersten postoperativen Tagen festgestellt und muss durch intensive systemische und lokale antibiotische Therapie behandelt werden. Bei Infektionsbeteiligung des Transplantats erfolgt ggf. ein Transplantataustausch.

Frühkomplikationen nach
perforierender
Keratoplastik:

▸ Oberflächenstörungen

Die häufigsten Komplikationen in den ersten postoperativen Tagen (Frühkomplikationen) nach perforierender Keratoplastik sind Oberflächenstörungen und Erhöhungen des Augendrucks. Die Ursache für eine Epithelisierungsstörung mit Transplantaterosio ist in den meisten Fällen ein hypovitales Spenderepithel, welches auch noch 2–3 Tage postoperativ „abfallen" kann. Normalerweise kommt es zu einer zügigen Reepithelisierung des Transplantats durch das Empfängerepithel unter lokaler antibiotischer Prophylaxe, sofern die Limbusstammzellen intakt sind. In Problemfällen ist jedoch eine ergänzende intensivierte benetzende Therapie mit konservierungsmittelfreien Tränenersatzmitteln, idealerweise Hyaluronsäure-haltige Augentropfen, erforderlich. Falls eine verminderte Tränenproduktion besteht (Schirmer-II-Test < 5 mm), kann eine Tränenpunktverödung durchgeführt werden. Bei hartnäckigen Epitheldefekten werden therapeutische weiche Kontaktlinsen unter stündlichem Zutropfen von konservierungsmittelfreien antibiotischen Augentropfen, z.B. Ofloxacin EDO AT, appliziert.

▸ Erhöhungen des
Augendrucks

Die Ursache für eine direkt postoperativ auftretende Augendruckentgleisung ist meist das Verbleiben von viskoelastischen Substanzen intraokular. Unter systemischer Acetazolamid-Gabe wird die Resorption der Viskoelastika abgewartet.

Im Falle einer Dekompensation eines schon vorbestehenden primären Glaukoms besteht die Therapie in der Optimierung und Intensivierung der lokalen Glaukomtherapie sowie der temporären systemischen Acetazolamid-Gabe. Manchmal ist eine Glaukomoperation nicht zu umgehen. Bei Druckanstieg durch Kortikosteroidresponse besteht die Therapie in der Elimination besonders der lokalen Kortikosteroide. In diesem Fall kann eine systemische Immunsuppression unumgänglich sein.

Wichtig für niedergelassenen Augenarzt:
Diagnostik des
Augendrucks nach
perforierender
Keratoplastik durch
Applanations- und
Impressionstonometrie oft
erschwert oder unmöglich

Für den niedergelassenen Augenarzt ist es wichtig zu wissen, dass die Diagnostik des Augendrucks nach perforierender Keratoplastik durch Applanations- und Impressionstonometrie oft unmöglich ist bzw. sehr unsichere Werte liefert. Es empfiehlt sich daher eine applanatorische Druckmessung des kontralateralen Auges, falls möglich, und eine vergleichende Palpation, evtl. ist eine invasive Nadeldruckmessung erforderlich.

Spätkomplikationen nach
perforierender
Keratoplastik

Zu den Spätkomplikationen nach perforierender Keratoplastik zählt man Abstoßungsreaktionen, Transplantat-Astigmatismus, Rezidive der Grunderkrankung, z.B. bröcklige Dystrophie, Transplantatinfektionen, Sekundärglaukom, Oberflächenstörungen und Transplantatversagen.

Abstoßungsreaktion. Man unterscheidet akute/chronische, epitheliale/stromale/endotheliale und reversible/irreversible Abstoßungsreaktionen.

Die häufigste Form ist die *akute endotheliale* Abstoßungsreaktion. Sie ist gekennzeichnet durch endotheliale Immunpräzipitate, bestehend aus zytotoxischen T-Lymphozyten und Makrophagen. Diese Präzipitate treten oftmals in Form einer über das Endothel wandernden Linie auf, welche nach ihrem Erstbeschreiber auch als Khodadoust-Linie bezeichnet wird. Die endotheliale Abstoßungsreaktion führt zum Versagen der Endothelzellen und damit zu einem stromalen Ödem. Klinisch äußert sie sich als Sehverschlechterung und evtl. leichte Augenrötung. Diese Symptome führen den Patienten oftmals zu spät zu seinem Augenarzt, denn im Falle einer kompletten Überwanderung des Endothels durch die Immunpräzipitate ist eine Erholung unwahrscheinlich und es kommt zum Transplantatversagen. Die Therapie der akuten endothelialen Immunreaktion besteht aus lokal und systemisch hoch dosierten Kortikosteroiden, z. B. Prednisolon-21-Acetat 1% Augentropfen stündlich, subkonjunktivale Injektion von Dexamethason-21-Acetat 0,8%, orale Applikation von 1–1,5 mg Fluocortolon/kg KG. In schweren Fällen erfolgt auch eine Vorderkammerspülung mit Dexamethason.

Die *chronische endotheliale* Abstoßungsreaktion ist durch pigmentierte und frische Immunpräzipitate ohne Stromaquellung gekennzeichnet. Eine Intensivierung der lokalen Kortikosteroid-Therapie ist meist ausreichend.

Deutlich seltener sieht man *stromale* Abstoßungsreaktionen. Man unterscheidet akute Infiltrationen des Stromas und chronische subepitheliale nummuläre Trübungen. Je nach Schweregrad muss lokal und systemisch behandelt werden.

Epitheliale Abstoßungsreaktionen sind u. U. schwierig von Epithelstörungen anderer Genese abzugrenzen. Bei der chronischen epithelialen Abstoßungsreaktion sieht man eine Khodadoust-Linie des Epithels. Eine intensivierte lokale Steroidtherapie ist ausreichend.

Bei der Sonderform der zentralen Limbo-Keratoplastik kann es zu Abstoßungsreaktionen gegen den Limbusanteil kommen. Dies ist durch eine vermehrte Injektion und ein Ödem des transplantierten Limbusanteils und durch eine daraus resultierende Funktionsstörung mit Epithelheilungsstörungen des Transplantats gekennzeichnet.

Transplantat-Astigmatismus. Da heute ein Großteil der perforierenden Keratoplastiken zur Visusverbesserung und nicht bei erblindeten Patienten durchgeführt wird, sind auch die Erwartungen an das funktionelle und refraktive Ergebnis deutlich gestiegen. Eines der Hauptprobleme nach Keratoplastik ist der postoperative Astigmatismus. Man unterscheidet zwischen dem frühen Astigmatismus mit noch liegenden Fäden und dem späten Astigmatismus nach kompletter Fadenentfernung. Die Ursachen für das Auftreten einer Transplantatverkrümmung sind vermutlich in Unzulänglichkeiten der Trepanation, des Einnähens des Transplantats, im Astigmatismus des

Abstoßungsreaktionen

▶ häufigste Form: akute endotheliale Abstoßungsreaktion

▶ chronische endotheliale Abstoßungsreaktion

▶ stromale Abstoßungsreaktionen

▶ epitheliale Abstoßungsreaktionen

▶ bei zentraler Limbo-Keratoplastik: Abstoßungsreaktionen gegen den Limbusanteil

Ein Hauptproblem nach Keratoplastik: postoperativer Astigmatismus

Spenders und v. a. im Heilungsverhalten der Wirtshornhaut zu suchen. Der durchschnittliche Astigmatismus nach perforierender Keratoplastik liegt in den meisten Studien bei 4−7 Dioptrien. Daran wird erkenntlich, dass eine gute Sehschärfe nur mit Gläsern und häufig sogar nur mit einer formstabilen Kontaktlinse erreicht werden kann. Darüber muss der Patient unbedingt präoperativ aufgeklärt werden, um übertriebene Erwartungshaltungen und Enttäuschungen zu vermeiden. Als therapeutische Möglichkeiten kommen neben Gläsern und Kontaktlinse operative refraktive Verfahren wie Tangentiale-Inzisionen im Transplantat oder LASIK (Laser-in-situ-Keratomileusis) und schließlich die Re-Keratoplastik in Frage.

Rezidive der Grunderkrankung. Eine häufige Form sind Hornhautdystrophierezidive, z. B. bei bröckliger und gittriger Dystrophie. Die Therapie besteht in der Durchführung einer mechanischen Abrasio oder in einer phototherapeutischen Keratektomie (PTK) mit dem Excimer-Laser. Da es sich bei der gittrigen und der bröckligen Hornhautdystrophie um epitheliale Dystrophien handelt, sollten immer eine Limbo-Keratoplastik oder andere Limbustransplantationstechniken in die Beratung der Patienten einbezogen werden.

Keratokonusrezidive sind vermutlich keine echten Rezidive im Transplantat, sondern auf weitere „Verformung" der Wirtshornhaut zurückzuführen.

Das häufigste Rezidiv der Grunderkrankung ist das Herpes-Rezidiv im Transplantat, welches schwierig von einer endothelialen Immunreaktion abzugrenzen ist und eine solche auch fördern kann.

Eine Akanthamöbenkeratitis kann ebenfalls im Transplantat rezidivieren, was eine Re-Keratoplastik erfordern kann.

Transplantatinfektionen. Durch eine Sensibilitätsstörung im Transplantat, dadurch dass die sensiblen Nerven nur sehr langsam und auch nur unvollständig in das Transplantat einsprossen, ist das Risiko für Epitheldefekte und nachfolgende bakterielle oder mykotische Infiltrationen im Transplantat größer als in der gesunden Hornhaut. In der Therapie solcher Infiltrate bzw. Transplantatgeschwüre hat sich − in Abhängigkeit von der Ausdehnung − die Anwendung der Thermokauterisation bewährt. Nachfolgend muss eine hoch dosierte antibiotische oder antimykotische Lokaltherapie erfolgen. Als Ultima Ratio steht die „à chaud"-Re-Keratoplastik zur Verfügung.

Eine sehr seltene Sonderform einer bakteriellen Transplantatinfektion ist die kristalline Keratopathie. Dabei handelt es sich um eine chronische Infektion durch Schleimkapseln bildende Streptokokken, meist von Fadenkanälen ausgehend, die einer lokalen antibiotischen Therapie kaum zugänglich sind. Therapie der Wahl ist die Vereisung.

Sekundärglaukom. Bei Neuentstehung eines primären oder sekundären Glaukoms besteht die Behandlung in der Verordnung einer lokalen Glaukomtherapie sowie der temporären systemischen Acetazola-

Margin notes:

Rezidive der Grunderkrankung
- Hornhautdystrophierezidive
- Keratokonusrezidive
- Herpes-Rezidiv
- Akanthamöbenkeratitis

Durch Sensibilitätsstörung im Transplantat Risiko für Epitheldefekte und nachfolgende bakterielle oder mykotische Infiltrationen

Kristalline Keratopathie sehr seltene Sonderform einer bakteriellen Transplantatinfektion

Neuentstehung eines primären oder sekundären Glaukoms

mid-Gabe. Gegebenenfalls muss eine Glaukomoperation durchgeführt werden.

Oberflächenstörungen. Die Therapie chronischer Oberflächenstörungen entspricht primär der bei den Frühkomplikationen beschriebenen. Chronisch persistierende Epitheldefekte und neurotrophe Transplantatulzera können durch eine Amnionmembrantransplantation versorgt werden.

Chronische Oberflächenstörungen

Transplantatversagen. Hauptursache für das Transplantatversagen sind Abstoßungsreaktionen, Sekundärglaukome und der chronische Endothelzellverlust. Letzterer ist vermutlich auf eine chronische, subklinisch verlaufende endotheliale Abstoßungsreaktion zurückzuführen, aber auch die post-mortem-Zeit, also die Zeitspanne zwischen Versterben des Spenders und Hornhaut-Entnahme, und die Kulturdauer korrelieren positiv mit dem postoperativen Endothelzellverlust. Die Therapie des Transplantatversagens ist die Re-Keratoplastik.

Transplantatversagen durch Abstoßungsreaktionen, Sekundärglaukome und chronischen Endothelzellverlust

16.8 Transplantatüberleben

Nach Normalrisikokeratoplastik zeigt sich nach drei Jahren ein klares Transplantatüberleben zwischen 80 und 90 %. Bei der Hochrisikokeratoplastik liegen die 3-Jahres-Ergebnisse bei Verwendung von z. B. speziellen Operationstechniken und o. a. Nachbehandlungsschemata sowie sorgfältiger Differenzialdiagnose und -therapie der postoperativen Komplikationen in den Gruppen 1, 2a, 3a, 3b und 5 in ähnlichen Bereichen wie bei der Normalrisikokeratoplastik. In den Gruppen 2b, 2c und 4 beträgt das klare Transplantatüberleben jedoch nur zwischen 20 und 60 %.

Normalrisikokeratoplastik: 3-Jahres-Transplantatüberleben zwischen 80 und 90 %

Hochrisikokeratoplastik: je nach Gruppe zwischen 20 und 90 %

Sowohl nach Normal- als auch nach Hochrisikokeratoplastik sind die langfristigen Ergebnisse wegen des oben erwähnten chronischen Endothelzellverlustes sehr wahrscheinlich deutlich schlechter als die 3-Jahres-Ergebnisse.

Langzeitergebnisse wegen chronischen Endothelzellverlustes schlechter

Die perforierende Normalrisikokeratoplastik hat − verglichen mit der Transplantation perfundierter Organe − in den meisten Fällen eine sehr gute Langzeitprognose. Das langfristige Transplantatüberleben bei einzelnen Hochrisikoindikationen kann jedoch dramatisch schlecht sein und stellt heute noch eine bedeutende Herausforderung an die wissenschaftlich tätigenden Ophthalmochirurgen da. Die Zielstellung der aktuellen Forschung ist es, durch neue operative Verfahren, Verbesserung der HLA-Matching-Strategien und der medikamentösen Nachbehandlung das Transplantatüberleben weiter zu verbessern. Durch Vorderkammerpunktion und Zytokinanalysen − in der Vorderkammer befindet sich eine Vielzahl immunsuppressiver Zytokine − soll künftig die Hochrisikokeratoplastik neu definiert und so die Indikation zur Verwendung lokaler und systemischer Immunsuppressiva genauer und individueller gestellt werden.

Ziele der aktuellen Forschung:
▶ Verbesserung des Transplantatüberlebens
▶ Neudefinition der Hochrisikokeratoplastik
▶ individuellere Indikationsstellung zur Verwendung lokaler und systemischer Immunsuppressiva

Literatur

Birnbaum F, Böhringer D, Sokolovska Y, Sundmacher R, Reinhard T. Immunosuppression with cyclosporine a and mycophenolate mofetil after penetrating high-risk keratoplasty: a retrospective study. Transplantation 2005;79(8):964–8.

Böhringer D, Reinhard T, Bohringer S, Enczmann J, Godehard E, Sundmacher R. Predicting time on the waiting list for HLA matched corneal grafts. Tissue Antigens 2002;59(5):407–11.

Hoffmann F. [Suture technique for perforating keratoplasty (author's transl)]. Klin Monatsbl Augenheilkd 1976;169(5):584–90.

Krumeich JH, Daniel J, Winter M. [Depth of lamellar keratoplasty with the guided trephine system for transplantation of full-thickness donor sections]. Ophthalmologe 1998;95(11):748–54.

Reinhard T, Larkin F, eds. Cornea and external disease. Krieglstein GK, Weinreb RN, series eds. Essentials in Ophthalmology. Heidelberg: Springer Verlag, 2006.

Reis A, Reinhard T, Voiculescu A, Kutkuhn B, Godehardt E, Spelsberg H, et al. Mycophenolate mofetil versus cyclosporin A in high risk keratoplasty patients: a prospectively randomised clinical trial. Br J Ophthalmol 1999; 83(11):1268–71.

Seitz B, Langenbucher A, Kus MM, Kuchle M, Naumann GO. Nonmechanical corneal trephination with the excimer laser improves outcome after penetrating keratoplasty. Ophthalmology 1999;106(6):1156–64.

17 Lebendspende bei Nierentransplantation im Kindesalter

G. Offner

17.1 Einleitung

Die erste erfolgreiche Nierentransplantation war eine Lebendspende zwischen identischen Zwillingen, die 1954 von Murray durchgeführt wurde. Inzwischen ist die Nierenlebendspende eine Domäne der Nierentransplantation bei Kindern geworden. In einzelnen Transplantationszentren erhalten 50−60 % der Kinder eine Lebendspende von einem Elternteil, wie es auch in den USA und den skandinavischen Ländern gehandhabt wird. Bei Erwachsenen ist der Anteil der Lebendspenden deutlich geringer, für das Jahr 2002 waren es 19,1 % in Deutschland (Jahresbericht DSO). Sicher wird aufgrund des Organmangels die Lebendspende in der Zukunft zunehmen. Hier gilt es, die ethischen Aspekte genau zu prüfen und die freiwillige Entscheidung des Spenders sicherzustellen.

Nierenlebendspende ist Domäne der Nierentransplantation bei Kindern.

17.2 Chronisches Nierenversagen (CNV) beim Kind

Das chronische Nierenversagen ist durch eine irreversible Schädigung des Nierengewebes gekennzeichnet. Diese führt zu einer Einschränkung der Nierenfunktion, die bei zunehmender Schädigung des Nierengewebes zur Dialysepflichtigkeit bzw. Nierentransplantation führt.

Es gibt mehr als 50 verschiedene Einzelursachen des CNV. Im Kleinkindesalter unter 6 Jahren sind die Hauptursachen Nieren- und Harnwegsmissbildungen − wie Nierendysplasie und -hypoplasie, obstruktive Uropathien − und angeborene bzw. vererbbare Nierenerkrankungen (Nephropathien). Bei älteren Kindern über 6 Jahren bekommen Erkrankungen der Nierenfilter (Glomerulonephritiden) eine stärkere Bedeutung. Die Erkrankungen betreffen die arteriellen und venösen Nierengefäße, die Glomeruli, die Tubuli, das Tubulointerstitium, das Nierenbecken, die Harnleiter, die Blase und die Harnröhre. Ursächlich kommen infektiöse, immunologische, stoffwechselbedingte, missbildungsbedingte und selten bösartige Prozesse in Frage.

Das Stadium der Erkrankung wird durch die Bestimmung der glomerulären Filtrationsrate (GFR) ermittelt. Sie wird aus dem Serum-

Chronisches Nierenversagen: irreversible Schädigung des Nierengewebes

Folge: Dialysepflichtigkeit bzw. Nierentransplantation

Ursachen des chronischen Nierenversagens

Stadium der Erkrankung wird durch Bestimmung

der glomerulären Filtrationsrate (GFR) ermittelt.

Kreatinin und der Körperlänge des Kindes mit Hilfe der Formel nach Schwartz ermittelt:

$$\text{Körperlänge (cm)} \times 38 \text{ / Serum-Kreatinin } (\mu\text{mol/l})$$
$$= \text{GFR (ml/Min./1,73 m}^2)$$

Bei Gesunden beträgt der Normwert für die glomeruläre Filtrationsrate 120 ml/Min./1,73 m^2. Von endgültigem bzw. terminalem Nierenversagen spricht man, wenn die GFR unter 10 ml/Min./1,73 m^2 fällt. Das Spektrum der klinischen Symptome ist klein und beschränkt sich auf Appetitlosigkeit, Gedeihstörung, Wachstumsstörung, Blässe, Leistungsabfall und Mundgeruch.

GFR-Normwert Gesunde: 120 ml/Min./1,73 m^2 Endgültiges bzw. terminales Nierenversagen: GFR < 10 ml/Min./1,73 m^2

Chronische Nierenerkrankungen beim Kind oft mit Sekundärschäden verbunden, die die Langzeitprognose bestimmen.

Häufig sind die chronischen Nierenerkrankungen beim Kind mit Sekundärschäden außerhalb der Nieren verbunden, die die Langzeitprognose bestimmen. Dazu gehören Bluthochdruck, Fettstoffwechselstörungen, Kleinwuchs, Pubertätsstörungen, sensorische und motorische Behinderungen und psychosoziale Beeinträchtigungen. Diese Begleiterkrankungen erfordern eine lebenslange Überwachung und Therapie sowie die Vorbereitung auf eine spätere Überweisung der Heranwachsenden und jungen Erwachsenen in die Erwachsenen-Nephrologie.

17.3 Die Nierentransplantation im Kindesalter

Nierentransplantation ist effektive Form der Nierenersatztherapie.

Dialyse ist notwendige Einrichtung zur Überbrückung.

Mit der Nierentransplantation steht langfristig eine effektive Form der Nierenersatztherapie zur Verfügung, die ein Überleben der Neugeborenen, Säuglinge, Kleinkinder und Schulkinder nach chronischem Versagen der Nieren ermöglicht. Die Dialyse ist zur Überbrückung (Bridging) eine notwendige Einrichtung, wenn eine Nierentransplantation noch im Stadium der Vorbereitung ist bzw. das Kind auf ein Nierenangebot von Eurotransplant in Leiden warten muss.

17.3.1 Vorbereitung der Nierentransplantation

Erforderliche medizinische Diagnostik zur Vorbereitung der Nierentransplantation

Lebendimpfstoffe unbedingt vor Transplantation

Kennenlernen des Behandlungsteams zum Abbau von Unsicherheiten und Ängsten

Zur Vorbereitung der Nierentransplantation werden die Kinder stationär in ein pädiatrisches Nierenzentrum aufgenommen. Während eines einwöchigen Aufenthaltes werden die notwendigen Untersuchungen durchgeführt. Ziele der medizinischen Diagnostik sind die Klärung der Grundkrankheit, die Festlegung des Schweregrades des CNV und die Früherfassung und Verhinderung von Komplikationen. Hierzu gehört auch die Erfassung des Impfstatus, der nach den gültigen STIKO-Empfehlungen vervollständigt werden sollte, bevor das Kind zur Transplantation gemeldet wird. Lebendimpfstoffe (Varizellen und Masern) sollten unbedingt vor der Transplantation gegeben werden. Der stationäre Aufenthalt dient aber auch dem Kennenlernen des Behandlungsteams aus Ärzten, Kinderkrankenschwestern, Transplantationschirurgen und Psychologen, um Unsicherheiten und Ängste vor der Transplantation abzubauen.

Tab. 17.1: Basisdiagnostik zur Nierentransplantationsvorbereitung

---

1. Labordiagnostik

Blut	• Blutbild, Natrium, Kalium, Chlorid, Kalzium, Magnesium, Phosphat, alkalische Phosphatase, Parathormon, Protein, Albumin, Kreatinin, Cystatin C, Harnstoff, Harnsäure, Blutgasanalyse
	• Blutgruppe, HLA-Typisierung
	• Hepatitis-Serologie (HAV, HBV, HCV)
	• IgM und IgG für Zytomegalie (CMV), Epstein-Barr-Virus (EBV). Varizellen (VZV), Herpes (HSV), Masern und Röteln
Urin	Eiweiß, Zellen, Sediment, Kultur
Nierenfunktion	Bestimmung der GFR mittels Kreatinin oder Cystatin C

2. Bildgebende Verfahren

Doppler- Sonographie	Nieren und ableitende Hals- und Beckengefäße
Röntgen	Handskelett zur Erfassung von Knochenstruktur und -alter
	Miktionscysturogramm (MCU)
	n. Indikation
Echokardiographie	
24-h-Blutdruckmessung	

3. Konsiliaruntersuchungen

	• Augenarzt
	• Zahnarzt
	• Hals-Nasen-Ohren-Arzt

4. Molekulargenetische Diagnostik — bei vererbbaren Nierenerkrankungen

5. Psychologisches Gutachten

Die einzelnen Untersuchungen sind in Tab. 17.1 zusammengefasst. Dabei wird neben Blutuntersuchungen die Blasenfunktion geprüft und festgestellt, ob die Eigennieren entfernt werden müssen. Bei Kindern mit Uropathie wird mit einer Röntgendarstellung (MCU) entschieden, ob die Blase als Ausscheidungsorgan eingesetzt werden kann.

Zahlreiche Eltern wünschen, durch die Spende einer eigenen Niere dem Kind die Dialysebehandlung zu ersparen. Psychologische Berater stehen Eltern und Kindern zur Seite. Bei einer Lebendspende wird im Transplantationsgesetz ein psychologisches Gutachten gefordert. Es ist besonders hervorzuheben, dass auch Säuglinge eine Niere von einem erwachsenen Spender erhalten können. Nach Abschluss der stationären Untersuchung werden die Kinder bei Eurotransplant (ET) in Leiden gemeldet. Bei geplanter Lebendspende muss das Angebot einer Postmortalspende von Eurotransplantat sehr gut sein, wie beispielsweise eine volle Übereinstimmung im HLA-System.

Bei Lebendspende psychologisches Gutachten erforderlich

Meldung der Kinder bei Eurotransplant nach Abschluss der Untersuchung

17.3.2 Wartezeit

Besondere Allokationsregeln sind auf der ganzen Welt bemüht, die Wartezeit so gering wie möglich zu halten. Sie sollte ein Jahr nicht überschreiten, um die Sekundärschäden der Urämie so gering wie möglich zu halten. Im ET-Bereich wird seit 1998 den Kindern unter 16 Jahren ein besonderer Bonus eingeräumt. Nach einem Computersystem von Wujciak werden Punkte für die Übereinstimmung im HLA-System, Tage der Wartezeit seit Dialysebeginn, die Entfernung vom Spenderzentrum und Ausgleich einer Länderbilanz verteilt. Für die Kinder werden die Punkte der HLA-Übereinstimmung verdoppelt und eine Wartezeit von 1–3 Jahren auch ohne Dialysebeginn zuerkannt. Trotz dieser Maßnahmen sind derzeit die durchschnittlichen Wartezeiten mit zwei Jahren zu lang, so dass sich immer mehr Eltern für die Lebendspende entscheiden.

17.4 Die Lebendspende

Bei Kindern sind in erster Linie die Eltern die potenziellen Nierenspender, aber auch nicht verwandte Spender wie Adoptiveltern können spenden. Voraussetzung ist die Blutgruppenverträglichkeit der vier Blutgruppen im AB0-System: A, B, AB und 0, wobei Personen mit der Blutgruppe 0 Universalspender und solche mit AB Universalempfänger sind.

17.4.1 Vorbereitung der Lebendspender

Nach einem ausführlichen Informationsgespräch mit dem Spender über die möglichen Risiken einer Nierenspende werden die internistischen Untersuchungen ambulant durchgeführt. Liegen beim Spender keine Erkrankungen an Herz, Lunge, Leber und Niere vor, erfolgt ein zweites Informationsgespräch und ein psychologisches Gutachten. Erst dann wird der potenzielle Spender zu einer Röntgendarstellung der Nierengefäße (Angio-MR) für 24 Stunden stationär aufgenommen. Absolute Kontraindikationen sind Diabetes mellitus, Infektion mit HIV, Hepatitis B und C, Drogenabusus und bestehende Schwangerschaft. Die endgültige Zustimmung zur Lebendspende wird von der Lebendspende-Kommission der Ärztekammer getroffen, wo sich der Spender und der kindliche Empfänger, wenn er älter als 14 Jahre ist, vorstellen müssen.

17.4.2 Vorteile der Lebendspende

Klare Vorteile der Lebendspende bestehen in kurzen Wartezeiten bis zur planbaren Nierentransplantation. Kurze Ischämiezeiten und geringe Perfusionsschäden garantieren eine 100%ige Initialfunktion. Die Langzeitergebnisse bei Ersttransplantation sind um 20% besser als bei Nierenspenden von Verstorbenen. Die Übereinstimmung im HLA-System spielt dabei eine untergeordnete Rolle. Viel entscheidender ist, dass bei Lebendspendeorganen die Klasse-II-Antigene im

Empfänger nicht in dem Maße hochreguliert werden wie bei Organen von verstorbenen Spendern. Gerade Kinder profitieren von der besseren Transplantatfunktion, denn nicht nur die Überlebensrate ist entscheidend, sondern die Langzeitergebnisse in Bezug auf Wachstum und Entwicklung, Herz-Kreislauf- und Knochensystem. Mit der Lebendspende ist das Ziel der präemptiven Transplantation ohne Dialyse zu verwirklichen. Spender und Empfänger werden zur Transplantation vorbereitet, um die Nierentransplantation zum Zeitpunkt des terminalen Nierenversagens durchzuführen.

▸ weniger Klasse-II-Antigene im Empfänger

▸ präemptive Transplantation ohne Dialyse möglich

17.4.3 Präemptive Nierentransplantation

Mit der Lebendspende ist das Ziel der präemptiven Transplantation ohne Dialyse zu verwirklichen. Sie ist ein besonderer Schwerpunkt der pädiatrischen Nierentransplantation, die in Nordamerika 26% aller Transplantationen im Kindesalter ausmacht. Primärer Grund für dieses Vorgehen ist in erster Linie der Wunsch der Eltern, den Kindern die Dialyse zu ersparen und damit Wachstumsverzögerungen zu vermeiden. Eine häufige Kritik an der präemptiven Transplantation ist die Vorstellung, dass Kinder erst die Belastung der Dialyse erfahren müssen, um nach der Transplantation die Behandlungsauflagen einzuhalten. Neuere Analysen konnten jedoch zeigen, dass Langzeitergebnisse nach präemptiver Transplantation besser sind als bei Transplantatempfängern mit vorausgegangener Dialyse.

Langzeitergebnisse nach präemptiver Transplantation besser als bei Transplantatempfängern mit vorausgegangener Dialyse

17.4.4 Risiken für den Spender

Das gesundheitliche Risiko für den Spender ist sehr gering. Die Mortalität bei der Organspende beträgt 0,03%, die Häufigkeit schwerer Komplikationen 0,1−0,4% und leichterer postoperativer Beschwerden, wie Übelkeit, Leistungsminderung oder Wundschmerzen, 15%. Weltweit sind 20 Todesfälle nach Nierenspende bekannt; als Ursache wurden Embolien identifiziert. Arbeits- und versicherungsrechtliche Beratung hinsichtlich einer möglichen Arbeitsunfähigkeit ist in jedem Fall wichtig, insbesondere bei alleinerziehenden Müttern. Spendewillige Mütter mit weiterem Kinderwunsch sollten nicht per se von der Lebendspende ausgeschlossen werden, sondern einer ausführlichen gynäkologischen Untersuchung und Beratung zugeführt werden.

Gesundheitliches Risiko für Spender sehr gering

Wichtig: arbeits- und versicherungsrechtliche Beratung hinsichtlich einer möglichen Arbeitsunfähigkeit

Gynäkologische Untersuchung und Beratung für spendewillige Mütter mit weiterem Kinderwunsch

17.4.5 Nierenlebendspende bei hereditären Erkrankungen

Bei dominant vererbten Nierenerkrankungen wie Alport-Syndrom und polyzystische Nierenerkrankung (ADPKD) ist es möglich, dass der elterliche Genträger erst nach dem 30. Lebensjahr erkrankt. Deshalb sollte hier vor einer Lebendspende mit einer molekulargenetischen Untersuchung der Genträger ausgeschlossen werden. Bei rezessiver Erbfolge wie Nephronophthise, Zystinose und polyzystischer Nierenerkrankung (ARPKD) besteht keine Gefahr, dass der elter-

Molekulargenetische Untersuchung bei dominant vererbten Nierenerkrankungen vor Lebendspende nötig

Keine Kontraindikation
bei rezessiver Erbfolge

liche Genträger erkrankt. Es liegt somit keine Kontraindikation zur Spende vor. Wenn mehrere Kinder in der Familie erkrankt sind, kann allerdings die Entscheidung der Lebendspende problematisch sein und bedarf sorgfältiger Überlegung.

17.4.6 Nierenlebendspende bei rekurrierenden Erkrankungen

Beachtung des
erhöhten Risikos des
Organversagens infolge
der wiederauftretenden
Grundkrankheit bei
rekurrierenden
Erkrankungen

Bei rekurrierenden Erkrankungen sollte das erhöhte Risiko des Organversagens infolge der wiederauftretenden Grundkrankheit bedacht werden. Immerhin sind $2-3\%$ aller Transplantatverluste durch die Rekurrenz der Nierenerkrankung bedingt. Hier sind vor allem das hämolytisch-urämische Syndrom (HUS) und die fokal-segmentale Glomerulosklerose (FSGS) mit einer Rekurrenzrate von $30-50\%$ zu beachten (Tab. 17.2).

Tab. 17.2: Nierenerkrankungen mit Rezidivrisiko im Transplantat

Nierenerkrankung	Häufigkeit der Rekurrenz
IgA-Nephropathie, Schönlein-Henoch-Nephritis	50%
membranoproliferative Glomerulonephritis (MPGN)	$20-30\%$
hämolytisch-urämisches Syndrom (HUS)	$15-25\%$
fokal-segmentale Glomerulosklerose (FSGS)	$30-50\%$
Lupus erythematodes (SLE)	30%

17.4.7 Lebend-Nierentransplantation

Cross-match im HLA-
System bereits während
der Vorbereitung

Kind darf zwischenzeit-
lich keine Bluttransfusion
erhalten haben.

Die stationäre Aufnahme erfolgt einen Tag vor der geplanten Nierentransplantation. Bei der Lebendspende ist das Cross-match im HLA-System bereits während der Vorbereitung durchgeführt worden. Es sollte allerdings nicht älter als vier Wochen sein und das Kind darf zwischenzeitlich keine Bluttransfusion erhalten haben. Spender und Empfänger liegen zwar in getrennten Kliniken, der Spender in der Chirurgie und das Kind in der Kinderklinik, die Operation wird aber von demselben Transplantationschirurgen durchgeführt.

Durchführung der
Lebend-Nierentrans-
plantation

Die Spenderniere wird beim Empfänger außerhalb der Bauchhöhle in der Leistenregion an die Iliakal-Blutgefäße angeschlossen und der Harnleiter in die Blase eingepflanzt. Bei Kindern unter 15 kg werden die Gefäße an die Aorta bzw. Vena cava inferior angeschlossen. Die Eigennieren werden in der Regel belassen und nur bei hochgradigem Reflux und chronischen Harnwegsinfekten, bei therapieresistentem Bluthochdruck oder Tumorverdacht entfernt. Die Operation dauert $1-3$ Stunden. Anschließend erfolgt regelmäßig eine Überwachung auf der Intensivstation für mindestens 24 Stunden, bevor der Patient für $2-3$ Wochen auf der Normalstation behandelt wird. Eltern und ältere Kinder bzw. Jugendliche werden in dieser Zeit in die Überwa-

chung nach Nierentransplantation eingewiesen, wie Flüssigkeitsüber-
wachung, Medikamenteneinnahme und Blutdruckmessung. Der Nierenspender wird bereits nach 3−5 Tagen entlassen.

17.4.8 Immunsuppressive Therapie

Nach Organtransplantation ist eine lebenslange immunsuppressive
Behandlung erforderlich. Grundsätzlich besteht kein Unterschied in
der Therapie zwischen Lebendspenden und Postmortalspenden. Als
Basisimmunsuppressiva dienen Steroide in Form von Prednisolon
(Decortin H®), Cyclosporin A (Sandimmun Optoral®) und Mycophenolat-Mofetil (Cellcept®) (Tab. 17.3). Die Steroid- und die Cyclo-
sporindosis werden während des 2- bis 3-wöchigen stationären Aufenthaltes schrittweise reduziert. Nach schweren Abstoßungsreaktionen, die nicht auf Steroide ansprechen, wird Cyclosporin durch Tacrolimus (Prograf®) ersetzt.

> Nach Organtransplan-
> tation ist lebenslange
> immunsuppressive
> Behandlung erforderlich.

Tab. 17.3: Immunsuppressive Therapie bei Nierentransplantation im
Kindesalter; Basistherapie seit 2005

Medikament	Dosis pro Tag	Blutspiegel zwölf Stunden nach Einnahme	Blutspiegel zwei Stunden nach Einnahme
Prednisolon	initial 300 mg/m² i. v. wöchentliche Reduktion von 60 mg/m² in 2 ED i. v. auf 4 mg/m² p. o.		
Cyclosporin A	initial 400 mg/m² p. o. in 2 ED Reduktion auf 300 mg/m²	200−250 ng/ml 100−150 ng/ml	600−900 ng/ml
Mycophenolat	1.200 mg/m² p. o. in 2 ED		

Es gibt nur wenige Therapiestudien bei Kindern, die kontrolliert
durchgeführt wurden. In einer multizentrischen Placebo-gesteuerten
Doppelblindstudie wurde bei 200 Kindern geprüft, ob eine zusätzliche Induktionstherapie mit Basiliximab (Simulect) die Rate der akuten Abstoßungen reduzieren kann. Die Ergebnisse werden im Jahr
2006 entblindet.

Akute Abstoßungen sind selten geworden und meistens behandel-
bar. Die Rate liegt zwischen 10 % für Lebendspenden und 25 % für
Postmortalspenden in den ersten sechs Monaten nach Nierentransplantation. Eine neue Substanzgruppe, die mTOR-Inhibitoren (Rapamune und Certican), ist für Kinder noch nicht getestet bzw. zugelassen. Erste Erfahrungen mit Rescuetherapie deuten auf eine verbesserte Transplantatfunktion hin. Gerade in der Pädiatrie ist zu bedenken, dass die Tumorrate mit der verstärkten immunsuppressiven

> Akute Abstoßungen
> selten und meistens
> behandelbar

Therapie steigt. Mit 3 % liegt sie in Europa deutlich unter den Zahlen der USA. Bei Kindern sind es vor allem Tumoren aus dem lymphozytären Bereich (PTLD), gefördert durch eine EBV-Infektion. In einem PTLD-Register werden heute alle Tumoren in der pädiatrischen Onkologie in Hannover erfasst und in einer Therapiestudie mit Rituximab behandelt.

17.4.9 Überlebensraten nach Lebend-Nierentransplantation

Mit zunehmender Erfahrung und Entwicklung von neuen immunsuppressiven Medikamenten haben sich die Überlebensraten sowohl für das Transplantat als auch für den Patienten in den letzten 30 Jah-

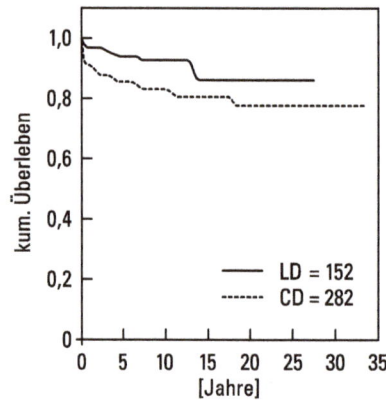

Abb. 17.1: Überlebensrate nach Kaplan-Meier der Kinder, die von 1970 bis 2005 in der Kinderklinik der Med. Hochschule Hannover nierentransplantiert wurden. Vergleich LD = 152 Lebendspenden mit CD = 282 Postmortalspenden, p = 0,033.

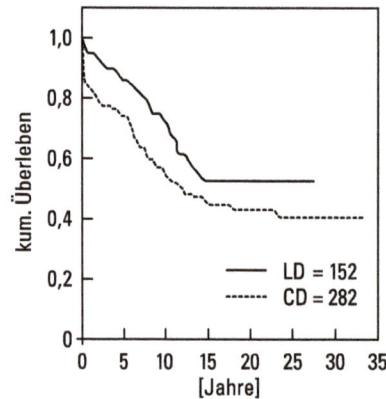

Abb. 17.2: Überlebensrate nach Kaplan-Meier der transplantierten Nieren von 1970 bis 2005 in der Kinderklinik der Med. Hochschule Hannover. Vergleich LD = 152 Lebendspenden mit CD = 282 Postmortalspenden. Nur Ersttransplantationen wurden verglichen. p = 0,01.

ren erfreulich verbessert. Der Unterschied zwischen Lebendspende und Postmortalspende besteht über die gesamte Zeit unverändert mit einem Vorteil für die Lebendspende von $10-15\%$ (Abb. 17.1 und 17.2). Heute können wir bei einer Lebendspende mit einer Halbwertszeit von 20 Jahren den Eltern die Hoffnung geben, dass ihr nierenkrankes Kind mit der gespendeten Niere erwachsen wird. Leider ist mit einer chronischen Verschlechterung und einer zweiten Nierentransplantation im Erwachsenenalter zu rechnen.

Überlebenszeit nach Lebendspende um $10-15\%$ besser als nach Postmortalspende

17.4.10 Nierenlebendspende bei Blutgruppeninkompatibilität

Die Entwicklung neuer Methoden hat in den letzten Jahren eine Nierenlebendspende auch bei inkompatiblen Blutgruppen möglich gemacht. Nach einer Vorbehandlung des Patienten mit dem monoklonalen CD20-Antikörper Rituximab wird mittels antigenspezifischer Immunadsorption (Glycosorb) das entsprechende Isoagglutinin A1, A2 bzw. B in vier bis sechs Sitzungen entfernt und die immunsuppressive Therapie mit Tacrolimus, Mycophenolat und Prednisolon zwei Wochen vor der geplanten Transplantation gestartet, ergänzt durch Immunglobuline unmittelbar vor der Transplantation. Nach der Transplantation sind weitere Immunadsorptionen für ca. zwei Wochen notwendig, solange die Isoagglutinine ansteigen. Das Verfahren ist sehr aufwendig und für den Patienten belastend. Die ersten Ergebnisse sind erfolgreich. Ob die chronische Transplantatverschlechterung häufiger auftritt, muss die Zukunft zeigen. Gerade für Kinder ist deshalb ein solches Vorgehen nur dann indiziert, wenn die Wartezeit an der Dialyse eine lebensbedrohliche Belastung darstellt.

Nierenlebendspende auch bei inkompatiblen Blutgruppen möglich!

Verfahren sehr aufwendig und für den Patienten belastend

17.5 Langzeitergebnisse nach Nierentransplantation im Kindesalter

Die Langzeitprobleme sind nicht nur durch Überlebensraten charakterisiert. Das wichtigste Ziel des Kinder-Nephrologen ist, dem nierenkranken Kind mit einem funktionierenden Transplantat eine altersentsprechende Entwicklung und normales Körperwachstum zu ermöglichen. In regelmäßigen ambulanten Vorstellungen werden Wachstum, Nierenfunktion, Blutdruck und die Blutspiegel der immunsuppressiven Therapie überwacht. Auch hier ist ein Vorteil der Lebendspende zu beobachten. Die Kinder mit Lebendspende zeigen ein besseres Wachstum. Die Nierenfunktion ist nur im ersten Jahr nach Transplantation besser als nach der Postmortalspende, im Langzeitverlauf ist kein Unterschied zu beobachten.

Mehr als die Hälfte der transplantierten Kinder haben einen erhöhten Blutdruck und benötigen antihypertensive Therapie. Die Hauptursache dafür ist die immunsuppressive Therapie mit Steroiden und Calcineurin-Inhibitoren. Die Nierenarterienstenose muss natürlich ausgeschlossen werden, bevor ein ACE-Hemmer (Ramipril) eingesetzt wird; sie spielt jedoch eine untergeordnete Rolle.

Regelmäßige Überwachung von Wachstum, Nierenfunktion, Blutdruck und Blutspiegel der immunsuppressiven Therapie

Über 50% der transplantierten Kinder haben erhöhten Blutdruck und benötigen antihypertensive Therapie.

Häufung der Harnwegsinfekte bei heranwachsenden Mädchen mit erstem Geschlechtsverkehr

Weiterbetreuung der transplantierten Jugendlichen in Seminaren und Internetforen

Grundsätzlich gilt auch bei den Kindern der ACE-Hemmer mit seiner nephroprotektiven Wirkung als Medikament der ersten Wahl.

Die Häufung der Harnwegsinfekte bei den heranwachsenden Mädchen mit erstem Geschlechtsverkehr ist nicht zu unterschätzen. Die Infektion kann innerhalb von 24 Stunden zum Transplantatversagen führen, wenn nicht sofort eine antibiotische Therapie eingeleitet wird. Ein Cephalosporinpräparat ist meistens ausreichend und zeigt keine Interaktion mit der immunsuppressiven Therapie.

In einem Transferprojekt werden schließlich die Jugendlichen auf die Weiterbetreuung in der Nephrologie vorbereitet. In einem einwöchigen Seminar werden verschiedene Module, wie Krankheitsbewältigung, Herzlauftraining, Selbstvertrauen im Rollenspiel und Zukunftsplanung, angeboten und in dem Internetforum www.endlich-erwachsen.de fortgeführt.

17.6 Schlussbetrachtung

Die Lebend-Nierentransplantation ist eine Domäne im Kindesalter. Die Vorteile sind weit gestreut und reichen von der Vermeidung der Dialyse, besserem Wachstum, weniger Medikamenten bei guter Nierenfunktion und vor allem weniger Sekundärschäden der Urämie bis zur erfolgreichen Rehabilitation. Das Spenderrisiko ist gering, wenn im Vorfeld eine intensive Beratung und sorgfältige gesundheitliche Evaluation erfolgen.

Literatur

De Meester J, Persijn G, Wujciak T, Opelz G. Vanrenterghenm Y for the Eurotransplant International Foundation. The new Eurotransplant kidney allocation system: report one year after implementation. Transplantation 1998;66:1154−9.

Henne T, Latta K, Strehlau J, Pape L, Ehrich JHH, Offner G. Mycophenolate mofetil-induced reversal of glomerular filtration loss in children with chronic allograft nephropathy. Trasnplantation 2003;76:1326−30.

Mange KC, Joff MM, Feldman HI. Effect of use or nonuse of long-term dialysis on the subsequent survival of renal transplants from living donors. N Engl J Med 2001;344:726−31.

Mitsnefes MM. Hypertension end-organ damage in pediatric renal transplantation. Pediatr Transplant 2004;8:394−9.

Najarian JS, Chaves BM, McHugh LE, Matas AJ. 20 years or more follow-up of living kidney donors. Lancet 2004;340:807−10.

Offner G, Enke B. Adoleszenz und Übergang in die Erwachsenenmedizin nach Nierentransplantation − pädiatrische Aspekte. Tx Med 2005;17:19−21.

Offner G, Latta K, Hoyer PF, Baum HJ, Ehrich JHH, Pichlmayr R, Brodehl J. Kidney transplanted children come of age. Kidney Int 1999;55:1509−17.

Pape L, Ehrich JHH, Zivicnjak M, Offner G. Growth in children after kidney transplantation with living related donor graft or cadaveric graft. Lancet 2005;366:151−3.

Seikaly M, Ho PL, Emmert L, et al. The 12th annual report of North American Pediatric Renal Transplant Cooperative Study: renal transplantation from 1987 through 1998. Pediatr Transplant 2001;5:215−31.

Soler MJ, Puig JM, Mir M, Parrilla J, Pedro C, Salar A, Serrano S, Lloveras J. Posttransplant lymphoproliferative disease: treatment and outcome in renal transplant recipients. Transplant Proc 2003;35;1709−13.

Takai K, Tollemar, Wilczek HE, Groth CG. Urinary tract infections following renal transplantation. Clin Transplant 1998;12:19−23.

Tyden G, Kumlien G, Genberg H, Sandberg J, Lundgren T, Fehrmann I. ABO-incompatible kidney transplantation without splenectomy using antigen-specific immunadsorption and rituximab. Am J Transplant 2005;5: 145−8.

18 Rehabilitation nach Organtransplantation

J. Hoyer

18.1 Einleitung

In Abhängigkeit vom zeitlichen Abstand zur stattgehabten Transplantation werden zwei Rehabilitationsformen unterschieden: eine Frührehabilitation oder so genannte Anschlussheilbehandlung (AHB) sowie eine Spätrehabilitation. Eine AHB muss gewöhnlich spätestens innerhalb von 14 Tagen nach Entlassung aus der Klink, welche die Transplantation ausgeführt hat, angetreten werden. Für die Spätrehabilitation, die zu jeder Zeit wahrgenommen werden kann, gibt es keine zeitlichen Vorgaben. Rehabilitationen sind in einem Mindestabstand von ca. zwei Jahren möglich, wenn hierdurch nachweislich entweder das Transplantatüberleben positiv beeinflusst oder die Arbeitsfähigkeit erhalten wird. Hieraus ergeben sich unterschiedliche Programminhalte, je nachdem, ob es sich um eine Früh- oder Spätmaßnahme handelt.

In Abhängigkeit vom zeitlichen Abstand zur Transplantation unterscheidet man Frührehabilitation (Anschluss-heilbehandlung) und Spätrehabilitation.

Die Programmstruktur einer erfolgreichen Frührehabilitation als ergänzende Maßnahme zur zeitnahen postoperativen Nachsorge sollte hauptsächlich auf die folgenden Ziele ausgerichtet sein:

Ziele der Frührehabilitation

- Verbesserung der körperlichen und muskulären Leistung sowie der Mobilität,
- umfassende Information über die neue, insbesondere durch die Immunsuppression geschaffene Situation,
- Schulung im Umgang mit speziellen Therapieformen,
- Erhaltung der Transplantatfunktion,
- Vermeidung von Infektionen,
- Förderung bzw. Erhaltung der psychischen Stabilität,
- Wiederherstellung der Arbeitsfähigkeit.

Im Gegensatz dazu liegt bei der Spätrehabilitation das Hauptaugenmerk auf einer

Ziele der Spätrehabilitation

- Erhaltung bzw. Beurteilung der Arbeitsfähigkeit,
- Kontrolle der Transplantatfunktion unter stationären Bedingungen sowie
- Überprüfung von Blutdruck, Glukose- und Fettstoffwechsel.

Die Dauer eines Rehabilitationsaufenthaltes beträgt in der Regel drei Wochen. In besonderen Fällen ist bei medizinischer Indikation eine

Dauer: i. d. R. drei Wochen

Beantragung durch
weiterbetreuenden Arzt

Verlängerung über diesen Zeitraum hinaus auf Antrag möglich. Beantragt werden Rehabilitationsmaßnahmen im Allgemeinen durch den weiterbetreuenden Arzt.

18.2 Verbesserung der körperlichen und muskulären Leistung sowie der Mobilität

Ziel der Rehabilitation: physische Wiederherstellung des Patienten, so dass selbstständige Versorgung im häuslichen Bereich sichergestellt wird

Einmal durch die Erkrankung selbst, die zum Organversagen geführt hat, dann durch die Transplantation und die gegebenenfalls daraus resultierenden Komplikationen ist die Leistungsfähigkeit vieler Organtransplantierter zum Zeitpunkt ihrer Entlassung aus dem Krankenhaus erheblich eingeschränkt. Ziel sollte es daher sein, den Patienten physisch soweit wiederherzustellen, dass eine selbstständige Versorgung im häuslichen Bereich weitestgehend sichergestellt werden kann. Dieses wird durch eine bedarfsangepasste Kombination von überwiegend passiven, krankengymnastischen sowie aktiven sportlichen Übungen, aber auch durch eine sinnvolle ernährungstechnische Ergänzung erreicht.

18.2.1 Krankengymnastische und physiotherapeutische Maßnahmen

Passive krankengymnastische Übungen zur Vorbereitung auf spätere aktive Übungen

In Abhängigkeit von ihrem Alter und der Schwere ihres Krankheitsverlaufs sind manche Patienten nicht in der Lage, an einer aktiven sportlichen Maßnahme teilzunehmen. Hier sind zunächst passive krankengymnastische Übungen notwendig, die mindestens zweimal am Tag ausgeführt werden sollten. Bei sehr schwachen Patienten kann hier die Anwendung im Wasserbecken hilfreich sein. Wenn die Mobilität zusätzlich soweit eingeschränkt ist, dass eine Fortbewegung nur mit Hilfe des Rollstuhls möglich ist und selbst das Aufstehen Schwierigkeiten bereitet, sind die Therapien zunächst am Bett durchzuführen. Ein Bettfahrrad kann hierbei eine sinnvolle Ergänzung darstellen, mit dem Ziel, den Patienten auch außerhalb der Therapieeinheiten üben zu lassen, um ihn so auf spätere aktive Übungen vorzubereiten.

Ergänzung durch physiotherapeutische Maßnahmen, Schulung in Rücken schonenden Bewegungsabläufen, Wirbelsäulentraining

Längere Liegezeiten im Krankenhaus, und hier insbesondere eine verlängerte intensivmedizinische Immobilität, können zu schmerzhaften muskulären Verspannungen oder Wirbelsäulenproblemen führen. Um die erwünschte Motivierung zu aktiven Übungen, die zweifelsfrei die Hauptsäule einer erfolgreichen physischen Rehabilitation darstellen, zu erzielen, sind physiotherapeutische Maßnahmen wie Wärme- und Massagebehandlungen durchaus indiziert. Eine Schulung in Rücken schonenden Bewegungsabläufen mit gezieltem Training der Wirbelsäule kann die passiven Maßnahmen sinnvoll ergänzen und somit Rückenproblemen vorbeugen.

18.2.2 Aktive Sporttherapie

Körperkraft durch Muskelaufbau, Kreislaufaktivierung, Ausdauer und Mobilität sind die zu fördernden physischen Funktionen.

Erst wenn ein problemloses Aufstehen aus dem Sitzen bzw. eine Fortbewegung zumindest mit Hilfe eines Rollators möglich ist, kann auf aktive gymnastische und muskelaufbauende Übungen übergegangen werden. Diese werden dann, dem Fortschritt des Patienten Rechnung tragend, langsam gesteigert. Um ein effektives Training zu erreichen und um negative Auswirkungen auf die Motivation des Übenden zu vermeiden, sollten die Patienten, ihrer Kondition gemäß, in getrennten Gruppen geführt werden. Eine Aufteilung in beispielsweise drei Leistungsklassen könnte diese Maßgabe erfüllen.

Patienten mit schwacher Kondition sollten in einem Leistungsrahmen von ca. 25–35 Watt, solche mit mittlerer Kondition von ca. 35–75 Watt und die gut Konditionierten mit 75 Watt und mehr belastet werden. An Übungsmustern empfehlen sich:

- Fahrradergometer
- Wassergymnastik
- Sport allgemein und Gymnastik
- Terraintraining
- Krafttraining.

Das Fahrradergometer. Das Fahrradergometer stärkt die Beinmuskulatur, aktiviert den Kreislauf und fördert die Ausdauer. In Anlehnung an leistungssportliche Prinzipien werden hier unter Berücksichtigung von Blutdruck und Herzfrequenz die Tretwiderstände so bemessen, dass eine entsprechende Leistung über eine Zeitdauer von ca. 15 Min. aufrechterhalten werden kann. Im weiteren Verlauf wird versucht, die Leistung erfolgsangepasst kontinuierlich zu steigern. Bei schwächeren Patienten hingegen wird, um diese nicht zu überfordern, bevorzugt die Intervallmethode, bei der Erholungspausen eingeplant sind, angewendet. Mit einem Ergometertest zu Beginn und Ende des Aufenthaltes kann die erzielte Leistungssteigerung des Patienten objektiv erfasst und somit der Erfolg auch quantifiziert werden. Hierbei wird die Leistung in zweiminütigen Abständen um jeweils 25 Watt so lange gesteigert, bis sie nicht mehr über einen Zeitraum von zwei Minuten erbracht werden kann.

Wassergymnastik. Insbesondere bei Patienten mit schwacher Kondition bieten gymnastische Übungen in stehtiefem Wasser eine wesentliche Erleichterung und fördern den allgemeinen Kraftzuwachs sowie die Koordination. In Abhängigkeit vom Heilungszustand der Narbe können kräftigere Patienten auch zu regelmäßigem Schwimmen angehalten werden.

Sport allgemein und Gymnastik. Mobilität, Kreislauf und Koordination werden hierdurch besonders gefördert. Für Patienten mit schwacher Kondition sollten die gymnastischen Übungen zunächst nur im Sitzen erfolgen. Erst bei Erreichen einer entsprechenden Kondition wird zu gymnastischen Übungen und Ballspielen im Stehen und Laufen übergegangen. Insbesondere Ballspiele sind geeignet, um die Ko-

Zu fördernde physische Funktionen: Körperkraft durch Muskelaufbau, Kreislaufaktivierung, Ausdauer und Mobilität

Zur Motivationssteigerung: Training in verschiedenen Leistungsklassen

Beispiele für Übungsmuster

Fahrradergometer stärkt Beinmuskulatur, aktiviert Kreislauf und fördert Ausdauer.

Wassergymnastik fördert allgemeinen Kraftzuwachs und Koordination.

Sport allgemein und Gymnastik fördern Mobilität, Kreislauf und Koordination.

ordinierung von Bewegungsabläufen, welche z. B. bei lebertransplantierten Patienten gelegentlich gestört sein können, zu verbessern. Für Patienten mit sehr guter Kondition sind kleine sportliche Wettkämpfe, wie Tischtennis- oder Federballturniere, oft sehr motivationssteigernd. Das Spektrum kann durch eine frühmorgendliche Gymnastik erweitert werden.

Terraintraining dient im Wesentlichen der Ausdauer und Mobilität.

Terraintraining. Hinter diesem Begriff verbergen sich Spaziergänge im Gelände, mit unterschiedlichen Marschgeschwindigkeiten bzw. Wegstrecken, je nach Kondition des Einzelnen. Das Terraintraining dient im Wesentlichen der Ausdauer und Mobilität. Wichtig hierbei ist die Bewegung an der frischen Luft, wobei insbesondere transplantierte Patienten auf eine wetterangepasste Kleidung achten sollten. Eine Leistungssteigerung bietet das Nordic Walking, welches auch die Muskelgruppen des Oberkörpers in den Bewegungsablauf einbringt. Kreislauf und Ausdauer, beim Nordic Walking auch die Koordinierung von Bewegung, werden maßgeblich gefördert.

Beim Krafttraining werden unter Anleitung gezielt die zu entwickelnden Muskelgruppen bearbeitet.

Krafttraining. Die Übungen für den Muskelaufbau finden an technischen Geräten und Apparaturen statt. Hier werden unter Anleitung gezielt die zu entwickelnden Muskelgruppen bearbeitet. Maschinen zum Training der Beinmuskulatur (Beinpresse), der Brust-, Schulter- und Armmuskulatur (Butterfly-Gerät, Handkurbel) sowie der Rückenmuskulatur (Latzug) gehören zur unbedingten Grundausstattung eines Kraftraums. Laufband, Crosstrainer oder Stepper als Trainingselemente der Ausdauer sind für gut bis mittel konditionierte Patienten eine sinnvolle Ergänzung. Konditionsabhängige Beispiele einer sinnvollen Kombination von aktiven Übungen sind in der Tab. 18.1 dargestellt.

Tab. 18.1: Konditionsabhängige Zusammenstellung der Übungen für die Sporttherapie (Anzahl pro Woche)

Übung	Kondition		
	schwach	mittel	gut
Ergometer	1–2	2	3
Wassergymnastik	2	2–3	Schwimmen
Sport allgemein	2*)	2	3
Terraintraining	1–2	2	2
Krafttraining	1–2	2	3

*) Übungen im Sitzen

18.2.3 Ernährungstherapie

Damit insbesondere die erheblich geschwächten Patienten, die meist gleichzeitig unter Appetitlosigkeit leiden, auch substanziell in die Lage gebracht werden, sich physischen Belastungen auszusetzen, ist zunächst eine individuelle Ernährungsstrategie, meist unter Hinzuziehung einer energiereichen Zusatzkost, notwendige Voraussetzung.

Maßgeschneiderte Ernährungsstrategie ist

Im Gegensatz dazu ist eine individuell angepasste Diät sinnvoll, falls eine notwendige Gewichtsreduktion angestrebt werden soll, die ihrerseits die physische Leistungsbereitschaft und Mobilität verbessern kann.

Eine maßgeschneiderte Ernährungsstrategie ist damit ein eminent wichtiger Kofaktor zur Erzielung einer zufrieden stellenden körperlichen Rehabilitation und sollte daher keinesfalls unterschätzt werden.

18.3 Information über die neue Situation nach Transplantation

Für die meisten transplantierten Patienten beginnt im Allgemeinen ein neuer Lebensabschnitt, der naturgemäß manche Veränderung nach sich zieht und dessen sich der Patient in der Hektik seines Krankenhausaufenthaltes kaum bewusst geworden ist, denn nicht immer steht, aufgrund der vielfältigen Bewältigung dringlicherer Aufgaben, in den transplantierenden Einrichtungen genügend Zeit und Muße für eine umfassende Aufklärung zur Verfügung. Deshalb muss spätestens die Rehabilitationseinrichtung diese wichtige Aufgabe wahrnehmen.

18.3.1 Die Folgen der Immunsuppression

Der Patient muss wissen, dass eine Immunsuppression so lange zwingend notwendig ist, wie sein transplantiertes Organ funktioniert. Des Weiteren ist ihm die Wichtigkeit einer regelmäßigen Medikamenteneinnahme (Immunsuppressiva) sowie die Bedeutung der Medikamentenkonzentration im Blut (Talspiegel) zu vermitteln. Die allgemeinen infektiologischen Risiken, die teilweise erheblichen Nebenwirkungen der Immunsuppressiva, Hinweise zu Impfungen sowie das Verhalten im Alltag sollten ebenfalls Gegenstand der Information sein. Diese Problematik ist theoretisch durch allgemein verständliche Vorträge bzw. Seminare und praktisch durch ein erfahrenes medizinisches Personal zu vermitteln.

Die Auswirkungen der Immunsuppression beeinflussen ebenfalls und nicht ganz unerheblich Auswahl und Zubereitung der Nahrung. Hier ist insbesondere der Umgang mit frischen Salaten, Gemüse und Obst zu beachten. Obwohl, insbesondere nach Nierentransplantation, eine normale Ernährung weitestgehend möglich und auch erwünscht ist, sollte dennoch der Genuss einiger weniger Nahrungsmittel eingeschränkt bzw. ganz darauf verzichtet werden. Diese sind:

- Bereits geringe Mengen *Zitrusfrüchte* – als Frucht, Saft oder als Bestandteil von Mischobst-Säften – führen zu einem Anstieg der Immunsuppressiva-Spiegel vom Calcineurin-Inhibitor-Typ (Cyclosporin, Tacrolimus), gelegentlich auch die Aufnahme größerer Mengen der an sich unbedenklichen Orangen bzw. von Orangensaft.

----

wichtiger Kofaktor zur Erzielung einer zufrieden stellenden körperlichen Rehabilitation.

Informationen über Veränderungen des Lebens nach Transplantation spätestens bei Rehabilitation

Vermittlung von Informationen über Notwendigkeit lebenslanger Immunsuppression und ihrer Folgen durch Seminare und erfahrenes medizinisches Personal

Auswirkungen der Immunsuppression auf Auswahl und Zubereitung der Nahrung
Unter Immunsuppression Vorsicht beim Verzehr bestimmter Nahrungsmittel

▸ Zitrusfrüchte

▶ Milchprodukte

- *Milchprodukte* beeinflussen die intestinale Resorption der Immunsuppressiva und sind daher zwei Stunden vor und nach der jeweiligen Medikamenten-Einnahme zu vermeiden.

▶ Nüsse

- *Nüsse* sind oft von Schimmelpilzen, z.B. *Aspergillus flavus*, kontaminiert, die unter Immunsuppression zu einem ösophagealen Schleimhautbefall und sogar zu pulmonalen Komplikationen führen können.

▶ Schimmelpilzkäse

- Ähnliches gilt für *Schimmelpilzkäse*. Die bekannten „Edelschimmel", z.B. *Penicillium camembertii*, *Penicillium roquefortii*, haben zwar noch keine nachweisbare Infektion bei transplantierten Patienten hervorgerufen, von anderen Penicillium-Arten sind aber Einzelfallberichte über Infektionen bei immunsupprimierten Patienten bekannt.

▶ rohes Fleisch, Fisch, Eier

- Vorsicht auch beim Verzehr von *rohem Fisch*, *rohem Fleisch* und *rohen Eiern*, die ebenfalls mit Mikroorganismen, z.B. Salmonellen, kontaminiert sein können.

Wichtig: ausführliche Ernährungsberatung

Somit fällt auch hier einer ausführlichen Ernährungsberatung in Form von Seminaren eine tragende Rolle zu, in denen ebenfalls auf medikamentös induzierte Nebenwirkungen wie Osteoporose oder Störungen des Fettstoffwechsels eingegangen werden sollte. Mit Dankbarkeit wird oftmals eine praktische Umsetzung der erlernten Ernährungsempfehlungen im Rahmen einer Lehrküche, gemeinsam mit dem Ernährungstherapeuten, wahrgenommen. Eine praktische Erfahrung bleibt zweifellos besser haften als jede noch so gut vorgetragene theoretische Beschreibung.

18.4 Schulung im Umgang mit speziellen Therapieformen

Immunsuppressiva: z.T. negative Auswirkungen auf Blutdruck, Fettstoffwechsel; Verursachung eines Diabetes mellitus

Neben negativen Auswirkungen auf Blutdruck und Fettstoffwechsel verursachen einzelne Immunsuppressiva bei ca. 20–25% der insbesondere mit Tacrolimus und Steroiden behandelten Patienten die Entstehung eines Diabetes mellitus, der nur in den wenigsten Fällen ohne Insulinsubstitution beherrscht werden kann.

Von dieser für sie unerwartet und plötzlich auftretenden neuen Situation werden die meisten der betroffenen Patienten völlig überrascht. Neben einer verständlichen Erklärung der Hintergründe gilt es nun, den Patienten schrittweise an den komplexen Ablauf von Blutzuckermessung, Berechnung der Insulinmenge und Insulininjektion heranzuführen, um nach Beendigung der Rehabilitation eine zuverlässige, selbstständige Blutzuckereinstellung zu erzielen. Auch in

Wichtige Ergänzung: sachbezogene Vorträge, Vermittlung der diätetischen Prinzipien

diesen Fällen sind sachbezogene Vorträge eine wichtige Ergänzung, und der Vermittlung der diätetischen Prinzipien fällt eine ganz besondere Rolle zu. Hier erweist sich ein speziell für den Diabetes ausgebildeter Ernährungstherapeut als äußerst hilfreich.

Ähnliches gilt für den Fall einer notwendig werdenden Antikoagulation mit Cumarinen, die ebenfalls selbstverantwortlich durchgeführt werden kann.

18.5 Erhaltung der Transplantatfunktion

Wegen des relativ kurzen Zeitabstands zur Transplantation ist insbesondere während einer AHB mit Komplikationen zu rechnen, welche die Transplantatfunktion beeinträchtigen, allen voran eine Abstoßungsreaktion, die sich durch ein komplexes Bündel aus laborchemischen und klinischen Befunden nachweisen lässt. Deshalb sind auch in einer Rehabilitationseinrichtung regelmäßig Laborkontrollen durchzuführen sowie Medikamentenwirkspiegel (Immunsuppressiva) und klinische Parameter wie Gewicht, Körpertemperatur und Ausscheidung zu kontrollieren. Eine sonographische sowie dopplersonographische Begutachtung des Transplantates ist bei unauffälligem Befund mindestens einmal, sonst mehrmals durchzuführen, da auch hier Veränderungen in der Organstruktur, der Durchblutungsqualität oder der unmittelbaren Umgebung wichtige Hinweise auf therapiepflichtige Komplikationen geben können. Auffällige Befunde müssen selbstverständlich und unverzüglich an die für den Patienten zuständige Transplantationseinrichtung weitergeleitet und die entsprechenden Konsequenzen gemeinsam mit dieser abgestimmt werden.

Tab. 18.2 gibt eine Empfehlung zur Art und Häufigkeit der durchzuführenden Untersuchungen.

> Zur Erhaltung der Transplantatfunktion sind regelmäßig Laborkontrollen sowie Kontrollen von Medikamentenwirkspiegeln und klinischen Parameter wie Gewicht, Körpertemperatur und Ausscheidung in einer Rehabilitationseinrichtung nötig.

> Sonographische sowie dopplersonographische Begutachtung des Transplantates

Tab. 18.2: Häufigkeit der Untersuchungen bei normalen Befunden. Abweichende Befunde müssen entsprechend häufiger kontrolliert werden.

Untersuchung	pro Tag	pro Woche	pro Aufenthalt
Blutdruck/Puls	3		
Körpergewicht	1		
Temperatur	2		
Einfuhr/Ausfuhr	1**)	1	
Laborwerte (vgl. Anhang)		1	
Medikamentenspiegel (Immunsuppressiva)		1	
Sonographie			1
Blutzucker*)	3		

 *) nur bei Diabetikern
**) nur nach Nierentransplantation

18.6 Vermeidung von Infektionen

Bei der noch hohen Dosierung der Immunsuppressiva sind infektiologische Komplikationen ebenfalls keine Seltenheit. Der Häufigkeit nach handelt es sich im Allgemeinen um Harnwegsinfekte, CMV-Infektionen und Cholangitiden, bei lebertransplantierten Patienten auch HBV- bzw. HCV-Reinfektionen sowie saisonal um Erkältungen oder Magen-Darm-Infektionen, wobei Letztere differenzialdiagnostisch von medikamentös induzierten gastrointestinalen Nebenwirkungen zu trennen sind. So sollten einem auffälligen Urinstatus konsequent eine Urinkultur, einer längeren Durchfallsymptomatik eine Stuhlkultur folgen.

> Infektiologische Komplikationen:
> ▶ Harnwegsinfekte
> ▶ CMV-Infektionen
> ▶ Cholangitiden
> ▶ Erkältungen
> ▶ Magen-Darm-Infektionen

Vonseiten der Therapieplanung ist unbedingt darauf zu achten, Übungen so abzustimmen, dass von ihnen keine Infektionsgefährdung ausgeht. Auf eine Übung im gut geheizten Schwimmbad sollte beispielsweise bei kühler Witterung kein Laufprogramm im Freien folgen.

Zunahme an multiresistenten Erregern auch bei transplantierten Patienten

Die Zunahme an multiresistenten Erregern, wie z. B. MRSA, ORSA usw., auch bei transplantierten Patienten, denen eine Anschlussheilbehandlung prinzipiell nicht verwehrt werden sollte, zwingt zu besonderen Maßnahmen, die im Einzelnen durch Empfehlungen der Hygienekommissionen vorgegeben und entsprechend umzusetzen sind.

18.7 Förderung bzw. Erhaltung der psychischen Stabilität

18.7.1 Psychologische Betreuung

Gerade bei plötzlichem Organversagen und den oft vor der eigentlichen Transplantation stattfindenden schwerwiegenden oder gar lebensbedrohlichen Komplikationen findet der Patient im Anschluss an die erfolgte Operation in der ihn umgebenden Hektik eines Klinikums keine Zeit, sich mit der daraus resultierenden psychischen Belastung auseinander zu setzten.

Psychische Belastung einer Organtransplantation

Die aus jeder Organtransplantation erwachsenden, jedoch den Einzelnen seelisch sehr unterschiedlich belastenden Gedanken über das „fremde" Organ in seinem Körper, die Angst vor Abstoßungsreaktionen bis hin zum Transplantatverlust, die Angst vor schweren Infektionen sowie die Unsicherheit im Umgang mit der Alltagssituation können erfahrungsgemäß größtenteils schon in offenen Gruppengesprächen unter Moderation durch den psychologischen Therapeuten erfolgreich angegangen werden.

Auseinandersetzung mit Ängsten in Gruppengesprächen mit psychologischem Therapeuten

Es gibt andererseits Patienten, die aufgrund einer langwierigen Vorgeschichte, die oftmals zu familiären bzw. partnerschaftlichen Konflikten oder sogar Verlusten geführt hat, oder aufgrund einer erheblich niedrigeren psychischen Toleranzschwelle eine deutliche seelische Instabilität aufweisen. Auch findet sich unter Transplantierten mit langer chronischer Erkrankung nicht selten eine depressive Verstimmung.

Oft seelische Instabilität oder Depression bei Transplantierten

Erfolgreiche Bearbeitung der psychischen Last unter Umständen Hauptaufgabe der Rehabilitation

Eine erfolgreiche Bearbeitung dieser psychischen Last kann sich unter Umständen als Hauptaufgabe der Rehabilitation herauskristallisieren. Äußere Einflüsse, wie eine ruhige und landschaftlich reizvolle Umgebung der Rehabilitationseinrichtung, sind zweifelsfrei dazu angetan, eine weitere Therapieansätze begünstigende seelische Grundstimmung zu erzielen. Durch Entspannungsübungen kann der Boden für eine gezielte psychologische Therapie weiter vorbereitet werden. Die Bearbeitung einer individuellen Problematik geschieht im Rahmen von Einzelgesprächen, deren Anzahl jeweils vom erzielten Erfolg abhängig zu machen ist. Somit stellen Gruppen- und Einzelgespräche die tragenden Säulen des psychologischen Behandlungskonzeptes dar. Ein bedeutender Aspekt ist hierbei nicht außer

Acht zu lassen: Je mehr Kenntnisse ein Therapeut über transplantationsbezogene Probleme und deren anamnestische Hintergründe besitzt, desto wahrscheinlicher ist sein therapeutischer Erfolg. Da sich, wie auch in der ambulanten Praxis, meistens ein persönliches Vertrauensverhältnis zwischen Patient und Therapeut einstellt, sollte möglichst kein Therapeutenwechsel während wiederholter Aufenthalte erfolgen.

Kenntnisse des Therapeuten über transplantationsbezogene Probleme und deren anamnestische Hintergründe beeinflussen seinen therapeutischen Erfolg.

18.7.2 Ergotherapie

Die Ergotherapie als eine Beschäftigung mit künstlerisch-handwerklichen Aufgaben hat zwei Aspekte im Blick. Bei lebertransplantierten Patienten, die gelegentlich im Rahmen einer schweren Enzephalopathie Störungen der Konzentration und/oder Koordinierung davongetragen haben, kann sie zum einen diese auf spielerische Art positiv beeinflussen und zu einer wesentlichen Verbesserung beitragen. Zum anderen kann sie wegen ihrer entspannenden Wirkung eine psychologische Therapie erfolgreich unterstützen.

In Tab. 18.3 sind übersichtlich die Inhalte eines normalen Rehabilitationsprogramms zusammengestellt. Es ist selbstverständlich, dass in Abhängigkeit zur individuellen Situation des Patienten Variationen möglich sind und bei entsprechender Indikation auch passive Anwendungen, wie Massagen, Fangopackungen, spezifische Bäder, Lymphdrainagen, Elektrotherapie u. a., das Spektrum erweitern können.

Zwei Aspekte der Ergotherapie:

▶ *Verbesserung der Konzentration und/oder Koordinierung*

▶ *Unterstützung der psychologischen Therapie*

Inhalte eines normalen Rehabilitationsprogramms

Tab. 18.3: Musterprogramm für die Rehabilitation eines organtransplantierten Patienten

	Programminhalte	Häufigkeit*)
Seminare	• Transplantation allgemein	3
	• Ernährung	3
	• Lehrküche	1
Sporttherapie	siehe Tab. 18.1	
Physiotherapie	Narbenpflege	1
Psychotherapie fakultativ**)	Gruppengespräche	3
Ergotherapie	kreatives Werken	6
Psychotherapie	Einzelgespräche	3
Sporttherapie	• Tai Chi	6
	• Nordic Walking	9
	• Frühsport	9

*) pro 3 Wochen
**) auf Wunsch des Patienten oder bei entsprechender Indikation

Bei Abschluss seines Aufenthaltes sollte jeder Patient die Möglichkeit haben, mittels eines anonymen Fragebogens sowohl seine subjektive Einschätzung des Rehabilitationsergebnisses als auch kritische Anmerkungen zu äußern. Nur dadurch kann auf eine kontinuierliche und auf die Bedürfnisse der Patienten ausgerichtete Verbesserung eines effizienten Rehabilitationskonzeptes hingewirkt werden.

18.8 Kostenträger von Rehabilitationsmaßnahmen

Finanzierung der
Rehabilitation durch
verschiedene
Einrichtungen
in Abhängigkeit
zur individuellen
Versorgungssituation
des Patienten

Die Finanzierung erfolgt in Abhängigkeit zur individuellen Versorgungssituation des Patienten durch die folgenden Einrichtungen:

- Rentenversicherungen: für Patienten, die rentenversichert sind oder es eine Zeit lang waren;
- Krankenkassen: für Patienten, die krankenversichert sind, sowie für Rentner, Hausfrauen und Kinder, die selbst oder als Familienmitglied versichert sind;
- Sozialamt: für Patienten, die weder renten- noch krankenversichert sind und nach dem Sozialhilfegesetz als bedürftig gelten;
- Unfallversicherungen und Berufsgenossenschaften: für Patienten, bei welchen berufsbedingte Schäden zum Organverlust geführt haben;
- Beihilfestelle: für Angehörige des öffentlichen Dienstes.

18.9 Die zukünftige Rolle der Rehabilitation

Durch strukturelle und
finanzielle Veränderungen im Gesundheitswesen sind Rehakliniken
gezwungen, ärztliches
und pflegerisches
Personal vorzuhalten,
das über eigene aktive
Transplantationserfahrungen verfügt, um
den neuen Bedingungen
fachkompetent zu
begegnen.

Entsprach der Charakter einer Rehabilitationsmaßnahme in den letzten Jahren weitgehend der Tradition eines *Kuraufenthaltes*, so haben sich jetzt, durch die strukturellen und vor allem finanziellen Veränderungen im Gesundheitswesen, die Versorgungsaufgaben für eine Rehabilitationseinrichtung, insbesondere im Rahmen der AHB, zunehmend denen eines Akutkrankenhauses angenähert. Die aus betriebswirtschaftlichen Gründen von den Kliniken verständlicherweise immer frühzeitiger durchgeführten Verlegungen in die nachsorgenden Einrichtungen werden aller Voraussicht nach in Zukunft weiter zunehmen. Da erfahrungsgemäß Infektionen und Abstoßungsreaktionen während der ersten zwei Monate nach Transplantation am häufigsten sind, werden die Rehakliniken gezwungen sein, sowohl ärztliches als auch pflegerisches Personal vorzuhalten, das bevorzugt über eigene aktive Transplantationserfahrungen verfügt, um den neuen Bedingungen fachkompetent Rechnung tragen zu können.

Literatur

Fialka-Moser V. Kompendium Physikalische Medizin und Rehabilitation. Diagnose und therapeutische Konzepte. 2. Aufl. Berlin: Springer Verlag, 2005.

Hoffmeyer F, Sczepanski B, Bönsch M, Holle D, Kenn K. Rehabilitation bei Langzeit-Lungentransplantierten. Pneumologie 2006;60:V286.

Fritschka E. Reha-Maßnahmen bei chronischen Dialysepatienten und nach Nierentransplantation zur Beeinflussung des Krankheitsverlaufs. In: Verband Deutscher Rentenversicherungsträger, ed. DRV-Schriften Bd. 20−9. Rehabilitationswissenschaftliches Kolloquium − Individualität und Rehaprozess. Frankfurt/Main: Verband Deutscher Rentenversicherungsträger; 2000;148−9.

Herms K. Der Ernährungsratgeber für Nierentransplantierte und einiges darüber hinaus ... Lengerich: Papst Science Publisher, 2000.

http://www.bdo-ev.de/trans_ernaehrung.htm

Tegtbur U, Busse MW, Jung K, Machold H, Brinkmeier U, Künsebeck HW, Haverich A, Pethig K. Phase III Rehabilitation nach Herztransplantation – Effekte auf Lebensqualität, Leistungsfähigkeit und kardiovaskuläre Risikofaktoren. Zeitschrift für Kardiologie 2003;92:908–15.

Tuffs A. Mit Sport geht es weiter – vor und nach der Transplantation. DSO-Broschüre. http://dso.de.

Anhang

A.1 Recht, Richtlinien

A.1.1 Transplantationsgesetz

http://www.gesetze-im-internet.de/tpg/

A.1.2 Richtlinien der Bundesärztekammer zur Organtransplantation

http://www.bundesaerztekammer.de/30/
Richtlinien/Richtidx/Organ/10OrgantransNeu/

A.2 Adressen zur Organspende und Transplantationsmedizin

Deutsche Stiftung Organtransplantation (DSO)
Emil-von-Behring-Passage
63263 Neu-Isenburg
Telefon: 06102/3008-0
http://www.dso.de/

Stiftung Eurotransplant
Plesmanlaan 100
NL-2301 CH Leiden
http://www.eurotransplant.nl/

Bundeszentrale für gesundheitliche Aufklärung (BZgA)
Ostmerheimer Str. 220
51109 Köln
Tel.: 0221/8992-0
Infotelefon Organspende: 0800/9040400
http://www.bzga.de/

Arbeitskreis Organspende
http://www.akos.de

Deutsche Transplantationsgesellschaft (DTG)
Franz-Josef-Strauß-Allee 11
93053 Regensburg
Telefon: 0941/944-7301
http://www.d-t-g-online.de/

Deutsche Dialysegesellschaft niedergelassener Ärzte e.V.
Kleine Klotzbahn 23
42105 Wuppertal
Telefon: 0202/248-450
http://www.ddnae.de/

KfH Kuratorium für Dialyse und Nierentransplantation e.V.
Martin-Behaim-Straße 20
63263 Neu Isenburg
Telefon: 06102/359-0
http://www.kfh-dialyse.de/

Stiftung Lebendspende
Ismaninger Straße 22
81675 München
http://www.stiftunglebendspende.de/

**BDO –
Bundesverband der Organtransplantierten e.V.**
Paul-Rücker-Str. 22
47059 Duisburg
Telefon: 0203/442010
http://www.bdo-ev.de

Selbsthilfegruppen
http://www.organspende-kampagne.de/extra/links_
adressen/selbsthilfegruppen/

A.3 Stellungnahmen der Kirchen und religiösen Gemeinschaften zur Organspende

A.3.1 Katholische und evangelische Kirche

http://www.ekd.de/EKD-Texte/
organtransplantation_1990.html

A.3.2 Islam

http://islam.de/2581.php

A.3.3 Orthodoxe Kirche

http://orthodoxeurope.org/page/3/16.aspx

A.3.4 Judentum, Buddhismus

http://members.aol.com/ehsdober/organ/
http://www.krause-schoenberg.de/

A.4 Transplantationszentren

Transplantationszentrum Zentralklinikum Augsburg
Stenglinstraße 2
86156 Augsburg
Telefon: 0821/400–3777
http://www.transplantationszentrum.org

Transplantationszentrum Kerckhoff-Klinik GmbH
Benekestraße 2–8
61231 Bad Nauheim
Telefon: 06032/996-0
http://www.kerckhoff-klinik.de/

Transplantationszentrum Herz- und Diabeteszentrum NRW
Georgstraße 11
32545 Bad Oeynhausen
Telefon: 05731/971-180
http://www.hdz-nrw.de/de/zentrum/kliniken/
thorax_und_kardiovaskularchirurgie.php

Transplantationszentrum Charité
Med. Fakultät der Humboldt-Universtät zu Berlin
Medizinische Klinik mit Schwerpunkt Nephrologie,
Bereich Nierentransplantation
Schumannstraße 20/21
10117 Berlin
Telefon: 030/45051-4072
http://www.charite.de/avt

Deutsches Herzzentrum Berlin
Augustenburger Platz 1
13353 Berlin
Telefon: 030/4593-1990
www.dhzb.de

Universitätsklinikum Charité
Med. Fakultät der Humboldt-Universität
Campus Virchow-Klinikum
Med. Klinik Nephrologie und
Internistische Intensivmedizin
Augustenburger Platz 1
13353 Berlin
Telefon: 030/4505-2016
http://www.charite.de/avt/

Universitätsklinikum Charité
Med. Fakultät der Humboldt-Universität
Campus Virchow-Klinikum
Allg., Viszeral- u. Transplantationschirurgie
Augustenburger Platz 1
13353 Berlin
Telefon: 030/4505-2348
http://www.charite.de/avt/

Transplantationszentrum Knappschaftskrankenhaus
Chirurg. Universitätsklinik
In der Schornau 23–25
44892 Bochum
Telefon: 0234/299-3260
http://www.ruhr-uni-bochum.de/

Transplantationszentrum Bremen
Klinikum Bremen Mitte gGmbH
St.-Jürgen-Straße 1
28177 Bremen
Telefon: 0421/4422100
http://www.klinikum-bremen-mitte.de/

Herz- und Kreislaufzentrum Dresden
Fetscherstraße 76
01307 Dresden
Telefon: 0351/450-0
http://www.herzzentrum-dresden.com

Transplantationszentrum Universitätsklinikum
Technische Universität Dresden
Fetscherstraße 74
01307 Dresden
Telefon: 0351/458-3748
http://www.tu-dresden.de/meduro/

Transplantationszentrum Klinik der Universität
Düsseldorf
Geb. 14.95
Moorenstraße 5
40225 Düsseldorf
Telefon: 0211/314109
http://www.tpz.uni-duesseldorf.de/

Transplantationszentrum Friedrich-Alexander-
Universität Erlangen-Nürnberg
Krankenhausstraße 12
91054 Erlangen
Telefon: 09131/8539195
http://www.uni-erlangen.de/

Transplantationszentrum Klinikum der
Johann-Wolfgang-Goethe-Universität
Theodor-Stern-Kai 7
60596 Frankfurt
Telefon: 069/6301-5645
http://www.klinik.uni-frankfurt.de/kgu/nephro

Transplantationszentrum Chirurgische Universitäts-
klinik
Sektion Transplantationschirurgie
Hugstetter Straße 55
79106 Freiburg i. Br.
Telefon: 0761/270-2732
http://www.ukl.uni-freiburg.de/chi/homede.html

Transplantationszentrum Städtisches Klinikum Fulda
Pacelliallee 4
36043 Fulda
Telefon: 0661/84-0
http://www.klinikum-fulda.de/klin/thgef/allg/leist_
schwerpkt.html

**Transplantationszentrum Klinikum der
Justus-Liebig-Universität**
Klinikstr. 36
35392 Gießen
Telefon: 0641/201139
http://www.med.uni-giessen.de/transplant/
index.html

**Transplantationszentrum Universitätsklinikum
Göttingen**
Robert-Koch-Straße 40
37075 Göttingen
Telefon: 0551/391-2887
http://www.med.uni-goettingen.de/

**Transplantationszentrum Martin-Luther-Universität
Halle-Wittenberg
Urologische Klinik und Poliklinik**
Magdeburger Straße 16
06112 Halle
Telefon: 0345/557-1214
www.medizin.uni-halle.de/kur

**Transplantationszentrum Medizinische Hochschule
Hannover**
Stadtfelddamm 65
30625 Hannover
Telefon: 0511/532-2727
http://www.mh-hannover.de

**Transplantationszentrum Nephrologisches Zentrum
Niedersachsen**
Vogelsang 105
34346 Hannoversch Münden
Telefon: 05541/9960
http://www.nzn.de

**Transplantationszentrum Klinikum der Universität
Abt. Urologie und Poliklinik**
Im Neuenheimer Feld 114
69120 Heidelberg
Telefon: 06221/470-890
http://www.ma.uni-heidelberg.de/inst/chir/trans-
plantationszentrum/index.html

**Transplantationszentrum Universitätskliniken des
Saarlandes
Innere Medizin IV**
Kirrberger Straße
66424 Homburg
Telefon: 06841/162-3520
http://wwwalt.med-rz.uniklinik-saarland.de/
nephrologie/transplant.html

**Transplantationszentrum WESTPFALZ-Klinikum
GmbH**
Hellmut-Hartert-Straße 1
67655 Kaiserslautern
Telefon: 0631/2031693
http://www.med-rz.uni-sb.de/fb4/innere-iv.html

Klinikum Karlsburg Herz- und Diabeteszentrum M-V
Greifswalder Straße 11
17495 Karlsburg
Telefon: 038355/700
http://www.drguth.de/klinikum-karlsburg/leist_
chir.html

Klinik für Herzchirurgie Karlsruhe GmbH
Franz-Lust-Str. 30
76185 Karlsruhe
Telefon: 0721/97380
http://www.herzchirurgie-karlsruhe.de/

**Transplantationszentrum Organisationsbüro
der DSO
Chirurgische Klinik der Christian-Albrechts-
Universität**
Arnold-Heller-Straße 7
24105 Kiel
Telefon: 0431/597-4339
http://www.uni-kiel.de/fak/med/bes.htm

**Transplantationszentrum Medizinische Einrichtungen
der Universität Köln-Lindenthal**
Gleueler Straße 176–178
50935 Köln
Telefon: 0221/4601951
http://www.transplantationszentrum-koeln.de/

**Transplantationszentrum Städtisches Krankenhaus
Köln-Merheim
Medizinische Klinik I**
Ostmerheimer Straße 200
51109 Köln
Telefon: 0221/8907-3172
http://www.transplantationszentrum-koeln.de/

**Transplantationszentrum Universität Leipzig
Bereich Medizin
Chirurgische Klinik und Poliklinik II**
Liebigstraße 20 a
04103 Leipzig
Telefon: 0341/9612567
http://www.uni-leipzig.de/~ch/ch2/ch2home.htm

Herzzentrum Leipzig GmbH
Struempellstraße 39
04289 Leipzig
Telefon: 0341/865-1401
http://www.herzzentrum-leipzig.de

**Transplantationszentrum Otto-von-Guericke-
Universität Magdeburg**
Klinik für Allgemein-, Viszeral- u. Gefäßchirurgie
Leipziger Straße 44
39120 Magdeburg
Telefon: 0391/6715665
http://www.med.uni-magdeburg.de/fme/zim/kne/
indexd.html

**Transplantationszentrum Klinikum der Philipps-
Universität Marburg**
Baldinger Straße
35043 Marburg
Telefon: 06421/282746
http://www.med.uni-marburg.de/d-einrichtungen/
nephrologie/transplantationszentrum/

**Transplantationszentrum Deutsches Herzzentrum
München**
Lazarettstraße 36
80636 München
Telefon: 089/1218-0
www.dhm.mhn.de

**Transplantationszentrum Klinikum Großhadern
Ludwig-Maximilians-Universität**
Marchionistraße 15
81377 München
Telefon: 089/7095-2705
http://hch.klinikum.uni-muenchen.de

**Transplantationszentrum Chirurgische Klinik und
Poliklinik**
Technische Universität München
Klinikum rechts der Isar
Ismaninger Straße 22
81675 München
Telefon: 089/4140-2011
http://www.med.tu-muenchen.de/rdi/kliniken/
chir.htm

Transplantationszentrum Klinikum der Universität
Medizinische Poliklinik
Chirurgische Klinik
Albert-Schweizer-Straße 33
48149 Münster
Telefon: 0251/8345742
http://thgms.uni-muenster.de/THG-Chirurgie/

**Transplantationszentrum 4. Medizinische Klinik der
Universität Nürnberg-Erlangen**
Breslauer Straße 201
90471 Nürnberg
Telefon: 0911/803091
http://www.med4.med.uni-erlangen.de/

**Transplantationszentrum Klinikum der Universität
Regensburg**
Franz-Josef-Strauß-Allee 11
93053 Regensburg
Telefon: 0941-94406900
http://www.uni-regensburg.de/Fakultaeten/Medizin/
Innere_2/NTX/tx_zentrum_index.htm

**Transplantationszentrum Klinikum der Universität
Rostock**
Urologische Klinik und Poliklinik
Ernst-Heydemann-Straße 6
18057 Rostock
Telefon: 0381/4925500
http://www-kim.med.uni-rostock.de/nephr.htm

**Transplantationszentrum Klinikum der Universität
Rostock**
Chirurgische Klinik und Poliklinik
Schillingallee 35
18057 Rostock
Telefon: 0381/4946000
http://www-cuk.med.uni-rostock.de/

Transplantationszentrum Katharinenhospital
Zentrum für Innere Medizin
Kriegsbergstr. 60
70174 Stuttgart
Telefon: 0711/2784150
http://www.transplantationszentrum-stuttgart.de

**Transplantationszentrum Med. Einrichtungen der
Universität Tübingen**
Chirurgische Universitätsklinik
Hoppe-Seyler-Straße 3
72076 Tübingen
Telefon: 07071/2986600
http://www.uni-tuebingen.de/CGTS/

**Transplantationszentrum Klinikum der Universität
Ulm**
Steinhövelstraße 9
89075 Ulm
Telefon: 0731/5002-6985
http://www.transplantationszentrum-ulm.de

**Transplantationszentrum Klinikum der
Julius-Maximilians-Universität**
Josef-Schneider-Straße 2
97080 Würzburg
Telefon: 0931/240-47
http://www.uni-wuerzburg.de/nephrologie/start.htm

A.5 Allgemeine Verhaltensregeln für Transplantierte

Infektionen und Infektionsschutz	Es besteht ein dauerhaftes Gefährdungspotenzial durch das durch die Immunsuppression hervorgerufene Infektionsrisiko:

- Expositionsprophylaxe (u. a. Vermeidung größerer Menschenansammlungen in der feucht-kalten Jahreszeit)
- großzügige Indikationsstellung zur antibiotischen „Abschirmung" auch bei leichten Infektionen
- Bei chirurgischen und zahnärztlichen Eingriffen ist eine perioperative Antibiotika-Prophylaxe obligat.
- regelmäßige Kontrolle auf Zytomegalie-Virus (CMV), Ebstein-Barr-Virus (EBV), Herpes simplex (HSV), Herpes zoster, Hepatitis B und C

Impfungen

- möglichst keine Lebendimpfungen
- Impfungen mit abgetöteten Erregern oder Toxinen meist problemlos

Hautschutz

- halbjährliche Vorstellung beim Dermatologen
- adäquater UV-Schutz mit strikter Expositionsprophylaxe und Anwendung von Sonnenschutzcremes mit einem Lichtschutzfaktor > 25 obligat

Haustiere

- Probleme mit einzelnen Haustieren selten
- Vermeidung eines engeren Umgangs mit den Tieren
- größere Tierhaltungen, vor allem von Vögeln, möglichst vermeiden

Pflanzen und Gartenarbeit

- Gartenarbeiten mit Schutzhandschuhen und bei möglicher Staubentwicklung mit Mundschutz durchführen
- Topfpflanzen im Haushalt von transplantierten Patienten nicht auf Gartenerde, sondern auf Tongranulat oder in Hydrokultur halten

Immunsuppression und Schwangerschaft

Die meisten Immunsuppressiva sind potenziell oder sogar bekanntermaßen teratogen.

- Azathioprin und Glukokortikoide am wenigsten bedenklich
- bei unbedingtem Kinderwunsch Kontaktaufnahme zum Transplantationszentrum und Mitbetreuung durch eine spezialisierte Sprechstunde für Risikoschwangerschaften
- bei unerwarteter Schwangerschaft sofortiges Absetzen des als besonders teratogen geltenden MMF (z. B. Cellcept®)

Ernährung

Eine normale Ernährung ist weitestgehend möglich und auch erwünscht. Dennoch sollte der Genuss einiger weniger Nahrungsmittel eingeschränkt bzw. ganz darauf verzichtet werden. Diese sind:

- *Pampelmusensaft* führt zu einem Anstieg der Immunsuppressiva-Spiegel vom Calcineurin-Inhibitor-Typ (Cyclosporin, Tacrolimus).
- *Milchprodukte* beeinflussen die intestinale Resorption der Immunsuppressiva und sind daher zwei Stunden vor und nach der jeweiligen Medikamenten-Einnahme zu vermeiden.
- *Nüsse* sind oft von Schimmelpilzen, z. B. *Aspergillus flavus*, kontaminiert, die selten zu einem ösophagealen Schleimhautbefall unter der Immunsuppression führen können.

Allgemeine Verhaltensregeln für Transplantierte (Fortsetzung)

	• *Schimmelpilzkäse:* Die bekannten „Edelschimmel", z. B. *Penicillium camembertii, Penicillium roquefortii*, haben zwar noch keine nachweisbare Infektion bei transplantierten Patienten hervorgerufen, von anderen Penicillium-Arten sind aber Einzelfallberichte über Infektionen bei immunsupprimierten Patienten bekannt. • *Roher Fisch, rohes Fleisch* und *rohe Eier* können mit Mikroorganismen, z. B. Salmonellen, kontaminiert sein.
Patienten nach Transplantation im Ausland	Patienten, die im Ausland transplantiert werden/wurden, sollten Folgendes beachten: • Risiko der Infektion mit relevanten Keimen bakterieller (z. B. ORSA/MRSA) und viraler Genese • Infektionen mit Pilzen, die häufig resistent gegen gebräuchliche Medikamente sind • ungewöhnlich hohe immunsuppressive Arzneimitteldosierung mit unvernünftiger Überhöhung des Risikos der Organschädigung und der Tumorbildung • unsichere Situation der Finanzierung von solchen Eingriffen und von Folgeschäden: Manche Kostenträger weigern sich, dafür einzustehen.

A.6 Regelmäßige Kontrolluntersuchungen, Laborwerte

Untersuchung	Häufigkeit	transplantiertes Organ
Thorax-Röntgen in zwei Ebenen	alle 1 bis 1,5 Jahre	Niere, Herz, Lunge
Sonographie des gesamten Abdomens	jährlich	Niere, Leber
Sonographie, möglichst einschließlich Power-Doppler und Messung der Doppler-Indizes PI und RI	monatlich	Niere
EKG	jährlich	Herz, Niere
Gynäkologe	jährlich	Niere
Test auf okkultes Blut	mindestens jährlich	Niere
Echokardiogramm	jährlich	Niere, Herz
Augenarzt	jährlich, unter Steroid-Therapie halbjährlich	Niere
Hautarzt	halbjährlich	Niere, Herz, Lunge, Pankreas, Dünndarm, Leber
Urologe	jährlich	Niere
Endomyokardbiopsie	4−6 Wochen, 12, 24, 36 Monate nach Transplantation	Herz
Herzschrittmacherkontrollen	halb- bis jährlich	Herz
Herzkatheteruntersuchung	alle 12−24 Monate	Herz
Lungenfunktionstest	monatlich	Lunge
Bronchioskopie	1−3/Jahr	Lunge
Protokollbiopsien		Dünndarm
Gewichtsverlauf, Stuhlgangscharakteristik		Dünndarm
Ausschluss Wiederauftreten der Grunderkrankung (Virushepatitis, Autoimmunhepatitis, cholestatische Lebererkrankung, HCC, Äthylismus etc.)	halbjährlich	Leber
Cyclosporin- bzw. Tacrolimus-Spiegel	monatlich Messzeit beachten: • Talspiegelmessung: frühestens 12 Stunden nach Einnahme • C2-Messung: 2 Stunden ± 10 Min. nach Einnahme	Niere, Herz, Lunge, Pankreas, Dünndarm, Leber
Kreatinin, Harnstoff-N	monatlich	Niere, Pankreas, Leber
Na, K, Ca, pH/Blutgase	monatlich	Niere, Herz, Lunge, Pankreas, Leber
Blutbild, CRP	monatlich	Niere, Herz, Lunge, Pankreas, Dünndarm, Leber
Glukose	monatlich	Niere, Herz, Lunge, Leber
Urin-Stix, wenn auffällig: U-Sediment	monatlich	Niere, Pankreas
HDL-, LDL-Cholesterin, Triglyzeride	halbjährlich	Niere, Herz, Lunge, Pankreas, Leber
ASAT (GOT), ALAT (GPT), GGT	vierteljährlich	Niere, Pankreas, Leber
Anti-HBs, Anti-HCV	jährlich	Niere, Herz, Lunge, Pankreas, Dünndarm, Leber
bei bekannter Hepatitis B: HBV-DNA	jährlich bis halbjährlich	Niere, Herz, Leber
bei bekannter Hepatitis C: HCV-RNA	jährlich bis halbjährlich	Niere, Herz, Leber
EBV, CMV, pp65	bei jeder ambulanten Untersuchung	Niere, Herz, Lunge, Pankreas, Dünndarm, Leber

A.7 Informationen zu den wichtigsten Organtransplantationen

	Herz	Lunge	Herz/Lunge	Niere	Leber	Pankreas	Dünndarm
Postmortale Organspenden 2005 (Quelle: Eurotransplant)	396	262	k. A.	2.190	888	172	3
Lebendspenden 2005 (Quelle: Eurotransplant)	—	—	—	522	88	—	—
Transplantationen 2005 (ohne Lebendspenden; Quelle: DSO)	396	262	k. A.	2.190	888	165	2
1-, 5-, 10-Jahres-Überlebensraten	85 % – 70 % – 50–60 %	75 % – 51 % – 25 %	75 % – 40 % – 25 %	85–95 % – 80 % – 70–75 %	90 % – 80–90 % – 70–90 %	Patientenüberleben: 95 % – 85 % – 60–75 % Pankreas-Funktionsrate: 77–90 % – 63 % – 45–65 %	70–80 % – 50 % – k. A.
Häufigste Indikationen	• dilatative Kardiomyopathie • koronare Herzerkrankung	• chronisch obstruktive Lungenerkrankung (COPD) • zystische Fibrose • idiopathische Lungenfibrose • Antitrypsinmangel-bedingtes Lungenemphysem • idiopathische pulmonale Hypertonie	• kongenitale Anomalie • kongenitale Herzerkrankung • Shuntumkehr • idiopathische pulmonale Hypertonie • zystische Fibrose	dialysepflichtige Niereninsuffizienz; Ursachen: • Diabetes mellitus • arterielle Hypertonie • Glomerulonephritis • interstitielle Nephritis • Vaskulitis	• fortgeschrittene irreversible Leberkrankheiten mit Ausbildung einer Zirrhose (z. B. primär sklerosierende Cholangitis, primär biliäre Zirrhose, posthepatitische Zirrhose nach HCV- oder HBV-Infektion, alkoholtoxische Zirrhose, Budd-Chiari-Syndrom)	• Typ-I-Diabetiker mit negativem C-Peptid und dialysepflichtiger Niereninsuffizienz • Typ-II-Diabetiker nur sehr eingeschränkt	• totale parenterale Ernährung aufgrund eines permanenten Kurzdarmsyndroms

Kontraindikationen

- Sarkoidose u. a. Systemerkrankungen

- Zystennieren u. a.
- angeborene Stoffwechselerkrankungen und Speicherkrankheiten der Leber
- fortgeschrittene Lebertumoren, z. B. hepatozelluläres Karzinom unter strenger Indikationsstellung
- angeborene Fehlbildungen
- akuter und fulminanter Leberausfall (z. B. akute Virushepatitis, Medikamenten- u. a. Intoxikationen)

- schwere Infektionen, Pneumonie, Sepsis, Multiorganversagen
- extrahepatische Malignome
- fortgeschrittene kardiopulmonale Erkrankungen
- HIV und AIDS
- manifeste Alkoholkrankheit
- Non-Compliance des Patienten
- Alter des Patienten über 65 Jahre (umstritten)

- bestehende Malignomerkrankung oder
- Zeitpunkt der Transplantation innerhalb von 3–5 Jahren nach vollständiger Remission bei Malignomerkrankung
- Sepsis
- schwere Allgemeininfektionen wie z. B. HIV

- pulmonale Hypertonie
- manifestierte Infektionskrankheiten
- akute Lungenembolie
- irreversible Niereninsuffizienz
- maligne Tumoren
- Systemerkrankungen wie Amyloidose, chron. Lungenerkrankung, zerebrale/periphere arterielle Gefäßerkrankungen
- unzureichende Compliance
- psychosoziale Faktoren

- alle Malignome von Herz und Lunge
- Sonderstatus: bronchoalveoläres Karzinom der Lunge
- koronare Mehrgefäßerkrankung
- künstliche Beatmung (abh. von Transplantationszentrum)
- Diabetes mellitus: abh. vom Allgemeinzustand
- Alter über 65 Jahre
- fehlende Compliance

- alle Malignome von Herz und Lunge
- Sonderstatus: bronchoalveoläres Karzinom der Lunge
- koronare Mehrgefäßerkrankung
- künstliche Beatmung (abh. von Transplantationszentrum)
- Diabetes mellitus: abh. vom Allgemeinzustand
- Alter über 55 Jahre
- fehlende Compliance

- floride Infektionskrankheiten
- maligne Tumoren
- schwere koronare Herzerkrankung
- schwere pulmonale Insuffizienz

Informationen zu den wichtigsten Organtransplantationen (Fortsetzung)

	Herz	Lunge	Herz/Lunge	Niere	Leber	Pankreas	Dünndarm
Kontraindikationen (Fortsetzung)	• keine strenge obere Altersgrenze • Diabetes mellitus in Abhängigkeit von Endorganschäden					• Pneumonie • schwere psychische Störungen • anamnestische Hinweise für Non-Compliance • Alkohol- oder Drogenabhängigkeit • C-Peptid-positiver Typ-II-Diabetes • Alter über 50–60 Jahre	
Mittlere Wartezeit im Eurotransplant-Verbund (2005)	12–18 Monate	12–24 Monate	ca. 15 Monate	4–6 Jahre	ca. 1–18 Monate	12–18 Monate	ca. 12 Monate
Postoperative Komplikationen	• akute Rechtsherzinsuffizienz • akutes Transplantatversagen • akute Abstoßungsreaktion • akutes Nierenversagen • Hypothyreose	• Blutungsprobleme • Verletzung des N. phrenicus • intrathorakale Infekte • chronische Aspiration • bronchiale Wundheilungsstörungen mit Dehiszenzbildung • akutes Transplantatversagen	• Blutungsprobleme • Verletzung des N. phrenicus • intrathorakale Infekte • chronische Aspiration • bronchiale Wundheilungsstörungen mit Dehiszenzbildung • akutes Transplantatversagen	• pathologische Veränderungen in Transplantatniere • Organdysfunktion • akute Abstoßungsreaktion • Hypertonie	• akute Abstoßungsreaktion • Organdysfunktion • ischemic-type biliary lesions (ITBL) • akute Cholangitis	• Transplantatthrombosen • Anastomoseninsuffizienz • Nachblutungen • intraabdominelle Infektionen • Transplantatpankreatitis	• akute Abstoßungsreaktion (50–80%) • Transplantatdysfunktion

Begleiterkrankungen nach Transplantation					
• arterielle Hypertonie • Niereninsuffizienz • Hyperlipidämie • Diabetes mellitus • dermatologische Probleme • muskuloskelettale Erkrankungen • neurologische Erkrankungen • Infektionen	• Transplantat-dysfunktion (selten) • akute Abstoßungsreaktion • Infektionen • Pneumocystis-carinii-Infektionen	• Transplantat-dysfunktion (selten) • akute Abstoßungsreaktion • Infektionen • Pneumocystis-carinii-Infektionen	• Infektionen • erhöhtes Tumorrisiko (v. a. Hauttumoren) • chronisches Transplantatversagen	• Infektionen • chronische Abstoßung • Rezidive der Grunderkrankung	• Abstoßungsreaktionen • Infektionen • arterielle Hypertonie • chronische Transplantatvaskulopathie • Infektionen

A.8 Immunsuppressiva

Wirkstoff/Stoffgruppe	Handelsname	Wirkung	Nebenwirkungen
Cyclosporin A (CsA)	Sandimmun Optoral® Neoral®	Calcineurin-Inhibitor	• Nephrotoxizität • Hypertonie • Gingivahyperplasie • Hyperlipidämie • Hypertrichose, Hirsutismus • erhöhte Harnsäurewerte • Dyspepsie • Diarrhoe • Neurotoxizität
Tacrolimus = FK506	Prograf®	Calcineurin-Inhibitor	• Neurotoxizität • Glukoseintoleranz • Nephropathie • Hypertonie • Hyperlipidämie • Hypertrichose • erhöhte Harnsäurewerte • Dyspepsie • Diarrhoe • Alopezie
Sirolimus = Rapamycin	Rapamune®	Inhibierung von mTOR, verhindert Proliferation von T- und B-Lymphozyten, Endothelzellen, glatten Muskelzellen	• Wundheilungsstörungen
Everolimus (Derivat von Sirolimus)	Certican®	Inhibierung von mTOR, verhindert Proliferation von T- und B-Lymphozyten, Endothelzellen, glatten Muskelzellen	
Azathioprin	Imurek®	• DNA-Synthesehemmer • Inhibition der Proliferation von T- und B-Zellen, Reduktion der Anzahl zirkulierender Monozyten	• zytotoxisch • wenig selektiv • Myelosuppression • Leuko-, Thrombozytopenie • Leberdysfunktion • gastrointestinale Beschwerden
Mycophenolat-Mofetil (MMF)	Cellcept®	• Inhibierung der De-novo-Synthese von Guanosinmonophosphat • Beeinflussung der zellulären und humoralen Immunantwort	• gastrointestinale Unverträglichkeit • Suppression der Hämatopoese • teratogen (selten)
Muronomab-CD3, monoklonaler Maus-Antikörper gegen das T-Zellrezeptor-assoziierte CD3	Orthoclone® OKT	3Lyse und Apoptose der T-Lymphozyten	• Bildung humaner Anti-Maus-Antikörper

Immunsuppressiva (Fortsetzung)

Wirkstoff/Stoffgruppe	Handelsname	Wirkung	Nebenwirkungen
Basiliximab, chimärisierter (Mensch/Maus) Antikörper gegen Interleukin-2-Rezeptor	Simulect®	Blockierung der Interleukin-2-vermittelten Immunantwort	• Infektionsgefahr
Daclizumab, humanisierter (Mensch/Maus) Antikörper gegen Interleukin-2-Rezeptor	Zenapax®	Blockierung der Interleukin-2-vermittelten Immunantwort	• Infektionsgefahr
Rituximab, chimärisierter Antikörper gegen CD20 auf B-Lymphozyten	MabThera®	interessant für Behandlung nierentransplantierter Patienten, wenn diese panelreaktive Antikörper aufweisen	
Alemtuzumab, Anti-CD52-Antikörper	MabCampath 1H®	Lyse von Lymphozyten	
Anti-T-Zell-Immunglobulin aus dem Kaninchen (polyklonal)	Thymoglobulin®	Zelllyse oder Apoptose der T-Zellen	• allergische Reaktionen • Bildung von Antikörpern gegen Immunglobulin des Kaninchens
Anti-T-Lymphoblastenserum aus dem Kaninchen (polyklonal)	ATG-Fresenius® S	Zelllyse oder Apoptose der T-Lymphoblasten	• allergische Reaktionen • Bildung von Antikörpern gegen Immunglobulin des Kaninchens
Anti-Lymphozytenglobulin aus dem Pferd (polyklonal)	Lymphoglobulin®	Zelllyse oder Apoptose der Lymphozyten	• allergische Reaktionen • Bildung von Antikörpern gegen Immunglobulin des Pferdes
Glukokortikoide		wirksame, aber unspezifische Hemmung der Immunantwort	• schwere Nebenwirkungen wie Osteoporose, Diabetes, Cushing-Syndrom

Sachregister